Dr. Cyrus Khambatta &
Robby Barbaro

Nie wieder **DIABETES**

*Dieses Buch ist all den Menschen gewidmet,
die den Status quo herausfordern wollen,
wie auch denen, die sich für eine Neubewertung überholter
und unvollständiger wissenschaftlicher Prinzipien einsetzen.*

Dr. Cyrus Khambatta &
Robby Barbaro

Nie wieder **DIABETES**

Revolutionäre Methode gegen Insulinresistenz – für Typ 1, Typ 2, Prädiabetes und Schwangerschaftsdiabetes

Unimedica

Impressum

Dr. Cyrus Khambatta & Robby Babaro
Nie wieder Diabetes
Revolutionäre Methode gegen Insulinresistenz – für Typ 1, Typ 2, Prädiabetes und Schwangerschaftsdiabetes
1. deutsche Auflage 2021
2. deutsche Auflage 2022
3. deutsche Auflage 2026
ISBN 978-3-96257-243-3

Titel der Originalausgabe:
Mastering Diabetes
The Revolutionary Method to Reverse Insulin Resistance Permanently in Type 1, Type 1.5, Type 2, Prediabetes and Gestational Diabetes

Translated from the English language: Mastering Diabetes
THE REVOLUTIONARY METHOD TO REVERSE INSULIN RESISTANCE PERMANENTLY IN TYPE 1, TYPE 1.5, TYPE 2, PREDIABETES, AND GESTATIONAL DIABETES
First published in the U.S by Avery, an imprint of Penguin Random House LLC

Übersetzung aus dem Englischen: Marion Zerbst
Layout & Satz: Narayana Verlag GmbH
Coverlayout: Narayana Verlag GmbH
Coverabbildung: Shutterstock: ©Lilly Trott (1033144057)
Bilder im Innenteil: Copyright ©Sylwia Erdmanska-Kolanczyk
Autorenfoto: ©Christopher Dydyk
Illustartionen im Innenteil: ©Samantha Stutzman

Herausgeber:
Unimedica im Narayana Verlag GmbH,
Blumenplatz 2, D-79400 Kandern
Tel.: +49 7626 974 970-0
E-Mail: info@unimedica.de
www.unimedica.de

Bezugsquellen:

Die meisten der im Buch erwähnten Produkte sind in gängigen Naturkostläden erhältlich.
Sie können sie auch direkt über unseren Online-Shop www.narayana-verlag.de in der Kategorie „Naturkost" erhalten.
Dort finden Sie ein großes Sortiment an ausgewählten Naturkostprodukten, u. a. auch seltene Produkte wie Yacon-Sirup. Auch Nahrungsergänzungsmittel unserer Eigenmarke „Unimedica" und viele Superfoods sind dort erhältlich.

Inhaltsverzeichnis

Vorwort

Jeden Abend gegen sechs Uhr kam mein Vater von der Arbeit nach Hause, stellte seine schwere Arzttasche neben die Tür und setzte sich ins Wohnzimmer, um bis zum Abendessen Zeitung zu lesen. Vater arbeitete als Diabetologe in Fargo (North Dakota). Patienten aus dem Osten North Dakotas und dem Westen Minnesotas ließen sich von ihm beraten und ihre Insulindosis einstellen. Doch er kam kein einziges Mal nach Hause und verkündete, einer seiner Patienten sei geheilt. Er erwähnte nicht einmal, dass ihr Zustand sich mit der Zeit verbesserte. Seine Ziele waren viel bescheidener: Er versuchte lediglich die unvermeidbaren Komplikationen dieser Erkrankung hinauszuzögern.

Und leider haben viele Diabetiker bis heute nicht viel mehr zu erwarten als das. Typ-2-Diabetikern wird empfohlen, ihre Ernährung ein bisschen umzustellen und Medikamente einzunehmen. Allmählich werden es dann immer mehr Medikamente in immer höherer Dosis. Medikamente gegen Diabetes. Medikamente gegen Cholesterin. Medikamente gegen Bluthochdruck. Man wird diese Krankheit nie wieder los, und sie bessert sich auch nicht. Typ-2-Diabetiker versuchen einfach nur, ihren Blutzucker so gut wie möglich einzustellen, in der Hoffnung, Folgeerkrankungen dadurch vorzubeugen. Frauen mit Schwangerschaftsdiabetes müssen damit rechnen, dass diese Stoffwechselstörung bei jeder Schwangerschaft erneut auftritt.

Wenn auch Sie diese Erfahrung gemacht haben, stehen Sie jetzt an der Schwelle zu einem ganz neuen Leben. Es ist höchste Zeit, Ihren Diabetes *in den Griff zu bekommen*. Manche Patienten können ihn vielleicht sogar völlig loswerden.

Die ersten Hinweise darauf, dass so etwas möglich ist, verdanken wir Beobachtungen aus Ländern, in denen sich die Essgewohnheiten im Lauf der Zeit verändert haben. Zum Beispiel aus Japan: Dort traten während der Fastfood-Invasion in den 1980er-Jahren Hähnchenflügel, Burger und Milkshakes an die Stelle der traditionellen Ernährung auf Reisbasis – und die Anzahl der Diabetespatienten schoss in die Höhe. In den USA war es ganz ähnlich: Je mehr Appetit die Amerikaner auf Fleisch und Käse bekamen, umso höher stieg die Prävalenz von Typ-2-Diabetes. Da stellt sich natürlich die Frage: Was wäre, wenn wir genau das Gegenteil tun? Wenn wir diese ungesunden Lebensmittel in den Mülleimer werfen und uns stattdessen in erster Linie pflanzlich ernähren?

Unser Forschungsteam, das von den National Institutes of Health finanziert wurde, ist dieser Frage nachgegangen. In einer Gruppe erwachsener Typ-2-Diabetiker teilten wir die eine Hälfte nach dem Zufallsprinzip einer konventionellen „Diabetesdiät" (Kalorienreduktion und relativ konstante Kohlenhydratzufuhr) zu. Der anderen Hälfte verordneten wir eine ganz neue Kost: Verzicht auf Fleisch, Käse und andere tierische Produkte und möglichst wenig Öl. Statt ihren Obstkonsum einzuschränken, wie man es Diabetikern oft empfiehlt, durften sie so viele Früchte essen, wie sie wollten. Und sie aßen auch Gemüse, Bohnen, Vollkorngetreide und alle Gerichte, zu denen diese Zutaten verarbeitet werden: Gemüseeintöpfe, Linsensuppe, Bohnenburritos, Pasta mit Artischockenherzen und gegrillten Pilzen, vegane Lasagne, Currys, vegetarische Sushi und Ähnliches – ohne Kalorien oder Kohlenhydrate zu zählen. Und die Ergebnisse ihrer Labortests waren erstaunlich gut.

Im Jahr 2006 veröffentlichte die American Diabetes Association die ersten Resultate unserer Studie: Mit der pflanzlichen Ernährung ließ sich der Blutzucker dreimal so gut einstellen wie mit der herkömmlichen Diabetesdiät. Drei Jahre später veröffentlichten wir die längerfristigen Ergebnisse unserer Studie im *American Journal of Clinical Nutrition:* Sie bestätigten, dass die Laborwerte von Diabetikern sich mit dieser Ernährung dauerhaft verbessern lassen. Viele andere Forscherteams haben ähnliche Ernährungsformen untersucht und dabei immer wieder eine Gewichtsabnahme und eine Senkung des Cholesterinspiegels und Blutdrucks festgestellt. Und es ist ganz einfach, das zu erreichen! Natürlich mussten unsere Studienteilnehmer zu diesem Zweck ein paar Essgewohnheiten „verlernen" und sich neue angewöhnen. Doch im Gegensatz zu ihren bisherigen Diäten brauchten sie jetzt nicht mehr zu hungern – sie durften so viel essen, wie sie wollten. Es gab keine ständige Achterbahnfahrt zwischen Gewichtsabnahme und -zunahme mehr. Und sie brauchten auch keine Angst vor Kohlenhydraten zu haben (wie viele Menschen es tun), sondern konnten eine ganz neue Welt köstlicher Lebensmittel für sich entdecken.

Wir haben diese Diät auch bei langjährigen Diabetikern eingesetzt, bei denen die Erkrankung bereits zu schmerzhaften Neuropathien an Füßen oder Händen geführt hatte. Und trotz ihrer langen Krankheitsgeschichte verbesserte sich auch ihr Zustand in erstaunlichem Ausmaß.

In der Zwischenzeit haben unsere Kollegen von der Yale University einen Blick in den menschlichen Körper geworfen, um mehr Klarheit darüber zu gewinnen, was bei einer Ernährungsumstellung passiert. Mithilfe von Magnetresonanzspektroskopie fanden sie heraus, dass Fette aus der Nahrung sich in Muskel- und Leberzellen anreichern. Dadurch stören sie die Insulinfunktion und verursachen einen Zustand namens *Insulinresistenz* – den idealen Nährboden für einen Typ-2-Diabetes. Eine fettarme pflanzliche Ernährung enthält natürlich keine tierischen und auch nur sehr wenig pflanzliche Fette. Daher trägt sie dazu bei, Fettansammlungen abzubauen, sodass sich die Insulinfunktion wieder weitgehend normalisiert.

Viele Menschen haben diese Strategie auch bei Typ-1-Diabetes eingesetzt. Dadurch haben sich ihre Blutzuckereinstellung und ihr Allgemeinbefinden deutlich verbessert, und ihr Insulinbedarf ist gesunken. Aber Wissenschaftler suchen natürlich auch nach Möglichkeiten zur Vorbeugung von Typ-1-Diabetes und haben dabei eine interessante Entdeckung gemacht: Stillen (insbesondere der Verzicht auf Kuhmilcheiweiß in der Säuglingsernährung) kann das Risiko für die Autoimmunreaktion senken, die die insulinproduzierenden Betazellen der Bauchspeicheldrüse zerstört. Obwohl diese Untersuchungen noch lange nicht abgeschlossen sind, spricht doch alles dafür, die Vorteile einer pflanzlichen Ernährung zu nutzen.

Dieses Buch gibt Ihnen die nötigen Instrumente dazu in die Hand. Die Autoren kennen den Diabetes in- und auswendig, da sie sich selbst als Patienten damit befasst und die dazu vorhandene Fachliteratur gründlich durchgearbeitet haben. Sie sind Experten und werden Ihnen Schritt-für-Schritt-Anleitungen für Ihren Kampf gegen den Diabetes geben. Und schon sehr bald wird sich zeigen, dass Sie auf dem richtigen Weg sind: Sie werden sich wohler fühlen, und die positiven Auswirkungen dieser Methode werden sich auch in Ihren Laborwerten niederschlagen.

Also lesen Sie dieses Buch von vorne bis hinten durch, setzen Sie die Anleitungen der Autoren in die Tat um und erzählen Sie anderen Diabetespatienten davon, damit auch sie von dieser lebensverändernden neuen Methode profitieren können!

Dr. med. Neal D. Barnard, Dr. med., FACC
Vorsitzender des Physicians Committee
Außerordentlicher Professor für Medizin an der School of Medicine and Health Sciences der George Washington University (Washington, D. C.)

Während unserer Arbeit an diesem Buch haben wir Tausende wissenschaftlicher Fachartikel gelesen; in dem Buch wird auf 800 Peer-Review-Artikel verwiesen. Zwar können wir diese Literaturangaben hier nicht alle abdrucken, aber wir wollen Ihnen trotzdem helfen, fundierte Entscheidungen im Hinblick auf Ihre Gesundheit zu treffen. Auf der Webseite www.masteringdiabetes.org/bookinfo (Anm. d. Verlags: Informationen nur in Englisch verfügbar) finden Sie alle Literaturangaben zu den in diesem Buch erwähnten Fachartikeln.

Kapitel 1
Dieses Buch kann Ihnen das Leben retten!

Wie Sie vermutlich wissen, gehört Diabetes zu den Erkrankungen, deren Häufigkeit in den USA und auf der ganzen Welt zurzeit am schnellsten zunimmt. Die amerikanische Seuchenschutzbehörde Centers for Disease Control and Prevention (CDC) hat ihn offiziell als Pandemie eingestuft. Laut Schätzungen der CDC leiden in den USA mehr als 29 Millionen Menschen an Typ-1- und Typ-2-Diabetes, und ganze 86 Millionen haben einen Prädiabetes (Anm. d. Verlags: In Deutschland liegt die Zahl bei über 7 Millionen, überwiegend mit Typ-2-Diabetes). Dabei kommen jedes Jahr 500.000 Neuerkrankungen hinzu.

Im Jahr 2017 kostete diagnostizierter Diabetes das amerikanische Gesundheitssystem insgesamt 327 Milliarden Dollar, und man geht davon aus, dass die Kosten bis zum Jahr 2030 auf 490 Milliarden Dollar anwachsen werden. Bis zum Jahr 2050 werden laut Schätzungen von Experten bis zu 33 % der US-amerikanischen Bevölkerung einen diagnostizierten Diabetes haben – *das ist jeder Dritte!*

(Anm. d. Verlags: Auch in Deutschland gehen Experten von einem Anstieg der Erkrankungen innerhalb der nächsten Jahre auf 12 Millionen aus.)

Um diese Zahlen für die USA noch weiter zu konkretisieren: Diabetiker verursachen im Durchschnitt 13.700 Dollar Krankheitskosten pro Jahr – 2,3-mal so viel wie Nichtdiabetiker. (Anm. d. Verlags: Auch in Deutschland wird bereits jeder 10. Euro der Gesundheitsausgaben für Kosten aufgewendet, die auf Typ-2-Diabetes zurückzuführen sind – das macht insgesamt 16 Milliarden Euro pro Jahr.) Wenn bei Ihnen ein Diabetes diagnostiziert wird, erhöht sich Ihr Risiko für die Entstehung vieler chronischer Krankheiten drastisch; und dadurch steigt wiederum die Wahrscheinlichkeit für Krankschreibungen, geringere Produktivität am Arbeitsplatz und vorzeitigen Tod.

Wenn bei Ihnen irgendeine Form von Diabetes festgestellt wurde, sieht es also vielleicht so aus, als stünden die Chancen schlecht für Sie. Wenn Sie zunehmen, immer mehr Geld für ärztliche Behandlungen ausgeben müssen und trotzdem weniger

Energie und eine verkürzte Lebenserwartung haben, kann die Diagnose Diabetes tatsächlich eine langsam fortschreitende Katastrophe sein – es sei denn, Sie geben gut auf sich acht und ändern Ihre Lebensgewohnheiten.

Und genau deshalb haben wir dieses Buch geschrieben. Denn trotz beängstigender Statistiken gibt es eine viel einfachere Lösung für Ihr Diabetesproblem, als Sie vielleicht denken. In diesem Buch erklären wir Ihnen, wie Patienten mit Diabetes – egal welcher Form – ihr Ernährungs- und Bewegungsverhalten optimieren können, um sich wohlzufühlen, gut auszusehen und das Risiko für Spätfolgen ihrer Erkrankung so gering wie möglich zu halten. Denn die Liste der Diabeteskomplikationen ist lang: Sie umfasst unter anderem koronare Herzkrankheit, Arteriosklerose, Krebs, zu hohe Cholesterinwerte, Bluthochdruck, Fettleibigkeit, periphere Neuropathie, Retinopathie, Alzheimer, chronische Niereninsuffizienz und Fettleber.

Viele Menschen stehen wissenschaftlichen Untersuchungen, die für eine fettarme, vollwertige pflanzliche Kost sprechen, skeptisch gegenüber und behaupten, dass die Nie-wieder-Diabetes-Methode keine wissenschaftliche Grundlage hat. Doch während unserer Arbeit an diesem Buch haben wir Tausende von wissenschaftlichen Arbeiten zu einem breiten Themenspektrum (einschließlich kohlenhydratarmer Ernährung) gelesen und darüber gestaunt, wie viele positive Forschungsergebnisse es zur fettarmen, vollwertigen pflanzlichen Kost gibt. Wir gehen in diesem Buch auf über 800 Fachartikel ein – zu viele, um die Literaturangaben alle hier abzudrucken. Doch es ist uns sehr wichtig, dass Sie fundierte Entscheidungen im Hinblick auf Ihre Gesundheit treffen können. Also besuchen Sie bitte die Webseite www.masteringdiabetes.org/bookinfo, um die Literaturangaben zu den in diesem Buch erwähnten wissenschaftlichen Arbeiten nachzuschlagen!

Wenn Sie gerne köstliche Gerichte mit Zutaten essen möchten, vor denen man Diabetiker jahrelang gewarnt hat, ist dieses Buch Ihre Chance. Denn jetzt brauchen Sie nicht mehr auf diese Lebensmittel zu verzichten oder sie nur in geringen Mengen zu verzehren. Essen Sie für Ihr Leben gern kohlenhydratreiche Nahrungsmittel wie Bananen, Mangos, Kartoffeln, Kürbis, Mais, Bohnen, Linsen, Quinoa und Reis? Dann dürfen Sie jetzt nach Herzenslust zuschlagen – und werden dabei sogar noch abnehmen, Ihren Blutzucker und Ihren Bedarf an oralen Antidiabetika senken oder sogar ganz ohne diese Arzneimittel auskommen. Denn schon mit ein paar einfachen Umstellungen Ihrer Ernährung können Sie Ihren Gesundheitszustand von Grund auf verbessern.

Leiden Sie unter Prädiabetes oder nicht-insulinpflichtigem Typ-2-Diabetes? Dann erfahren Sie in diesem Buch, dass beide Stoffwechselstörungen sich auf ganz einfache Weise rückgängig machen lassen: indem man nämlich seine Nahrung zu seiner Medizin macht. Oder leiden Sie an insulinpflichtigem Diabetes (zum Beispiel Typ-1-Diabetes, LADA-Diabetes oder insulinpflichtigem Typ-2-Diabetes)? Dann erklären wir Ihnen, wie Sie Ihre Insulinsensitivität erhöhen, Ihren Blutzucker besser in den Griff bekommen und gleichzeitig Ihren Bedarf an Basal- und Bolusinsulin senken können. Egal unter was für einem Diabetes Sie leiden – mit dem in diesem Buch beschriebenen Programm können Sie Ihr Risiko für Diabeteskomplikationen drastisch senken. Und nicht nur das: Sie werden dadurch auch Ihr Idealgewicht erreichen, wieder klar denken können und jede Menge Energie haben.

Wenn Sie gerne essen, wird dieses Buch Sie begeistern. Warum? Weil es darin hauptsächlich um Essen geht. Aber Sie erfahren darin auch eine Menge über intermittierendes Fasten und körperliche Aktivität. Denn wir möchten Ihnen zeigen, wie jedes einzelne Puzzleteil dazu beiträgt, Sie von Ihrer Insulinresistenz zu heilen, und wie Sie diese Puzzleteile mühelos in Ihr aktives Leben einbauen können.

Vielleicht klingt das ein bisschen verrückt. Aber legen Sie dieses Buch nicht beiseite – es wird eine spannende Entdeckungsreise! Sie erfahren darin, wie Sie nicht nur Ihren Diabetes bekämpfen, sondern gleichzeitig auch Ihr Allgemeinbefinden verbessern können – durch die wirksamste Insulinsensibilisierungsmethode, die es je gab. Wir werden uns in diesem Buch aber auch mit den Irrtümern befassen, die unter Diabetikern so viel Verwirrung stiften, und Ihnen die langfristigen Gefahren einer kohlenhydratarmen oder ketogenen Ernährung erläutern. Sie werden erfahren, warum kohlenhydratarme Diäten die Insulinresistenz – einen Risikofaktor für viele chronische Krankheiten – auf lange Sicht drastisch *erhöhen*.

Wir haben dieses Buch nicht nur geschrieben, um Ihnen den evidenzbasierten Stand der Wissenschaft zum Thema Insulinresistenz zu vermitteln. Wir möchten Ihnen damit auch einen detaillierten, leicht verständlichen Leitfaden für den Umgang mit Ihrer Erkrankung an die Hand geben. Aus persönlicher Erfahrung und aus unserer Beratungsarbeit, mit der wir Tausenden von Patienten mit allen Diabetesformen zu einer höheren Insulinsensitivität verholfen haben, wissen wir, dass unsere Methode funktioniert.

Wir haben dieses Buch geschrieben, um Ihnen klarzumachen, dass Sie Ihr Diabetesschicksal selbst in der Hand haben. Mit der Nie-wieder-Diabetes-Methode können Sie Ihre Insulinresistenz rückgängig machen; und dadurch sinkt wiederum Ihr Risiko für die Entstehung von Diabeteskomplikationen. Genau die Nahrungsmittel, die seit fast 100 Jahren verteufelt werden, sind in Wirklichkeit die Lösung Ihres Problems – und wir werden Ihnen genau erklären, warum.

Hinweis für unsere Leser

In diesem Buch erhalten Sie Informationen darüber, wie man eine Insulinresistenz dauerhaft wieder rückgängig macht. Unterschätzen Sie die Wirksamkeit dieses Programms nicht! Gerade *weil* es so wirksam ist, dürfen Sie diese Veränderungen nicht ohne die Unterstützung, das Wissen und die Anleitung Ihres Arztes durchführen.

Viele Diabetiker auf der ganzen Welt haben die Erfahrung gemacht, dass sie dank der Nie-wieder-Diabetes-Methode mit sehr viel weniger oralen Antidiabetika, Insulin oder beidem auskommen. Wenn Sie Ihre Medikamentendosis nicht dementsprechend senken, kann das zu lebensbedrohlichen Hypoglykämien oder sogar zum Tod führen.

Viele Ärzte wissen über die Vorteile einer fettarmen, vollwertigen pflanzlichen Ernährung nicht genügend Bescheid und werden sich daher vielleicht nicht trauen, Ihre Medikamentendosis ausreichend zu senken. Daher müssen Sie Ihren Blutzucker während dieser schrittweisen Ernährungsumstellung sehr sorgfältig überwachen. Wenn Sie zurzeit Medikamente gegen Bluthochdruck oder einen zu hohen Cholesterinspiegel einnehmen, werden durch die Nie-wieder-Diabetes-Methode höchstwahrscheinlich auch Ihr Blutdruck und Ihre Cholesterinwerte deutlich sinken. Also stimmen Sie sich genau mit Ihrem behandelnden Arzt ab, um gefährlichen oder gar lebensbedrohlichen Situationen vorzubeugen, die entstehen könnten, wenn Sie die Dosis Ihrer oralen Antidiabetika und/oder Ihre Insulindosis im Rahmen dieses Programms nicht schnell genug senken.

Dieses Buch kann Ihnen das Leben retten

Woher wissen wir das? Weil wir beide seit zusammengerechnet mehr als 36 Jahren mit Typ-1-Diabetes leben. Weil wir evidenzbasierte wissenschaftliche Fachartikel, die einen Zeitraum von fast 100 Jahren umspannen, gründlich gelesen haben. Weil unsere Kollegen Gesundheitsexperten sind, die schon seit Jahrzehnten bei Tausenden von Patienten ganz erstaunliche, wiederholbare Behandlungserfolge beobachtet haben.

Außerdem haben wir ein Online-Coaching-Programm für Patienten mit sämtlichen Diabetesformen entwickelt, das sich von allen anderen Programmen dieser Art unterscheidet: Es funktioniert nicht nur unglaublich gut (wir und unsere Klienten testen es jeden Tag), sondern geht auch auf sämtliche Fragen, Bedenken und frustrierenden Erlebnisse ein, die das Alltagsleben von Diabetikern prägen.

Seit über vier Jahren hilft unsere Nie-wieder-Diabetes-Methode Menschen mit allen Diabetesformen, die Dosis ihrer Medikamente zu senken oder ganz darauf zu verzichten und gleichzeitig ihren Konsum kohlenhydratreicher, vollwertiger Nahrungsmittel zu erhöhen. Die meisten Prädiabetiker und Typ-2-Diabetiker konnten ihre Stoffwechselstörung dank diesem Programm sogar völlig rückgängig machen: Sie brauchten keine oralen Antidiabetika mehr einzunehmen, sich kein Insulin mehr zu spritzen und konnten ihren HbA1c-Wert auf 5,6 % oder noch tiefer senken. Patienten mit insulinpflichtigem Diabetes können ihren Basal- und Bolusinsulinbedarf oft um 10 bis 60 % reduzieren; außerdem haben sie stabilere, weniger unberechenbare Blutzuckerwerte und einen HbA1c-Wert zwischen 5,5 % und 6,5 %. Und nicht nur das: Tausende von Patienten konnten mithilfe unseres Programms abnehmen und ihren Blutdruck und ihre Cholesterin- und Triglyzeridwerte drastisch senken. Ihre Verdauung funktionierte wieder besser, und sie brauchen keine Angst vor Diabeteskomplikationen mehr zu haben.

Unsere Klienten kommen zu uns, weil sie von früheren Empfehlungen (die ihnen damals vielleicht durchaus reizvoll und logisch erschienen) enttäuscht und manchmal auch wütend darüber sind. Sie suchen unsere Hilfe, weil ihre sinkende Lebensqualität und ihr steigender Bedarf an oralen Antidiabetika und Insulin sie frustrieren. Sie nehmen zu, leiden unter unvorhersehbaren Blutzuckerschwankungen, Verstopfung, Entzündungen und Erschöpfung. Wir können ihnen ihre Verzweiflung nachfühlen – *denn uns ging es früher genauso.*

Ein neuer Umgang mit Diabetes

Bei uns beiden wurde schon in jungen Jahren Typ-1-Diabetes diagnostiziert – Robby erhielt seine Diagnose vor der Pubertät, Cyrus mit Anfang zwanzig. Als kontaktfreudige, sportliche, abenteuerlustige Jungs wollten wir wegen dieser Krankheit nicht unser ganzes Leben auf Eis legen. Also hielten wir uns an die den herrschenden medizinischen Vorstellungen entsprechende, kohlenhydratarme, fett- und eiweißreiche Kost. Trotzdem bekamen wir unseren Stoffwechsel nicht in den Griff: Unser Blutzuckerspiegel ließ sich dadurch nicht besser einstellen, und auch unsere Insulinsensitivität verbesserte sich nicht. Ganz im Gegenteil: Egal wie „perfekt" wir uns ernährten – unsere Insulinsensitivität nahm immer mehr ab, und unsere körperliche und emotionale Verfassung verschlechterte sich zunehmend.

Obwohl wir uns damals noch nicht kannten, beschlossen wir unabhängig voneinander, die konventionellen medizinischen Ernährungsphilosophien zu hinterfragen. Wir begannen uns mit „alternativen" Ernährungsformen zu beschäftigen, unter anderem mit vegetarischer, veganer und rohveganer Kost und mit den Ernährungsempfehlungen der Weston A. Price Foundation. Und erstaunlicherweise kamen wir beide auf unterschiedlichen Wegen zum selben Ergebnis:

Eine fettarme, vollwertige pflanzliche Kost ist der beste Weg zur Erhöhung der Insulinsensitivität. Machen Sie Ihre Nahrung zu Ihrer Medizin!

Auch wenn das auf den ersten Blick unlogisch erscheinen mag, ist diese Ernährungsform doch eine äußerst wirksame Behandlungsmethode gegen Insulinresistenz. Denn kohlenhydratreiche vollwertige Lebensmittel erfordern *nur dann* große Mengen Insulin, *wenn auch der Gesamtfettanteil in Ihrer Ernährung hoch ist.* (Darauf werden wir in Kapitel 3 noch näher eingehen.) Wenn Sie sich jedoch an eine fettarme, pflanzliche, vollwertige

Kost halten und dabei gleichzeitig Ihren Verzehr fett- und eiweißreicher Nahrungsmittel einschränken, gewinnen Sie Ihre Insulinsensitivität sehr schnell wieder zurück. Dann sinkt Ihr Bedarf an oralen Antidiabetika und Insulin nicht nur kurz-, sondern auch langfristig.

Schon innerhalb weniger Tage nach dieser Ernährungsumstellung nahm die Insulinsensitivität bei uns beiden drastisch zu. Auch unser Energieniveau erhöhte sich, und unser Blutzucker ließ sich viel leichter einstellen. Schon nach wenigen Monaten war der Gesamtinsulinverbrauch bei Cyrus um 40 % gesunken und die Insulinsensitivität bei Robby um 600 % gestiegen. Zum Vergleich: Ein durchschnittlicher Typ-1-Diabetiker spritzt sich täglich etwa 0,5 bis 1,0 Einheiten Insulin pro Kilogramm Körpergewicht. Typ-1-Diabetiker, die sich an die Nie-wieder-Diabetes-Methode halten, brauchen sich dagegen nur 0,35 Einheiten Insulin pro Kilogramm Körpergewicht und Tag zu injizieren. Dadurch verbessern sich ihre Blutzuckerwerte drastisch, und das bei einer 20-fachen Steigerung der Kohlenhydrataufnahme! Als wir dazu übergingen, mehr pflanzliche Kost in unseren Speisezettel aufzunehmen, aßen wir mehr Obst und Gemüse als je zuvor – darunter auch viele Lebensmittel, die zuvor im Rahmen einer kohlenhydratarmen Diät verboten gewesen waren. *Und trotz dieser „unlogischen" Ernährungsweise ging es uns beiden besser denn je – sogar besser als vor unserer Diabetesdiagnose!*

Diese radikale Veränderung unserer persönlichen Ernährungsgewohnheiten war für uns der Beginn einer spannenden Entdeckungsreise: Denn jetzt wollten wir so viel wie möglich über die Zusammenhänge zwischen Ernährung und Gesundheit erfahren. Das hat Robby dazu veranlasst, das revolutionäre „Forks over Knives"-Imperium mit aufzubauen und einen Magisterabschluss in öffentlichem Gesundheitswesen zu absolvieren. Und es bewog Cyrus dazu, seinen Job am NASA Ames Research Center aufzugeben. Obwohl Cyrus an der Stanford University Maschinenbau studiert hatte, hängte er seine Ingenieurskarriere an den Nagel, um an der University of California in Berkeley in Ernährungsbiochemie zu promovieren! Und das Allerbeste an der Sache ist: Aufgrund unserer Kenntnisse, Einsichten und Erfahrungen als Diabetiker konnten wir nachvollziehbare, brauchbare und *wirksame* Ratschläge für andere Patienten entwickeln, unabhängig von der Diabetesform, an der sie litten – einschließlich Typ-1-, LADA-, Typ-2-, Prä- und Schwangerschaftsdiabetes. Das ist das Ethos, das hinter unserem Coaching-Programm steht, und das ist auch die Basis dieses Buches.

Im Lauf der Zeit haben wir unsere Nie-wieder-Diabetes-Methode immer weiter entwickelt und etwas Einzigartiges daraus gemacht. Sie besteht aus vier Komponenten:

Komponente 1: Fettarme, vollwertige pflanzliche Ernährung. Wir empfehlen den Verzehr von kohlenhydratreichen vollwertigen Lebensmitteln wie Obst, stärkereichem Gemüse, Hülsenfrüchten und naturbelassenem Vollkorngetreide. Wie Sie in diesem Buch erfahren werden, ist kohlenhydratreiche Nahrung nicht der Feind des Diabetikers! Der Verzehr von Obst und stärkehaltigen Lebensmitteln ist ein wichtiger erster Schritt dazu, Ihre Insulinresistenz wieder rückgängig zu machen und sich eines möglichst langen Lebens zu erfreuen. Lesen Sie weiter – wir werden Ihnen die wissenschaftliche Begründung dafür liefern.

Komponente 2: Intermittierendes Fasten. Verzicht auf Essen ist eine der wirksamsten Möglichkeiten, Ihre Insulinsensitivität und Herz-Kreislauf-Gesundheit zu verbessern, abzunehmen und Ihr Leben zu verlängern. In diesem zweiten Schritt unseres Programms lernen Sie verschiedene Methoden des intermittierenden Fastens kennen und erfahren, wie Sie diese bewährte Vorgehensweise in Ihr aktives Leben einbauen können.

Komponente 3: Tägliche Bewegung. Ihr Körper ist auf Aktivität ausgelegt. Wenn Sie anfangen, sich jeden Tag zu bewegen, werden Ihre Insulinsensitivität, Ihr Energieniveau und Ihre Stimmung sich wahrscheinlich drastisch verbessern. Wir erklären Ihnen, wie und wie oft Sie körperlich aktiv sein sollten und wie Sie Bewegung mit einer fettarmen, vollwertigen pflanzlichen Kost kombinieren können, um eine optimale Wirkung zu erzielen.

Komponente 4: Entscheidungsbäume. Wir haben ein Hilfsmittel entwickelt, das es Ihnen erleichtern wird, in Ihrem täglichen Leben die richtigen Entscheidungen zu treffen und Ursache-Wirkungs-Beziehungen zwischen Ihrem Lebensstil und Ihrem Blutzuckerprofil zu erkennen. Entscheidungsbäume helfen Ihnen bei der Fehlersuche in manchmal verwirrenden Alltagssituationen. Denn damit können Sie leichter Zusammenhänge zwischen Ihrer Einnahme oraler Antidiabetika, Ihren Insulininjektionen und Ihrer Blutzuckereinstellung entdecken. Nicht zuletzt können Entscheidungsbäume Ihnen auch beim Umgang mit Detailfragen helfen. Zum Beispiel erfahren Sie dadurch:

- wie Sie Ihren Blutzuckerspiegel vor, während und nach körperlicher Aktivität richtig einstellen
- wie Sie Ihre Dosis an oralen Antidiabetika und Insulin gefahrlos senken können, sobald Ihre Insulinsensitivität sich verbessert
- warum Ihr Nüchternblutzucker manchmal höher ist als Ihr Blutzuckerspiegel nach Mahlzeiten
- wie man mit Blutzuckerspitzen und -abfällen nach Mahlzeiten umgeht und
- wie Sie Ihre Insulinspritzen zeitlich planen müssen, um Ihren Blutzucker nach dem Essen richtig einzustellen.

Außerdem lernen Sie in diesem Buch, wie man wichtige Bluttests richtig durchführt und interpretiert und wie Sie Heilpflanzen als Alternativen zu pharmazeutischen Medikamenten in Ihr Behandlungsprogramm einbauen können. Aber wir werden auch speziellere Fragen beantworten, zum Beispiel: *Soll ich lieber vor oder nach dem Essen Sport treiben? Warum steigt mein Blutzucker nach dem Verzehr bestimmter Lebensmittel? Werden Früchte wirklich zu Zucker verstoffwechselt?*

Ein sehr wichtiger Vorteil der Nie-wieder-Diabetes-Methode besteht darin, dass sie sich auf alle Diabetesformen anwenden lässt – inklusive Typ-1-, LADA-, Typ-2-, Prä- und Schwangerschaftsdiabetes. Denn unabhängig von der Diabetesform haben unsere Probleme mit der Blutzuckereinstellung ihren Ursprung in derselben Grunderkrankung: Insulinresistenz.

Obwohl wir Diabetes-Experten sind, verdanken wir unser Verständnis dieser Erkrankung keinem traditionellen medizinischen Hintergrund, sondern verschiedenen Faktoren: zum Beispiel unserer persönlichen Erfahrung, einer Promotion in Ernährungsbiochemie und einer streng wissenschaftlichen Analyse von fast 100 Jahre umfassender evidenzbasierter wissenschaftlicher Forschung. Aber wir stützen uns bei unserem Programm auch auf jahrzehntelange, wiederholbare Behandlungserfolge unserer Kollegen, eigene Überlegungen und unsere Arbeit mit Tausenden von Teilnehmern unseres Online-Coaching-Programms. Im Gegensatz zu anderen Programmen oder Büchern über Diabetes, die es zurzeit gibt, stammt Nie wieder Diabetes aus der Feder von zwei Experten, die anhand eigener Erfahrung bewiesen haben, dass dieses Programm funktioniert: Wir haben über 3000 Menschen weltweit geholfen, ihre Lebensweise so zu verändern, dass ihr Stoffwechsel sich von Grund auf verbesserte. Dieses Programm basiert auf insgesamt 36 Jahren persönlicher Erfahrung mit Typ-1-Diabetes und 29 Jahren Erfahrung mit der Nie-wieder-Diabetes-Methode.

Auch wenn wir keine Ärzte sind, kennen wir uns in den evidenzbasierten Forschungsergebnissen der Ernährungsbiochemie gut aus und stützen uns bei unseren Empfehlungen streng auf wissenschaftliche Erkenntnisse. Da wir diese Erkenntnisse tagtäglich in unserem eigenen Leben erproben, bringen wir auch die richtigen Voraussetzungen dafür mit, komplizierte wissenschaftliche Zusammenhänge in leicht verständliche Prinzipien zu übersetzen. In unseren Videos und Webinaren entlarven wir zum Beispiel die irreführende „wissenschaftliche" Basis der kohlenhydratarmen und ketogenen Ernährung, decken die wahren Ursachen eines zu hohen Cholesterinspiegels auf oder zeigen, warum eine Erhöhung der Eiweißzufuhr zwar beim Abnehmen helfen kann, aber langfristig das Risiko für verschiedene Krankheiten erhöht. Viele Patienten sagen, dass sie aus diesen Videos und Webinaren mehr über die biologischen Details eines Lebens mit Diabetes gelernt haben als von ihrem Arzt. Unserer Plattform liegt keine Populärwissenschaft, sondern evidenzbasierte Wissenschaft zugrunde. Wir legen Wert darauf, komplizierte biologische Phänomene in eine leicht verständliche Sprache zu übersetzen, um Ihnen klarzumachen, *wie und warum* bestimmte Lebensmittel Ihre Gesundheit von Grund auf verbessern und *wie und warum* andere Lebensmittel Ihr Risiko für chronische Krankheiten erhöhen können.

Und nicht zuletzt möchten wir Sie auch enger in die Gemeinschaft Ihrer Leidensgenossen einbinden. Wir haben unser Nie-wieder-Diabetes-Coaching-Programm aufgrund der Rückmeldungen Tausender von Klienten, die tagtäglich danach leben, mit der Zeit immer mehr ausgefeilt und verbessert. Dabei haben wir etwas sehr Wichtiges entdeckt: dass unsere Klienten nämlich am besten mit diesem

Programm zurechtkommen, wenn sie von anderen Menschen dabei unterstützt werden, die in der gleichen Situation sind wie sie. Erfolg ist tatsächlich ansteckend! Wenn man ein Buch liest oder ein neues Programm ausprobiert, um etwas gegen seinen Diabetes zu tun, ist man leider nur allzu oft als „Einzelkämpfer" unterwegs. Wir haben das Nie-wieder-Diabetes-Coaching-Programm entwickelt, um diesem Gefühl der Isolation ein Ende zu machen. Um Ihnen den Zugang zu unserem Unterstützungssystem zu erleichtern, haben wir eine private Online-Community eingerichtet, die wir rund um die Uhr überwachen, um die Fragen unserer Klienten sofort beantworten zu können. Wir veranstalten auch regelmäßige Videokonferenzen, bei denen die Mitglieder der Community Fragen und Anliegen vorbringen und direkt mit unseren hoch qualifizierten, erfahrenen Beratern ins Gespräch kommen können.

Was vor Jahren als vorsichtig optimistischer Plan begann, bei dem wir (natürlich auf der Basis fundierter Forschungsergebnisse) selbst als „Versuchskaninchen" fungierten, hat sich inzwischen zu einem lebensverändernden Programm entwickelt, das von angesehenen Experten und Freunden sehr gelobt wird. Zu den Unterstützern unseres Programms gehören unter anderen: Dr. med. Dean Ornish, Dr. med. Michael Greger, Dr. med. Neal Barnard, Dr. med. John McDougall, Dr. med. Garth Davis, Dr. med. Joel Kahn, Dr. med. Caldwell Esselstyn, Brenda Davis (staatlich geprüfte Ernährungsberaterin), Dr. med. Michelle McMacken, Dres. med. Dean und Ayesha Sherzai, Rip Esselstyn, Dr. med. Danielle Belardo, Dr. med. Robert Ostfeld, Ocean Robbins und Anthony William. Unser Programm ist eine wissenschaftliche Methode, die inzwischen schon das Leben Tausender von Menschen verändert hat – und auch Ihres verändern wird. Wenn Sie sich an die in diesem Buch beschriebenen Schritte und Erkenntnisse halten, werden Sie wahrscheinlich genauso viel Erfolg damit haben wie unsere Klienten: Sie werden mehr abnehmen, als Sie je für möglich gehalten hätten. Sie werden die besten HbA1c-Werte erreichen, die Sie je hatten. Ihr Gesamt- und LDL-Cholesterin, Ihr Blutdruck und Ihr Bedarf an oralen Antidiabetika und Insulin werden sinken. Und was am allerwichtigsten ist: *Ihre Insulinresistenz wird deutlich abnehmen oder vielleicht sogar völlig verschwinden – jetzt gleich und für den Rest Ihres Lebens.*

Die wichtigste Botschaft, die Sie aus diesem Buch mitnehmen können, lautet: Die Nie-wieder-Diabetes-Methode ist ein erprobtes und bewährtes System, mit dessen Hilfe Sie lernen können, Ihren Blutzucker genau einzustellen – und das Ihren Stoffwechsel für den Rest Ihres Lebens verbessern wird. In vielen Diabetesbüchern steht nur, wie Sie Ihre *Blutzuckerwerte* senken können. Durch die Empfehlungen in diesem Buch wird Ihr *Diabetes* sich drastisch bessern – und zwar nicht nur von einer Blutzuckermessung zur nächsten, sondern dauerhaft. Außerdem können Sie mit diesem Programm vielen chronischen Krankheiten, die oft mit einer Insulinresistenz einhergehen, vorbeugen oder sie sogar heilen. Die Nie-wieder-Diabetes-Methode ist ein erprobtes und bewährtes System, das Ihnen hilft, Ihren Blutzuckerspiegel genau einzustellen und für den Rest Ihres Lebens einen möglichst gesunden Stoffwechsel zu haben.

Ich habe seit 31 Jahren Diabetes. 4 Monate nach Beginn des Nie-wieder-Diabetes-Coaching-Programms habe ich über 11 Kilo abgenommen und konnte alle meine Cholesterinmedikamente absetzen. Allen „Neulingen" in diesem Programm kann ich nur empfehlen: Bleiben Sie dabei – es lohnt sich!

— John L. (Typ-1-Diabetes)

Schon nach einem knappen Monat brauchte ich meine 2000 mg Metformin pro Tag nicht mehr einzunehmen. Innerhalb von 4 Monaten nahm ich über 22 Kilo ab und brauchte keine Blutdruck- und Cholesterinsenker mehr. Ich habe jetzt jede Menge Energie und kann endlich wieder klar denken.

— Gerry B. (von Typ-2-Diabetes geheilt)

Gerade habe ich meine Laborwerte erfahren. Ich habe es geschafft! Durch die in Ihrem Programm empfohlene vollwertige pflanzliche Ernährung konnte ich meinen Typ-2-Diabetes und meinen Bluthochdruck heilen. Jetzt schwebe ich auf Wolke sieben und weine vor Freude. Danke, Robby und Cyrus! Durch euch hat sich mein Leben von Grund auf verändert.

— Cheryl K. (von Typ-2-Diabetes geheilt)

Als ich vor 8 Monaten der Nie-wieder-Diabetes-Gruppe beitrat, war ich Prädiabetiker und stark übergewichtig. Seit Beginn dieses Programms habe ich über 35 Kilo abgenommen, und mein Prädiabetes ist verschwunden – einfach so. Nie wieder Diabetes ist das beste Programm, um dauerhaft gesund zu werden, auch wenn Sie keinen Diabetes haben. Man lebt schließlich nur einmal, und letzten Endes sitzen wir alle im selben Boot.

— John D. (von Prädiabetes geheilt)

Ursprünglich wog ich über 140 Kilo; jetzt sind es nur noch 90. Mein HbA1c ist von 11,6 % auf 5,6 % gesunken. Mein Nüchternblutzucker liegt jeden Tag zwischen 88 und 93 mg/dl. Ich bin unendlich dankbar für das Mastering-Diabetes-Coaching-Programm.

— Stefanie S. (von Typ-2-Diabetes geheilt)

Als Cyrus mit seiner Promotion in Ernährungsbiochemie begann, begriff er nicht so recht, warum Insulinresistenz so ein großes Problem darstellen soll. Erst nachdem er viele Tausend Stunden lang recherchiert hatte, wurde es ihm klar: Insulinresistenz ist eine gravierende Funktionsstörung, die vielen chronischen Stoffwechselerkrankungen zugrunde liegt – einschließlich (aber nicht nur) Typ-1-, LADA-, Typ-2-, Prä- und Schwangerschaftsdiabetes, koronarer Herzkrankheit, Arteriosklerose, Krebs, zu hohem Cholesterinspiegel, Bluthochdruck, Fettleibigkeit, polyzystischem Ovarialsyndrom (PCOS), peripherer Neuropathie, Retinopathie, Alzheimer, chronischer Niereninsuffizienz und Fettleber.

Insulinresistenz ist der große Bösewicht, der Ihr Risiko für die meisten chronischen Krankheiten erhöht – das Grundübel, das die Entstehung von Herz-Kreislauf-Erkrankungen, Krebs, Typ-2-Diabetes und Fettleibigkeit (den häufigsten Todesursachen auf unserem Planeten) beschleunigt. Insulinresistenz ist der stärkste Prädiktor für chronische Erkrankungen. Neuen Forschungsergebnissen zufolge werden 65 % aller Menschen, die seit über 20 Jahren unter Typ-1-Diabetes leiden, an Herz-Kreislauf-Erkrankungen versterben; und über 50 % der Menschen, die seit über 30 Jahren Typ-1-Diabetes haben, werden an Nierenversagen sterben. **Leider reicht eine strenge Blutzuckereinstellung allein nicht aus, um Ihr Risiko für Diabeteskomplikationen zu minimieren,** wenn Sie nichts gegen Ihre Insulinresistenz tun. Darauf werden wir in Kapitel 7 noch näher eingehen.

Aber wir haben auch eine gute Nachricht für Sie: Eine Insulinresistenz ist oft schon bis zu 20 Jahre vor dem Auftreten erster Symptome von Diabetes und Herz-Kreislauf-Erkrankungen nachweisbar. Durch frühzeitige Behandlung und Heilung der Insulinresistenz kann man also dem Ausbruch vieler chronischer Stoffwechselerkrankungen vorbeugen.

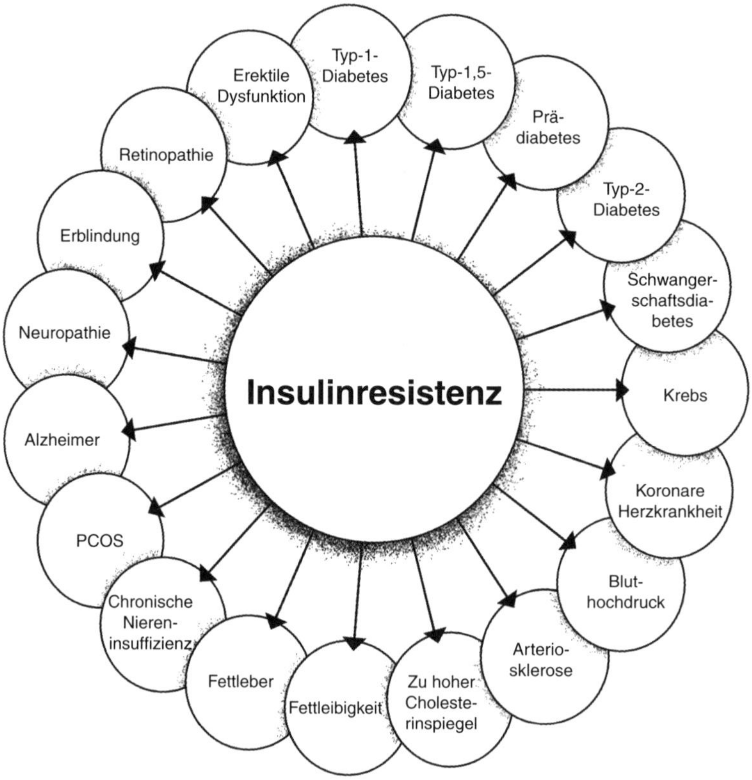

Insulinresistenz erhöht Ihr Risiko für die Entstehung etlicher chronischer Erkrankungen, die begleitend zu Ihrem Diabetes auftreten können.

Wie viele verschiedene Diabetesformen gibt es?

Die meisten Menschen haben schon von Typ-1- und Typ-2-Diabetes gehört. Aber es gibt noch viel mehr Diabetesformen – und alle lassen sich durch die Nie-wieder-Diabetes-Methode verbessern. Denn Ihr Blutzucker kann aus den verschiedensten Gründen ansteigen. Beschäftigen Sie sich ruhig einmal genauer damit, welche Gewebe Ihres Körpers von Diabetes betroffen sind! Dann werden Sie besser verstehen, unter was für einer Art von Diabetes Sie leiden. In diesem Buch werden wir immer wieder verschiedene Diabetesformen erwähnen; deshalb sollten Sie sich zunächst einmal über die Unterschiede zwischen den einzelnen Typen dieser Stoffwechselerkrankung klar werden.

- **Typ-1-Diabetes** wird oft auch als *Jugenddiabetes* bezeichnet, weil normalerweise Kinder und Jugendliche davon betroffen sind. Bei diesem Diabetes handelt es sich um eine Autoimmunerkrankung, die die insulinproduzierenden Betazellen in der Bauchspeicheldrüse vollständig zerstören kann. Dadurch nimmt die *endogene* (körpereigene) *Insulin*produktion drastisch ab, und der Bedarf an *exogenem* (durch eine Spritze, einen Pen oder eine Insulinpumpe injiziertem) *Insulin* steigt. Wenn Sie Typ-1-Diabetiker sind, verfolgen wir mit der Nie-wieder-Diabetes-Methode folgende Ziele: Wir wollen Ihr Kohlenhydrat-Insulin-Verhältnis erhöhen, Ihre Insulinsensitivität optimieren und dafür sorgen, dass Ihr Blutzucker möglichst gut einstellbar wird. Außerdem wollen wir häufigen Diabeteskomplikationen wie Herz-Kreislauf-Erkrankungen, Neuropathie, Retinopathie und Niereninsuffizienz vorbeugen; und nicht zuletzt sollen Sie auch Ihr Idealgewicht erreichen und Ihr Energieniveau drastisch erhöhen.
- **LADA-Diabetes** oder latenter Autoimmundiabetes bei Erwachsenen (LADA) ist ebenfalls eine Autoimmunerkrankung, bei der die insulinproduzierenden Betazellen zerstört werden. Im Gegensatz zum Typ-1-Diabetes betrifft diese Diabetesform jedoch Menschen über dreißig, und die Autoimmunreaktion schreitet dabei langsamer fort: Die Betazellen werden allmählich zerstört, und die körpereigene Insulinproduktion verringert sich oft über eine Zeitdauer von fünf bis zehn Jahren. Man kann sich den LADA-Diabetes als eine im Erwachsenenalter einsetzende, langsam fortschreitende Variante des Typ-1-Diabetes vorstellen, die oft als Typ-2-Diabetes fehldiagnostiziert wird. Wenn Sie unter LADA-Diabetes leiden, soll die Nie-wieder-Diabetes-Methode bei Ihnen Folgendes erreichen: Wir möchten Ihr Kohlenhydrat-Insulin-Verhältnis erhöhen, Ihre Insulinsensitivität optimieren und dafür sorgen, dass Ihr Blutzucker möglichst gut einstellbar wird. Außerdem wollen wir häufigen Diabeteskomplikationen wie Herz-Kreislauf-Erkrankungen, Neuropathie, Retinopathie und Niereninsuffizienz vorbeugen. Sie sollen dadurch aber auch Ihr Idealgewicht erreichen und Ihr Energieniveau drastisch erhöhen.

- **Prädiabetes** ist ein Zustand, der dem Typ-2-Diabetes vorausgeht. Ein Prädiabetes liegt vor, wenn Ihr Nüchternblutzucker zwischen 100 und 125 mg/dl oder Ihr HbA1c zwischen 5,7 % und 6,4 % liegt. Er entsteht, wenn Muskeln und Leber gegen die Wirkung des körpereigenen Insulins resistent geworden sind, was zu einem kleinen Stau von Glukose (Zucker) und Insulin im Blut führt. So kommt es, dass Ihr Nüchternblutzuckerspiegel leicht ansteigt. Prädiabetes ist ein Warnsignal für die baldige Manifestation eines Typ-2-Diabetes. Bei dieser Stoffwechselstörung besteht das Ziel der Nie-wieder-Diabetes-Methode darin, die Insulinresistenz zu beheben und einem Fortschreiten zum Typ-2-Diabetes vorzubeugen.
- **Typ-2-Diabetes** (**nicht insulinpflichtig**) liegt vor, wenn Ihr Nüchternblutzucker über 125 mg/dl ansteigt oder Ihr HbA1c mindestens 6,5 % beträgt, Ihre Bauchspeicheldrüse aber immer noch genügend körpereigenes Insulin produziert. Eine Typ-2-Diabetes-Diagnose wird gestellt, wenn der Prädiabetes über eine leichte Insulinresistenz hinaus fortschreitet, wodurch sich oft auch das Risiko für Bluthochdruck, zu hohen Cholesterinspiegel, Arteriosklerose, Gewichtszunahme, Fettleber, chronische Niereninsuffizienz und Energiemangel erhöht. Bei nicht insulinpflichtigem Typ-2-Diabetes verfolgt die Nie-wieder-Diabetes-Methode folgende Ziele: ihre Insulinsensitivität so zu verbessern, dass Sie keine Diabetesmedikamente mehr brauchen, um Ihren HbA1c auf 5,6 % oder noch tiefer zu senken und die Diagnose „Typ-2-Diabetes" aus Ihrer Krankenakte zu streichen. Versuchen Sie Ihre Insulinresistenz durch die richtige Ernährung zu beheben – das ist Ihre Eintrittskarte in ein Leben ohne Diabetes!
- **Typ-2-Diabetes** (**insulinpflichtig**) liegt vor, wenn Ihr Nüchternblutzucker über 125 mg/dl ansteigt oder Ihr HbA1c mindestens 6,5 % beträgt und Ihre Bauchspeicheldrüse nicht mehr genügend körpereigenes Insulin ausschüttet. Zu diesem Zeitpunkt haben Ihre Betazellen bereits über lange Zeit zu viel Insulin gebildet und sind jetzt erschöpft: Das heißt, sie können nicht mehr genug Insulin produzieren. In dieser Situation ist eine gute Blutzuckereinstellung nur noch durch Diät in Kombination mit Insulin und/oder oralen Antidiabetika möglich. Wie bei Typ-1- und LADA-Diabetes verfolgt die Nie-wieder-Diabetes-Methode bei Patienten mit insulinpflichtigem Typ-2-Diabetes folgende Ziele: Wir wollen Ihre Insulinsensitivität optimieren und dafür sorgen, dass Ihr Blutzucker möglichst gut einstellbar wird. Außerdem möchten wir häufigen Komplikationen

wie Herz-Kreislauf-Erkrankungen, Neuropathie, Retinopathie und Niereninsuffizienz vorbeugen; und nicht zuletzt sollen Sie Ihr Idealgewicht erreichen und Ihr Energieniveau drastisch erhöhen.

- **Schwangerschaftsdiabetes** ist eine Diabetesform, die schwangere Frauen betrifft und nach der Geburt normalerweise wieder verschwindet. Er kann in jedem Schwangerschaftsstadium auftreten, kommt in der zweiten Schwangerschaftshälfte aber besonders häufig vor. Ein Schwangerschaftsdiabetes zeigt sich daran, dass die Frau bei einem diagnostischen Screening (dem so genannten Glukosetoleranztest) ungünstige Werte aufweist. Ähnlich wie Prädiabetes und Typ-2-Diabetes kann Schwangerschaftsdiabetes entstehen, wenn die werdende Mutter eine Insulinresistenz entwickelt. Mit der Nie-wieder-Diabetes-Methode kann man diesen Diabetes behandeln, verhindern oder sogar rückgängig machen. Auch wenn er nach der Entbindung oft von selbst wieder verschwindet, muss er trotzdem behandelt werden, denn er kann das Risiko für Frühgeburten, Präeklampsie (Schwangerschaftshochdruck) und Totgeburten erhöhen. Auch das Risiko für die Entstehung eines Typ-2-Diabetes in den Monaten und Jahren nach der Schwangerschaft steigt dadurch drastisch an.

Die Nie-wieder-Diabetes-Methode

Ebenso wie unser Coaching-Programm soll Ihnen auch dieses Buch helfen, einen langfristigen, nachhaltigen Lebensstil zu entwickeln, der dazu führt, dass Sie weniger orale Antidiabetika und Insulin brauchen oder ganz darauf verzichten können – obwohl Sie jetzt mehr kohlenhydratreiche Lebensmittel essen. Wir möchten Ihnen auf der Basis evidenzbasierter Forschungsergebnisse klarmachen, warum es wichtig ist, Ihre Essgewohnheiten zu ändern, und Ihnen zeigen, wie Sie das erfolgreich *und* gefahrlos tun können. Und natürlich möchten wir diese Informationen für medizinische Laien leicht verständlich formulieren. Wir werden Ihnen das gleiche Fachwissen und die gleichen Pläne, Strategien, Hilfsmittel, Tipps und Tricks zur Verfügung stellen wie unseren Coaching-Klienten – Instrumente, die wir entwickelt haben, als wir uns diesen Lebensstil aneigneten. Wenn Sie sich an diese Schritt-für-Schritt-Anleitungen halten, ist das ein besserer Weg zum Erfolg als jedes andere Programm, das eine „schnelle Lösung“ verspricht!

Letztendlich liegt dieser Vorgehensweise unsere ganz persönliche Erfahrung zugrunde: Unsere Blutzuckereinstellung kann immer nur so gut sein wie unsere täglichen Lebensgewohnheiten. Also nehmen Sie sich genügend Zeit, gute, wirksame, konsequente Lebensgewohnheiten zu entwickeln, um Ihre Blutzuckereinstellung und Ihre Stoffwechselsituation zu verbessern! Dann werden Sie wahrscheinlich lange Zeit die Früchte dieses Lebensstils ernten können. Doch wenn Sie diesen Teil des Programms einfach nur möglichst schnell hinter sich bringen wollen und sich nicht ernsthaft um einen nachhaltigen gesunden Lebensstil bemühen, werden Sie wahrscheinlich sofort wieder in Ihre alten ungesunden Gewohnheiten verfallen, sobald sich schwierige Situationen ergeben.

Also entwickeln Sie ein möglichst tief gehendes Verständnis dafür, welche Bestandteile Ihrer Ernährung sich auf Ihren Blutzucker auswirken! Das ist wirksamer als jedes Medikament und kann Ihnen alljährlich Tausende von Euro für Teststreifen, orale Antidiabetika und Insulin ersparen. Außerdem wissen Sie dann genau, mithilfe welcher Lebensmittel Ihr Körper langjährige Stoffwechselschäden beheben kann. Und Sie lernen auch, wie Sie diese Nahrungsmittel problemlos in Ihr Alltagsleben integrieren und diese positiven Auswirkungen durch andere wirksame Lebensstiländerungen (z. B. intermittierendes Fasten und Bewegung) optimieren können. Wenn Sie sich für unser Online-Coaching-Programm entscheiden, bringen wir Sie außerdem mit einer Online-Community in Kontakt, um Ihnen möglichst viel Unterstützung zu bieten. Wir bauen in dieses Buch auch immer wieder Fallbeispiele ein, damit Sie von anderen Patienten lernen können, wie man unser Programm im realen Leben anwendet. Also machen Sie es sich bequem, schälen Sie sich eine Mango und lassen Sie uns loslegen!

Literaturangaben zu den über 25 in diesem Kapitel erwähnten wissenschaftlichen Arbeiten finden Sie auf der Webseite www.masteringdiabetes.org/bookinfo

Kapitel 2
Die Nie-wieder-Diabetes-Methode

Typ-2-Diabetes geheilt und HbA1c normalisiert: Tamis Geschichte

Als Kind und Teenager war Tami sportlich sehr aktiv; doch im Alter von 19 Jahren hatte sie sich bereits zweimal am selben Knie operieren lassen müssen. Im Lauf der nächsten 30 Jahre nutzte sich auch ihr anderes Kniegelenk ab, beide Fußgewölbe wurden geschädigt, und sie begann unter chronischen Hüftschmerzen zu leiden. Infolge dieser Verletzungen konnte Tami sich nicht mehr so viel bewegen wie früher und nahm immer mehr zu. Allmählich verlor sie die Hoffnung, jemals wieder ein normales Gewicht zu erreichen; und als sie dann auch noch miterleben musste, wie ihre Familienmitglieder mit Krebs und Herz-Kreislauf-Erkrankungen zu kämpfen hatten, bekam sie Angst, womöglich als Nächste dran zu sein.

Mit 51 Jahren ließ Tami auf einer Wellnessmesse einen Bluttest machen. Der Test ergab, dass ihr HbA1c und ihre Blutfettwerte zu hoch waren. Nach weiteren Untersuchungen wurden bei ihr gleich eine ganze Reihe chronischer gesundheitlicher Probleme festgestellt: Typ-2-Diabetes, zu hoher Cholesterinspiegel, Fettleibigkeit, Fettleber und Vitamin-D-Mangel. Tami war entsetzt und wütend auf sich selbst, weil sie es so weit hatte kommen lassen; aber sie war auch entschlossen, die eigentliche Ursache des Übels herauszufinden. Als ein Arzt ihr erklärte, dass die Insulinresistenz all ihren anderen gesundheitlichen Problemen zugrunde liege, begann sie im Internet zu recherchieren und entdeckte eine Online-Community, die behauptete, sie könne „ihre Insulinresistenz rückgängig machen und ihren HbA1c durch Ernährung senken" – und zwar mithilfe des Nie-wieder-Diabetes-Coaching-Programms.

Inzwischen war Tamis HbA1c bereits auf 7,1 % angestiegen. Ihr Gesamtcholesterin lag bei 266 mg/dl, und ihre Triglyzeride hatten sich auf 194 mg/dl erhöht. Der Arzt verschrieb ihr 2.000 mg Metformin pro Tag, um ihren Blutzuckerspiegel zu senken, und sie nahm das Medikament ein, da es keine anderen wirksamen Behandlungsmöglichkeiten zu geben schien. Trotzdem war sie entschlossen, ihre Insulinresistenz wieder rückgängig zu machen und ihren HbA1c zu senken (so wie sie es auf der Webseite der Online-Community gelesen hatte). Die Chance, von innen heraus – ohne Medikamente – etwas für ihre Gesundheit tun zu können, motivierte sie. Also beschloss sie, an dem Nie-wieder-Diabetes-Coaching-Programm teilzunehmen.

In den ersten Wochen sträubte sich alles in ihr gegen den Gedanken, ihre Essgewohnheiten zu ändern: Sie fand es sehr schwierig, auf Nahrungsmittel zu verzichten, die sie ihr Leben lang gegessen hatte. Doch mit der Zeit konnte sie sich dann doch zu den empfohlenen Ernährungsumstellungen durchringen. Daraufhin begann Tami abzunehmen, hatte wieder mehr Energie, und auch ihr Nüchternblutzucker sank. Dank der Gewichtsabnahme konnte sie wieder mehr Sport treiben und hatte weniger Gelenkschmerzen als in den 30 Jahren zuvor.

Viereinhalb Monate, nachdem Tami mit der Nie-wieder-Diabetes-Methode begonnen hatte, war ihr HbA1c auf 5,3 % gesunken. Inzwischen hatte sie auch ihre Diabetesmedikamente abgesetzt, und ihr Nüchternblutzucker hatte sich normalisiert. Auch ihr chronischer Husten und ihre chronischen Allergien waren verschwunden, ihre Plantarfasziitis ging zurück, und sie hatte keinen Säurereflux mehr. Tami hatte 17 Kilo abgenommen und bewegt sich jetzt wieder regelmäßig: Sie betreibt alle Sportarten, die ihr Spaß machen, beispielsweise Radfahren oder Bergwanderungen – ohne Schmerzen oder Entzündungen in Knien, Füßen oder Hüften. Außerdem ist sie begeistert von der großen Auswahl an frischen, vollwertigen Lebensmitteln, die ihre Insulinsensitivität erhöhen, und genießt ihre köstlichen Mahlzeiten zusammen mit Familie und Freunden. Ihr neuer Lebensstil gefällt ihr so gut, dass sie sogar eine eigene Online-Community gegründet hat, um auch ihre Mitmenschen zu einer gesünderen Lebensweise zu inspirieren.

Vielleicht haben Sie aus verschiedenen Gründen zu diesem Buch gegriffen. Vielleicht haben Sie mit Typ-1-Diabetes, LADA-Diabetes, Typ-2-Diabetes, Prädiabetes, Schwangerschaftsdiabetes, polyzystischem Ovarialsyndrom (PCOS), Fettleibigkeit, Bluthochdruck, zu hohem Cholesterinspiegel, Fettleber oder chronischer Niereninsuffizienz zu kämpfen. Vielleicht sind Sie Sportler und möchten gern Ihre Leistungsfähigkeit verbessern und sich nach dem Training schneller wieder erholen. Oder Sie sehnen sich nach mehr Energie oder hätten gerne wieder einen klareren Kopf. Vielleicht lesen Sie dieses Buch aber auch, um einem Freund oder Angehörigen mit gesundheitlichen Problemen zu helfen. Egal, was Sie hierhergebracht hat – jetzt sind Sie da! Also können wir nun in unser Programm einsteigen, bei dem es darum geht, die Ursache sämtlicher Blutzuckerschwankungen an der Wurzel zu bekämpfen: Insulinresistenz. Wenn Sie dieses Problem in den Griff bekommen, müssen Sie sich nicht mehr damit abmühen, die *Symptome* Ihres schwankenden Blutzuckers zu bekämpfen. Stattdessen können Sie jetzt die *Ursache* Ihres schlecht einstellbaren Blutzuckers beheben, und zwar ein für alle Mal. Dieses Buch ist in fünf Schritte unterteilt.

Schritt 1: Planen Sie Ihren Erfolg voraus!

Uns geht es vor allem darum, dass Sie mit Ihrem Kampf gegen den Diabetes *langfristig Erfolg haben*. Deshalb ist das *Warum* dieser Methode genauso wichtig wie das *Wie*. Wir werden Ihnen erklären, was Insulinresistenz ist (mit leicht verständlichen Grafiken zur Veranschaulichung dieser komplizierten Thematik) und was sie wirklich verursacht (vielleicht sind das ja ganz andere Gründe, als Sie denken). Als Nächstes werden wir besprechen, warum es – sowohl für Ihre Gesundheit als auch für einen langfristigen Erfolg – besser ist, die nötigen Veränderungen langsam und allmählich anzugehen. Sie erfahren, warum Konsequenz Ihr neuer bester Freund ist und wie man sich realistische und erreichbare Ziele setzt. Insulinpflichtigen Diabetikern erklären wir, mit welcher Strategie sie ihre Insulindosis senken können, wenn ihr Insulinbedarf abnimmt. Patienten mit nicht-insulinpflichtigem Diabetes zeigen wir, bei welchen Antidiabetika man die Dosis am problemlosesten zuallererst senken kann und was sich für sie verändern wird, wenn ihr Bedarf an Medikamenten sinkt oder sie sogar ganz darauf verzichten können.

Als Nächstes geht es um das *Was*. Zum Beispiel: *Was soll ich essen?* In Kapitel 8 geben wir Ihnen konkrete Antworten darauf, *was* auf Ihrem Speisezettel stehen sollte, *was* Sie in geringeren Mengen als bisher zu sich nehmen oder lieber ganz weglassen sollten, *wie viel* und *wann* Sie essen sollen und *wie* Sie Ihren neuen Lebensstil auf lange Sicht gestalten können. Dieser Abschnitt soll Ihnen helfen, sich mit Ihrem neuen Essverhalten so sicher wie möglich zu fühlen. Um die Anwendung der Nie-wieder-Diabetes-Methode möglichst einfach zu gestalten, haben wir die Lebensmittel in drei Gruppen eingeteilt und jeder Gruppe eine Farbe zugeordnet:

- **Grün:** Obst, stärkereiches Gemüse, Hülsenfrüchte, Vollkorngetreide, nicht-stärkereiches Gemüse, Blattgemüse, Kräuter und Gewürze
- **Gelb:** fettreiche pflanzliche Lebensmittel wie Avocados, Oliven, Kokosnüsse, Nüsse (inklusive Erdnüsse), Edamamebohnen und Pasta-Alternativen

- **Rot:** rotes Fleisch, weißes Fleisch, Fisch, Milchprodukte, Eier, raffinierte Getreideprodukte und verarbeitete Lebensmittel, Pflanzenöle und raffinierter Zucker.
  „Grüne" Lebensmittel *verbessern* Ihre Insulinsensitivität; davon dürfen Sie so viel essen, wie Sie möchten. „Gelbe" Lebensmittel sind hin und wieder erlaubt (das heißt, sie dürfen nicht in unbegrenzten Mengen verzehrt werden). „Rote" Lebensmittel *verursachen* eine Insulinresistenz; daher sollten Sie den Verzehr dieser Nahrungsmittel einschränken oder völlig darauf verzichten, um mit unserem Programm möglichst viel Erfolg zu haben.

Der häufigste Einwand hinsichtlich einer fettarmen, pflanzlichen, vollwertigen Ernährung lautet, *dass die Leute nicht wissen, wie man auf diese Weise genügend Kalorien zu sich nehmen kann.* (Das ist übrigens auch der Grund, warum die meisten Leute irgendwann wieder aufhören, sich vegetarisch zu ernähren.) Viele Menschen klagen dabei auch über Energielosigkeit oder darüber, dass sie zu schnell abnehmen. Wir werden auf all diese Bedenken eingehen und Ihnen zeigen, wie Sie Lebensmittel mit optimaler Kaloriendichte zu sich nehmen können. Dann wird Ihnen der Übergang zu einer pflanzlichen Ernährung nicht mehr schwerfallen, und Sie werden davon auch satt werden.

Schritt 2: Ändern Sie Ihre Ernährung – Mahlzeit für Mahlzeit

Unserer Erfahrung nach ist es am besten, seine Ernährung *Mahlzeit für Mahlzeit* umzustellen: Denjenigen Teilnehmern unseres Programms, die so vorgehen, fällt die Umstellung auf die Nie-wieder-Diabetes-Methode am leichtesten. Und genau darum geht es im nächsten Schritt:

- **Frühstück**: Das ist der naheliegendste Ausgangspunkt für Ihre Ernährungsumstellung. Das typische eiweiß- und fettreiche Frühstück (mit Eiern, Speck, Avocados und Wurst) macht die meisten Menschen schlapp und träge. Wir erklären Ihnen, wie man dieses Frühstück durch eine kohlenhydratreiche Mahlzeit ersetzt, die Ihnen nicht nur jede Menge Energie für den Tag liefert, sondern auch dafür sorgt, dass Ihr Blutzuckerspiegel nicht zu sehr in die Höhe schießt.
- **Mittagessen**: Als Nächstes erfahren Sie, wie eine kaloriendichte pflanzliche Mittagsmahlzeit aussehen sollte. Das Mittagessen soll Ihnen zu einer Zeit, in der Sie geistig und körperlich am aktivsten sind, genügend Energie liefern, und diese Energie sollte auch den ganzen Nachmittag über anhalten. Wir plädieren dafür, jetzt stärkereiche Lebensmittel zu essen (die lange Zeit als „Bösewichte"

in der Ernährung verschrien waren). Denn Nahrungsmittel wie Hülsenfrüchte und Vollkorngetreide sättigen und liefern Energie, die lange vorhält. Gleichzeitig enthalten sie auch noch eine Menge Ballaststoffe, die Milliarden von Bakterien in Ihrem Darm Nahrung liefern.

- **Abendessen:** Die Gestaltung unseres Abendessens zu hinterfragen, ist nicht immer einfach, denn dabei handelt es sich normalerweise um die geselligste Mahlzeit des Tages. Viele Menschen sind es gewohnt, abends viel zu essen, wobei Fleisch die Hauptrolle spielt. Für uns dagegen stehen bei einem perfekten Abendessen grünes Blattgemüse (zum Beispiel Spinat, Rucola, Salat und Kohl), nicht-stärkereiches Gemüse (Tomaten, Gurken, Zucchini, Mohrrüben, Okra, Blumenkohl und Zwiebeln) und Pilze im Mittelpunkt. Es kann aber auch Obst, stärkereiches Gemüse, Hülsenfrüchte oder Vollkorngetreide enthalten. Da das Abendessen die letzte Mahlzeit des Tages ist, sollten wir jetzt eine reichliche Portion Lebensmittel mit geringerer Kaloriendichte essen, die viele Vitamine, Mineral- und Ballaststoffe, Wasser, Antioxidanzien und sekundäre Pflanzenstoffe enthalten. All diese Inhaltsstoffe verhelfen Ihnen „hinter den Kulissen“ (während des Schlafs) zu einem gesunden Stoffwechsel. Wir werden Ihnen erklären, welche Mengen an Makronährstoffen Ihre Ernährung enthalten sollte. Außerdem werden wir Ihnen exemplarisch ein paar einfache und köstliche Rezepte vorstellen, die auch Raum für Improvisation bieten – je nachdem, was Sie gerne essen oder welche Zutaten Sie gerade zur Hand haben.

Schritt 3: Intermittierendes Fasten zum Abnehmen und für eine optimale Insulinsensitivität

In diesem Schritt wollen wir uns mit der äußerst beliebten und wirksamen Strategie des intermittierenden Fastens befassen. Dabei verändert man den Zeitpunkt seiner Nahrungsaufnahme so, dass die Insulinsensitivität sich deutlich erhöht. Intermittierendes Fasten ist eine der wirksamsten Methoden, um Speicherfett loszuwerden – auch solches, das sich in Ihren Muskeln und Ihrer Leber versteckt und die Insulinwirkung beeinträchtigt. Über 85 Jahre Forschung haben gezeigt, was für erstaunliche Vorteile eine Einschränkung der Kalorienaufnahme und intermittierendes Fasten bringen: Dadurch kann man Herz-Kreislauf-Erkrankungen, Diabetes, Bluthochdruck und Krebs vorbeugen oder sie zumindest hinauszögern und wichtige Biomarker wie Blutdruck, LDL-Cholesterin (das „schlechte“ Cholesterin) und Triglyzeride senken.

Im Hinblick auf Diabetes kann man durch regelmäßiges intermittierendes Fasten Folgendes erreichen:

- Senkung des Nüchternblutzuckers
- Senkung des Blutzuckers nach dem Essen
- Weniger ausgeprägte Blutzuckerschwankungen
- Erhöhte Insulinsensitivität
- Bei insulinpflichtigem Diabetes kann man damit seine Basalrate testen.

Eine Einschränkung der Kalorienaufnahme ist die einzige bisher bekannte Möglichkeit, unser Leben zu verlängern. Wir erklären Ihnen die Unterschiede zwischen Kalorieneinschränkung und intermittierendem Fasten und zeigen Ihnen, wie und wann Sie dieses Fasten bedenkenlos durchführen können – sei es durch Auslassen einer Mahlzeit pro Tag oder durch Fasten an einem Tag pro Woche, damit Ihr Verdauungssystem sich vollständig erholen kann.

Schritt 4: Körperliche Aktivität zur Bekämpfung Ihrer Insulinresistenz

Wir haben Bewegung nicht an die erste Stelle dieses Fünf-Schritte-Programms gesetzt, und zwar aus einem einfachen Grund: Sie ist für eine verbesserte Blutzuckereinstellung nicht unbedingt notwendig. Wir sind jedoch fest davon überzeugt, dass regelmäßige Bewegung (in Kombination mit anderen wichtigen Elementen der Nie-wieder-Diabetes-Methode) der Königsweg zu einer besseren Insulinsensitivität ist. Leider ist es nur allzu einfach, Ausreden zu erfinden und anderen Dingen eine höhere Priorität einzuräumen als körperlicher Betätigung. Deshalb wollen wir Ihnen helfen, herauszufinden, welche körperlichen Aktivitäten Ihnen Spaß machen (und welche nicht). In einem nächsten Schritt können Sie sich dann schriftlich auf ein bestimmtes Bewegungsprogramm festlegen.

Letzten Endes gibt es nur *ein* gutes Trainingsprogramm: nämlich eines, das Sie auch tatsächlich praktizieren werden. Doch im Hinblick auf die Insulinsensitivität gibt es durchaus Unterschiede: Sie verbessert sich am meisten durch ein Bewegungsprogramm, das Resistenztraining umfasst. Wir zeigen Ihnen, wie Sie dieses Training in Ihr Übungsprogramm einbauen können. Wenn Sie mindestens drei Stunden pro Woche (auf fünf oder sechs Sitzungen innerhalb eines Zeitraums von sieben Tagen verteilt) trainieren, bleibt Ihre Insulinsensitivität stets gleich hoch. Das ist viel wirksamer als längere Trainingseinheiten an nur einigen Tagen pro Woche; denn dadurch erhöht sich Ihre Insulinsensitivität jeweils nur vorübergehend an den paar Tagen, an denen Sie Sport treiben, während sie an den Ruhetagen wieder sinkt. Wir werden auch auf einfache Möglichkeiten eingehen, wie Sie Ihren Blutzucker und Ihren Insulinbedarf vor, während und nach dem Training managen können, um Ihr Risiko für zu hohe oder zu niedrige Blutzuckerwerte möglichst gering zu halten und gleichzeitig Ihre Erholungszeit nach dem Training zu verkürzen.

Schritt 5: Lebensstiltipps

Im letzten Teil dieses Buches geht es um konkrete Lifestyle-Strategien, mit deren Hilfe Sie die Nie-wieder-Diabetes-Methode langfristig in Ihr Leben integrieren können. Wir helfen Ihnen, vorausschauend mit kniffligen Situationen wie dem Essen im Restaurant oder bei Einladungen umzugehen.

Wir wissen, wie schwierig es sein kann, unsere Lebensweise umzustellen – denn selbst kleine Veränderungen können ein Leben total durcheinanderbringen. Vor allem mit zunehmendem Alter sind wir normalerweise immer weniger bereit, etwas an unseren Lebensgewohnheiten zu ändern. Die Nie-wieder-Diabetes-Methode wurde langfristig angelegt, sodass man alle Veränderungen langsam und allmählich angehen kann, ohne sich überfordert zu fühlen. Trotzdem zeigen Ihnen unsere Schritt-für-Schritt-Anleitungen zum Thema Ernährung, Fitness und Lebensstil neue Strategien für Ihren „Insulinsensitivitäts-Werkzeugkasten“ auf, mit denen Sie Ihr langfristiges Krankheitsrisiko deutlich senken können.

Universalmethoden bringen nichts

Viele unserer Klienten haben im Lauf der Jahre unzählige Diäten ausprobiert. Vielleicht geht es Ihnen auch so? Vielleicht konnten Sie mit einigen dieser Diäten abnehmen und hatten trotzdem jede Menge Energie, während Sie bei anderen zunahmen und sich völlig schlapp fühlten? Vielleicht haben Sie stunden- und tagelang Bücher gelesen, im Internet gesurft, sich YouTube-Videos angeschaut oder an Facebook-Diskussionen teilgenommen, um herauszufinden, was Sie für Ihre Gesundheit tun können. Und vielleicht haben Sie im Lauf der Zeit Ihre Begeisterung für ein aktives Leben verloren und haben auch keine Lust mehr, sich ständig um Ihren Blutzucker zu kümmern oder die von Ihrem Arzt verschriebenen Arzneimittel einzunehmen. Viele unserer Klienten erzählen uns, dass sie ihre Medikamente aus lauter Frustration abgesetzt haben.

Wenn Sie auch schon einmal solche Probleme hatten – willkommen im Club! Wir haben das alles am eigenen Leib erlebt. Wir wissen, wie es ist, wenn man von diesem ganzen Diabetes-Stress endgültig „die Nase voll“ hat. Doch zum Glück hat die Nie-wieder-Diabetes-Methode uns beide von Grund auf verändert – körperlich, geistig und seelisch. Vorbei sind die Zeiten, in denen wir uns so schlapp fühlten, dass wir vor

12 Uhr mittags nicht aus den Federn kamen. Als wir keinen Sport treiben konnten, weil unsere Gelenke und Muskeln zu sehr schmerzten. Als die Blutzuckermessung ein lästiges, beängstigendes Ratespiel war und wir uns wie am Jüngsten Tag vorkamen, wenn wir in die Arztpraxis gingen, um einen HbA1c-Test machen zu lassen.

Die wahre Stärke der Nie-wieder-Diabetes-Methode besteht darin, dass Sie sie an Ihre individuellen Vorlieben anpassen können. Sie brauchen nur gewisse Grundkenntnisse darüber zu erwerben, wie Sie Ihre Ernährung ändern und wann Sie nichts essen sollten, welche Art von Training wann sinnvoll ist und wie man am besten mit Stresssituationen umgeht – und schon können Sie dieses Programm maßgeschneidert an Ihr Leben anpassen. Eine der wichtigsten Lektionen, die wir als Coachs gelernt haben, lautet, dass es in puncto Gesundheit keine Universalmethode gibt. Daher empfehlen wir Ihnen dringend, dieses Programm individuell auf Sie, Ihre Familie, Ihren Freundeskreis und Ihr Berufsleben zuzuschneiden, damit Sie es zu einem festen Bestandteil Ihres Lebens machen und der Insulinresistenz für immer die „rote Karte" zeigen können!

Lernen Sie Ihre Coachs kennen!

Cyrus: Der promovierte „Super-Nerd-Collegeprofessor"

Bei mir wurde im Alter von 22 Jahren (während meines letzten Collegejahrs an der Stanford University) Typ-1-Diabetes diagnostiziert. Von übermäßigem Durst und ständiger Abgeschlagenheit geplagt, versuchte ich auf mein Abschlussexamen zu lernen, obwohl ich mich kaum wachhalten konnte. Ich weiß noch genau, wie ausgelaugt ich mich fühlte – ein Zustand, den ich der Tatsache zuschrieb, dass ich rund um die Uhr studierte. An manchen Tagen musste ich 17- bis 20-mal pro Tag Wasser lassen. Trotzdem wurde mein Durst immer schlimmer, egal wie viel ich trank. Frustriert griff ich zum Telefon und rief meine Schwester Shanaz Khambatta an, die als Osteopathin tätig war. Sie forderte mich auf, mich sofort im Gesundheitszentrum auf dem Campus vorzustellen. Auf meine Frage nach dem Grund antwortete sie: „Deinen Symptomen nach zu urteilen hast du Typ-1-Diabetes. Ich erkläre dir das später. Geh einfach erst mal zum Gesundheitszentrum. Und bitte, Cyrus: Beeil dich!"

Ich befolgte ihren Rat und fand mich innerhalb von 30 Minuten im Gesundheitszentrum ein. Eine Krankenschwester stellte fest, dass mein Blutzucker über 600 mg/dl lag – sechsmal so hoch wie normal. Sofort kam ich in die Notaufnahme, wo ich an Monitore und einen Tropf mit Kochsalzlösung und Insulin angeschlossen wurde. Während der nächsten 24 Stunden stellte ein Ärzteteam mir detaillierte Fragen über meine Krankheitsgeschichte und meine Lebensweise. Dann erhielt ich die offizielle Diagnose: insulinpflichtiger Typ-1-Diabetes.

Obwohl Typ-1-Diabetes eine der häufigsten Autoimmunerkrankungen bei Kindern ist und in den USA alljährlich etwa 100.000 Menschen daran erkranken, schien mir diese Diagnose sehr unglaubwürdig zu sein. Warum? Weil bei mir in den sechs Monaten vor dieser Diagnose bereits zwei andere Autoimmunerkrankungen aufgetreten waren: Hashimoto-Thyreoiditis (Autoimmunhypothyreose, eine Autoimmunstörung der Schilddrüse) und Alopecia universalis (Ganzkörper-Haarausfall) – somit war Typ-1-Diabetes also nun meine dritte Autoimmunkrankheit innerhalb von sechs Monaten. Die Ärzte diagnostizierten ein *polyglanduläres Autoimmunsyndrom* – ein Fachbegriff für eine Ansammlung von Autoimmunerkrankungen ohne bekannte Ursache. Sie hatten noch nie zuvor einen Patienten mit so einem Syndrom behandelt; und da ich erst 22 Jahre alt war, jagte es mir natürlich Angst ein, dass mein Gesundheitszustand sich so rapide verschlechterte, obwohl ich doch eigentlich das Gefühl hatte, ein gesundes Leben zu führen.

Meine Familie besuchte mich im Krankenhaus, und wir versuchten alle gemeinsam, uns einen Reim auf diese Situation zu machen. Wir waren verwirrt, und uns quälten mehr Fragen, als wir uns eingestehen wollten. Am nächsten Tag wurde ich aus dem Krankenhaus entlassen – mit einem Blutzuckermessgerät, Teststreifen, einem Rezept für Basal- und Bolusinsulin, einer Schachtel mit Spritzen und einer Broschüre mit Anleitungen zum Kohlenhydratzählen. Auch ein etwas mysteriöses Infoblatt mit Entlassungsinformationen darüber, wie ich in ein normales Leben zurückkehren könne, hatten die Ärzte mir mitgegeben. Innerhalb von gut 24 Stunden war ich von einem ganz normalen, glücklichen Collegestudenten im letzten Semester zu einem Patienten mit mehreren Autoimmunerkrankungen geworden, der jetzt mithilfe von Insulin und Lebensstiländerungen versuchen musste, seinen Blutzucker so gut wie möglich in den Griff zu bekommen. Natürlich tat ich mein Bestes, um dieses Problem ruhig und pragmatisch anzugehen; doch trotzdem fuhr ich mit der Angst, dass mit mir irgendetwas ganz und gar nicht stimmte, in mein Studentenheim zurück. Ich fühlte mich wie das einsame Opfer eines unglücklichen Schicksals – und kannte keine anderen Typ-1-Diabetespatienten, an die ich mich wenden konnte, um Rat und Unterstützung oder einfach nur eine Umarmung zu bekommen.

Meine Blutzuckereinstellung war wesentlich schwieriger, als ich erwartet hatte. Ich wusste, dass Typ-1-Diabetes eine lebensbedrohliche Erkrankung ist, die meine ganze Aufmerksamkeit erforderte, und dass ich – wenn ich sie nicht ernst nahm – Gefahr lief, mir womöglich eine Überdosis Insulin zu spritzen und ernsthafte Probleme zu bekommen. Ich brauchte dringend Antworten; und die einzige Antwort, die ich immer wieder zu lesen bekam, lautete: „Ernähren Sie sich kohlenhydratarm, denn Ihr Körper kann Kohlenhydrate nicht mehr verstoffwechseln." Doch egal wie genau ich auf meine Ernährung und auf regelmäßige körperliche Aktivität achtete, meinen Blutzuckerspiegel im „normalen" Bereich zu halten, erforderte ungeheuer viel geistige, emotionale und körperliche Energie. Ich fühlte mich schwach, verletzlich und ratlos und wurde immer wütender, weil es nicht viele Lösungen gab. Wenn ich Fragen zum besseren Umgang mit meinem Diabetes stellte, bekam ich immer wieder die gleiche Antwort: „Jeder Mensch ist anders."

In meinem verzweifelten Bestreben, meinen Blutzucker unter Kontrolle zu bekommen, mich nicht mehr so schlapp zu fühlen und endlich wieder einen „Normalzustand" zu erreichen, hörte ich auf die Ratschläge meines Arztes und meiner Ernährungsberaterin. Und beide empfahlen mir das Gleiche, was sie allen Menschen mit neu diagnostiziertem Diabetes rieten: „Schränken Sie Ihre Kohlenhydrataufnahme ein und ernähren Sie sich fett- und eiweißreich." Dieser Rat erschien mir vernünftig, also befolgte ich ihn, so gut ich konnte.

Nach etwa neun Monaten mit Diabetes kam ich eines Tages von der Arbeit nach Hause zurück und freute mich schon auf mein wohlverdientes Abendessen. Ich weiß noch heute, wie steif mein Körper sich damals anfühlte. Meine Muskeln schmerzten mehr als sonst. Zwar hatte ich vor drei Tagen an einem Fußballspiel teilgenommen, von dem ich mich erst noch erholen musste; doch die Schmerzen schienen immer schlimmer zu werden. Meine hintere Oberschenkelmuskulatur war extrem angespannt, mein Rücken war steif, und ich war furchtbar müde. Ich maß meinen Blutzucker und stellte fest, dass er *dreimal* so hoch war, wie er sein sollte, obwohl ich mich kohlenhydratarm ernährte und mich genau an die Empfehlungen für meine körperliche Aktivität hielt.

Ich war müde und kaputt und begriff nicht, was mit mir los war – schließlich war ich erst 23 Jahre alt, aber mein Körper fühlte sich an wie der eines 90-Jährigen. Ich hatte gerade mein Examen als Maschinenbauingenieur gemacht – eine Wissenschaft, bei der man lernt, komplexe mechanische und elektrische Systeme bis ins kleinste Detail unter Kontrolle zu bringen –, doch trotz meiner akademischen Ausbildung war dieser Diabetes ein System, das ich einfach nicht begreifen konnte. Egal wie sehr ich mich bemühte und an wie vielen Variablen ich arbeitete, egal wie systematisch ich meine täglichen Aktivitäten dokumentierte – mein Blutzuckermessgerät schien wie eine Art Zufallsgenerator zu sein. Das frustrierte mich ungeheuer.

In diesem Augenblick beschloss ich, mein Leben selbst in die Hand zu nehmen und mit meiner Ernährung zu experimentieren. Eine innere Stimme sagte mir: „Cyrus, du bist 23 Jahre alt – aber du hast nie gelernt, wie man sich richtig ernährt. Lerne, richtig zu essen, und dein Leben wird sich verändern." Am nächsten Tag begab ich mich mit einer Begeisterung, die für mich völlig neu war, auf die Suche nach Informationen über Ernährung. Ich suchte überall – im Internet, in Buchhandlungen, Kochbüchern, wissenschaftlichen Vorträgen –, und mir fiel auf, dass praktisch jeder Weg, den ich beschritt, mich zum Thema „pflanzliche Ernährung" führte, über das ich absolut nichts wusste.

Zum ersten Mal in meinem Leben erwog ich allen Ernstes, zum „Pflanzenfresser" zu werden. Und das, obwohl ausgerechnet ich mich als Teenager immer über Vegetarier und Veganer lustig gemacht hatte – auch über meine Schwester Persis, die schon als

Mittelschülerin eisern darauf bestanden hatte, vegetarisch zu leben. Wenn ich hörte, wie andere Menschen im Restaurant einen Salat bestellten, oder meine Freunde dabei beobachtete, wie sie dieses „Grünzeug" aßen, dachte ich immer: *Ihr tut mir wirklich leid. Warum könnt ihr euch denn nicht vernünftig ernähren?* Damals wusste ich es halt noch nicht besser. Ich begriff einfach nicht, warum Menschen sich für eine pflanzliche Kost entscheiden. Als begeisterter Sportler war ich immer mit einer eiweißzentrierten Ernährungsphilosophie durchs Leben gesprintet – mit dem Argument, dass man mindestens zweimal täglich Fleisch essen müsse, um seinen Körper richtig zu versorgen und intensiv Sport treiben zu können. Damals kam mir das logisch vor; doch in Wirklichkeit hatte ich gar keine Ahnung von Ernährung. Ich redete mir einfach nur das ein, was ich hören wollte – dass der Verzehr von mehr Fleisch und Milchprodukten das Erfolgsgeheimnis jedes leistungsfähigen Sportlers sei.

Doch die Typ-1-Diabetes-Diagnose war – gelinde gesagt – ein Weckruf für mich. Ich begann, mich mit „alternativen" medizinischen Fachleuten zu beraten und Bücher von unkonventionell denkenden Ärzten zu lesen. Diese Bücher beschrieben Lösungen für häufige Gesundheitsprobleme, die sich mit den Methoden der modernen Medizin nicht lösen ließen. Ich begann mich vorwiegend pflanzlich zu ernähren und ersetzte Lebensmittel wie Steak, Eier, Käse, Hackfleisch, Huhn und Truthahnburger durch Tomaten, Mohrrüben, Auberginen, Erdnussbutter und Pilze. Daraufhin hatte ich den Eindruck, dass es mir besser ging. Aber meinen Blutzucker hatte ich trotzdem immer noch nicht im Griff, und mir war klar, dass ich über Ernährung und Humanbiologie nach wie vor nicht viel wusste.

Nachdem ich mich ein paar Monate lang in erster Linie pflanzlich ernährt hatte, reiste ich mit meiner Mutter nach Texas, um mich von einem Arzt beraten zu lassen, der mir von einem vertrauenswürdigen Freund empfohlen worden war. Während wir im Wartezimmer saßen, gingen meine Mutter und ich eine ganze Liste mit Fragen durch, die wir im Lauf vieler Wochen aufgeschrieben hatten. Meine Blicke wanderten am Bücherregal des Arztes entlang, das Hunderte von Lehrbüchern, Zeitschriften und anderen Fachinformationen enthielt. *Dieser Typ muss wirklich hochintelligent sein,* dachte ich mir. *Ich bin gespannt, was wir von ihm lernen können.* Als meine Blicke am unteren Ende des Regals angelangt waren, sprang mir ein Buch ins Auge. Es schien etwa 500 Seiten dick zu sein, hatte einen blauen Einband, und auf dem Buchrücken stand klar und deutlich der Titel *Biochemie.* Ich starrte das Buch ungefähr 30 Sekunden lang an und hatte dabei ein überwältigendes Gefühl der Inspiration. Ich bekam eine Gänsehaut. Meine Augen weiteten sich. Ich las das Wort *Biochemie* immer und immer wieder und wusste instinktiv, dass das genau das Thema war, nach dem ich seit meiner Kindheit gesucht hatte – seit ich mir Fragen stellte wie: „Warum esse ich diese Sachen – sind die eigentlich gut für meinen Körper?" und „Wie verarbeitet mein Körper meine Nahrung?"

Natürlich wusste ich in diesem Augenblick noch nichts Genaues über Biochemie, hatte aber das Gefühl, dass dieses Fachgebiet das Tor zur Beantwortung einer ganzen Reihe von Fragen sein könnte, die ich mir seit meiner Kindheit gestellt hatte. Und nicht nur das: In mir regte sich die Hoffnung, dass Biochemie mir helfen könnte, meine immer länger werdende Liste von Fragen zum Thema Typ-1-Diabetes zu beantworten.

Nach meiner Heimkehr fasste ich den Mut, meine Ernährungsweise von Grund auf zu ändern. Ich suchte Hilfe bei Doug Graham, einem Ernährungscoach mit langjähriger Erfahrung in der Beratung von Diabetespatienten und Sportlern. Dieser Mann riet mir genau das Gegenteil von dem, was meine medizinischen Berater empfohlen hatten: Ich begann große Mengen an frischem Obst und Gemüse zu essen und verzichtete völlig auf Fleisch, Milchprodukte, Fisch, Geflügel und Eier. Die positiven Veränderungen, die ich daraufhin an mir beobachtete, begeisterten mich; allerdings befürchtete ich, dass der Verzehr von so vielen Kohlenhydraten aus Obst meinen Insulinbedarf zu stark erhöhen würde.

In der ersten Woche, in der ich mich rein pflanzlich ernährte, sank mein Insulinbedarf um rund 35 %. Ich hatte plötzlich wieder mehr Energie, und mein Blutzucker schwankte nicht mehr so stark. Nach ein paar ungefähren Berechnungen wurde mir klar, dass mein Kohlenhydratverzehr sich (von etwa 75 Gramm pro Tag auf rund 500 Gramm pro Tag) fast versechsfacht hatte. Ich nahm also deutlich mehr Kohlenhydratkalorien zu mir und brauchte trotzdem weniger Insulin – und das widersprach allem, was mir seit dem ersten Tag meiner Erkrankung eingeschärft worden war. Es schien überhaupt keinen Sinn zu ergeben.

Als ich anfing, mehr kohlenhydratreiche Lebensmittel zu essen, stellte ich fest, dass mein Insulinbedarf sehr schnell und stark sank. Das machte mich natürlich neugierig. Ich war immer mehr davon überzeugt, dass die kohlenhydratphobische Sichtweise des Diabetes entweder ihre Schwachstellen hatte oder vielleicht sogar völlig falsch war – vorläufig fehlten mir aber noch die wissenschaftlichen Kenntnisse, um zu erklären, warum. Dieses wissenschaftliche Experiment mit meinem eigenen Körper faszinierte mich. Also schrieb ich mich an der University of Hawaii ein und begann fieberhaft, Humanbiologie, Chemie, organische Chemie, Anatomie, Physiologie und Ernährungsbiochemie zu studieren – ein ganz neuer Enthusiasmus trieb mich dazu, alles zu lernen, was mir in die Finger kam. Ich war froh, ein Fach studieren zu können, mit dessen Hilfe ich endlich in der Lage sein würde, die Details dieses spannenden (und letztendlich *kontrollierbaren*) biologischen Experiments, das in meinem eigenen Körper ablief, in Worte zu fassen.

Nachdem ich ein paar Jahre lang Seminare belegt hatte, bewarb ich mich in den ganzen USA um ein Doktorandenprogramm. Schließlich schrieb ich mich in ein Programm zum Studium der Ernährungsbiochemie an der University of California in Berkeley ein, um die ernährungsbedingten Ursachen und Auswirkungen von Diabetes zu untersuchen und herauszufinden, wie unsere Ernährung sich auf diese Stoffwechselerkrankung auswirkt. Ich stieg immer tiefer in das biologische Phänomen der Insulinresistenz ein – einer zutiefst missverstandenen, komplizierten Stoffwechselstörung, die bei Menschen mit und ohne Diabetes vorkommt und anhand deren wir die Hintergründe der Blutzuckereinstellung und das Wesen chronischer Erkrankungen insgesamt besser verstehen können. Ich erfuhr, dass es einfache Ernährungsstrategien gibt, mit denen man eine Insulinresistenz rückgängig machen kann und die gegen *alle* Diabetesformen – inklusive Typ-1-, LADA-, Typ-2-, Prä- und Schwangerschaftsdiabetes – helfen. In den nächsten fünf Jahren gab ich Kurse zu einem breiten Themenspektrum (von der Verstoffwechselung von Nährstoffen bis hin zur Krankheitsvorbeugung), und meine Artikel wurden in wissenschaftlichen Peer-Review-Fachzeitschriften veröffentlicht. Ich verfasste eine Dissertation über die Auswirkungen der Kalorieneinschränkung auf die Gesundheit der Mitochondrien und die Insulinsensitivität. In den nächsten Kapiteln werden wir viele dieser Konzepte näher beleuchten und herausfinden, welche Bedeutung sie für die Heilung Ihrer Insulinresistenz haben.

Abgesehen von meiner Freude an streng wissenschaftlichem Arbeiten fasziniert es mich ganz besonders, komplexe wissenschaftliche Informationen in „mundgerechte Häppchen" zu übersetzen. Dadurch möchte ich Ihnen die Zeit und Mühe ersparen, selbst nach glaubwürdigen, verlässlichen Informationen zu suchen. Meine Mission besteht darin, Patienten mit sämtlichen Diabetesformen aufzuklären, zu inspirieren und zu motivieren. Mein Ziel ist es, eine an und für sich düstere Diagnose zu einer lohnenden Erfahrung zu machen, die Ihr Leben von Grund auf verändern kann. Ich versuche Diabetikern klarzumachen, dass es der falsche Weg ist, ihren Blutzucker durch eine kohlenhydratarme Ernährung einstellen zu wollen: Dieser „Tunnelblick" kann zu einer raschen Verschlechterung Ihrer Stoffwechselsituation führen und die Anzahl (und Qualität) der Tage, die Ihnen auf diesem Planeten vergönnt sind, verringern. Ich möchte Diabetikern medizinische Informationen und Empfehlungen geben, die ihnen nicht nur zum Zeitpunkt ihrer Diagnose weiterhelfen, sondern die sie auch dringend brauchen, um ihren Stoffwechsel *langfristig* in den Griff zu bekommen, indem sie ihre Nahrung zu ihrer Medizin machen.

Vor allem aber möchte ich Ihnen klarmachen, dass Diabetes das **Beste** ist, was mir passieren konnte. Denn diese Erkrankung hat mir die Augen für eine Welt der evidenzbasierten Ernährung geöffnet und nicht nur mein eigenes Leben, sondern das Leben Tausender von Menschen auf der ganzen Welt verändert. Mein Typ-1-Diabetes war das Tor zu dieser Erkenntnis – ohne diese Diagnose wäre ich vielleicht nie darauf gekommen.

Robby: Der Sucher

Am 26. Januar 2000 – als ich 12 Jahre alt war – wurde bei mir Typ-1-Diabetes diagnostiziert. Steven, mein mittlerer Bruder, hatte neun Jahre zuvor die gleiche Diagnose erhalten; daher war ich mit den Symptomen dieser Erkrankung bereits vertraut und kannte den täglichen Aufwand, den Diabetiker betreiben müssen, um ein halbwegs normales Leben führen zu können. „Ich glaube, ich habe Diabetes, genau wie Steven", erklärte ich meiner Mutter. Doch sie tat meine Vorahnung mit den Worten ab: „Sei nicht albern, Robby." Obwohl ich auf meine Mutter hörte und mir keine Gedanken mehr über dieses Thema zu machen versuchte, hielten meine Symptome an. Ich hatte furchtbaren Durst und musste ständig Wasser lassen. Einige Wochen später verbrachte ich ein paar Tage allein in unserem Haus in St. Cloud (Minnesota). Meine Eltern waren nach Florida gefahren, um meine Großeltern zu besuchen und unseren bevorstehenden Umzug vorzubereiten. Als meine Mutter anrief, um zu fragen, ob bei mir alles in Ordnung sei, erzählte ich ihr, dass ich in der Nacht zuvor sehr schlecht geschlafen hätte und dass mich Krämpfe in den Beinen quälten – zwei weitere Symptome, die mich davon überzeugten, dass ich an Typ-1-Diabetes litt. Nun begann meine Mutter sich doch Sorgen zu machen und forderte mich auf, nach oben zu gehen und Stevens Blutzuckermessgerät zu benutzen. Mein Bruder half mir, mich in den Finger zu piksen, und ein paar Sekunden später hatte ich meinen Blutzucker zum ersten Mal schwarz auf weiß vor Augen: Er lag über 400 mg/dl – mehr als viermal so hoch, wie er normalerweise sein sollte.

Als Steven und ich daraufhin zu unserem Hausarzt fuhren, wusste ich noch gar nicht recht, wie mir geschah. Obwohl mein Bruder Typ-1-Diabetes hatte, war ich noch zu jung, um den Ernst der Lage zu verstehen. Als mein Arzt uns die Hiobsbotschaft mitteilte, dass ich tatsächlich an Typ-1-Diabetes litt, fing Steven an zu weinen und sagte: „Es tut mir so leid, dass du dich mit dem gleichen Mist herumquälen musst wie ich." Als meine Eltern davon erfuhren, flogen sie sofort nach Minnesota zurück. Und als ich – an einen Tropf mit Kochsalzlösung und Insulin angeschlossen – im Krankenhausbett lag, versicherte mein Vater mir, dass Typ-1-Diabetes zwar eine „lästige Angelegenheit" sei, ich dabei aber trotzdem immer noch tun könne, was ich wolle. Diese Worte sind mir bis heute im Gedächtnis geblieben und erinnern mich tagtäglich an meine Entscheidung, dass diese Stoffwechselkrankheit mich nicht an der Verwirklichung meiner Lebensträume hindern soll. Tatsächlich habe ich durch diese Erkrankung sogar eine neue Mission entdeckt, die mich sehr bereicherte: Sie erfüllte mein Leben mit Sinn und Freude und gab mir die Möglichkeit, mich weiterzuentwickeln und enge Kontakte mit anderen Menschen zu knüpfen.

Als Typ-A-Persönlichkeit habe ich meine Diagnose vom ersten Tag an sehr ernst genommen und meinen Blutzucker so gut eingestellt, wie ich konnte. Als Kind habe ich im Alter von 10 bis 14 Jahren an Tenniswettkämpfen teilgenommen und hart darum gekämpft, einer der bestplatzierten Tennisspieler im Mittleren Westen zu werden. Ich wuchs mit der typischen Einstellung vieler Sportler auf, essen zu können, was ich wollte, weil ich körperlich sehr aktiv war.

Erst nach meiner Typ-1-Diabetes-Diagnose im Alter von 12 Jahren begann ich mich für ein gesundes Leben und bewusste Ernährung zu interessieren. Doch da mir dieser Gedanke neu und ich damals noch recht jung war, wusste ich nicht genau, wie ich damit anfangen sollte; also begann ich, täglich Nahrungsergänzungsmittel einzunehmen, die mein Vater damals verkaufte. Mit 14 Jahren hatte ich bereits so gut wie alles Junkfood aus meiner Ernährung gestrichen. Ich bemühte mich, Lebensmittelzusatzstoffe wie MSG zu vermeiden und möglichst viele unverarbeitete Nahrungsmittel zu essen.

Doch trotz meiner inzwischen viel gesünderen Ernährung litt ich jedes Jahr aufs Neue an Allergien, obwohl ich ständig ein Medikament mit Loratadin und Pseudoephedrin einnahm und ein kortisonhaltiges Nasenspray benutzte. Außerdem machte eine Plantarfasziitis (eine Erkrankung, die mit Spannungsgefühlen und Schmerzen in den Fußsohlen einhergeht) mir das Leben schwer. Nachts trug ich große blaue Stiefel, um meine Füße zu dehnen. Während meiner ganzen Schulzeit an der High School hatte ich außerdem mit zystischer Akne zu kämpfen. Ich versuchte diese Hautkrankheit mit allem zu behandeln, was ich in die Finger bekam: von Cremes über Pillen bis hin zu Mikrodermabrasion, Laserbehandlungen und schließlich Isotretinoin – dem Medikament, das die Ärzte verschreiben, wenn nichts anderes funktioniert. Isotretinoin ist für seine schweren Nebenwirkungen wie beispielsweise Depressionen und Selbstmordneigung bekannt. Deshalb wollte ich es zuerst nicht einnehmen, hatte aber das Gefühl, dass mir nichts anderes übrig blieb

Während meiner Schulzeit am Gymnasium stieß ich auf ein Buch, das mein Leben für immer verändern sollte: *Natural Cures „They" Don't Want You to Know About* von Kevin Trudeau. Ich weiß noch, dass ich nach der Lektüre dieses Buches fest davon überzeugt war, meinen Typ-1-Diabetes heilen zu können: Eines Tages würde ich kein Insulin mehr brauchen, um meinen Blutzucker einzustellen. Das war der Beginn einer ganzen Reihe optimistischer Ideen: Ich wollte das Rätsel des Typ-1-Diabetes lösen, mehr über Autoimmunität erfahren und herausfinden, wie man mithilfe von Stammzellen das Wachstum neuer Betazellen anregen kann. Und natürlich wollte ich alles in meiner Macht Stehende versuchen, um meinen eigenen Typ-1-Diabetes zu besiegen. (Kevin Trudeau ist seither wegen irreführender Gesundheitsbehauptungen und betrügerischer Ratschläge ins Gefängnis gekommen. Wir billigen seine Empfehlungen nicht; es war einfach ein Buch, das in uns den Wunsch geweckt hat, mehr über evidenzbasierte Lebensstiländerungen zu erfahren.)

Ich begann regelmäßig eine naturheilkundliche Ärztin in Tampa (Florida) zu konsultieren, die mithilfe von Elektroakupunkturtests untersuchte, welche Nahrungsmittel für mich verträglich bzw. unverträglich waren. Nach jedem Besuch verließ ich ihre Praxis mit vielen Nahrungsergänzungspräparaten und einer langen Liste von Lebensmitteln, die ihrer Meinung nach günstig für mich waren, zum Beispiel: „Essen Sie Huhn, aber kein Rindfleisch. Essen Sie Brot aus Hirse-, aber nicht aus Dinkelmehl." Ich befolgte ihre Ratschläge und galt am Mittagstisch meiner High School schon bald als komischer Kauz.

Als Nächstes stieß ich auf die Weston A. Price Foundation und erfuhr, dass man lieber Rohmilch statt pasteurisierter Milch trinken und lieber Rindfleisch von Weidetieren statt aus Massentierhaltung essen soll. Obwohl sich dadurch nicht viel an meinem Gesundheitszustand oder meiner Blutzuckereinstellung änderte, hielt ich mich während meiner ganzen Schulzeit an diese Empfehlungen, weil ich das Gefühl hatte, damit das Richtige für meine Gesundheit zu tun.

Während meines Studiums an der University of Florida führte ich weiterhin alle möglichen Selbstversuche durch. In dem Wunsch, meine körpereigene Insulinproduktion wieder anzuregen, war ich stets offen für neue und faszinierende Gesundheitsstrategien. Eines Tages flog ich nach San José (Kalifornien) und traf dort einen im Untergrund tätigen chinesischen Arzt, von dem ich gehört hatte, dass er äußerst begabt sein sollte. Dieser Arzt braute mir einen Tee und wies mich an, ihn jeden Tag einzunehmen. Das Problem war nur, dass dieser Tee scheußlich roch und schmeckte: Er stank so sehr, dass ich ihn stets mithilfe einer elektrischen Kochplatte draußen auf dem Bürgersteig aufbrühte, weil meine Zimmergenossen mich sonst wahrscheinlich aus dem Studentenheim geworfen hätten.

Als ich gerade einmal keine Seminararbeiten schrieb, versuchte ich den Mitgliedern eines Online-Forums klarzumachen, warum Rohmilch für einen optimalen Gesundheitszustand so wichtig ist. Die Moderatoren der Webseite waren sehr liebenswürdig und lieferten mir Infomaterial zu diesem Thema, um meine Meinung zu ändern. Außerdem empfahlen sie mir, einen Film mit dem Titel *Earthlings* anzuschauen, um mehr darüber zu erfahren, wo unsere Milch herkommt. Ich sah mir den Film an und war von den schockierenden Bildern wie erschlagen. Obwohl ich recht gebildet war und eine renommierte Universität besuchte, konnte ich gar nicht glauben, dass ich so wenig darüber wusste, wie das Essen auf unsere Teller kommt. Das öffnete mir die Augen, sodass ich das Online-Forum erneut besuchte und den dort gegebenen Informationen und Empfehlungen zum Thema Ernährung jetzt aufgeschlossener gegenüberstand.

Diese Informationen führten mich schließlich auch in die Welt der Rohkost, wo ich einen Arzt namens Dr. Gabriel Cousens kennenlernte. Er empfahl mir eine pflanzliche ketogene Ernährung, die nur aus Rohkost mit sehr wenig Kohlenhydratkalorien, hohem Fettgehalt und viel grünem Salat und Gemüse bestand. Zu jenem Zeitpunkt meiner Beschäftigung mit dem Thema nahm ich ungefähr 30 Gramm Kohlenhydratkalorien pro Tag zu mir, und mein Gesamtinsulinverbrauch war auf etwa 10 Einheiten pro Tag gesunken. Das war die niedrigste Insulindosis, die ich mir je gespritzt hatte.

Doch obwohl mein Blutzucker hervorragend eingestellt und mein Insulinbedarf sehr niedrig war, ging es mir furchtbar elend. Ich fühlte mich schlapp und energielos und wurde mehrmals mitten auf dem College-Campus ohnmächtig. Das jagte mir natürlich Angst ein. Mir wurde klar: Selbst wenn es mir gelang, meinen Insulinbedarf kurzfristig zu senken und meinen Blutzuckerspiegel zu stabilisieren, hatte ich damit trotzdem immer noch keine Ernährungsstrategie gefunden, mit der ich langfristig ein gesundes, waches, lebendiges, energiegeladenes Leben führen konnte.

Ich wusste nicht mehr weiter. Also ging ich wieder zu der naturheilkundlichen Ärztin, die mich während meiner Schulzeit beraten hatte, und fragte sie um Rat. Sie empfahl mir eine Chelat-Therapie, um meinen Körper von Schwermetallen zu befreien. Diese Behandlung war ziemlich teuer und erforderte immer wieder mehrstündige Fahrten. Während ich noch überlegte, ob ich mich darauf einlassen sollte, hörte ich einen Podcast, der mein Leben für immer veränderte.

In diesem Podcast erfuhr ich von der Arbeit eines Pädagogen und Chiropraktikers namens Dr. Douglas Graham, der Menschen bei der Umstellung auf eine fettarme, pflanzliche Rohkost mit hohem Kohlenhydratgehalt half. Er sprach über die gesundheitlichen Vorteile des Obstessens und erklärte, dass der menschliche Körper viele chronische Krankheiten selbst heilen kann, wenn man ihm nur den richtigen „Treibstoff" liefert. Im Jahr 2006 veröffentlichte Dr. Graham ein Buch mit dem Titel Die 80/10/10 High-Carb-Diät; und sobald es auf dem Buchmarkt erschien, las ich es auf einen Sitz durch. Die Geschichte von Cyrus war eines der Testimonials, die in diesem Buch vorgestellt wurden – und sie war wirklich unglaublich! Später entdeckte ich im Internet einen Artikel über Cyrus, in dem seine sportlichen Aktivitäten und seine Insulinsensitivität weiter dokumentiert und auch seine beeindruckende körperliche Statur präsentiert wurde. Die Ausführungen in Dr. Grahams Buch leuchteten mir mehr ein als alles andere, was ich bis dahin gelesen hatte.

Also meldete ich mich zu einem 90-tägigen E-Mail-Coaching-Programm bei Dr. Graham an. Er vermittelte mir die Grundprinzipien seiner Methode und erklärte, warum eine fettarme Ernährung mit viel Obst sich nicht nur auf meine Blutzuckereinstellung, sondern auch auf meinen allgemeinen Gesundheitszustand enorm positiv auswirken würde. Ich begann mehr Früchte – zum Beispiel Bananen, Mangos, Cantaloupe-Melonen, Papayas, Trauben, Orangen, Kakis und Datteln – in meinen Speisezettel aufzunehmen. Trotz aller Informationen und Erklärungen, mit denen Dr. Graham mich zu beruhigen versuchte, ging ich davon aus, dass mein Insulinbedarf angesichts des hohen Kohlenhydratgehalts von frischem Obst rapide in die Höhe schnellen würde. Doch schließlich wurde mir klar, dass es keinen Sinn hatte, *nur* auf meinen Insulinbedarf zu achten – denn das ist lediglich ein Teilaspekt der Insulinsensitivität. Auf Dr. Grahams Rat hin führte ich von nun an also nicht mehr nur über meinen Insulinverbrauch, sondern auch über meinen Kohlenhydratkonsum Buch und beobachtete, wie mein 24-Stunden-Kohlenhydrat-Insulin-Verhältnis sich erhöhte: Von 3:1 (bei fettreicher pflanzlicher Ernährung) stieg es auf 22:1 bei einer fettarmen pflanzlichen Kost. Bis zum heutigen Tag glaube ich, dass meine Anmeldung zu seinem Coaching-Programm eine der besten Entscheidungen war, die ich je getroffen habe.

Zum ersten Mal seit meiner Typ-1-Diabetes-Diagnose hatte ich wieder das Gefühl, Bäume ausreißen zu können, und entwickelte eine ganz neue, optimistische Lebenseinstellung. Ich hatte jetzt ein klares Ziel vor Augen, begann mich in die Materie der fettarmen, vollwertigen pflanzlichen Ernährung zu vertiefen und Videos über Peer-Review-Zeitschriftenartikel zu drehen. Diese Fachartikel waren in den weltweit renommiertesten wissenschaftlichen Fachzeitschriften erschienen und reichten bis in die Anfänge des 20. Jahrhunderts zurück; die Schlussfolgerungen, zu denen sie kamen, bestätigten mich in meinen eigenen Erfahrungen. All das war also bereits bekannt gewesen; ich hatte nur nicht gewusst, wo ich danach suchen sollte! Zu meinem großen Erschrecken gab es außer mir auch noch jede Menge anderer Menschen, die diese bewährte Methode zur Heilung einer Insulinresistenz nicht kannten. Und so machte ich es mir zur Aufgabe, diese Informationen allen Menschen zu vermitteln, die bereit waren, mir zuzuhören.

Während meines Studiums gründete ich eine gemeinnützige Organisation mit dem Ziel, die Vorteile einer fettarmen, vollwertigen pflanzlichen Kost zu propagieren. Auf meiner Webseite berichtete ich von meinen Erfahrungen mit Typ-1-Diabetes und beschrieb, wie gut es mir tat, jeden Tag „eimerweise" Obst zu essen. 365 Tage lang dokumentierte ich genau, was ich aß, machte Fotos von all meinen Mahlzeiten und Snacks und vermerkte sämtliche Blutzuckermesswerte, Insulininjektionen und die dazugehörigen Ernährungsdaten. Bis heute gehört diese genaue Dokumentation zu den Leistungen, auf die ich am stolzesten bin: Sie ist der Vorläufer der wichtigen Entscheidungsbäume, über die Sie später noch mehr erfahren werden.

Nach meinem College-Abschluss begann ich in der Prescreening-Phase als Manager bei Forks Over Knives zu arbeiten. Während dieser sechs Jahre knüpfte ich Kontakte zu pflanzenheilkundlich orientierten Ärzten und Forschern und vertiefte mich in die vielen wissenschaftlichen und klinischen Beweise dafür, dass die Nie-wieder-Diabetes-Methode sich tatsächlich positiv auf den Gesundheitszustand auswirkt. Meine Tätigkeit bei Forks Over Knives machte mir große Freude. Es war mir eine Ehre, für ein Unternehmen tätig zu sein, das tagtäglich Tausende von Menschenleben auf der ganzen Welt verbessert.

Im Jahr 2016 gab ich meinen Posten bei Forks Over Knives auf, um etwas zu schaffen, was es für Diabetiker damals noch nicht gab: Ich wollte meinen Leidensgenossen mit einem evidenzbasierten Programm bei der Umstellung auf einen Lebensstil helfen, der nachweislich den Gesundheitszustand verbessert und das Leben verlängert – und zwar unter der Leitung von Patienten, die ebenfalls an Diabetes litten. Deshalb hatten Cyrus und ich Nie wieder Diabetes ins Leben gerufen, um Millionen von Menschen weltweit über eine evidenzbasierte Ernährungsmethode aufzuklären. Das ist ohne Zweifel das Wertvollste, was ich je in meinem Leben geschaffen habe.

Aber ich wollte auch noch mehr über die Durchführung und Analyse von Peer-Review-Forschung erfahren. Also beschloss ich, weiterzustudieren und einen Magisterabschluss in Öffentlichem Gesundheitswesen zu erwerben. Dieses Studium hat mein Verständnis der Diabeteskrise vertieft und mich noch mehr in meinem Wunsch bestärkt, der Öffentlichkeit glaubwürdige Informationen über diese Stoffwechselerkrankung zu vermitteln. Ich wollte eine Grundlage schaffen, die allen Menschen – unabhängig von ihrer ethnischen Zugehörigkeit oder ihrem wirtschaftlichen Status – einen gesünderen Lebensstil ermöglicht.

Seit Dezember 2006 halte ich mich strikt an eine fettarme, vollwertige pflanzliche Ernährung und kann meinen Blutzucker damit hervorragend einstellen. Ich esse rund 750 Gramm Kohlenhydrate pro Tag, von denen der größte Teil aus Obst stammt: Jede Woche kaufe ich auf dem Santa Monica Farmers Market oder dem Los Angeles Wholesale Produce Market so viel Obst und Gemüse, dass ich sieben Küchenregale und einen Kühlschrank damit füllen kann. Dazu gehören jede Menge Mangos, Papayas, Beeren, Bananen, verschiedene Zitrusfrüchte, Paprika, Salat, grünes Gemüse, Zucchini und Tomaten, aber auch exotisches Obst wie beispielsweise Jackfrüchte. Und bei dieser Kost injiziere ich mir ungefähr 34 Einheiten Insulin pro Tag – eine physiologisch normale Insulinmenge, die meine Bauchspeicheldrüse produzieren würde, wenn ich kein Diabetiker wäre! Seit ich angefangen habe, mich so zu ernähren, liegt mein HbA1c zwischen 5,3 % und 6,6 %. Ich nehme keine oralen Antidiabetika ein, habe jede Menge Energie, meine Akne ist verschwunden, und auch Allergien und Plantarfasziitis gehören nun endlich der Vergangenheit an.

Ich bin sehr froh darüber, dass Sie sich die Zeit nehmen, dieses Buch zu lesen. Leider habe ich noch keine Antwort auf die Frage gefunden, wie man Typ-1-Diabetes rückgängig machen kann; aber ich verspreche Ihnen, dass die Informationen in diesem Buch für alle insulinpflichtigen Diabetiker der Schlüssel zu einem langen, gesunden, komplikationsfreien Leben sind. Dieses Buch wird Ihnen zeigen, wie Sie Ihren Blutzucker richtig einstellen, optimale HbA1c-Werte erreichen und Ihr Risiko für koronare Herzkrankheit, Krebs, Retinopathie, Alzheimer, chronische Niereninsuffizienz, Fettleber und viele andere Diabeteskomplikationen drastisch senken können. Und wenn Sie an einem nicht insulinpflichtigen Diabetes leiden, wird unser Buch Ihnen das Wissen vermitteln, das Sie brauchen, um den Diabetes (und die damit einhergehenden Folgeerkrankungen) endgültig aus Ihrem Leben zu verbannen.

Ihr Diabetes sind Sie, und Sie sind Ihr Diabetes!

Wenn Sie mit Diabetikern zusammen sind, fällt Ihnen vielleicht als Erstes die Wortwahl auf, mit der viele dieser Patienten über ihre Krankheit sprechen: Oft bedienen sie sich dabei einer kämpferischen, aggressiven Sprache. Ihr Diabetes ist der Bösewicht, der ihren Körper in Besitz genommen hat. Häufig bezeichnen sie ihre Erkrankung sogar als *Monster* und sprechen davon, diesen unsichtbaren Feind schlagen, vernichten, besiegen, austricksen, töten, überlisten oder überwinden zu wollen. Wie eine einfache Suche auf Twitter oder Instagram zeigt, finden sich diese Formulierungen auch in vielen bekannten Diabetes-Blogs und sozialen Medienplattformen.

Aber Diabetes ist kein Monster und kein Bösewicht. Wenn Sie ihn als Feind betrachten, entwickeln Sie eine kämpferische Beziehung zu Ihrer Erkrankung, durch die der entzündliche Charakter des Diabetes nur noch schlimmer wird. Je wütender Sie auf Ihren Diabetes sind, mit umso größerer Wahrscheinlichkeit wird Ihr Körper mehr Stresshormone ausschütten. Und das führt zu unerwünschten Blutzuckerschwankungen, die Sie wiederum noch wütender machen.

In Wirklichkeit ist Diabetes kein Bösewicht; er ist noch nicht einmal ein eigenständiges Wesen. *Ihr Diabetes sind Sie, und Sie sind Ihr Diabetes.* Diesen „Dämon" als Teil von sich selbst zu akzeptieren, ist einer der wichtigsten ersten Schritte, die Sie unternehmen können, um eine sinnvolle Beziehung zu Ihrer Stoffwechselstörung aufzubauen. Diabetes als Teil Ihres physischen, emotionalen und spirituellen Ichs zu akzeptieren, wird Ihnen Kraft und innere Ruhe geben. Dadurch steigen Ihre Chancen, Ihre Gesundheit in den Griff zu bekommen. Also nehmen wir den Diabetes als das an, was er ist! Und nun wollen wir uns mit den Ursachen der Insulinresistenz beschäftigen.

Kapitel 3
Die wahren Ursachen der Insulinresistenz

Joaquín: „Eine idiotensichere Methode"

Bei einer Routineuntersuchung im Mai 2017 wurde bei Joaquín Typ-2-Diabetes diagnostiziert: Ein Bluttest ergab, dass er einen HbA1c von 7,1 % hatte. In den Monaten davor hatte er unter starken Kopfschmerzen, verstopfter Nase und Nervenkribbeln in den Zehen gelitten. Als er seine Diagnose erhielt, wurde ihm klar, dass all diese Symptome miteinander zusammenhingen.

Er begann im Internet nach Informationen über Typ-2-Diabetes zu suchen und erfuhr, dass diese Krankheit durch Insulinresistenz entsteht. Nachdem Joaquín sich eine Videopräsentation von Cyrus im Torrance Memorial Medical Center angesehen hatte, meldete er sich sofort zur Teilnahme am nächsten Diabetes-im Griff-Retreat an. Er freute sich darauf, große Portionen seiner Lieblingslebensmittel essen zu dürfen – Mangos, Kartoffeln, Reis und Bohnen. Während des Retreats begann Joaquín, täglich zu trainieren, und als er nach Hause zurückkam, setzte er dieses Training ohne Geräte fort und benutzte einfach sein Körpergewicht als Widerstand. Er versuchte so viel wie möglich über die Ursachen der Insulinresistenz in Erfahrung zu bringen. Am Ende des Retreats hatte er das Gefühl, darüber Bescheid zu wissen, warum die Diabetes-im Griff-Methode eine so wirksame Lösung ist – warum man damit seine Insulinresistenz rückgängig machen und seine Gesundheit langfristig verbessern kann.

Innerhalb von drei Monaten nahm Joaquín über 17 Kilo ab. Und er litt auch nicht mehr täglich unter Kopfschmerzen, verstopfter Nase und Kribbeln in den Zehen. Sein Nüchternblutzucker sank schon in der ersten Woche, nachdem er mit dem Diabetes-im Griff-Programm begonnen hatte, unter 100 mg/dl, und bald fühlte er sich auch nicht mehr so müde und abgeschlagen. In den ersten Monaten kontrollierte er seinen Blutzucker mehrmals täglich, um sicherzugehen, dass sein Typ-2-Diabetes tatsächlich zurückging; doch nach drei Monaten hörte er damit auf. Innerhalb von sechs Monaten sank sein HbA1c-Wert von 7,1 % auf 5,6 %; und inzwischen hat Joaquín gar keinen Diabetes mehr. Er hat vielen Angehörigen und Freunden bei der Umstellung auf diesen Lebensstil geholfen, den er als „idiotensicher“ bezeichnet. „Verkomplizieren Sie es nicht zu sehr“, rät er. „Schon nach einem Monat werden Sie merken, dass es sich lohnt, und froh sein, dass Sie es gemacht haben.“

Es gibt unzählige Missverständnisse über die Ursache von Diabetes, und in unserem heutigen Internetzeitalter wird es immer schwieriger, zwischen wissenschaftlichen Fakten und Theorien oder Meinungsäußerungen zu unterscheiden. Egal, wie wenig Sie über die physiologischen Grundlagen des Diabetes wissen – wir empfehlen Ihnen, die nächsten Kapitel einfach in einer Haltung innerer Offenheit zu lesen. Manche Konzepte werden für Sie vielleicht schwer nachvollziehbar sein, weil sie allem widersprechen, was Sie bisher gelernt haben. Keine Sorge: Uns ging es genauso, als wir zum ersten Mal davon erfuhren! Auch wenn unsere Ausführungen in diesem Kapitel Ihnen auf den ersten Blick unlogisch erscheinen mögen, sind sie biologisch doch völlig korrekt.

Unsere begeistertsten Anhänger sind diejenigen, die anfangs Probleme mit dem Konzept einer fettarmen, vollwertigen Ernährung hatten, weil es so ganz anders war als das, was ihre Ärzte ihnen empfahlen und was sie bis dahin für richtig gehalten hatten. Auch wir hatten zunächst große Bedenken, als wir von den wahren Ursachen der Insulinresistenz erfuhren. Doch als wir dann erlebten, wie sehr unsere Insulinsensitivität sich verbesserte, ließ sich die Wirksamkeit dieser „unkonventionellen“ Ernährungsphilosophie nicht mehr leugnen.

Wir wissen, wie schwierig es sein kann, alte Verhaltensmuster zu ändern, vor allem, wenn es dabei um unsere Gesundheit geht. Auch deshalb empfehlen wir Ihnen dringend, sich intensiv mit dem Thema Insulinresistenz zu beschäftigen, bevor Sie langfristig etwas an Ihrem Lebensstil ändern. Denn ein wissenschaftlich fundiertes Verständnis der Zusammenhänge zwischen Blutzucker, Gewicht, Energieniveau und Insulinresistenz ist der Schlüssel zum Erfolg bei der Umsetzung der Diabetes-im Griff-Methode – nur so erzielt man schnelle, dauerhafte Ergebnisse. Am Anfang sollte die Erkenntnis stehen, dass das, was Sie bisher über Diabetes gelernt haben, vielleicht tatsächlich der falsche Weg war.

Ihr Arzt hat während seines Studiums nichts über Ernährung gelernt

Die meisten Ärzte meinen es sicherlich sehr gut und möchten die Lebensqualität ihrer Patienten ernsthaft verbessern. Das Problem ist nur, dass diese Ärzte in einem System ausgebildet wurden, das Symptome mit Medikamenten und chirurgischen Eingriffen zu behandeln versucht, statt der Ursache chronischer Erkrankungen auf den Grund zu gehen. Genau wie ein Schreiner das richtige Werkzeug für seine Arbeit auswählt, sucht auch der Arzt die richtige Methode für die Behandlung einer bestimmten Krankheit aus. Und die Hauptwerkzeuge, für deren Anwendung Ärzte ausgebildet werden, sind nun einmal keine Nahrungsmittel, sondern Medikamente; also behandeln sie Diabetes und dessen Folgeerkrankungen eben auch nicht mit evidenzbasierter Ernährung, sondern indem sie Rezepte ausstellen.

Dafür kann Ihr Arzt nichts. Das Thema Ernährungsberatung wird im Medizinstudium – wenn überhaupt – nur sehr oberflächlich behandelt. Eine im Jahr 2010 durchgeführte Umfrage hat gezeigt, dass Studenten überhaupt nur an 25 % der medizinischen Fakultäten in den USA einen Ernährungskurs belegen müssen. Folglich beschäftigen Medizinstudenten sich im Durchschnitt nicht einmal 20 Stunden lang mit dem Thema Ernährungsberatung, während ihre medizinische und klinische Ausbildung über 10.000 Stunden umfasst. Und was noch viel erschreckender ist: Weniger als 30 % der medizinischen Fakultäten erfüllten die Mindestanforderung von 25 Stunden zum Thema Ernährungsberatung (einer Vorgabe der National Academy of Sciences).

Ernährungsberatung spielt im Medizinstudium also kaum eine Rolle. Daher wäre es unrealistisch zu glauben, dass Ärzte die Zusammenhänge zwischen Insulinresistenz, Fettleibigkeit, Diabetes, Herz-Kreislauf-Erkrankungen und Ernährung kennen und diese Probleme richtig behandeln können. Genauer gesagt: Ärzte lernen während ihres Studiums nichts darüber, wie gut man eine Insulinresistenz durch *fettarme Ernährung* in den Griff bekommen kann. Außerdem sind Mediziner genauso anfällig für Modediäten und eingängiges Marketing wie die breite Öffentlichkeit. Daher erhalten Patienten mit Prädiabetes und Typ-2-Diabetes nur selten evidenzbasierte Informationen. Sie erlernen lediglich kurzfristig wirksame Methoden zur Einstellung ihres Blutzuckerspiegels: nämlich eine kohlenhydratarme oder *sehr* kohlenhydratarme (ketogene) Ernährung. Da Ärzte während ihres Medizinstudiums nur unzureichend über das Thema Ernährung aufgeklärt werden, liegt die Heilung Ihrer Insulinresistenz also wohl oder übel in **Ihren** Händen.

Die kohlenhydratzentrierte Sichtweise des Diabetes

Den meisten Menschen mit Diabetes oder Prädiabetes wird empfohlen, sich kohlenhydratarm zu ernähren, um ihren Blutzucker richtig einzustellen; oder man erklärt ihnen, dass kohlenhydratreiche Lebensmittel ihr Risiko für Diabeteskomplikationen erhöhen und ihr Gesundheitszustand sich dadurch langfristig verschlechtern wird. Egal ob Sie die *New York Times* aufschlagen, die Regale Ihrer Buchhandlung durchstöbern oder im Internet nach Empfehlungen zum Thema Diabetes suchen: Überall herrscht die Ansicht vor, dass eine kohlenhydratarme Ernährung die sicherste und wirksamste Methode zur Blutzuckereinstellung ist. Gleichzeitig soll man dadurch auch abnehmen und seinen Nüchternblutzucker, HbA1c, Cholesterinspiegel und Blutdruck senken können. Selbst auf wissenschaftlichen Kongressen verteufeln einige der versiertesten Professoren Lebensmittel wie Bananen und Reis und führen ausgeklügelte wissenschaftliche Beweise dafür an, dass alle kohlenhydrathaltigen Lebensmittel unkontrollierbare Blutzuckerschwankungen verursachen, was wiederum zu vermehrtem Appetit, Gewichtszunahme und Fettleibigkeit führt.

Aus dieser Sicht werden die Kohlenhydratkalorien sämtlicher Lebensmittel, die genügend Kohlenhydrate enthalten (egal ob es sich dabei um verarbeitete oder vollwertige Produkte handelt), in „Zucker" umgewandelt. Diese „Zucker"-Moleküle lassen Ihren Blutzuckerspiegel sehr schnell in die Höhe schießen. Als Reaktion darauf schüttet Ihre Bauchspeicheldrüse große Mengen Insulin aus. Infolge dieser immer wiederkehrenden Insulinspitzen im Blut regulieren die Gewebe ihre Insulinrezeptoren herunter. Das führt mit der Zeit zu einer Insulinresistenz: Das heißt, der „Zucker" kann nicht mehr aus dem Blut in die Zellen gelangen. Da Insulin außerdem ein „Fettspeicherhormon" ist, erhöhen hohe Insulinspitzen die Menge an Fett, das Ihr Körper speichert. Dann wandelt Ihre Leber viel „Zucker" in Fett um. Das führt zu einer Gewichtszunahme, die Ihre Insulinresistenz noch weiter erhöht. Diese Kettenreaktion kann man sich ungefähr so vorstellen wie in der Abbildung auf der nächsten Seite.

Letztendlich besagt die kohlenhydratzentrierte Sichtweise des Diabetes, *dass überschüssiges Insulin zu einer Insulinresistenz führt.* Aus dieser Sicht ist Insulin die Ursache der Insulinresistenz und als „Fettspeicherhormon" außerdem für unerwünschte Gewichtszunahme verantwortlich. Nach diesem Modell besteht die Lösung für Diabetiker darin, Nahrungsmittel zu essen, die ihren Insulinbedarf entweder reduzieren oder gar keine Insulinausschüttung verursachen – also solche, die wenig Kohlenhydrate, viel Fett und viel Eiweiß enthalten. Nach dieser Logik sind kohlenhydratreiche Lebensmittel an hohen Insulinspiegeln und hohe Insulinspiegel wiederum an Insulinresistenz und Gewichtszunahme schuld.

In den nächsten Kapiteln werden wir überzeugende Beweise dafür anführen, dass diese kohlenhydratzentrierte Sichtweise zu Diabetes nicht einfach nur falsch ist. Ihr liegt auch noch ein weiterer Irrtum zugrunde: Sie versucht Diabetes nämlich mit nur einer einzigen Variablen zu erklären. Und das ist eine viel zu stark vereinfachte Sicht – eine fehlerhafte Logik, die sich nur auf einen einzigen Nahrungsbaustein (Kohlenhydrate) konzentriert. Nach dieser Logik sollten Sie Nahrungsmittel mit hohem Fett- und Eiweißgehalt essen – wodurch Ihr Insulinbedarf tatsächlich kurzfristig sinkt. Doch diese Sichtweise des Diabetes ignoriert die inzwischen fast 100 Jahre umfassenden wissenschaftlichen Erkenntnisse, die die langfristigen chronischen Krankheitsrisiken einer fett- und eiweißreichen Nahrung belegen.

Und warum glauben Millionen Menschen weltweit, dass diese kohlenhydratzentrierte Sichtweise des Diabetes richtig ist? Weil tatsächlich ein Körnchen Wahrheit darin liegt: Kohlenhydratreiche Lebensmittel treiben den Blutzuckerspiegel wirklich in die Höhe – aber nur dann, *wenn man ohnehin bereits an einer starken Insulinresistenz leidet.* Denn bei einer Insulinresistenz ist es sehr schwierig, kohlenhydratreiche Nahrungsmittel zu essen, ohne dass der Blutzuckerspiegel stark ansteigt. Wenn Sie bereits insulinresistent sind, werden Sie also wahrscheinlich immer dann hohe Blutzuckerwerte haben, wenn Sie kohlenhydratreiche Nahrungsmittel zu sich nehmen. *Aber vielleicht wird Insulinresistenz ja in Wirklichkeit durch etwas ganz anderes verursacht als durch Insulin?*

Doch in Wirklichkeit wird Insulinresistenz gar nicht durch Insulin verursacht, sondern durch etwas ganz anderes; und diese andere Ursache ruft lediglich das *Symptom* eines Insulinüberschusses in Ihrem Blut hervor. Dem Insulin die Schuld an Insulinresistenz zu geben, ist so ähnlich, wie wenn man Halsschmerzen als Ursache einer Erkältung bezeichnen würde. Wie Sie wahrscheinlich wissen, sind Halsschmerzen aber nicht die *Ursache* Ihrer Erkältung, sondern nur eines von vielen *Erkältungssymptomen*, die Ihnen vorübergehend das Leben schwer machen können, wenn Sie sich einen Virus eingefangen haben. Sicherlich wird es Ihnen durch die Behandlung dieser Symptome kurzfristig besser gehen; aber sie trägt nicht dazu bei, Sie auf lange Sicht immun gegen Erkältungsviren zu machen. Genauso ist es, wenn man nur die *Symptome* einer Insulinresistenz (hohen Blutzucker und überschüssiges Insulin) behandelt, statt sich um die *Ursache* (zu fettreiche Ernährung) zu kümmern. Damit kann man zwar eine kurzfristige positive Wirkung erzielen, Ihr Risiko für viele chronische Krankheiten und für eine langfristige Verschlechterung Ihres Diabetes aber nicht senken.

In diesem Buch erfahren Sie, wie Sie deutlich mehr kohlenhydratreiche Nahrungsmittel essen können, indem Sie zunächst Ihre *Kohlenhydrattoleranz* erhöhen. Dann werden Sie wahrscheinlich auch einen normalen Blutzuckerspiegel haben, Ihr Idealgewicht erreichen, Ihren Cholesterinspiegel senken, Ihren Blutdruck normalisieren, Herz-Kreislauf-Erkrankungen vorbeugen oder diese rückgängig machen können und vieles andere mehr. Solange Sie an einer Insulinresistenz leiden, werden Sie kohlenhydratreiche Nahrungsmittel kaum verstoffwechseln können. Deshalb ist eine Erhöhung Ihrer Insulinsensitivität der effektivste Weg, kohlenhydratreiche Nahrungsmittel gut verstoffwechseln zu können und einem zu hohen Blutzucker und Insulinüberschuss vorzubeugen.

Wenn Sie Ihre Insulinsensitivität erhöhen, können Sie kohlenhydratreiche Nahrungsmittel essen und trotzdem eine ausgezeichnete Blutzuckereinstellung haben. Gleichzeitig sinkt dadurch Ihr Risiko für Gewichtszunahme, Fettleibigkeit, zu hohe Cholesterinwerte, Bluthochdruck und koronare Herzkrankheit.

Es gibt mehrere Gründe, warum die meisten Diabetologen kohlenhydrathaltige Lebensmittel mit pessimistischen Augen betrachten. Auch bei unserer Typ-1-Diabetes-Erstdiagnose wurden wir mit solchen Fehleinschätzungen konfrontiert:

Fehler Nr. 1: Wissenschaftler, Mediziner und Diabetiker verwenden das Wort *Zucker* fälschlicherweise sowohl für zugesetzte Süßungsmittel in verarbeiteten Lebensmitteln als auch für die natürliche Energie, die in naturbelassenen Nahrungsmitteln wie Obst und stärkereichem Gemüse steckt. So entsteht der Eindruck, dass alles, wodurch mehr „Zucker" im Körper entsteht, sich negativ auf Ihre Gesundheit auswirkt. Der Begriff *Zucker* ist irreführend, denn zwischen raffinierten Süßungsmitteln und den natürlichen, in vollwertiger Nahrung enthaltenen Kohlenhydratkalorien besteht ein großer Unterschied.

Fehler Nr. 2: Viele Menschen glauben, dass Insulin eines der gefährlichsten körpereigenen Hormone ist, und geben ihm die Schuld an Fettsynthese, Gewichtszunahme und zu hohen Cholesterin- und Blutzuckerwerten. Deshalb essen Menschen, die sich kohlenhydratarm ernähren, Lebensmittel mit hohem Fett- und Eiweißgehalt: Denn nach dem Verzehr solcher Lebensmittel schütten ihre Betazellen nur geringe Insulinmengen aus, oder sie brauchen sich – falls sie an einem insulinpflichtigen Diabetes leiden – nur wenig exogenes (injizierbares) Insulin zu spritzen. Doch in Wirklichkeit erhöht Insulin selbst das Risiko für chronische Erkrankungen gar nicht. Nur durch *überschüssiges* (über die normale Menge hinausgehendes) *Insulin* steigt Ihr Risiko für viele chronische Krankheiten. Ein Insulinüberschuss sollte daher um jeden Preis vermieden werden.

Fehler Nr. 3: Wissenschaftler, Mediziner und Diabetiker werfen oft alle „Kohlenhydrate" in einen Topf und unterscheiden nicht zwischen verarbeiteten Lebensmitteln wie Brot, Frühstücksflocken und Nudeln und vollwertigen Nahrungsmitteln wie Obst, stärkereichem Gemüse, Hülsenfrüchten und naturbelassenem Vollkorngetreide. Doch Kohlenhydrate kommen in den verschiedensten Formen vor, und um ihre biologischen Auswirkungen richtig

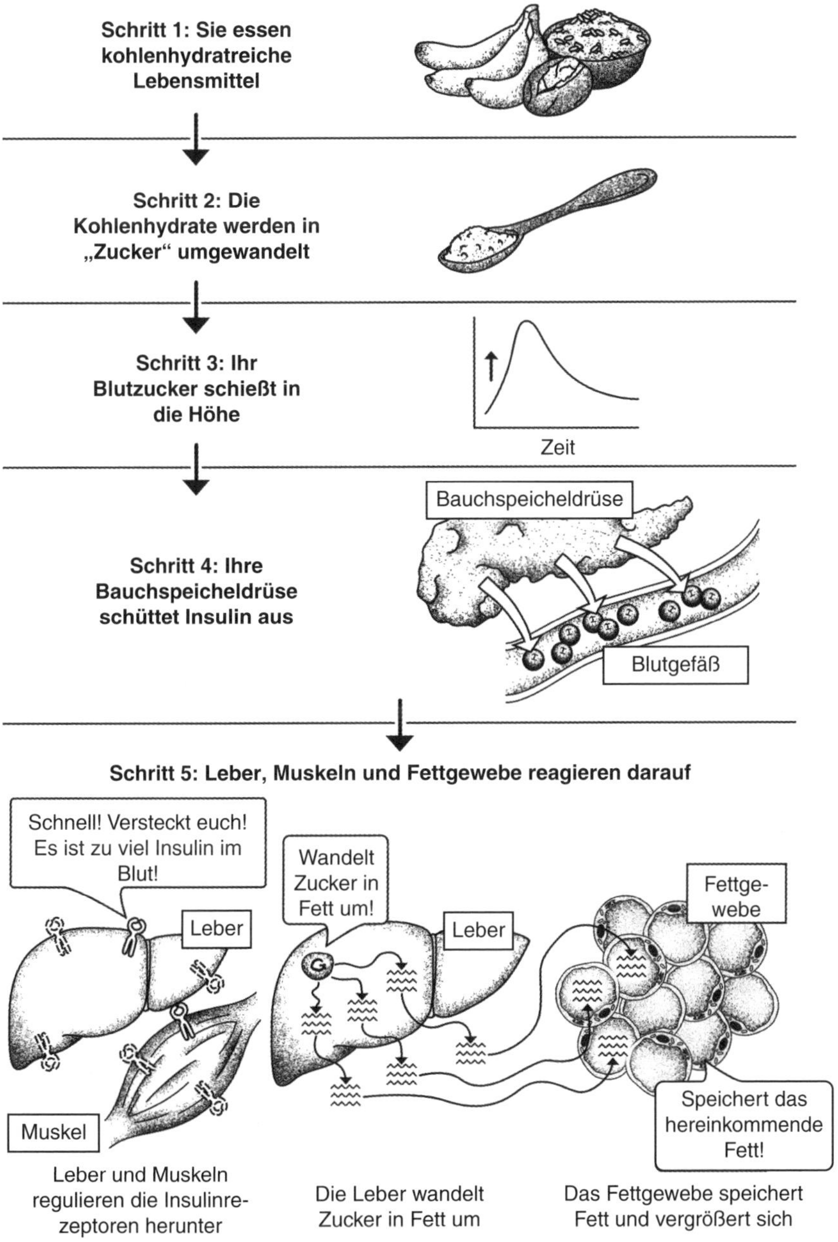

Nach dem kohlenhydratzentrierten Diabetesmodell werden Kohlenhydrate in Zucker umgewandelt. Dadurch kommt es zu Blutzuckerspitzen, und die Bauchspeicheldrüse schüttet viel Insulin aus. Infolgedessen werden Muskeln, Leber und Fettgewebe gegen Insulin resistent, um sich vor einer Insulinüberladung zu schützen.

verstehen zu können, muss man zwischen raffinierten und naturbelassenen Kohlenhydraten unterscheiden.

Fehler Nr. 4: In den meisten wissenschaftlichen Studien, die die Ergebnisse kohlenhydratarmer und fettarmer Diäten direkt miteinander vergleichen, ist die „fettarme" Ernährung nicht richtig gestaltet. Wir haben die Studien, die Verfechter einer kohlenhydratarmen Ernährung als Argument gegen die fettarme Ernährung ins Feld führen, einmal genau unter die Lupe genommen und festgestellt, dass keine dieser Publikationen eine *wirklich* fettarme Kost zum Vergleich heranzieht. Stattdessen vergleichen diese Studien sehr kohlenhydratarme Diäten mit Kostformen, die 25 bis 35 % Fett (und erhebliche Mengen tierischer Nahrungsmittel) enthalten und kommen dann zu dem irrtümlichen Ergebnis, dass der Verzehr von Kohlenhydraten sich langfristig negativ auf die Gesundheit auswirkt. Wissenschaftliche Untersuchungen an Menschen, die eine wirklich fettarme Kost mit einem Fettanteil von weniger als 15 % der Gesamtkalorien einhalten, zeigen dagegen ganz klar die Vorteile einer solchen Ernährung: Die Insulinsensitivität erhöht sich, die Patienten brauchen weniger orale Antidiabetika und Insulin; ihr Nüchternblutzucker, ihr Blutzucker nach dem Essen und ihr HbA1c sinken, und ihr Risiko für Herz-Kreislauf-Erkrankungen nimmt signifikant ab.

In Wirklichkeit gibt es keine einzige Studie, die zeigt, dass die Insulinsensitivität sich durch eine wirklich fettarme, kohlenhydratreiche, vollwertige Ernährung *nicht* verbessert. Außerdem zeigen Studien an Probanden, denen eine kohlenhydratreiche Kost mit stark verarbeiteten, *aber fettarmen* Lebensmitteln verordnet wurde, ebenfalls eine deutlich verbesserte Insulinsensitivität.

Ein genauerer Blick auf das komplizierte Wechselspiel zwischen vollwertiger Ernährung und Diabetes bringt eine sehr einfache, wichtige Erkenntnis, die Ihren Diabetes auf Jahre hinaus nachhaltig beeinflussen kann:

Ihr Blutzucker wird durch viele verschiedene Variablen beeinflusst. Um ihn richtig zu verstehen, muss man daher auch verschiedene Faktoren berücksichtigen: die Menge und Art der Kohlenhydrate, die Sie essen; die Menge und Art der Fette, die Sie essen, und – was am allerwichtigsten ist – die Nährstoffdichte Ihrer gesamten Ernährung.

Die Menge und Art der Fette, die Sie zu sich nehmen, spielt für Ihre Blutzuckereinstellung eine entscheidende Rolle. Gerade deshalb ist es wichtig, diesen Zusammenhang richtig zu verstehen; sonst kann Ihr Risiko für die Entstehung weiterer chronischer Krankheiten in Zukunft drastisch ansteigen. Leider kümmern sowohl Mediziner als auch Diabetiker sich viel zu wenig um diesen Zusammenhang. Meistens empfehlen die Ärzte Patienten mit Typ-1-, LADA-, Typ-2-, Prä- oder Schwangerschaftsdiabetes gleich nach der Diagnosestellung, sich kohlenhydratarm zu ernähren – manchmal mit der Erklärung, dass Diabetes eine *Störung des Kohlenhydratstoffwechsels* ist. Die Versuchung, daran zu glauben, ist groß – zumal die meisten Diabetesexperten und -berater das Gleiche predigen. Doch leider führt diese Sichtweise gleich zu zwei großen Problemen:

1. Oft wird den Patienten schon bei der Erstdiagnose – also zu einer Zeit, in der sie emotional besonders verletzlich und bereit sind, jeden Rat zu befolgen, der ihre körperlichen und emotionalen Beschwerden lindern könnte, – zu einer kohlenhydratarmen Ernährung geraten.
2. Die kohlenhydratzentrierte Sichtweise des Diabetes führt zu einem Ernährungsmuster, das oft viele Jahre lang eingehalten wird und langfristig das Risiko für chronische Krankheiten erhöht. Das Schlimmste daran ist, dass viele Menschen glauben, sich mit einer kohlenhydratarmen Ernährung etwas Gutes zu tun, obwohl sie sich damit in Wirklichkeit eine noch stärkere Insulinresistenz und ein erhöhtes Risiko für chronische Erkrankungen „anessen".

Grundwissen über Humanbiologie

Bevor wir darauf eingehen, wie Insulinresistenz entsteht, wollen wir uns zunächst einmal damit beschäftigen, wie ein normaler, gesunder Zuckerstoffwechsel abläuft – nur für den Fall, dass Sie während des Biologieunterrichts geschlafen haben.

Wenn Sie kohlenhydrathaltige Nahrungsmittel essen, zerlegt Ihr Körper langkettige Kohlenhydrate in kleinere Stücke und schließlich in Ketten, die nur noch 1, 2 oder 3 *Monosaccharide* umfassen. Das tut er mithilfe eines Enzyms namens Amylase, das im Mund und Dünndarm ausgeschüttet wird. Die Namen dieser Monosaccharidmoleküle enden alle auf *-ose*; dazu gehören unter anderem Glukose, Ribose, Galaktose und Fruktose. In den herkömmlichen Lehrbüchern werden Monosaccharide allgemein als *Zucker* bezeichnet (der deutsche Name dafür lautet Einfachzucker), aber wir haben uns entschieden, das Wort *Zucker* in diesem Zusammenhang nicht zu verwenden, weil dieser Begriff im allgemeinen Sprachgebrauch ein raffiniertes Süßungsmittel bezeichnet, das es im Lebensmittelhandel zu kaufen gibt. Deshalb werden wir natürliche Zucker in diesem Buch als *Monosaccharide* und künstliche Zucker als *raffinierte Zucker* bezeichnen, weil sie sich in ihrer Wirkung auf den Stoffwechsel drastisch voneinander unterscheiden und es nur zu unnötiger Verwirrung führt, alle beide als Zucker zu bezeichnen. Falls Ihnen das bis jetzt noch nicht so richtig klar geworden ist – keine Sorge: Wir werden dieses Thema in Kapitel 6 wieder aufgreifen und näher ausführen.

Wenn nach einer kohlenhydratreichen Mahlzeit Glukose in Ihr Blut aufgenommen wird, gelangt diese zunächst über eine „Autobahn" namens Pfortader zur Leber. Ihre Leber erhält also den ersten Zugriff auf diese Glukose und kann sie gleich aufnehmen, damit sie sofort zur Energiegewinnung verbrannt wird. Sie kann sie aber auch als *Glykogen* (die Speicherform der Glukose) für eine spätere Verwendung speichern oder sie im Blut belassen, damit sie von anderen Geweben verwertet werden kann. Die Bauchspeicheldrüse enthält Betazellen, eine hochspezialisierte Gruppe von Zellen, die sich in Clustern (den sogenannten Langerhans-Inseln) befinden. Diese Betazellen sind die einzigen Zellen in Ihrem Körper, die Insulin bilden und ausschütten können. In der *ersten Phase (akute Insulinantwort)* schütten die Betazellen kleine Mengen Insulin aus, damit Ihre Leber Glukose aus der Pfortader aufnehmen kann. Sobald größere Mengen Glukose in den allgemeinen Kreislauf gelangen, schütten die Betazellen *Insulin der zweiten Phase* aus. Insulin ist ein extrem leistungsstarkes Hormon: Es fungiert als Schlüssel zum Öffnen von Millionen von Zelltüren, die sich überall in Ihrem Körper an den Zelloberflächen befinden – in Muskeln und Leber, aber auch in kleineren Geweben wie Gallenblase und Prostata.

Entgegen der landläufigen Meinung ist Insulin nicht Ihr Feind. Viele Mediziner und Diabetiker machen dieses Hormon fälschlicherweise zum Sündenbock: Sie behaupten, Insulin mache dick und erhöhe den Cholesterinspiegel und das Diabetesrisiko. Ein genauerer Blick offenbart jedoch zwei sehr wichtige Aspekte der Insulinbiologie, die oft falsch interpretiert werden:

a. Insulin ist absolut lebensnotwendig. Wenn in Ihrem Körper überhaupt kein Insulin vorhanden wäre, würden Sie bald sterben – wahrscheinlich schon innerhalb von ein paar Wochen oder Monaten.
b. Insulin selbst erhöht Ihr Risiko für chronische Erkrankungen nicht. Nur ein Insulinüberschuss, der über das normale Niveau hinausgeht, verursacht schwere Stoffwechselstörungen und erhöht im Lauf der Zeit das Risiko für viele chronische Krankheiten.

Ihr Hund schüttet Insulin aus. Die Katze Ihres Nachbarn schüttet Insulin aus. Und Ihr nicht zuckerkranker Kollege schüttet ebenfalls Insulin aus. Insulin ist ein lebenswichtiges körpereigenes Hormon, das bei allen Säugetieren von den Betazellen ausgeschüttet wird. Ohne Insulin würde Ihr Hund sterben. Die Katze Ihres Nachbarn würde sterben. Und ja – auch Ihr Kollege würde sterben. Ohne Insulin fiele es den Zellen in Ihrer Leber, Ihren Muskeln und Ihrem Fettgewebe sehr schwer, zu erkennen, dass in Ihrem Blut Glukose zirkuliert, und sie könnten nur einen winzig kleinen Bruchteil der Glukose aus Ihrem Blutkreislauf aufnehmen, sodass Sie ständig einen zu hohen Blutzuckerspiegel hätten.

Betrachten Sie Insulin doch einfach als eine Art Begleiter der Glukose, der allen Zellen in Ihrem Körper sagt: „Es ist wieder Glukose im Blut – möchtet ihr euch etwas davon nehmen?“

Wenn Insulin an die Türen Ihrer Zellen klopft, erhalten diese die Möglichkeit, Glukose aus dem Blut aufzunehmen – *aber nur dann, wenn sie dieses Insulin auch erkennen.* Wenn die Zellen in Leber, Muskeln, Bauchspeicheldrüse und Fettgewebe das Insulinsignal *nicht* erkennen, haben Sie ein Problem, weil Ihre Zellen dann nicht viel Glukose aus dem Blut aufnehmen können. (Muskeln und Leber sind die größten insulinabhängigen Gewebe Ihres Körpers und für einen Großteil der Glukoseaufnahme verantwortlich. Ihr Gehirn nimmt ebenfalls eine Menge Glukose auf, benötigt dazu aber längst nicht so viel Insulin wie Muskeln und Leber.) Da die Aufgabe des Insulins darin besteht, Glukose in die Gewebe „hereinzulassen“, *weisen die Zellen das Insulin ab*, wenn sie es nicht richtig erkennen. Dann bleibt die Glukose über längere Zeit im Blut und verursacht einen zu hohen Blutzuckerspiegel. Zum Ausgleich schüttet Ihre Bauchspeicheldrüse jetzt noch mehr Insulin aus in der Hoffnung, die Glukose doch noch in Ihre Zellen hineinzubekommen.

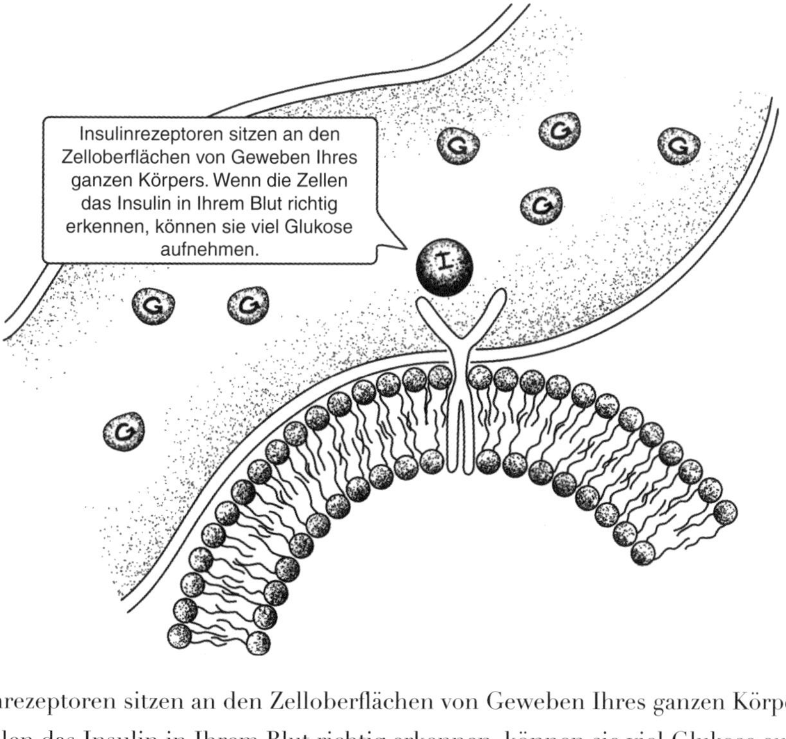

Insulinrezeptoren sitzen an den Zelloberflächen von Geweben Ihres ganzen Körpers. Wenn die Zellen das Insulin in Ihrem Blut richtig erkennen, können sie viel Glukose aufnehmen.

Was bringt Ihre Zellen dazu, Insulin abzuweisen?

Wenn Zellen Insulin abweisen, bezeichnet man sie als „insulinresistent". Die vielen Ursachen der Insulinresistenz hängen insbesondere mit der Menge und Art Ihrer Nahrung, Ihrem Bewegungsverhalten, der Nährstoffdichte Ihrer Kost und Ihrem Stressniveau zusammen (um nur ein paar Ursachen zu nennen). Man kann sich Insulinresistenz wie eine Art Puzzle vorstellen, das aus unterschiedlich großen Teilen besteht und bei dem die größeren Teile stärker ins Gewicht fallen als die kleineren. Die größten und wichtigsten Puzzleteile sind zweifellos die Menge und Art Ihrer Nahrung und Ihr Makronährstoffverhältnis (das Verhältnis Kohlenhydrate/Fett/Eiweiß). Keine Sorge: All das werden wir in den kommenden Kapiteln noch ausführlich erklären.

Auch wenn viele Menschen behaupten, dass Kohlenhydrate gefährlich für Sie sind, sollten Sie sich doch vor Augen halten, dass *Kohlenhydrate nicht Ihr Feind sind* – erst recht nicht, wenn sie aus naturbelassenen pflanzlichen Lebensmitteln stammen. Kohlenhydrate waren nie Ihr Feind und werden es auch nie sein. Ganz im Gegenteil: *Fettsäuren* hemmen die Insulinwirkung. Daher hat die Menge und Art des Fetts, das Sie essen, den größten Einfluss darauf, wie insulinresistent Sie im Lauf der Zeit werden. Je mehr Fett (vor allem in Form von gesättigten Fettsäuren) man zu sich nimmt, umso insulinresistenter wird man.

Den meisten Diabetikern wurden die Zusammenhänge zwischen Fett und Insulin nie erklärt; also wird es Sie vielleicht überraschen zu erfahren, dass Nahrungsfett einer der wichtigsten Ernährungsfaktoren ist, die darüber entscheiden, wie gut das Insulin in Ihrem Körper wirkt. Diesen Zusammenhang wollen wir nun einmal genau betrachten, damit Sie die Biologie der Insulinresistenz besser verstehen.

Inzwischen zeigen unzählige wissenschaftliche Untersuchungen, dass eine fettreiche Ernährung die wirksamste Methode ist, um eine Insulinresistenz in Leber und Muskeln *herbeizuführen*. Diese Studien beweisen eindeutig, dass eine Erhöhung der Fettzufuhr sich negativ auf die Fähigkeit des Insulins auswirkt, mit Ihren Geweben zu kommunizieren, woraus dann wiederum eine chronische Insulinresistenz und ein Diabetes entstehen können, wenn Sie weiterhin viel Fett zu sich nehmen.

Diese Erkenntnisse sind nicht neu. Wissenschaftler wissen schon seit fast 100 Jahren, dass Nahrungsfett Insulin weniger wirksam macht. Zu den ersten Wissenschaftlern, die wissenschaftliche Untersuchungen über den Zusammenhang zwischen Fett und Insulin veröffentlichten, gehörten Anfang der 1920er-Jahre Dr. William Sansum und Dr. J. Shirley Sweeney. In den 1930er-Jahren führten Dr. I. M. Rabinowitch und Dr. Harold Percival Himsworth überzeugende Experimente durch, die die schädlichen Auswirkungen einer fettreichen Ernährung auf die Insulinwirkung nachwiesen. In den 1950er-Jahren machte Dr. Walter Kempner Typ-2-Diabetes bei seinen Patienten rückgängig, indem er sie auf eine fettarme Diät einstellte, die auch in der Behandlung von langjähriger Retinopathie, Niereninsuffizienz und maligner Hypertonie erstaunlich wirksam war. In den 1970er-Jahren veröffentlichte Dr. James

W. Anderson Ergebnisse von Experimenten, in denen Patienten mit Typ-2-Diabetes dank der Umstellung auf eine fettarme, ballaststoffreiche Ernährung kein Insulin mehr brauchten oder ihre Insulindosis zumindest senken konnten. In Kapitel 7 werden Sie (unter anderem) mehr über diese Studien erfahren; doch vorläufig müssen Sie nur wissen, dass der Zusammenhang zwischen Fett und Insulin nichts Neues ist – nur wurde er fast 100 Jahre lang weitgehend ignoriert.

Eine der wichtigsten Entdeckungen wurde im Jahr 1963 von einem Wissenschaftler namens Philip Randle gemacht: Er beschrieb, dass Kohlenhydrate und Fett sich als Brennstoffe für unseren Körper gegenseitig ausschließen und dass Fettsäuren und Glukose um den Eintritt in unsere Zellen konkurrieren. Randle konnte zeigen, dass Fettsäuren in die Gewebe aufgenommen werden und dort die Insulinwirkung blockieren, sodass die Glukose im Blut verbleibt. Er erklärte der wissenschaftlichen Welt, dass der Verzehr von Fettsäuren die Voraussetzungen für eine Insulinabweisung in Muskeln und Leber schafft. Diesen Effekt bezeichnete er als *Fettsäure-Syndrom*, das später in *Randle-Zyklus* umbenannt wurde. Heute, mehr als 50 Jahre später, gilt diese Erkenntnis immer noch als eine der bahnbrechendsten Beobachtungen in der Kohlenhydratbiologie; die moderne Wissenschaft interpretiert diese einfache und ungeheuer wichtige Erkenntnis jedoch leider oft falsch. Also wollen wir zunächst einmal klarstellen, worin die Hauptursache der Insulinresistenz besteht:

Insulinresistenz entsteht durch Ansammlung von überschüssigem Fett in Geweben, die nicht darauf ausgelegt sind, viel Fett zu speichern.

Um den Zusammenhang zwischen Fett und Insulin besser zu verstehen, wollen wir uns die Wirkung von Nahrungsfett in Ihrem Körper einmal genauer ansehen.

Schritt-für-Schritt-Übersicht über den Zusammenhang zwischen Fett und Insulin

Schritt 1: Fett gelangt vor Glukose in Ihr Blut

Wenn Sie Lebensmittel essen, die fettlösliche Nährstoffe enthalten (zum Beispiel Triglyzeride, Phospholipide und Cholesterin), wandern diese Nährstoffe durch die Speiseröhre in Ihren Magen. Der Magen schüttet Salzsäure (HCl) aus, um potenziell schädliche Bakterien abzutöten, und die Zellen in Ihrer Magenschleimhaut sondern eiweißverdauende Enzyme ab, um mit der Aufspaltung der Eiweißketten zu beginnen. Die glatten Muskeln in den Magenwänden ziehen sich kräftig zusammen, um einen Speisebrei (Chymus) zu erzeugen, der dann aus dem Magen in den Dünndarm gelangt, wo der Großteil der Nährstoffe daraus resorbiert wird.

Im Dünndarm laufen zwei wichtige Prozesse ab: Zunächst nehmen Zellen in der Dünndarmschleimhaut diese fettlöslichen Nährstoffe auf und verpacken sie in Partikel namens *Chylomikronen*. Diese Chylomikronen gelangen dann in Ihr Lymphsystem – eine Ansammlung von Gefäßen, die Lymphe in die Blutbahn transportieren und Abfallstoffe aus den Geweben entsorgen. Wenn die Lymphe Chylomikronen in Ihr Blut einschleust, zirkulieren diese durch Ihren ganzen Körper, sodass Fettgewebe und Muskeln zuallererst Triglyzeride aus Ihrer Nahrung aufnehmen können.

Wenn Ihr Dünndarm fettlösliche Nährstoffe in Ihrer Nahrung erkennt, setzt er eine Reihe wirksamer Hormone frei, die mit Ihrem Gehirn und Ihrem Magen kommunizieren. Diese Hormone dienen dazu, Ihren Appetit zu regulieren und Ihre *Magenentleerungsgeschwindigkeit* (das Tempo, mit dem die Nahrung Ihren Magen verlässt) zu verlangsamen. Ihr Dünndarm sagt im Grunde nichts anderes als: „Hey, Magen, verarbeite deine Nahrung lieber ein bisschen langsamer. Ich werde einige Zeit brauchen, um diese fette Mahlzeit zu verdauen und ihre Nährstoffe aufzunehmen." Eine verlangsamte Magenentleerungsrate führt zu einem Stau, der die Passage des Speisebreis aus dem Magen in den Dünndarm verlangsamt. Wenn Ihnen schon einmal aufgefallen ist, dass eine fettreiche Mahlzeit Ihnen länger im Magen liegt als eine fettärmere, ist genau das der Grund dafür: Nahrungsfett verlangsamt die Verdauung des gesamten Nahrungsbreis, was zu einem vorübergehenden Stau im Magen führt. Das ist ein Grund dafür, warum Ernährungsformen mit hohem Fettgehalt Ihren Appetit zügeln und Sie über lange Zeit sättigen.

Doch zurück zu Ihrem Darm. Infolge der Aufnahme von Fett in Ihr Lymphsystem und der gleichzeitig verlangsamten Magenentleerung läuft sowohl die Kohlenhydrat- als auch die Eiweißverdauung langsamer ab. So gelangen die fettreichen Chylomikronen letztendlich schneller in Ihr Blut als Glukose (einer der Bausteine von Kohlenhydraten) und Aminosäuren (die Bausteine von Eiweiß).

Schritt 2: Fett gelangt in Ihr Blut und Ihre Gewebe

Wenn fettreiche Chylomikronenpartikel durch Ihren Körper zirkuliert sind und Triglyzeride abgeladen haben, nimmt Ihre Leber die verbleibenden Partikel (die so genannten *Chylomikronenreste*) auf. Das ist am leichtesten nachvollziehbar, wenn Sie sich die Leber als „Postamt des Fettstoffwechsels" vorstellen: So wie das Postamt an der Laderampe die Post von großen Lastwagen entgegennimmt, sortiert und dann auf kleineren Lastwagen an Anwohner und Unternehmen weiterverschickt, erscheinen an den Laderampen Ihrer Leber Chylomikronenreste, um ausgepackt, sortiert und neu verpackt zu werden. Die Triglyzeridmoleküle werden dann in Lipoproteinpartikel „verpackt" und wieder in Ihr Blut ausgeschüttet.

Mithilfe von Enzymen, die sich auf Zelloberflächen in Ihrem ganzen Körper befinden, nehmen die Gewebe Fettsäuren und Cholesterin aus diesen Lipoproteinen

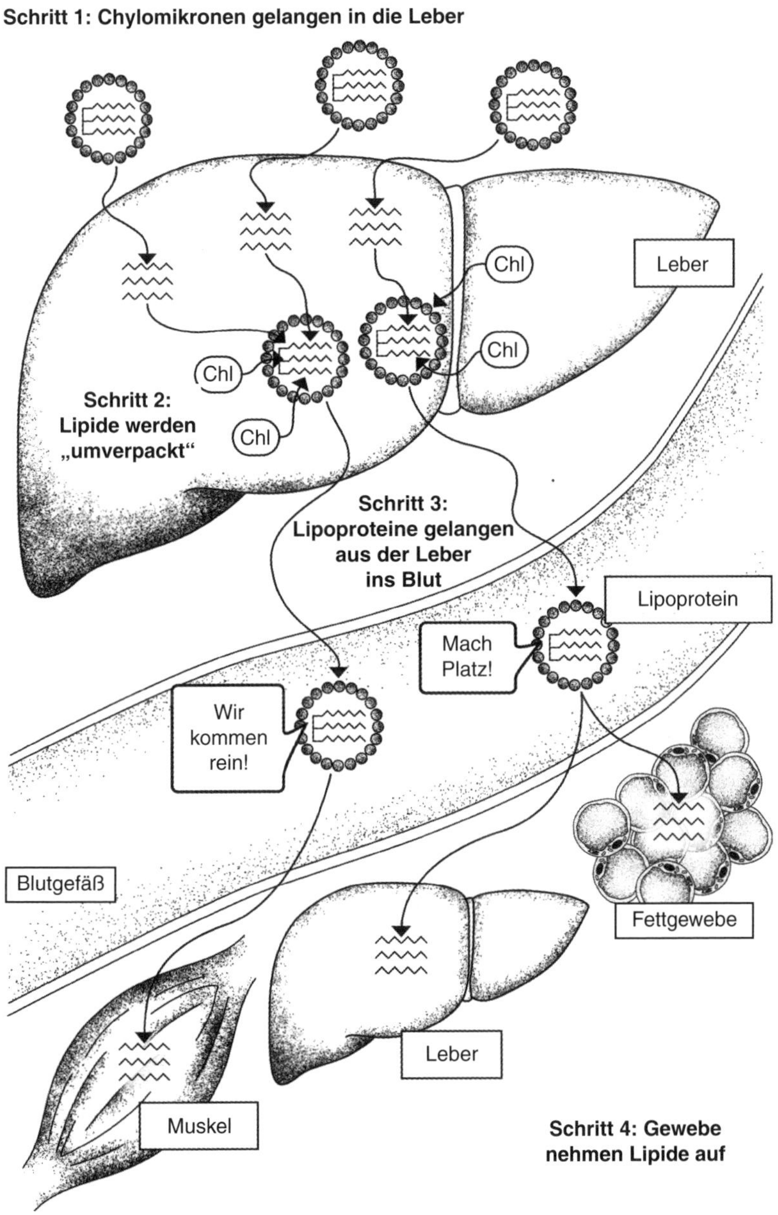

So wie das Postamt Briefe und Pakete von großen Postlastwagen entgegennimmt, sortiert und dann in kleineren Lastwagen weiterverschickt, nimmt Ihre Leber ständig Fettsäuren auf, verpackt sie um und schüttet sie ins Blut aus.

auf. Im Gegensatz zu Glukose können Fettsäuren leicht in die Zellen gelangen, ohne einen „Begleiter" wie Insulin dafür zu brauchen. Die im Blut zirkulierenden Lipoproteinpartikel sagen einfach: „Hey, Gewebe, hier bin ich! Ich habe eine Menge Fettsäuren, die ihr aufnehmen könnt, wenn ihr wollt." Zwar kann Insulin sicherlich dazu beitragen, dass Fettsäuren aus den Lipoproteinen heraus ins Gewebe kommen; doch wird das Insulin dazu nicht unbedingt benötigt, da die Fettsäuren auch ohne Insulin ins Gewebe gelangen können. Die Gewebe haben also gar keine andere Wahl, als Fettsäuren aufzunehmen, wenn sie in großen Mengen in Ihrem Blut vorhanden sind.

Sobald die Fettsäuren von Ihren Leber- und Muskelzellen aufgenommen wurden, werden sie entweder zur Energiegewinnung verbrannt oder für die spätere Verwendung gespeichert. Die Fettsäuren, die zur Energiegewinnung verbrannt werden, werden sofort auseinandergerissen und in die Mitochondrien transportiert, wo sie in ATP (die „Energiewährung" Ihrer Zellen) umgewandelt werden. Die gespeicherten Fettsäuren werden in Fettsäurepools im Inneren der Zelle, die sogenannten Lipidtröpfchen, geschleust. Fettsäuren gelangen also immer weiter in die Zellen, solange sie in Ihrem Blut zirkulieren; denn leider verfügen die Zellen nicht über raffinierte Mechanismen, um das Eindringen großer Mengen von Fettsäuren zu blockieren.

Schritt 3: Fett gelangt in Ihr Fettgewebe

Im Gegensatz zu anderen Geweben, die sich an bestimmten Stellen in Ihrem Körper befinden (beispielsweise Gehirn, Herz oder Lunge), ist das Fettgewebe (auch einfach als Fett bezeichnet) an vielen Stellen lokalisiert. Fast überall finden sich kleine oder größere Fettpolster: an Bauch, Po, Oberschenkeln, unterem Rückenbereich, Brust, Achselhöhlen, Gesicht, Hals, ja sogar an den Knöcheln. Fettsäuren gelangen genau auf die gleiche Weise in Ihr Fettgewebe wie in alle anderen Gewebe – mithilfe von Enzymen, sogenannten *Lipasen* und *Fetttransportern* (FATPs). Fettsäuren sind leicht absorbierbar, weil Ihr Fettgewebe genau über die richtigen molekularen Mechanismen zur Langzeitaufnahme und -speicherung von Fettsäuren verfügt; genau dafür ist Ihr Fettgewebe bestimmt. Die meisten Menschen möchten die Menge des Fettgewebes in ihrem Körper verringern. Doch man darf nicht vergessen, dass Fettgewebe eigentlich ein Schutzorgan ist. Ihr Fettgewebe ist so programmiert, dass es als Reaktion auf üppiges Nahrungsangebot und Hungersnöte wächst bzw. schrumpft und in Zeiten, in denen überschüssige Kalorien zur Verfügung stehen, Energie speichert, um für Notzeiten vorzusorgen. Außerdem schützt Ihr Fettgewebe andere Gewebe – beispielsweise Leber und Muskeln – vor der Anhäufung überschüssiger Fettsäuren, indem es ihnen einen anderen Platz bietet, wo sie sich ablagern können.

Warum halten die meisten Menschen und auch Mediziner Fettgewebe für gefährlich? Ganz einfach: Ähnlich wie *überschüssiges* Insulin erhöht auch *überschüssiges* Fett

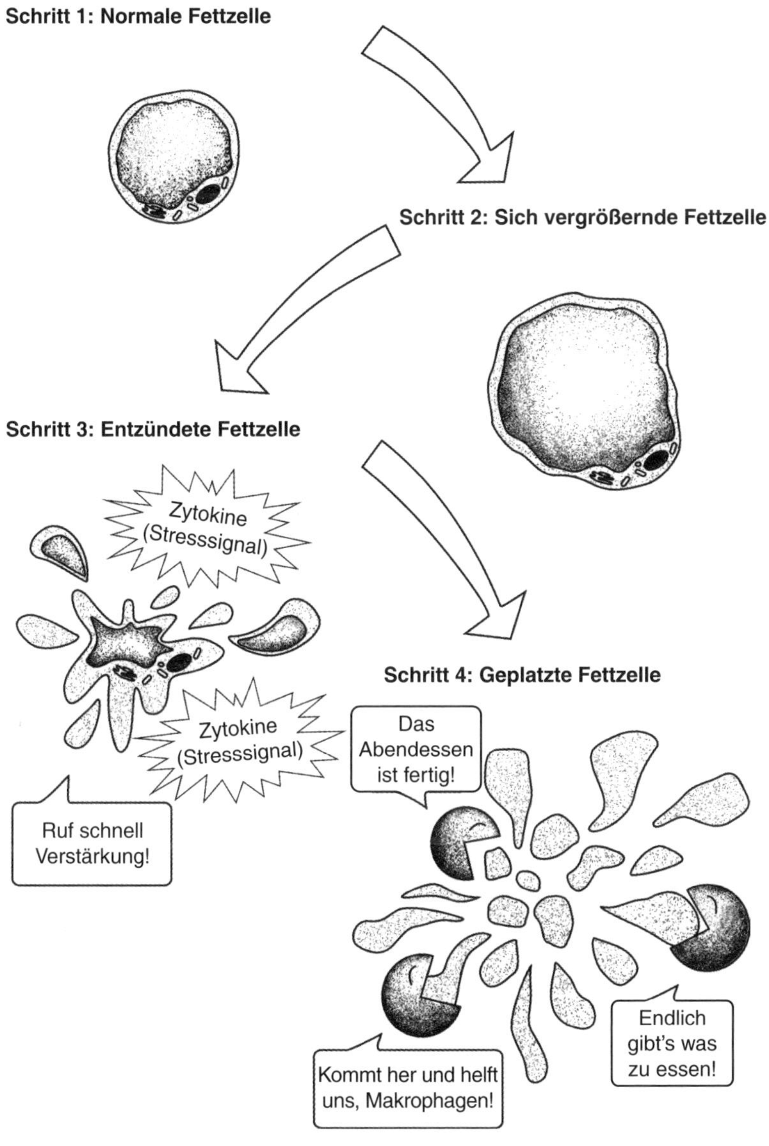

Makrophagen sind Blutkörperchen, die Zelltrümmer von beschädigten und geplatzten Zellen verschlingen. Zellen in Ihrem Fettgewebe können sich vergrößern und platzen, wenn sie chronisch überfüttert werden. Das verursacht eine unterschwellige Entzündung, und diese Entzündung führt wiederum dazu, dass das Insulin in Ihrem Körper nicht mehr richtig wirken kann.

Ihr Risiko für viele chronische Krankheiten – vor allem das tief im Körper liegende Bauchfett, das Ihre inneren Organe umhüllt. Je mehr Fett sich in Ihrem Bauch ablagert, umso höher ist Ihr Risiko für Fettleibigkeit, Herz-Kreislauf-Erkrankungen, Bluthochdruck, Diabetes und Insulinresistenz.

Schritt 4: Ihr Fettgewebe entzündet sich

Die Entstehung von Insulinresistenz durch Fettgewebe ist ein faszinierender Vorgang, den wir Ihnen an dieser Stelle genauer erklären möchten. Fettzellen sind zwar unglaublich flexibel und können große Mengen Fett speichern, sich aber nicht unbegrenzt ausdehnen. Wenn Fettzellen chronisch überfüttert werden, können sie sich daher – genau wie jedes andere Gewebe – entzünden. Das führt zu einem unterschwelligen chronischen Entzündungsprozess, der eine Insulinresistenz auslöst.

Wenn Sie sich sehr fettreich ernähren, sammeln sich in den Zellen in Ihrem Fettgewebe Fettsäuren an. Mit der Zeit können diese Zellen aufplatzen, sodass ihr Inhalt in die Gewebsflüssigkeit austritt. Durch diese Explosion gelangen Zelltrümmer in Ihr Blut, und benachbarte Zellen schütten Stresssignale namens *Zytokine* ins Blut aus. Diese Zytokine rekrutieren dann wiederum Zellen namens Makrophagen, die in das Gewebe eindringen und nach den unerwünschten Zelltrümmern aus den geplatzten Zellen suchen. Sie können sich die Makrophagen als biologische Variante von Pac-Man vorstellen: Ihre Aufgabe ist es, Zelltrümmer und andere Abfallstoffe wegzuräumen, indem sie sie umfließen. Und für Makrophagen ist keine Aufgabe zu groß – wenn es zu viele Abfälle gibt, können sie einen „Hilferuf" aussenden, indem sie noch mehr Zytokine ausschütten. Das Problem ist allerdings, dass diese Signale nicht nur weitere hungrige Makrophagen rekrutieren, sondern auch chronische Entzündungen auslösen und somit einen Zustand der Insulinresistenz in dem Fettgewebe erzeugen.

Schritt 5: Fett führt dazu, dass Muskeln und Leber Insulin abweisen

Auch wenn Ihre Muskeln und Ihre Leber aus Glukose, Fettsäuren und Aminosäuren ATP bilden können, sind Muskeln und Leber doch darauf programmiert, Glukose als Hauptbrennstoff zu nutzen. Muskel- und Leberzellen sind ähnlich aufgebaut – sie können kleine Fettmengen in Lipidtröpfchen und Glukose in Form von Glykogen speichern. Ihre Muskeln und Ihre Leber sind von Natur aus darauf ausgelegt, „mager" zu bleiben, also stets nur geringe Mengen an Fettsäuren in Lipidtröpfchen zu beinhalten.

Da die Gewebe jedoch Nährstoffe aus Ihrem Blut aufnehmen, sind sie nicht vor dem starken Zustrom an Fettsäuren geschützt, zu dem es in den Stunden nach einer fettreichen Mahlzeit kommt. Da die Fettsäuren im Rahmen des Verdauungsprozesses *vor* der Glukose ins Blut gelangen, erhalten Muskeln und Leber mehr Fettsäuren als Glukose – so entstehen ideale Voraussetzungen für eine Insulinresistenz. Wenn Muskulatur und Leber Fettsäuren aus dem Blut aufnehmen, *regulieren* sie alle Enzyme *hoch*, die am Fettsäurestoffwechsel beteiligt sind, und alle Enzyme *herunter*, die am Glukosestoffwechsel beteiligt sind – denn Fettsäuren sind jetzt der Brennstoff, der am reichlichsten zur Verfügung steht.

Wenn die Zellen in Leber und Muskeln anfangen, Fettsäuren zu verbrennen und zu speichern, verhindern sie (genau wie Philip Randle es beschrieben hat) das Eindringen von Glukose. Denn der zelluläre Mechanismus, der für die Aufnahme, Verarbeitung und Speicherung von Glukose erforderlich ist, hat jetzt nicht die oberste Priorität: Die Zellen in Ihrer Leber und Ihrer Muskulatur verändern ihre interne Enzymmaschinerie je nachdem, welcher Brennstoff gerade am leichtesten verfügbar ist.

Wie verhindern diese Zellen das Eindringen von Glukose? Mit einem ganz einfachen Trick: Sie „beachten" das Insulin einfach nicht mehr, indem sie die Insulinrezeptoren an den Zelloberflächen herunterregulieren. Schon nach einer einzigen fettreichen Mahlzeit werden die Insulinrezeptoren innerhalb von ein paar Stunden weniger zahlreich und funktionsfähig, leisten weniger Arbeit, und es fällt ihnen sehr schwer, Insulin in Ihrem Blut zu erkennen. Diese dysfunktionalen Insulinrezeptoren halten Glukose aus Ihren Zellen fern, sodass sie über lange Zeit im Blut verbleibt. Wenn Sie Ihren Blutzucker zwei bis sechs Stunden nach dem Verzehr einer Mahlzeit messen, die überwiegend Fett und Eiweiß mit einer kleinen oder mittelgroßen Menge an Kohlenhydratkalorien enthalten hat, sehen Sie vielleicht einen hohen Wert und fragen sich: „Warum ist mein Blutzuckerspiegel so hoch? Ich habe doch gar nicht so viel Kohlenhydrate gegessen."

Genau zu diesem Zeitpunkt findet in Ihrem Körper die erste Abstoßung von Insulin statt. Im Gegensatz zum Fettgewebe, das speziell darauf ausgelegt ist, Fett zu speichern, um andere Organe vor einer Fettüberladung zu schützen, ist Ihr Muskel- und Lebergewebe darauf programmiert, kleine Mengen Fett und große Mengen Glykogen zu speichern. Aber wenn Ihre Leber und Ihre Muskeln nach einer fettreichen Mahlzeit erstmals Fett aus dem Blut aufnehmen, reagieren sie darauf mit einer Insulinabstoßung, um das Eindringen von Glukose zu blockieren, da sie bereits Fettsäuren als primäre Energiequelle akzeptiert haben. Wer zuerst kommt, mahlt zuerst.

Überschüssiges Insulin wirkt wie eine Abrissbirne

Man kann sich diese Insulinresistenz auf ganz einfache Weise veranschaulichen: Stellen Sie sich vor, dass Ihre Gewebe eine Ziegelmauer bilden, um sich vor übermäßiger Nährstoffzufuhr zu schützen. Insulin ist die Abrissbirne, die dazu dient, diese Mauer einzureißen. Unter normalen Bedingungen wirkt dieses Insulin wie eine Art Aufsichtsperson, die die Glukose begleitet und dafür sorgt, dass sie in alle Gewebe Ihres Körpers gelangt. Jedes Mal, wenn Sie eine kohlenhydrathaltige Mahlzeit essen, wird Insulin gebraucht, um die Kohlenhydrate ins Innere der Zellen (auf die andere Seite der Ziegelmauer) zu transportieren.

Bei insulinsensitiven Menschen ist diese Ziegelmauer sehr dünn, sodass nur wenig Insulin gebraucht wird, um ein Loch hineinzuschlagen und Glukose in die Zellen hineinzubringen. Bei einer Insulinresistenz dagegen ist die Mauer hoch und dick, und um sie zu überwinden und Glukose ins Zellinnere gelangen zu lassen, muss Ihre Bauchspeicheldrüse übermäßig viel Insulin ausschütten. Sie sagt also gewissermaßen: „Hey, Gewebe, braucht ihr eine größere Abrissbirne? Dann produziere ich einfach mehr Insulin!“ Da mit der Zeit immer mehr Insulin ausgeschüttet (oder bei Menschen mit insulinpflichtigem Diabetes gespritzt) wird, gewinnt die Abrissbirne immer mehr an Kraft, bis es ihr endlich gelingt, ein Loch in die Mauer zu reißen. Sobald die Insulin-Abrissbirne dieses Loch erzeugt hat, kann Glukose ins Gewebe eindringen, und die Glukosemenge in Ihrem Blut – Ihr Blutzuckerspiegel – nimmt schnell ab.

Letztendlich gibt es also zwei Möglichkeiten, Glukose in Ihr Gewebe hineinzulassen: (a) Sie können die Höhe und Dicke der Ziegelmauer verringern, indem Sie verhindern, dass sich zu viele Fettsäuren in Ihrem Blut ansammeln; oder (b) Sie verlassen sich auf die Abrissbirne „übermäßige Insulinproduktion“, um die Mauer einzureißen. Letztendlich führen beide Methoden dazu, dass Glukose ins Gewebe eintritt. Allerdings ist die erste Methode die einzige, die Ihr Risiko für langfristige chronische Erkrankungen so gering wie möglich hält, während die zweite Methode das Risiko für tödliche Herz-Kreislauf-Erkrankungen deutlich erhöht.

Schauen Sie sich einmal die Abbildung auf der nächsten Seite an: Sie veranschaulicht, wie im Übermaß produziertes Insulin ähnlich wie eine Abrissbirne auf die durch Insulinresistenz entstandene Ziegelmauer losgeht.

Um noch einmal auf die beiden Möglichkeiten zurückkommen, die Sie haben, um Glukose zum Eintritt in die Muskel- und Leberzellen anzuregen: Eigentlich liegt es auf der Hand, dass wir Fans der ersten Methode sind – *die Höhe und Dicke der Ziegelmauer zu verringern, indem Sie dafür sorgen, dass sich nicht zu viele Fettsäuren in Ihrem Blut ansammeln.* Denn fettreiche Ernährung verursacht nicht nur eine Insulinresistenz, sondern erhöht im Lauf der Zeit auch Ihr Risiko für viele chronische Krankheiten.

Eine der häufigsten Nebenwirkungen einer fettreichen Ernährung ist die Fettleber (auch unter der Bezeichnung „nicht-alkoholische Fettleberkrankheit", kurz: NAFLD bekannt). Eine Fettleberkrankheit entsteht, wenn Ihre Leber zu mehr als 5 Gewichtsprozent aus Fett besteht. Das führt zu einer Lebervergrößerung, die dann wiederum in eine *Leberfibrose* münden kann, bei der sich Narbengewebe in der Leber bildet. Wenn das Bindegewebe dysfunktionale Leberzellen zerstört, kommt es schließlich zu einer *Leberzirrhose.* Es stimmt zwar, dass auch der Verzehr von raffinierten Zuckern mit hohem Fruktosegehalt, beispielsweise Saccharose und fruktosereichem Maissirup (HFCS), zur Entstehung einer Fettleber beitragen kann; doch immer mehr wissenschaftliche Untersuchungen zeigen, dass fettreiche Ernährung mit der Zeit zu einer fortschreitenden Abnahme der Leberfunktion führt.

Ihre Leber spielt bei der Insulinresistenz eine wichtige Rolle, da die Leberzellen in der Lage sind, Glukose ins Blut auszuschütten, um Ihr Gehirn jederzeit mit genügend Zucker zu versorgen. Und Insulin ist das Signal, das Ihrer Leber genau sagt, wann sie mehr oder weniger Glukose freisetzen muss. Wenn Insulin nach einer Mahlzeit reichlich im Blut vorhanden ist, schüttet Ihre Leber weniger Glukose aus. Wenn Sie nach mehrstündigem Fasten weniger Insulin im Blut haben, setzt Ihre Leber schneller Glukose frei, um Ihr Gehirn ständig mit diesem wichtigen Treibstoff zu versorgen.

Und genau da liegt das Problem: Wenn Sie aufgrund von überschüssigem Nahrungsfett eine Insulinresistenz in der Leber entwickeln, kann Ihre Leber nicht sehr effektiv auf das Insulin reagieren, und das führt zu einer chronisch hohen Glukosefreisetzung, zu hohem Nüchternblutzucker und hohen Blutzuckerwerten nach Mahlzeiten. Überschüssige Fettsäuren hindern Ihre Leber sogar daran, genau zu kontrollieren, wie viel Glukose sie ins Blut abgibt.

Schritt 6: Die Betazellen geraten in Stress

Die Betazellen in Ihrer Bauchspeicheldrüse haben die Funktion, Insulin zu produzieren und ins Blut abzugeben. Sie machen weniger als 1 Gewichtsprozent Ihrer gesamten Bauchspeicheldrüse aus, bilden also nur sehr kleine Zellhaufen. Ihr Körper hat keinen Back-up-Mechanismus für die Insulinproduktion. Wenn die Funktion Ihrer Betazellen also beeinträchtigt ist, so ist das eine *Stoffwechselkatastrophe* für Ihren ganzen Körper. Genau wie Leber und Muskeln empfindlich auf eine Ansammlung von Fett reagieren, sind auch Ihre Betazellen sehr empfindlich: Eine Anhäufung von überschüssigem Fett in den Betazellen führt zu einer gravierenden Funktionsstörung (*Lipotoxizität*).

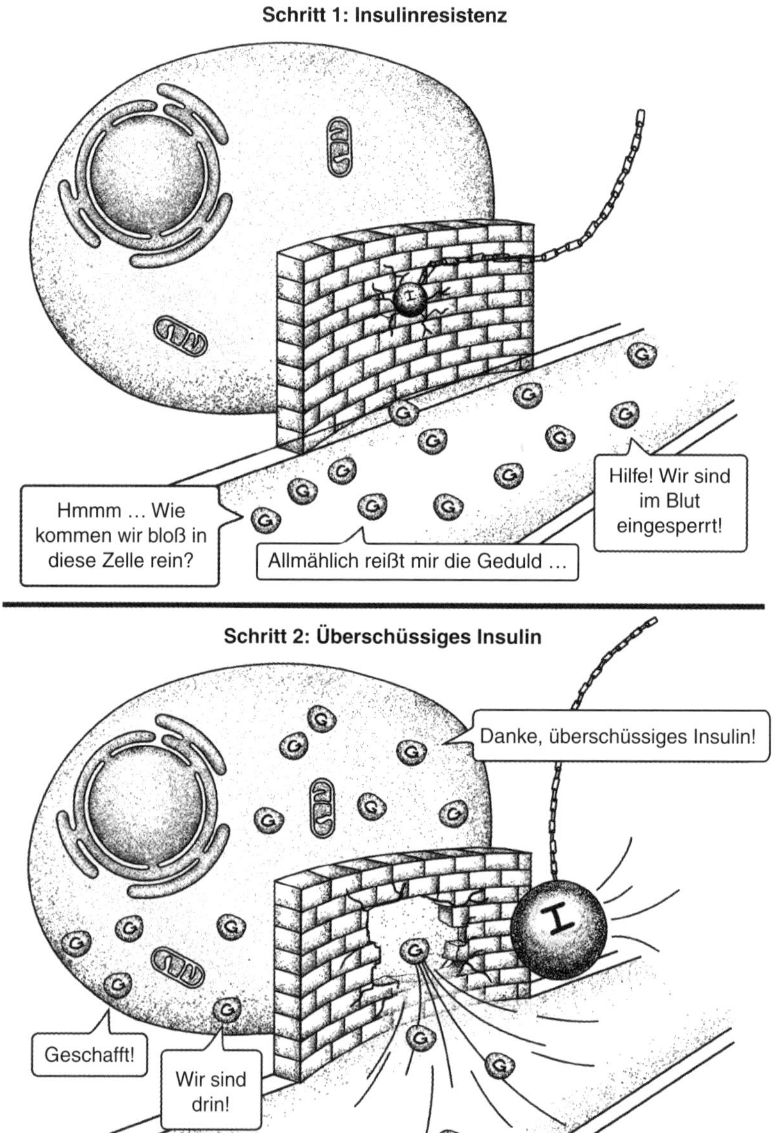

Insulinresistenz ist wie eine Art Ziegelmauer, die das Insulin daran hindert, mit den Zellen zu kommunizieren, sodass Glukose in Ihrem Blut verbleibt. Überschüssiges Insulin wirkt wie eine Abrissbirne, die ein Loch in die Mauer schlägt, sodass die Glukose in alle Zellen eindringen kann.

Betazellen reagieren noch empfindlicher auf Fettsäuren als Leber- und Muskelzellen, da sie sich nur begrenzt vor einer Schädigung schützen können. Wenn sie über längere Zeit hohen Fettkonzentrationen ausgesetzt sind, reichen ihre antioxidativen Selbstschutzmechanismen nicht mehr aus – dann verlieren sie ihre Funktionsfähigkeit. Außerdem zwingt der zunehmende Insulinbedarf Ihre Betazellen jetzt, Insulin im Schnellverfahren zu produzieren, wodurch sie noch mehr in Stress geraten, bis sie schließlich kein Insulin mehr bilden können. Bei manchen Menschen läuft dieser Prozess über viele Jahre ganz allmählich ab, bei anderen sehr schnell.

Dieser chronische Betazellstress führt zu einem Ergebnis mit einem genau dazu passenden düsteren Namen: Betazell-Suizid. Irgendwann gerät eine gestresste Betazelle an einen Punkt, wo es für sie besser ist, Selbstmord zu begehen, als am Leben zu bleiben. Dann durchlaufen die Zellen einen Prozess namens *Apoptose* (programmierter Zelltod). Sie ziehen also gewissermaßen den Schlussstrich: „Das war's! Wir können nicht mehr!" Wenn viele Betazellen diese Apoptose durchlaufen, sinkt die Insulinproduktion innerhalb kurzer Zeit schnell unter normale physiologische Werte.

So wie die Spitzeninsulinproduktion von Mensch zu Mensch variiert, so ist auch das Ausmaß dieses Betazellselbstmords sehr variabel. Manche Menschen behalten 60 % ihrer ursprünglichen Betazellmasse, während die Anzahl der Betazellen bei anderen auf bis zu 20 % zurückgeht. Autopsien zeigen immer wieder, dass bei den meisten Patienten mit Typ-2-Diabetes mehr als die Hälfte der Betazellen abgestorben ist. Dann ist nur noch eine kleine Betazellpopulation ganz allein dafür zuständig, dass genügend Insulin ausgeschüttet wird, um den Stoffwechselbedarf des ganzen Körpers zu decken. Wie Sie sich sicherlich denken können, ist das für sie sehr schwer zu schaffen – es sei denn, Sie helfen Ihren Muskeln und Ihrer Leber dabei, ihren Insulinbedarf deutlich zu senken.

Nach dem 20. Lebensjahr bildet der Körper keine neuen Betazellen mehr; daher gilt der Betazelltod als irreversibel. Dann stellt sich die Frage: Wenn Sie Ihre Ganzkörper-Insulinresistenz deutlich senken – kann die restliche Betazellpopulation dann genügend Insulin produzieren, um den Bedarf aller Gewebe zu decken? Glücklicherweise lautet die Antwort darauf fast immer: Ja. Selbst wenn schon viele Betazellen abgestorben sind, ist die verbleibende Betazellpopulation oft noch in der Lage, genügend Insulin für alle Gewebe zu bilden – *aber nur dann, wenn Sie etwas tun, um den Insulinbedarf Ihres Körpers zu senken, indem Sie Ihre Insulinsensitivität erhöhen.* Es lohnt sich also, dafür zu sorgen, dass Ihr Körper nicht übermäßig viel Insulin braucht, um Ihre Betazellen vor Selbstmord zu schützen. Zum Glück lernen Sie im Rahmen dieses Diabetes-im Griff-Programms, wie Sie die Ansammlung von überschüssigem Fett in Geweben, die eigentlich fettfrei sein sollten, verhindern bzw. rückgängig machen und den Betazell-Selbstmord somit von vornherein verhindern können.

Insulinresistenz bei Typ-1- und LADA-Diabetes

Viele Ärzte glauben, dass außer Typ-1- und LADA-Diabetikern nur Patienten mit Prä-, Typ-2- und Schwangerschaftsdiabetes an Insulinresistenz leiden. Außerdem sind viele Menschen der Meinung, dass eine Insulinresistenz nur bei übergewichtigen Menschen auftritt – dass jemand, der schlank ist oder einen normalen Body-Mass-Index (BMI) hat, also automatisch insulinsensitiv ist. Doch leider trifft das nicht zu. Eine Insulinresistenz kann man von außen nicht erkennen: Denn darin spiegelt sich der *innere* Zustand von Leber, Muskeln, Fettgewebe, Bauchspeicheldrüse und Blutgefäßen wider. Sie können also unabhängig von Ihrem Gewicht eine Insulinresistenz entwickeln.

Im Gegensatz zu Typ-2-Diabetes treten Typ-1- und LADA-Diabetes auf, wenn *Ihr Immunsystem* die Betazellen zerstört, sodass diese nicht mehr genügend Insulin produzieren können, um Ihren Blutzuckerspiegel im Normbereich (80–130 mg/dl) zu halten. Wenn das Immunsystem sich irrtümlicherweise gegen körpereigenes Gewebe wendet, spricht man im wissenschaftlichen Fachjargon von einer *Autoimmunerkrankung*. Was weiß die Wissenschaft bisher über Autoimmunität? Nun, man weiß zum Beispiel, dass manche Menschen von Geburt an eine genetische Veranlagung für Typ-1- und LADA-Diabetes haben. Man weiß aber auch, dass diese Menschen nur dann eine Autoimmunität entwickeln, wenn ein oder mehrere umweltbedingte „Auslöser" vorliegen – zum Beispiel eine Virusinfektion, eine bakterielle Infektion oder Exposition gegenüber Kuhmilcheiweiß in sehr jungen Jahren. Wir werden in Kapitel 5 noch näher auf den Zusammenhang zwischen Milchprodukten und Autoimmunität eingehen; doch vorläufig genügt die Information, dass man auch dann eine ernährungsbedingte Insulinresistenz entwickeln kann, wenn man an einem Autoimmundiabetes leidet.

Auch wenn Typ-2-Diabetes durch Insulinresistenz und Typ-1- und LADA-Diabetes durch eine Autoimmunreaktion entstehen, ist die ernährungsbedingte Insulinresistenz bei beiden Erkrankungen biologisch identisch. Es deuten sogar immer mehr wissenschaftliche Beweise darauf hin, dass Insulinresistenz bei Autoimmundiabetes ein zunehmendes Problem darstellt, weil unser moderner Lebensstil eben alles andere als optimal ist und unsere Ernährung vorwiegend aus kohlenhydratarmen Lebensmitteln wie Fleisch, Fisch, Milchprodukten, Eiern und Ölen besteht oder wir viel raffinierten Zucker und viele verarbeitete Lebensmittel zu uns nehmen.

Wenn Sie an einem Autoimmundiabetes leiden und aufgrund Ihrer Ernährung gleichzeitig auch noch eine Insulinresistenz entwickeln, entsteht ein Doppeldiabetes: Das bedeutet, dass bei Ihnen sowohl ein Autoimmundiabetes als auch Symptome eines Typ-2-Diabetes vorliegen.

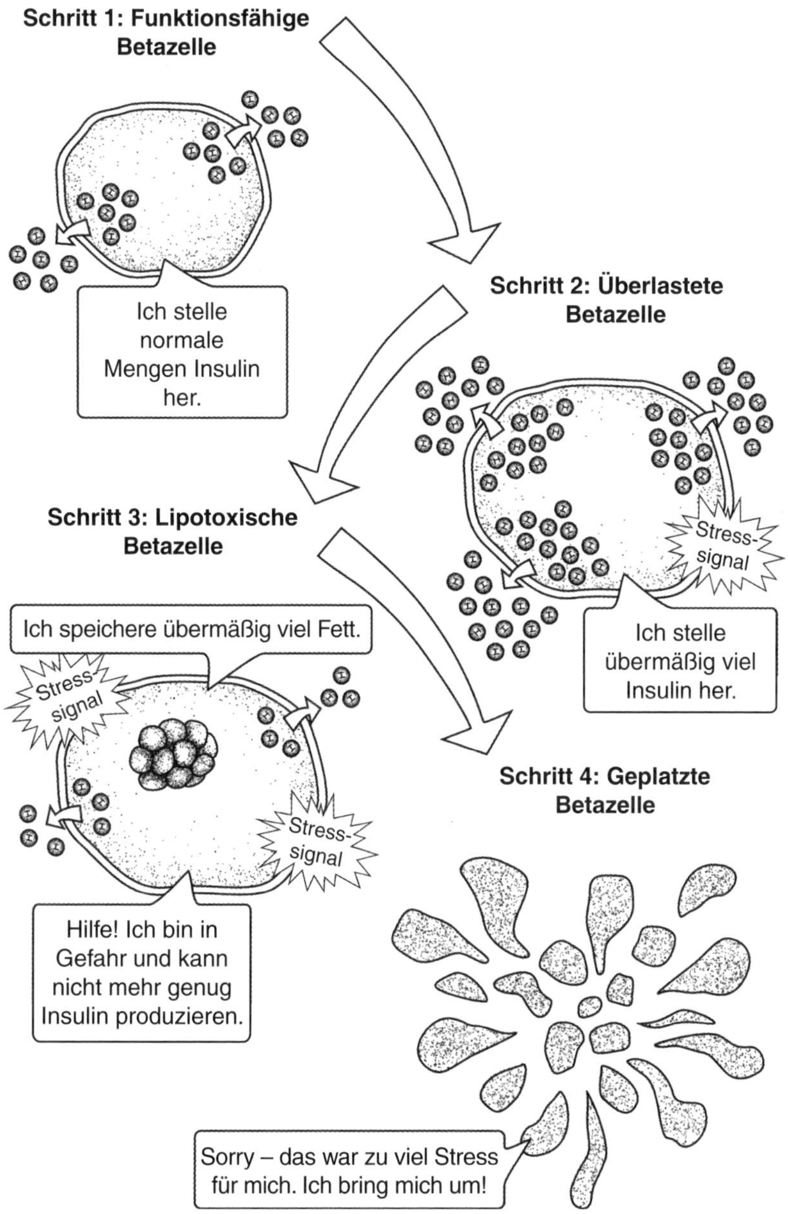

Funktionsfähige Betazellen können Selbstmord begehen, wenn sie unter Stress stehen und wenn sich im Lauf der Zeit überschüssige Fettsäuren darin ansammeln. Da dieser Betazelltod weitgehend irreversibel ist, sollten Sie alles tun, um sich eine möglichst gute Betazellfunktion zu erhalten.

Doppeldiabetes ist eine lebensbedrohliche Kombination aus zwei verschiedenen Erkrankungen, die eine Einstellung Ihres Blutzuckerspiegels praktisch unmöglich macht, da die Glukose dann ständig in Ihrem Blut bleibt und nicht in größeren Mengen in Muskeln und Leber gelangen kann. Ein Doppeldiabetes tritt auf, wenn Sie bereits an Typ-1- oder LADA-Diabetes leiden und sich zusätzlich auch noch eine Insulinresistenz „anessen".

Unseren Beobachtungen zufolge leiden viele Typ-1- und LADA-Diabetiker an einem Doppeldiabetes – einem frustrierenden Cocktail aus:

- zu hohem HbA1c
- schwer einstellbarem Blutzucker
- steigendem Insulinbedarf
- Antriebslosigkeit
- gestörter Verdauung
- Bluthochdruck
- zu hohem Cholesterinspiegel
- schlechter Kohlenhydrattoleranz
- und/oder großen Problemen mit der Gewichtsabnahme

Wenn Sie zu dieser Patientengruppe gehören, haben Sie Glück, denn die Diabetes-im Griff-Methode ist das einzige Programm auf der Welt, mit dem man das Problem des Doppeldiabetes angehen kann. Dank dieser Methode können Sie sich das Leben mit Autoimmundiabetes erleichtern und Ihren Blutzucker gut einstellen.

Was haben Sie in diesem Kapitel gelernt?

- Ihre Ärzte haben während des Medizinstudiums nichts über Ernährung gelernt. (Dafür können sie nichts.)
- Das kohlenhydratzentrierte Diabetesmodell ist eine lückenhafte, zu stark vereinfachte Sichtweise, die Diabetiker einem hohen Risiko für zukünftige Komplikationen aussetzt.
- Nicht Insulin an sich, sondern *überschüssiges* Insulin ist Ihr Feind, denn es erhöht im Lauf der Zeit das Risiko für Stoffwechselstörungen in vielen Geweben.
- Insulinresistenz entsteht durch eine Ansammlung von *überschüssigem* Fett in Geweben, die nicht dafür bestimmt sind, viel Fett zu speichern.
- Eine fettreiche Ernährung führt zu einer Ganzkörper-Insulinresistenz, die wiederum eine Insulinabweisung in Leber, Muskeln und Fettgewebe verursacht und Ihre Betazellen in den Tod treibt.
- Eine Insulinresistenz kann man auch dann entwickeln, wenn man schlank ist, einen normalen BMI hat oder unter Typ-1- oder LADA-Diabetes leidet.

Kapitel 4
Fett ist nicht gleich Fett

Von fettreicher zu pflanzlicher Ernährung: Lindsay

Bei Lindsay Garcia wurde im Jahr 2014 Typ-2-Diabetes diagnostiziert. Um ihren Blutzucker in den Griff zu bekommen und ihren Gesundheitszustand nachhaltig zu verbessern, befolgte sie die Empfehlung ihres Heilpraktikers, sich kohlenhydratarm und eiweißreich zu ernähren, obwohl sie vor der Diabetesdiagnose alle tierischen Produkte von ihrem Speisezettel gestrichen hatte. In den ersten Monaten ging es Lindsay damit hervorragend: Ihr HbA1c sank von 10,0 % auf unter 6,0 %, und sie konnte ihren Blutzucker sehr gut einstellen. Doch trotz ihrer ausgezeichneten Werte fühlte sie sich hundeelend. Sie litt ständig unter Verstopfung und musste alle paar Tage Abführmittel nehmen. Nachdem sie sich ein paar Monate lang an diese kohlenhydratarme, eiweißreiche Kost gehalten hatte, fiel es ihr immer schwerer, ihren Cholesterinspiegel unter Kontrolle zu halten. Auch ihr Blutzucker lag fast ständig über 300 und sank nur selten einmal unter 250 mg/dl. Ihr Heilpraktiker diagnostizierte fälschlicherweise einen Typ-2-Diabetes und verschrieb ihr Metformin zur Blutzuckersenkung; doch bei einem Besuch beim Endokrinologen erfuhr sie, dass sie in Wirklichkeit Typ-1-Diabetes hatte.

Frustriert suchte Lindsay nach einem Ernährungsberater, der ihr bei der Umstellung auf eine pflanzliche Kost helfen sollte, um als Sportlerin besser mit ihrem Typ-1-Diabetes zurechtzukommen. Im Oktober 2016 meldete sie sich für das Nie-wieder-Diabetes-Coaching-Programm an und lernte sehr schnell, ihren Gesamtfettverzehr einzuschränken und das Timing ihrer Insulinspritzen an ihre neue Ernährung anzupassen. Außerdem erfuhr sie, wie sie ihren Blutzucker vor, während und nach dem Sport am besten einstellen und ihre Aufnahme fettarmer, vollwertiger pflanzlicher Lebensmittel erhöhen konnte. Schon ein paar Wochen nach der Umstellung auf diese neue Ernährung stieg ihr Kohlenhydrat-Insulin-Verhältnis von 9:1 auf 25:1 bis 35:1. Sie erhöhte ihre Kohlenhydrataufnahme von ungefähr 175 auf mindestens 500 Gramm pro Tag und konnte gleichzeitig ihren

Gesamtinsulinverbrauch von 40 auf 30 Einheiten pro Tag senken. Und was das Allerbeste ist: Lindsays HbA1c beträgt jetzt nur noch 5,8 %! Auch ihre Herz-Kreislauf-Gesundheit hat sich durch dieses Programm sehr stark verbessert: Ihr Gesamtcholesterin ist von 187 auf 126 mg/dl gesunken – jetzt braucht sie sich über ihr Herz-Kreislauf-Risiko keine Sorgen mehr zu machen. Im November 2018 ging es Lindsay sogar so gut, dass sie an ihrem ersten Marathonlauf teilnahm – und das mit einer rein pflanzlichen Ernährung! Sie hat das Gefühl, dass ihr Zustand sich von Grund auf verbessert hat, und freut sich darüber, dass ihr Leben durch die Diabetes-im Griff-Methode so einfach geworden ist und sie ihren Blutzucker trotzdem hervorragend einstellen kann.

Nicht nur die *Menge* an Nahrungsfett wirkt sich auf Ihre Blutzuckerwerte aus, sondern auch die *Qualität*. Denn Fett ist nicht gleich Fett – zumindest nicht, wenn es um die Einstellung Ihres Blutzuckers und die Bekämpfung Ihrer Insulinresistenz geht. Transfette, gesättigte und ungesättigte Fette haben sehr unterschiedliche Auswirkungen auf Ihre Stoffwechselsituation. Fettreiche tierische Nahrungsmittel (Fleisch, Fisch, Milchprodukte, Eier, Geflügel und verarbeitete Fleischprodukte), raffinierte Kohlenhydrate (mit Zucker gesüßte Getränke, Gebäck, Kekse, Kräcker, Brot) und Pflanzen-, Nuss- und Kernöle begünstigen die Entstehung einer Insulinresistenz am allermeisten und erhöhen außerdem Ihr Risiko für chronische Krankheiten. Pflanzliche fettreiche Lebensmittel (Nüsse, Kerne, Oliven, Avocados und Kokosnüsse) dürfen im Rahmen des Diabetes-im Griff-Programms in kleinen Mengen gegessen werden, tragen aber – im Übermaß verzehrt – ebenfalls zur Entwicklung einer Insulinresistenz bei. Auch wenn sie gesünder sind als fettreiche tierische Produkte, sollten Sie unbedingt darauf achten, nicht zu viele pflanzliche fettreiche Lebensmittel zu essen, um Ihren Blutzucker möglichst gut einstellen zu können. Sich Gedanken über Ihre Nahrungsfettquellen zu machen, ist eine wichtige Voraussetzung für den nächsten Schritt in unserem Programm: die Umstellung auf eine fettarme, vollwertige pflanzliche Kost.

Warum ist Nahrungsfett so wichtig?

Obwohl die Zusammenhänge zwischen Fett und Insulin ein unterschätztes biologisches Phänomen sind, dürfen Sie nicht vergessen, dass Fettsäuren und fettlösliche Substanzen für alle Gewebe Ihres Körpers eine wichtige Rolle spielen. Im Rahmen des Nie-wieder-Diabetes-Programms sollen Sie Ihren Gesamtfettverzehr zwar *einschränken, aber nicht völlig auf Fett verzichten*. Gleichzeitig sollten Sie auf die Qualität der Fette achten, die Sie zu sich nehmen.

So können Sie Ihre Insulinsensitivität stark erhöhen und Ihr Risiko für chronische Erkrankungen senken.

Obwohl ein zu hoher Gesamtfettverzehr „ideale" Voraussetzungen für Insulinresistenz und hohe Blutzuckerwerte schafft, ist es wichtig, zwischen verschiedenen Arten von Fett zu unterscheiden. Denn nicht alle Fettarten verhalten sich in Ihrem Körper gleich; jede hat andere Auswirkungen auf Ihre Insulinresistenz und Ihre Blutzuckereinstellung.

1. Transfette

Transfette kommen von Natur aus in sehr kleinen Mengen (zwischen 1 und 10 % des Gesamtfettgehalts) in Rind-, Schweine- und Lammfleisch, Butter und Milch vor. In der Ernährung der meisten Menschen entsteht der allergrößte Teil der Transfette jedoch durch einen chemischen Prozess namens *Hydrierung*, mit dem Lebensmittelhersteller ungesättigte in gesättigte Fettsäuren umwandeln. Die Hydrierung wurde erfunden, um Flüssigkeiten in Feststoffe umzuwandeln und streichfähige Produkte mit langer Haltbarkeit zu erzeugen. Bestes Beispiel: Margarine.

Transfette verstecken sich in allen verarbeiteten Lebensmitteln – auch in Produkten, die *teilweise hydrierte Pflanzenöle* enthalten, wie beispielsweise Kuchen, Torten, Keksen, Biskuits, Frühstückssandwichs, Margarine, Kräckern, Mikrowellen-Popcorn, mit Creme gefüllten Bonbons oder Pralinen, Donuts, gebrauchsfertigem Teig und (auch milchfreiem) Kaffeeweißer. Außerdem sind Transfette sowohl in verarbeitetem als auch in unverarbeitetem Fleisch enthalten, wobei verarbeitetes Fleisch einen deutlich höheren Gehalt hat als das unverarbeitete Fleisch, von dem es stammt.

Schon seit vielen Jahren werden Produkte, die teilweise hydrierte Pflanzenöle enthalten, trügerischerweise als „gesünder" angepriesen, weil sie weniger (oder gar kein) Cholesterin enthalten. In Wirklichkeit schaden die durch die teilweise Hydrierung entstandenen Transfette dem Stoffwechsel mehr als Cholesterin; doch diese wichtige Tatsache bleibt den Verbrauchern, die auf der Suche nach gesünderen Lebensmitteln sind, leider verborgen.

Man entdeckt immer mehr Zusammenhänge zwischen Transfetten und Herz-Kreislauf-Erkrankungen, unter anderem Herzinsuffizienz, Schlaganfall, Arteriosklerose, zu hohen Cholesterinwerten und Bluthochdruck. Studien zufolge kann Ihr Risiko für die Entstehung einer Herzinsuffizienz durch industriell hergestellte Transfette erheblich steigen. Schon geringe Mengen an Transfetten können Ihr LDL-Cholesterin direkt erhöhen, Ihr HDL-Cholesterin senken, Gefäßentzündungen verursachen und die Entstehung arteriosklerotischer Plaques sowohl in den Herzkranzgefäßen als auch in den peripheren Blutgefäßen beschleunigen. Außerdem vermutet man, dass Transfette zur Entstehung von kognitiven Problemen wie Alzheimer, Demenz und Depressionen beitragen. Studien zufolge haben Menschen, die mehr industrielle Transfette zu sich nehmen, ein höheres Alzheimer-Risiko als Menschen, die wenig von diesen Fetten verzehren. Das ist entweder auf eine direkte Schädigung der Nervenzellen im Gehirn oder indirekt auf eine Erhöhung des Cholesterinspiegels zurückzuführen. (Man weiß, dass zu hohe Cholesterinwerte zur Entstehung der Alzheimer-Krankheit beitragen.)

Was den Zusammenhang zwischen Transfetten und Insulinresistenz anbelangt, so gibt es zahlreiche Belege dafür, dass diese Fette die Fähigkeit von Betazellen, auf Glukose zu reagieren, direkt beeinträchtigen, und zwar sowohl in Zellkulturen als auch bei Tieren. Die Nurses' Health-Studie, für die Forscher der Harvard T. H. Chan School of Public Health über einen Zeitraum von 19 Jahren Daten von mehr als 200.000 Personen analysierten, hat gezeigt, dass eine höhere Zufuhr von Transfetten über einen Zeitraum von 14 Jahren das Typ-2-Diabetes-Risiko erhöhte.

2. Gesättigte Fette

Gesättigte Fette kommen in allen naturbelassenen Nahrungsmitteln, vor allem in Fleisch, Geflügel, Fisch, Schalen- und Krustentieren, Milchprodukten (Butter, Käse, Milch, Joghurt, Sauerrahm, Eiscreme und Schlagsahne) und Eiern, aber auch in pflanzlichen Nahrungsmitteln wie Pflanzenölen, Kokosöl, Palmöl, Palmkernöl, Kakaobutter, Avocados, Kokosnüssen, Nüssen und Samen von Natur aus vor.

Derzeit wird heftig darüber diskutiert, ob gesättigte Fette einen Diabetes verbessern oder verschlechtern. Die Verfechter kohlenhydratarmer Ernährungsformen, der Paleo-Diät und der ketogenen Diät sind der Ansicht, dass Diäten mit hohem Gehalt an gesättigten Fetten sich positiv auf den Stoffwechsel auswirken und einen Diabetes *bessern*, während die Befürworter einer vollwertigen pflanzlichen Kost meinen, dass eine hohe Aufnahme gesättigter Fette eine Insulinresistenz *verschlimmert*, die Entstehung von Arteriosklerose fördert und das Risiko für koronare Herzkrankheit, zu hohe Cholesterinwerte und Krebs erhöht. Beide wissenschaftlichen Argumentationen lesen sich recht überzeugend, auch wenn die Schlussfolgerungen einander widersprechen. Wer hat also recht? Sind Kostformen mit hohem Gehalt an gesättigten Fetten gesund oder gefährlich? Verlängern sie das Leben oder erhöhen sie das Risiko für einen vorzeitigen Tod?

In vielen wissenschaftlichen Informationen ist eindeutig dokumentiert, dass gesättigte Fette die Entstehung einer Insulinresistenz sehr stark begünstigen und dass Ernährungsformen mit hohem Gehalt an gesättigten Fetten zwar zu einem fantastischen Blutzuckerspiegel und niedrigen HbA1c-Werten führen können; dies geht jedoch wird jedoch bezahlt mit einer deutlich erhöhten Insulinresistenz, die wiederum

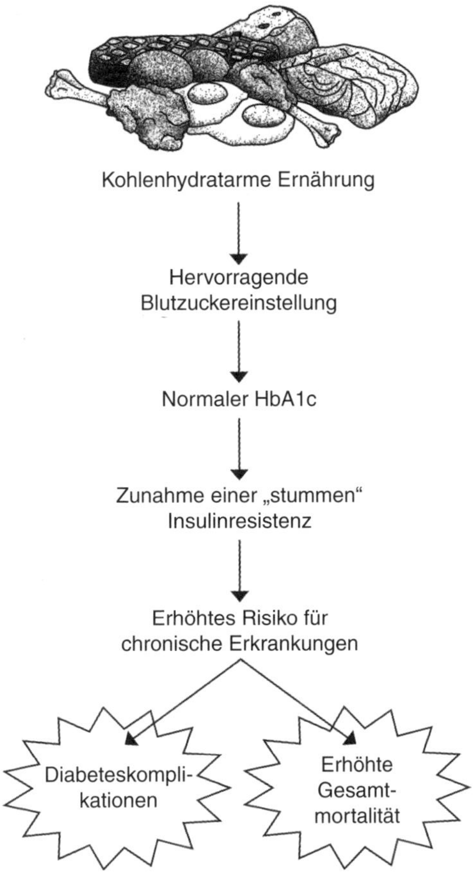

Eine kohlenhydratarme Ernährung kann Ihre Blutzuckereinstellung kurzfristig deutlich verbessern, jedoch zu einer „stummen" Insulinresistenz führen, die Ihr Risiko für langfristige Diabeteskomplikationen und vorzeitigen Tod erhöht.

langfristig das Risiko für chronische Erkrankungen und die Mortalität (vorzeitigen Tod) erhöht. Diese Tatsache gehört zu den am meisten missverstandenen Aspekten der Diabetesbiologie und hat Tausende von Menschen zur Umstellung auf eine fettarme Ernährung bewogen.

Diäten mit hohem Gehalt an gesättigten Fetten tragen *kurzfristig* zur Gewichtsabnahme und zu einer Normalisierung des Blutzuckerspiegels bei. Aber sie erhöhen die Insulinresistenz sehr stark, wodurch *langfristig* das Risiko für viele chronische Krankheiten und vorzeitigen Tod steigt.

Tatsächlich wissen Wissenschaftler so gut über die schädlichen Auswirkungen gesättigter Fette Bescheid, dass sie im Rahmen von Experimenten sogar Fettleibigkeit und Insulinresistenz bei Tieren und Menschen *herbeiführen*, indem sie ihnen eine Ernährung mit hohem Gehalt an gesättigten Fetten verabreichen. Darauf ist Cyrus im Rahmen seines Doktorandenprogramms erstmals aufmerksam geworden. Er war ganz entsetzt darüber, dass das Standardprotokoll zur Erzeugung von Insulinresistenz bei Versuchstieren eine Ernährung mit hohem Gehalt an gesättigten Fetten und wenig Kohlenhydraten vorsah. Die Ernährungsempfehlungen, die man Menschen in der realen Welt gibt, um Diabetes vorzubeugen oder rückgängig zu machen, entsprechen also genau dem Ernährungsprotokoll, mit dem Wissenschaftler in kontrollierten wissenschaftlichen Experimenten eine Insulinresistenz *erzeugen*!

Gesättigte Fette beeinträchtigen schon innerhalb von Stunden nach dem Eintritt in Ihre Muskel- und Leberzellen die Insulinsignale und hemmen Muskeln und Leber in ihrer Fähigkeit, Glukose aus dem Blut aufzunehmen. Geringe Mengen an gesättigtem Fett (1–5 Gramm pro Tag) stellen keine große Bedrohung für Ihren Glukosestoffwechsel dar. Doch der Verzehr großer Mengen (mehr als rund 10 Gramm pro Tag) löst eine ganze Reihe unerwünschter biochemischer Reaktionen in Muskeln, Leber, Bauchspeicheldrüse und Fettgewebe aus. Dadurch entsteht sehr schnell ein Zustand der Insulinresistenz, der mindestens ein bis zwei Tage, je nach der Menge an gesättigten Fetten in Ihrer Nahrung und der Häufigkeit, mit der Sie solche Lebensmittel essen, aber auch Wochen, Monate oder Jahre andauern kann.

In den Muskel- und Leberzellen aktiviert ein Überschuss an gesättigten Fetten eine ganze Reihe intrazellulärer Signale, die

- die Anzahl der Insulinrezeptoren auf den Zelloberflächen herunterfahren
- die Insulinrezeptoren in ihrer Funktion beeinträchtigen, indem sie ihre Struktur an der Innenseite der Zellmembran verändern
- die Fähigkeit von Glukosetransporter-Vesikeln (GLUT-Vesikeln) hemmen, an die Zelloberflächen zu wandern, um Glukose aus Ihrem Blut in die Zellen zu transportieren
- die Produktion freier Radikale in den Mitochondrien erhöhen.

Vergessen Sie auch nicht, was Sie in Kapitel 3 gelernt haben: Wenn sich in Ihrem Fettgewebe mit der Zeit zu viele Fettsäuren ansammeln, wandern Makrophagen in das Gewebe ein und schütten entzündliche *Zytokine* aus. Diese Entzündungssignale erzeugen einen unterschwelligen chronischen Entzündungsprozess und hemmen die Insulinwirkung. Ein Überschuss an gesättigten Fettsäuren in Muskeln und Leber führt also dazu, dass beide Gewebe Glukose nicht mehr so gut als Brennstoff verwerten können, sodass Glukose und Insulin über längere Zeit im Blut verbleiben. Wenn Sie sich schon einmal gefragt haben, warum Menschen mit Prädiabetes oft gleichzeitig einen hohen Blutzuckerspiegel *und* einen hohen Insulinspiegel haben, so ist genau das der Grund dafür. Zusätzlich zu den direkten negativen Auswirkungen auf Muskeln,

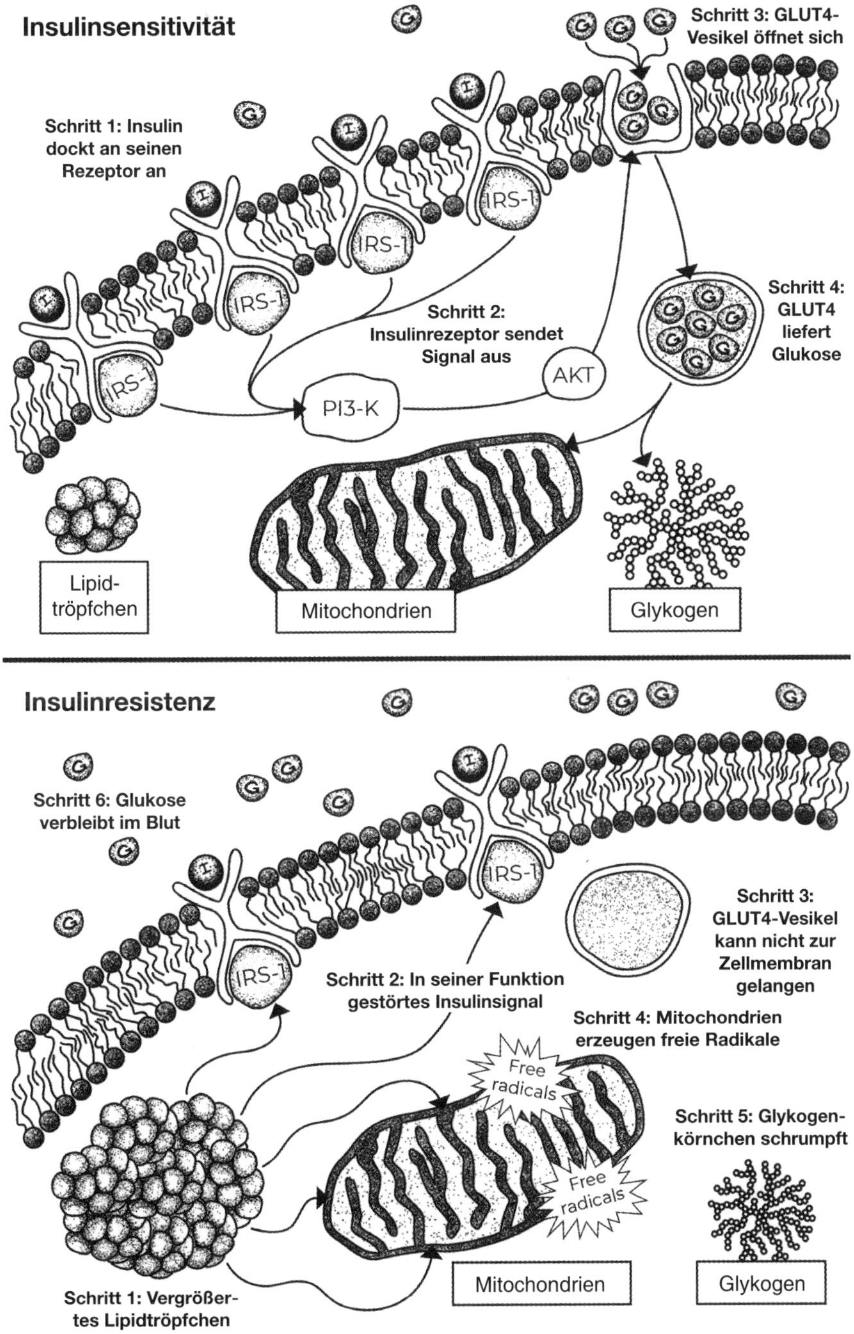

Diese schematische Darstellung zeigt, wie die Speicherung zu vieler Fettsäuren in Muskel- und Leberzellen die Insulinsignale stört, sodass Glukose nicht mehr so leicht in die Zellen gelangt, was zu einem hohen Blutzuckerspiegel führt.

Leber und Fettgewebe beeinträchtigen zu viele gesättigte Fette die Betazellen der Bauchspeicheldrüse aber auch direkt in ihrer Fähigkeit, Insulin zu produzieren und auszuschütten. Wie wir bereits in Kapitel 3 gesehen haben, ist diese Lipotoxizität für Betazellen sehr gefährlich, weil sie dann durch ihre begrenzten antioxidativen Selbstschutzmechanismen zur leichten Beute für den programmierten Zelltod werden.

Ernährungsformen mit hohem Gehalt an gesättigten Fetten sind aber auch sehr gefährlich für die Leber, weil sie zur Entstehung einer Fettleber beitragen, die mit der Zeit in eine Leberzirrhose übergehen und eine fortgeschrittene Insulinresistenz und Leberentzündung verursachen können. Wenn sich im Lauf der Zeit zu viel gesättigtes Fett in den Leberzellen ansammelt, geben diese Zellen schneller Glukose und Triglyzeride in Ihr Blut ab, was zu einer erhöhten Glukoseproduktion und erhöhten Triglyzerid- und LDL-Cholesterinwerten führt.

Um das eindeutig zu belegen, wurden groß angelegte Forschungsarbeiten und kontrollierte klinische Studien durchgeführt, die zeigen, dass eine vermehrte Aufnahme gesättigter Fette zu einem Anstieg des LDL-Cholesterins (also des „schlechten“ Cholesterins – siehe Infokasten weiter unten) führt. Dieser Zusammenhang ist so eindeutig, dass Forscher sogar ein mathematisches Modell (die sogenannte Hegsted-Gleichung) entwickeln konnten, das voraussagt, wie sich der Gehalt an gesättigten Fetten in Ihrer Nahrung auf Ihren Blutcholesterinspiegel auswirkt. Leider würde es den Rahmen dieses Buches sprengen, diese Gleichung genau zu erläutern; daher hier nur kurz das Wichtigste: *Gesättigte Fette in Ihrer Nahrung erhöhen Ihren LDL-Cholesterinspiegel (und zwar stärker als das Nahrungscholesterin selbst)!*

Grundwissen über Cholesterin

Es gibt zwei Hauptformen von Cholesterin in Ihrem Blut. **LDL-Cholesterin (Lipoprotein niedriger Dichte)** gilt als „schlechtes“ Cholesterin, weil Wissenschaftler herausgefunden haben, dass das Risiko für akute Herz-Kreislauf-Ereignisse umso höher ist, je mehr LDL-Cholesterin man im Blut hat. Das liegt daran, dass LDL-Partikel Cholesterin in Ihre Gewebe *hineintransportieren*; und diese Partikel lagern sich leicht an den Innenwänden der Blutgefäße an, wodurch das Arteriosklerose-Risiko steigt. **HDL-Cholesterin (Lipoprotein hoher Dichte)** gilt dagegen als „gutes“ Cholesterin, weil es Cholesterin aus den Geweben *heraus-* und in die Leber *zurücktransportiert*. Schon seit Jahren suchen Mediziner nach Wegen, das HDL-Cholesterin zu erhöhen, um das Herz-Kreislauf-Risiko zu senken; doch inzwischen zeigen wissenschaftliche Untersuchungen, dass man Herz-Kreislauf-Erkrankungen durch eine Senkung des LDL-Cholesterins viel wirksamer vorbeugen bzw. sie wieder rückgängig machen kann.

Man weiß, dass sowohl gesättigte Fette als auch Cholesterin in der Nahrung den LDL-Cholesterinspiegel erhöhen. Bei Menschen mit niedrigem LDL-Cholesterin kann schon der Verzehr einer einzigen cholesterinhaltigen Mahlzeit den Blutcholesterinspiegel innerhalb von Stunden drastisch erhöhen. Pharmakonzerne und Tierfutter-Lobbyisten veröffentlichen oft irreführende Studien, die diesen Zusammenhang leugnen, und behaupten, dass cholesterinreiche Lebensmittel den Cholesterinspiegel *nicht* erhöhen. Wie gelingt ihnen das? Indem sie Probanden mit hohem Cholesterinspiegel in ihre Studien aufnehmen! Denn wenn man von vornherein schon hohe Cholesterinwerte hat, haben Mahlzeiten mit cholesterinreichen Lebensmitteln keinen starken oder unmittelbaren Einfluss mehr auf das LDL-Cholesterin.

Trotz überzeugender wissenschaftlicher Beweise sind viele Ärzte und medizinische Laien sich nach wie vor nicht sicher, ob LDL-Cholesterin das Risiko für Herz-Kreislauf-Erkrankungen erhöht oder nicht. Glauben Sie uns: Daten von über *einer Million* Teilnehmern an mehr als 100 Studien haben bewiesen, dass es einen starken Zusammenhang zwischen dem Gesamt-LDL-Cholesterin eines Menschen und seinem Risiko für koronare Herzkrankheit gibt! Ähnlich wie die Hegsted-Gleichung voraussagt, wie zunehmende Mengen gesättigter Fette in der Nahrung den Gesamt- und LDL-Cholesterinspiegel erhöhen, ist auch der Zusammenhang zwischen LDL-Cholesterin und koronarer Herzkrankheit so stark, dass es sich lohnt, ihn genauer unter die Lupe zu nehmen. Es besteht kein Zweifel daran: Je mehr LDL Sie im Blut haben, umso höher ist Ihr Risiko für eine koronare Herzkrankheit.

Vielen Menschen ist klar, dass die Senkung des LDL-Cholesterins eine wichtige Strategie zur Vorbeugung von *akuten koronaren Ereignissen* (Herzinfarkt oder plötzlichem Herztod) ist. Doch viele Befürworter einer kohlenhydratarmen Ernährung sind der Meinung, dass die Gesamtzahl der LDL-Partikel weniger wichtig ist als ihre Größe und dass ein hoher LDL-Cholesterinspiegel allein noch nicht unbedingt das Herzinfarktrisiko erhöht. Sie halten große, schwimmfähige LDL-Partikel für einen *Schutz* vor Herz-Kreislauf-Erkrankungen und warnen lediglich vor einem Anstieg der Anzahl kleiner, dichter LDL-Partikel.

Auch wenn das auf den ersten Blick plausibel erscheinen mag, zeigt ein genauerer Blick in die evidenzbasierte Forschung, dass die Analyse der LDL-Partikelgröße bei einer Bestimmung der Blutfette eigentlich keinen großen Mehrwert bringt, und zwar aus folgenden Gründen:

1. *Alle* LDL-Partikel erhöhen Ihr Risiko für Herz-Kreislauf-Erkrankungen, egal ob sie klein oder groß sind.
2. Große, schwimmfähige LDL-Partikel erhöhen Ihr Risiko für Herz-Kreislauf-Erkrankungen um ungefähr 31 %.
3. Kleine, dichte LDL-Partikel erhöhen Ihr Risiko für Herz-Kreislauf-Erkrankungen um etwa 44 %.
4. Die wirksamste Methode, Ihren LDL-Cholesterinspiegel zu senken, besteht darin, Ihren Verzehr gesättigter Fette und Ihre Cholesterinaufnahme einzuschränken (oder ganz auf cholesterinhaltige Lebensmittel zu verzichten) und Ihren Konsum kohlenhydratreicher, vollwertiger Nahrungsmittel zu erhöhen.

Durch jede Ernährungsgewohnheit, die die Anzahl der LDL-Partikel in Ihrem Blut erhöht, steigt Ihr Risiko für ein akutes koronares Ereignis – unabhängig davon, ob es sich dabei um große oder kleine LDL-Partikel handelt. Und der Verzehr gesättigter Fette erhöht Ihr LDL-Cholesterin stärker als jeder andere Nährstoff, einschließlich des Nahrungscholesterins selbst!

Wenn Sie also Ihr Gesamt- und LDL-Cholesterin (und damit Ihr Risiko für Arteriosklerose und koronare Herzkrankheit) senken möchten, sollten Sie darauf achten, weniger gesättigte Fette zu sich zu nehmen. Damit erzielen Sie die drastischste und nachhaltigste Wirkung: Sie senken nicht nur langfristig Ihr Risiko für Herz-Kreislauf-Erkrankungen, sondern Ihr LDL-Cholesterinspiegel nimmt bereits innerhalb weniger Wochen ab!

3. Ungesättigte Fette

Ungesättigte Fette sind die am wenigsten schädliche Fett-Art. Sie bieten – in geringen Mengen verzehrt – einen erheblichen Schutz vor der Entstehung einer Insulinresistenz. Eine zu diesem Thema durchgeführte umfangreiche wissenschaftliche Untersuchung deutet darauf hin, dass der Ersatz von Transfetten und gesättigten Fetten durch ungesättigte Fette die Insulinsensitivität innerhalb weniger Wochen drastisch verbessert! Außerdem sinkt dadurch Ihr LDL-Cholesterinspiegel und Ihr Körperfettanteil.

Es gibt zwei verschiedene Arten von ungesättigten Fettsäuren: einfach ungesättigte Fettsäuren (MUFAs) und mehrfach ungesättigte Fettsäuren (PUFAs). MUFAs gelten als nicht-essenzielle Fettsäuren, weil Sie sie endogen synthetisieren können (auf gut Deutsch: Ihr Körper ist in der Lage, sie selbst zu bilden). PUFAs dagegen gelten als essenziell, weil der Körper sie nicht selbst herstellen kann. Obwohl beide aus der gleichen Fettsäurenfamilie stammen, senken PUFAs das Diabetesrisiko stärker als MUFAs.

Der Beweis dafür stammt aus einer anderen wissenschaftlichen Arbeit, die im Rahmen der 2011 an der Harvard T.H. Chan School of Public Health durchgeführten Nurses' Health Study erstellt wurde. Dabei stellten die Autoren fest, dass eine höhere PUFA-Aufnahme mit einem geringeren Typ-2-Diabetes-Risiko einherging, eine höhere MUFA-Aufnahme hingegen nicht. In ähnlicher Weise fand die Iowa Women's Health Study heraus, dass der Ersatz gesättigter Fette durch PUFAs das Typ-2-Diabetes-Risiko deutlich senkte. Außerdem haben Wissenschaftler festgestellt, dass der Ersatz von Nahrungsmitteln mit hohem Gehalt an gesättigten Fetten durch Nahrungsmittel mit hohem Gehalt an MUFAs die Insulinsensitivität innerhalb von nur vier bis fünf Wochen verbessert – auch wenn man sonst nichts an seiner Ernährung verändert. Studien zeigen auch immer wieder, dass der Ersatz von Lebensmitteln mit hohem Gehalt an gesättigten Fetten durch solche mit hohem Gehalt an ungesättigten Fetten eine einfache und wirksame Möglichkeit ist, das LDL-Cholesterin zu senken, das HDL-Cholesterin zu erhöhen und einem plötzlichen Herztod vorzubeugen.

Eine Studie mit elegantem Design, die über 395 Stoffwechsellaborexperimente umfasste, hat gezeigt, dass Sie nur 10 % Ihrer Kalorienaufnahme aus gesättigten Fetten durch die gleiche Menge an mehrfach und einfach ungesättigten Fetten zu ersetzen brauchen – und schon sinkt Ihr Gesamtcholesterin um rund 25 mg/dl. Dieselbe Studie zeigte, dass Sie Ihr Gesamtcholesterin um etwa 20 mg/dl und Ihr LDL-Cholesterin um ungefähr 14 mg/dl senken können, indem Sie 10 % Ihrer Kalorienaufnahme aus gesättigten Fetten durch kohlenhydratreiche vollwertige Lebensmittel ersetzen. Das Gute daran ist, dass schon kleine Veränderungen an Ihrem Verzehr gesättigter Fette zu großen Veränderungen Ihres Gesamt- und LDL-Cholesterinspiegels führen! Und wenn Sie sich nach der Diabetes-im Griff-Methode ernähren, werden gesättigte Fette automatisch durch kohlenhydratreiche vollwertige Lebensmittel ersetzt; Sie brauchen also gar nicht weiter darüber nachzudenken, sondern Ihre Mahlzeiten einfach nur so zusammenzustellen, wie wir es empfehlen.

Falls Sie nun Lebensmittel mit hohem Gehalt an gesättigten Fetten durch solche mit hohem Gehalt an ungesättigten Fetten ersetzen möchten, machen Sie sich bitte klar, dass *alle* vollwertigen Nahrungsmittel ungesättigte Fette enthalten! Es gibt kein einziges naturbelassenes Nahrungsmittel, das kein Fett enthält. Selbst Lebensmittel, bei denen man auf den ersten Blick nicht darauf kommen würde – beispielsweise Bananen, Mohrrüben, grüner Salat, Kartoffeln und Bohnen –, haben einen gewissen Gehalt an Fett. Wenn Sie sich fettarm, pflanzlich und vollwertig ernähren, nehmen Sie mit jedem Lebensmittel, das Sie essen, kleine Mengen an Fett zu sich, und das führt zu einer größeren Gesamtfettaufnahme, als Sie vielleicht vermuten. Viele Menschen wundern sich darüber, dass Lebensmittel wie Kürbis, Quinoa, Papaya, Tomaten und Sellerie überhaupt Fett enthalten; doch dabei handelt es sich in erster Linie um ungesättigte Fette. All diese Nahrungsmittel tragen zur Deckung Ihres täglichen Bedarfs an essenziellen Fettsäuren bei.

Nüsse und Samen (Walnüsse, Mandeln, Cashewnüsse, Hanf-, Chia- und Leinsamen) sind wichtige Lieferanten ungesättigter Fette. Sie haben eine hohe Nährstoffdichte und sind reich an Mineralstoffen und schützenden sekundären Pflanzenstoffen wie Lignanen,

Sterolen, Antioxidanzien, Ballaststoffen, Polyphenolen und Bioflavonoiden. Doch auch wenn Sie jetzt vielleicht versucht sind, anstelle von Fleisch und Milchprodukten große Mengen von Nüssen und Samen zu essen, raten wir Ihnen dringend, nicht mehr als 15 % Ihrer Gesamtkalorienmenge in Form von Fett zu sich zu nehmen, um Ihre Insulinsensitivität so weit wie möglich zu verbessern. Also essen Sie bitte nur *kleine* Mengen an Nüssen, Samen und anderen fettreichen pflanzlichen Produkten wie Avocados, Kokosnüssen und Oliven, um Ihre Gesamtfettaufnahme unterhalb dieses Schwellenwerts zu halten! Darauf werden wir später noch ausführlicher eingehen und Ihnen auch zeigen, welche Nahrungsmittel eine Art „Versicherungspolice" dafür sind, dass Sie Ihren täglichen Bedarf an essenziellen Fettsäuren decken.

Was haben Sie in diesem Kapitel gelernt?

Hier noch einmal das Wichtigste, was Sie über Nahrungsfette wissen sollten:

- Die wirksamste Ernährungsmethode, um Ihre Insulinsensitivität zu erhöhen, besteht darin, Ihre Gesamtfettaufnahme auf höchstens 15 % Ihrer Gesamtkalorien zu beschränken.
- Der zweitwirksamste Weg, Ihre Insulinsensitivität zu erhöhen, besteht darin, Nahrungsmittel mit hohem Gehalt an gesättigten Fetten und Transfetten (wie Fleisch, Geflügel, Fisch, Milchprodukte, Eier, Öle und verarbeitete Lebensmittel) durch kohlenhydratreiche, vollwertige Produkte mit niedrigem Gehalt an gesättigten Fetten und Transfetten zu ersetzen.
- Fettreiche pflanzliche Lebensmittel wie Nüsse, Kerne, Avocados, Kokosnüsse und Oliven sind nährstoffdicht und reich an PUFAs, tragen aber zur Erhöhung der Insulinresistenz bei, wenn Ihre Gesamtfettaufnahme einen Anteil von ungefähr 15 % übersteigt. Essen Sie diese Nahrungsmittel ruhig, aber seien Sie sich darüber im Klaren, dass kleine Mengen davon ausreichen!
- Alle vollwertigen Nahrungsmittel enthalten Fett, auch wenn sie süß schmecken. Um Ihre Gesamtfettaufnahme aus vollwertigen Nahrungsmitteln zu berechnen, addieren Sie den Gesamtfettgehalt aller Lebensmittel, die Sie im Lauf des Tages gegessen haben, mithilfe einer Ernährungstagebuch-App, die wir in Kapitel 8 beschreiben.

Literaturangaben zu den über 40 in diesem Kapitel erwähnten wissenschaftlichen Arbeiten finden Sie auf der Webseite www.masteringdiabetes.org/bookinfo

Kapitel 5
Mitschuldige: Tierische Nahrungsmittel

Vom Fleischfresser zum Pflanzenesser: Marc

Marc Ramirez war nicht unbedingt das, was man als einen „typischen Veganer" bezeichnen würde: Er war im „Fleischstaat" Texas aufgewachsen und hatte den größten Teil seiner Kindheit und Jugend mit Fußballspielen verbracht – einem Sport, bei dem eiweißreiche Ernährung mit viel Fleisch nicht nur der Status quo, sondern mehr oder weniger eine Grundvoraussetzung ist.

Marcs Mutter hatte schon während seiner Kindheit mit Typ-2-Diabetes zu kämpfen gehabt. Er hatte erlebt, wie ihr Gesundheitszustand sich zunehmend verschlechterte, sie mit der Zeit immer mehr Insulin brauchte und sich schließlich sogar einer Nierentransplantation unterziehen musste. Von seinen acht Geschwistern entging nur eine Schwester dieser Erkrankung. 2002 wurde auch bei Marc Typ-2-Diabetes diagnostiziert – im selben Jahr, in dem sein Bruder an Bauchspeicheldrüsenkrebs starb und er seine Mutter verlor, nachdem sie über 33 Jahre lang unter Diabeteskomplikationen gelitten hatte. Marc rechnete damit, das gleiche Schicksal zu erleiden wie seine Mutter und seine Geschwister – sich ein Leben lang mit Diabetes und dessen Folgen herumschlagen zu müssen: Herz-Kreislauf-Erkrankungen, Organtransplantationen und Amputationen von Gliedmaßen. Doch der Diabetes war nicht seine einzige Sorge: Er hatte auch mit erektiler Dysfunktion, Psoriasis, Sodbrennen, Schlafstörungen und Fettleibigkeit zu kämpfen.

Im Dezember 2011 erhielten Marc und seine Frau von seinen Schwiegereltern eine DVD mit der Dokumentation *Forks Over Knives*. Dadurch erfuhr er von einem Arzt namens Dr. Neal Barnard, der über langjährige Erfahrung in der Unterstützung von Patienten bei der Heilung von Prädiabetes und Typ-2-Diabetes durch eine fettarme, vollwertige pflanzliche Ernährung verfügte. Sofort kaufte Marc Dr. Barnards Buch *Diabetes heilen ohne Medikamente*, las es von vorn bis hinten durch und nahm sich fest vor, seinen Typ-2-Diabetes rückgängig zu machen. Er begann sich genauso zu ernähren wie in dem Buch beschrieben und hat es seither nie bereut.

Schon nach zwei Monaten konnte Marc sein Insulin und vier orale Antidiabetika absetzen. Im dritten Monat hatte er insgesamt 25 Kilo abgenommen und litt auch nicht mehr unter Sodbrennen, Psoriasis, Schlaf- und Potenzstörungen. Ihm wurde klar, dass ausgerechnet seine „männliche" fleischreiche Ernährung die Ursache für die sexuellen Funktionsstörungen gewesen war, an denen er jahrelang gelitten hatte. Inzwischen – sieben Jahre später – hat Marc sein neues Gewicht gehalten: Er ist nach wie vor 25 Kilo leichter, muss keine Medikamente mehr einnehmen und braucht auch keine Kalorien zu zählen oder sich bei der Größe seiner Essensportionen einzuschränken. Im Alter von 51 Jahren ist er besser in Form als je zuvor – nicht nur körperlich, sondern auch im Hinblick auf seinen Stoffwechsel – und so froh darüber, dass er seine Erfahrungen unbedingt an andere Menschen weitergeben möchte: Mittlerweile ist Marc als Coach im Nie-wieder-Diabetes-Team tätig. Außerdem wirken er und seine Frau als Trainer im Food-for-Life-Programm (Anm. d. Verlags: Informationen nur in englischer Sprache verfügbar) mit und klären ihre Mitmenschen über die Vorzüge einer fettarmen, pflanzlichen, vollwertigen Ernährung auf.

Unter Diabetikern wird heftig über die Auswirkungen von Fleisch- und Milchprodukten auf das Insulinresistenz- und Diabetesrisiko diskutiert. Der vorherrschenden Meinung nach verursacht der Verzehr kohlenhydratreicher Nahrungsmittel eine schnelle Insulinausschüttung, erhöht die Insulinresistenz und führt zur Gewichtszunahme. Daher entscheiden sich viele Menschen für eine fett- und eiweißreiche Ernährung mit viel Fleisch und Milchprodukten, um ihre Kohlenhydrataufnahme zu reduzieren.

Das kann zwar kurzfristig dazu führen, dass Ihre Bauchspeicheldrüse weniger Insulin ausschütten muss, allerdings hat es auch eine ganze Reihe „versteckter" negativer Auswirkungen auf sämtliche Zellen in Ihrem Körper. Langfristig führt eine solche Ernährung zu erheblichen Schäden und erhöht das Risiko für einen vorzeitigen Tod. Es gibt viele überzeugende Untersuchungsergebnisse, die zeigen, dass der Verzehr von Fleisch und Milchprodukten nicht nur das Risiko für Insulinresistenz, Gewichtszunahme und einen Anstieg der Blutzucker- und Nüchternblutzuckerwerte und des Nüchterninsulins erhöht, sondern auch einen Entzündungsprozess hervorruft und mit der Zeit die Entstehung von Herz-Kreislauf-Erkrankungen und Bluthochdruck fördert.

Ergebnisse großer Studien

In den letzten 30 Jahren wurde intensiv daran geforscht, welche Ernährungs- und Lebensstilfaktoren zur Entstehung einer Insulinresistenz beitragen. Aber keine Sorge, Sie brauchen diese Studien nicht alle zu lesen und zu verstehen – das haben wir bereits für Sie getan! Die wissenschaftlichen Studien, die wir auf den nächsten Seiten beschreiben werden, haben wir nicht nur deshalb ausgewählt, weil sie von angesehenen Forscherteams stammen, sondern auch, weil sie groß angelegt sind, über lange Zeiträume durchgeführt wurden und somit zu den glaubwürdigsten Ernährungsstudien gehören, die es gibt. Anhand dieser Untersuchungsergebnisse können Sie die langfristigen Auswirkungen bestimmter Lebensmittel auf Ihr Risiko für chronische Erkrankungen besser einschätzen und sich von dem „Tunnelblick" auf Ihr Blutzuckermessgerät lösen.

Uns ist klar, dass die im Folgenden beschriebenen Studien eher auf eine *Korrelation* zwischen bestimmten Nahrungsmitteln und chronischem Krankheitsrisiko hindeuten als auf einen *kausalen Zusammenhang.* Denn dabei handelt es sich um groß angelegte Forschungsstudien, in deren Rahmen viele Menschen über lange Zeiträume hinweg beobachtet wurden. Solche Studien sind von ihrem Design her nicht dazu geeignet, Einblicke in Ursache und Wirkung zu geben; sie können nur Zusammenhänge und Korrelationen aufzeigen. Dennoch haben viele groß angelegte Studien starke Zusammenhänge zwischen einem vermehrten Verzehr tierischer Nahrungsmittel und einem höheren Risiko für chronische Erkrankungen gezeigt; und wenn man so deutliche Zusammenhänge sieht, sollte man sie nicht ignorieren.

- **EPIC-Studie:** Die EPIC-Studie (European Prospective Investigation into Cancer and Nutrition) ist eine der größten Untersuchungen zum Zusammenhang zwischen Ernährung und chronischen Krankheiten. Sie wurde von Hunderten von Wissenschaftlern durchgeführt, umfasst über 500.000 Teilnehmer und Daten aus zwölf Jahren. Im Rahmen dieser Studie hat man eine ganz einfache Entdeckung gemacht: Fleisch (vor allem verarbeitetes Fleisch wie Speck, Aufschnitt, Würstchen, Hotdogs und Hamburger) erhöht das Risiko für Typ-2-Diabetes, während eine Ernährung mit viel Obst und Gemüse dieses Risiko senkt. Außerdem hat die EPIC-Studie gezeigt, dass der Ersatz von 5 % gesättigter Fette durch Fruktose (aus Obst oder raffinierten Nahrungsmitteln) das Diabetesrisiko um 30 % und der Ersatz von 5 % Eiweiß durch Fruktose das Diabetesrisiko um 28 % senkt. Obwohl die gängigen Ernährungsempfehlungen vermuten lassen, dass der Verzehr von Glukose und Fruktose (aus Obst) das Risiko für Typ-2-Diabetes erhöht, kamen die EPIC-Forscher aufgrund der Daten von über einer halben Million Menschen zu dem Schluss, dass diese Monosaccharide das Typ-2-Diabetesrisiko in Wirklichkeit *senken* – vor allem, wenn man sie anstelle von gesättigten Fetten und eiweißreichen Lebensmitteln verzehrt.

- **Adventist Health Studies:** Unter den Angehörigen der Kirche der Siebenten-Tags-Adventisten gibt es ein breites Spektrum an Ernährungsgewohnheiten: Gemischtköstler, Pesco-Vegetarier, Halbvegetarier, Ovo-Lakto-Vegetarier und Veganer. Eine Analyse von mehr als 8.000 Menschen aus dieser Religionsgemeinschaft über einen Zeitraum von 17 Jahren ergab deutliche Zusammenhänge zwischen Fleischkonsum und Diabetes. Im Vergleich zu Studienteilnehmern, die überhaupt kein Fleisch aßen, hatten Probanden, die selten (nur einmal pro Woche) Fleisch zu sich nahmen, ein um 29 % höheres Risiko, an Diabetes zu erkranken; bei Menschen, die gesalzenes oder verarbeitetes Fleisch aßen, war dieses Risiko sogar um 38 % erhöht. Und was am allerwichtigsten ist: Bei Teilnehmern, die sich langfristig vegetarisch ernährten, war die Wahrscheinlichkeit, an Diabetes zu erkranken, um 74 % geringer selbst im Vergleich zu Probanden, die nur einmal pro Woche Fleisch aßen.
- **Health Professionals Follow-Up Study:** Im Jahr 2002 analysierten Forscher die Daten von mehr als 42.000 männlichen Studienteilnehmern über einen Zeitraum von 12 Jahren und stellten fest, dass Männer, die mehr gesättigte Fette und insgesamt mehr Fett zu sich nahmen, signifikant häufiger an Typ-2-Diabetes erkrankten. Die Wissenschaftler stellten fest, dass Männer, die mindestens fünfmal pro Woche verarbeitetes Fleisch (Speck, Hotdogs, Hamburger, Würstchen, Salami und Fleischwurst) aßen, um 46 % häufiger an Typ-2-Diabetes erkrankten als Männer, bei denen nur einmal im Monat Fleisch auf den Tisch kam.
- **Nurses' Health Study:** Im Jahr 2011 analysierten Forscher der Harvard T. H. Chan School of Public Health die Daten von mehr als 200.000 Männern und Frauen über einen Zeitraum von 19 Jahren. Dies ist bis zum heutigen Tag eine der größten und umfassendsten Studien zum Thema Fleisch und Diabetesrisiko, die je durchgeführt wurden. Die Ergebnisse waren überwältigend: Es zeigte sich, dass sowohl der Verzehr von unverarbeitetem als auch von verarbeitetem rotem Fleisch das Risiko erhöht, an Typ-2-Diabetes zu erkranken. Der Verzehr von nur einer einzigen Portion unverarbeitetem rotem Fleisch pro Tag erhöhte das Diabetesrisiko in dieser Studie um 12 %; durch den Verzehr von einer Portion *verarbeitetem* rotem Fleisch pro Tag nahm es sogar um 32 % zu.
- **Women's Health Study:** Diese Studie verfolgte 8,8 Jahre lang mehr als 37.000 über 45 Jahre alte Frauen – mit dem Ergebnis, dass die Probandinnen, die am meisten rotes Fleisch aßen, ein um 28 % höheres Risiko hatten, an Diabetes zu erkranken; bei denjenigen, die am meisten verarbeitetes Fleisch aßen, war das Risiko sogar um 43 % erhöht.

Obwohl diese Studien den Zusammenhang zwischen rotem und verarbeitetem Fleisch und Diabetesrisiko sehr gut darlegen, wird Hühnerfleisch oft aus dieser Diskussion ausgeklammert. Neuere Daten spanischer Forscher, die mehr als 18.000 Menschen über einen Zeitraum von 14 Jahren beobachteten, haben nun gezeigt, dass der Verzehr von drei oder mehr Portionen verarbeitetem *oder* unverarbeitetem Fleisch (einschließlich Huhn) mit einem signifikant höheren Risiko für die Entstehung von Typ-2-Diabetes einherging und dass der Umstieg von verarbeitetem auf unverarbeitetes Fleisch dieses Risiko nicht senkte.

Was all diese Studien miteinander verbindet, ist eine ganz einfache Erkenntnis: Es besteht durchweg ein starker Zusammenhang zwischen Fleischkonsum *an sich* und Typ-2-Diabetes-Risiko – unabhängig von Art oder Grad der Verarbeitung. *Alle diese Studien haben einen Zusammenhang zwischen Fleischkonsum und Diabetesrisiko gezeigt*, wodurch die Zweifel an der schädlichen Wirkung jeglicher Art von Fleisch – egal ob rot oder weiß, verarbeitet oder unverarbeitet – nun endlich ausgeräumt sind. Eine im Jahr 2013 veröffentlichte Meta-Analyse hat mehrere groß angelegte Studien über den Zusammenhang zwischen Typ-2-Diabetesrisiko und dem Verzehr verschiedener Fleischsorten zusammengefasst. Hier die Ergebnisse:

Fleischsorte	**Menge pro Tag (g)**	**Veränderung**	**Relatives Typ-2- Diabetes-Risiko**
Geflügel (Huhn, Ente, Gans, Pute)	100 Gramm	Erhöhtes Risiko	4–8 %
Alle roten Fleischsorten (Rind-, Schweine-, Kalb-, Pferde- und Lammfleisch, Wurst, Salami, Speck und Schinken)	100 Gramm	Erhöhtes Risiko	13–17 %
Unverarbeitetes rotes Fleisch (Rind-, Schweine-, Kalb-, Pferde- und Lammfleisch)	100 Gramm	Erhöhtes Risiko	15–19 %
Verarbeitetes Fleisch (Wurst, Salami, Speck und Schinken)	50 Gramm	Erhöhtes Risiko	13–57 %
Fleisch insgesamt (Huhn, Ente, Gans, Pute, Rind, Schwein, Kalb, Pferd, Lamm, Wurst, Salami, Speck und Schinken)	100 Gramm	Erhöhtes Risiko	12–21 %

Kann man Eier bedenkenlos essen?

In den letzten 40 Jahren gab es heftige Diskussionen über die Sicherheit des Verzehrs von Eiern. In den 1970er-Jahren hieß es, man solle seinen Cholesterinkonsum einschränken, um das Risiko für Herz-Kreislauf-Erkrankungen zu senken; und da Eier eine hoch-konzentrierte Cholesterinquelle darstellen, wurde davor gewarnt, mehr als ein Ei pro Tag zu essen. Später wurde der Zusammenhang zwischen Nahrungscholesterin und Herz-Kreislauf-Erkrankungen untersucht, und die Ergebnisse zeigten, dass Eier nur dann schädlich sind, wenn man mehr als eines pro Tag verzehrt. Inzwischen erleben Eier ein Comeback als „nährstoffreiches" Lebensmittel. Wer hat also recht?

Dazu sollte man sich eine einfache Frage stellen: *Wie beeinflussen Eier mein Risiko für chronische Erkrankungen wie Herz-Kreislauf-Leiden, Diabetes und Krebs?* Wenn wir uns die Wirkung von Eiern auf unseren Stoffwechsel vor Augen halten, wird klar, wie sie unser Risiko für chronische Krankheiten erhöhen oder senken. Die Physicians' Health Study hat gezeigt, dass die Mortalität von Diabetikern deutlich steigt, wenn sie ungefähr fünf Eier pro Woche essen; und zwei weitere Studien mit mehr als 80.000 Teilnehmern ergaben, dass der Verzehr von mehr als sechs Eiern pro Woche das Risiko für Herz-Kreislauf-Erkrankungen bei Diabetikern signifikant erhöht.

Außerdem bringen neuere Studien den Eierkonsum auch mit einer Zunahme arteriosklerotischer Plaques in Verbindung. Forscher haben herausgefunden, dass schon drei Eier pro Woche die Bildung arteriosklerotischer Plaques in den Halsschlagadern (und somit das Risiko für Bluthochdruck, Schlaganfall und Herzinfarkt) signifikant erhöhten. Außerdem haben Studien gezeigt, dass der Verzehr von mehr als zweieinhalb Eiern pro Woche das Prostatakrebsrisiko um mehr als 81 % erhöht; und eine Metaanalyse von über 44 Studien mit mehr als 400.000 Probanden ergab, dass das Magen-Darm-Krebsrisiko mit steigendem Eierverzehr linear zunimmt. Die stärkste Korrelation bestand dabei zwischen Eierkonsum und Kolonkarzinom: Der Verzehr von mehr als fünf Eiern pro Woche erhöhte das Kolonkarzinomrisiko um 42 %. Eier fördern die Krebsentstehung, weil sie einen hohen Cholesterin- und Cholingehalt haben; und beide Substanzen können die Entstehung und das Fortschreiten von Tumorerkrankungen begünstigen. Tumorzellen in sämtlichen Geweben haben einen erhöhten Cholesteringehalt; und eine Erhöhung des Cholesterinspiegels im Blut fördert nachweislich das Tumorwachstum und die Metastasenbildung. Auch die Cholinkonzentration ist in Tumorzellen erhöht. Dieses Cholin wird im Dickdarm in entzündungsfördernde Substanzen umgewandelt, die die Krebsentstehung fördern können.

In der Physicians' Health Study aus dem Jahr 2008 schließlich erhöhte der Verzehr von mehr als einem Ei pro Tag die Mortalität um 23 %. Daten aus der Nurses' Health Study deuten darauf hin, dass der Verzehr von mehr als sieben Eiern pro Woche die Gesamtmortalität bei Männern verdoppelt und bei männlichen Diabetikern das Risiko für Herz-Kreislauf-Erkrankungen erhöht. Daher empfehlen wir, entweder ganz auf

Eier zu verzichten oder ihren Verzehr zumindest einzuschränken und stattdessen lieber nährstoffdichte, entzündungshemmende pflanzliche Nahrungsmittel zu essen.

Was steckt in tierischen Nahrungsmitteln eigentlich drin?

In Anbetracht der oben angeführten Beweise gerät man leicht in Versuchung, tierische Nahrungsmittel zu verteufeln und zu denken: „Es liegt an den gesättigten Fetten, dass sie so gefährlich sind“ oder „Das tierische Eiweiß verursacht die Insulinresistenz“. Doch in Wirklichkeit entstehen durch die Verstoffwechselung von unverarbeiteten und verarbeiteten Fleischprodukten, gekochtem Fleisch und Milchprodukten viele Metabolite (Zwischenprodukte), die sich nachweislich negativ auf Ihren Stoffwechsel auswirken: zum Beispiel Transfette, gesättigte Fette, Leucin, Hämeisen, Natrium, Nitrite und Endprodukte der fortgeschrittenen Glykierung (AGEs). Es lohnt sich, ein bisschen näher darauf einzugehen, wie diese Substanzen sich auf Ihr allgemeines Diabetesrisiko auswirken; denn das vermittelt Ihnen eine klarere Vorstellung davon, warum wir empfehlen, so weit als möglich auf diese Nahrungsmittel zu verzichten.

Leucin

Fleisch- und Milchprodukte enthalten große Mengen an Leucin. Diese Aminosäure aktiviert in Betazellen, Muskeln, Leber, Fettgewebe und Gehirn einen sehr energieintensiven biochemischen Signalweg namens mTOR. Durch häufigen Verzehr von Fleisch- und Milchprodukten kann der mTOR-Signalweg in diesen Geweben überstimuliert werden. Dann geht das Gewebe in einen dauerhaften hochenergetischen Zustand über, in dem viele biochemische Prozesse falsch ablaufen. Dadurch kommt es zu:

(a) einer Ansammlung von Fettsäuren in Muskeln und Leber
(b) chronischer Ausschüttung von Glukose aus der Leber
(c) vermehrter Insulinausschüttung
(d) erhöhter Betazellvermehrung und
(e) möglicherweise auch zum Betazell-Suizid

Leucin fördert die Insulinproduktion stärker als jede andere Aminosäure. Manche Wissenschaftler sind sogar der Ansicht, dass eine erhöhte Leucinaufnahme sowohl aus Fleisch als auch aus Milchprodukten die Betazellen zu einer chronischen Insulin-Überproduktion anregt. Fairerweise muss man sagen, dass auch manche Pflanzen Leucin enthalten; doch häufig verzehrte tierische und pflanzliche Lebensmittel unterscheiden sich in ihrem Leucingehalt sehr stark voneinander, sodass man davon ausgehen kann, dass schon der Verzehr geringer Mengen an tierischen Produkten mit einem Risiko für eine übermäßige Leucinaufnahme einhergehen könnte. 120 Gramm Rindfleisch enthalten 3200 Milligramm Leucin; eine Vierteltasse Gouda-Käse enthält dagegen nur 1600 Milligramm Leucin. Zum Vergleich: Eine Tasse Mais enthält 410, eine Tasse Reis 430 und eine Tasse Kartoffeln 250 Milligramm Leucin.

Hämeisen

Eisen ist ein essenzieller Mineralstoff, der für wichtige biochemische Signalwege in unserem Körper eine entscheidende Rolle spielt. Dazu gehören der Energiestoffwechsel in den Mitochondrien, der Sauerstofftransport, die Produktion und Ausschüttung von Neurotransmittern (Nervenbotenstoffen) und die Synthese von DNA, Kollagen und Steroidhormonen. Obwohl Eisen an Tausenden wichtiger Reaktionen im Körper beteiligt ist, gibt es viele wissenschaftliche Untersuchungen, die zeigen, dass *überschüssiges* Eisen sich in vielen Geweben schädlich auswirkt. Eisen hat nachweislich eine starke prooxidative Wirkung, die nicht nur mit Insulinresistenz einhergeht, sondern diese sogar *verursachen* kann: In Betazellen kann Eisen oxidativen Stress verursachen, der zu einer Apoptose (programmiertem Zelltod) dieser Zellen und schließlich zu Insulinmangel führt. In Fett- und Muskelgewebe reduziert überschüssiges Eisen die Glukoseaufnahme drastisch, sodass Glukose im Blut verbleibt und der Blutzuckerspiegel ansteigt. In der Leber stört überschüssiges Eisen die Insulinsignalwege, was zu einer übermäßigen Glukoseproduktion führt. Eisen selbst schadet den Geweben nicht; nur die Aufnahme und Speicherung von *übermäßig viel* Eisen führt zu biochemischen Komplikationen, die das Typ-2-Diabetesrisiko signifikant erhöhen.

Eisen kommt in der Nahrung in zwei verschiedenen Formen vor: als Hämeisen und Nicht-Hämeisen. Hämeisen ist vor allem in tierischen Lebensmitteln wie Fleisch, Geflügel und Fisch enthalten, während Nicht-Hämeisen in pflanzlichen Lebensmitteln wie Obst, Gemüse, Hülsenfrüchten, naturbelassenem Vollkorngetreide, grünem Salat, Nüssen und Kernen vorkommt. Interessanterweise steigt das Risiko für Betazelltod und Insulinresistenz durch die Aufnahme von Nicht-Hämeisen *nicht*. Das deutet darauf hin, dass das Risiko für eine Erhöhung des Blutzuckerspiegels sowohl von der *Menge* als auch von der *Art* des aufgenommenen Eisens abhängt. Schon geringe Mengen an Hämeisen haben nachweislich einen starken Einfluss auf das Typ-2-Diabetesrisiko. Studien mit über 185.000 Teilnehmern haben gezeigt, dass bereits 5 Milligramm Hämeisen aus tierischen Nahrungsmitteln pro Tag das Typ-2-Diabetes-Risiko um bis zu *224 %* erhöhen können. Offenbar können also schon geringe Mengen an tierischen Produkten Ihr Risiko für erhöhte Blutzuckerwerte und eine systemische Entzündung in die Höhe treiben.

Nitrate und Nitrite

Nitrate sind chemische Substanzen, die von Natur aus in bestimmten Gemüsesorten vorkommen. Nitrate und Nitrite werden aber auch Fleischprodukten zugesetzt, weil sie eine antimikrobielle Wirkung haben und Farbe und Geschmack von Wurstwaren verbessern. Sowohl in der Nahrung als auch in Ihrem Verdauungssystem wird Nitrat durch Bakterien in Nitrit und dann weiter in sogenannte N-Nitroso-Verbindungen (Nitrosamine) umgewandelt. Man weiß, dass Nitrosamine eine toxische Wirkung auf Betazellen haben: Sie können oxidativen Stress verursachen und zum Betazelltod führen. Wissenschaftlichen Untersuchungen zufolge besteht wahrscheinlich ein Zusammenhang zwischen dem Verzehr von Lebensmitteln mit hohem Nitrit- und Nitrosamingehalt und der Entstehung von Typ-1-Diabetes.

Im Jahr 2018 veröffentlichte neue Forschungsarbeiten untersuchten die Wirkung von Fleisch, Hämeisen und Fleischprodukten zugesetzten Nitraten und Nitriten bei über einer halben Million Menschen im Alter von 50 bis 71 Jahren. Die Ergebnisse zeigen, dass die Aufnahme von Nitrat und Nitrit aus verarbeitetem Fleisch die Gesamtsterblichkeit um 15 % erhöhte und mit einem erhöhten Todesrisiko durch Krebs, Schlaganfall, Diabetes, Infektionen, Herz-Kreislauf-, Atemwegs-, Nieren- und Lebererkrankungen einherging. Am stärksten waren die Zusammenhänge zwischen Nitrat- und Nitritaufnahme und Tod durch Diabetes, Atemwegs- und Nierenerkrankungen.

Allerdings sollte man sich über eines im Klaren sein: Nitratreiche Gemüsesorten wie Rote Bete, Spinat, Rucola und Mangold enthalten große Mengen an Nitratverbindungen, die die Produktion von Stickstoffmonoxid im Blut anregen, den Blutdruck senken und die Sauerstoffversorgung der Muskeln verbessern. Außer diesen Nitratverbindungen kommen in Gemüse zudem auch viele Mikronährstoffe (zum Beispiel Vitamine, Mineralstoffe, Antioxidanzien und sekundäre Pflanzenstoffe) vor, bei denen man davon ausgeht, dass sie die Umwandlung von Nitrat zu Nitrosaminen blockieren. Eine randomisierte kontrollierte Studie aus dem Jahr 2003 hat gezeigt, dass Hämeisen (das nur in Fleisch vorkommt) die Umwandlung von Nitrat zu Nitrosaminen beschleunigen kann, nicht aber das in Pflanzen vorkommende Nicht-Hämeisen. Angesichts der überzeugenden Beweise dafür, dass Nitrosamine die Entstehung von Insulinresistenz, koronarer Herzkrankheit und Krebs fördern, ist es also eigentlich kein Wunder, dass eine Einschränkung des Fleischkonsums Ihren Diabetes drastisch verbessern und Ihr Risiko für einen vorzeitigen Tod senken kann.

Natrium

Natrium ist eine weitere heimtückische Substanz, die Fleischprodukten als Konservierungsmittel und Geschmacksverstärker zugesetzt wird. Wenn Sie schon einmal die Zutatenliste verpackter Lebensmittel studiert haben, ist Ihnen vielleicht aufgefallen, dass Natrium sich dort häufig in Stoffen wie *Natriumacetat, Natriumascorbat, Natriumbenzoat, Natriumlactat, Natriumnitrat, Natriumnitrit, Natriumphosphat, Natriumpropionat* oder *Natriumsulfit* verbirgt. Diese Substanzen sind allgegenwärtig: Man findet sie in Salatsoßen, Konserven, Käse- und Backwaren, Marmeladen und Gelees sowie in gepökelten Fleischprodukten.

Die meisten Experten sind sich darüber einig, dass eine zu natriumreiche Ernährung den Blutdruck erhöht, die Innenwände der Blutgefäße (das so genannte Endothel) schädigt und eine Verhärtung der Gefäße im ganzen Körper fördert. Schon eine einzige Prise Salz kann die Flexibilität der Gefäße innerhalb von ein bis zwei Stunden nach dem Verzehr einer Mahlzeit um 50 % beeinträchtigen, und ein Viertel Teelöffel Salz kann die Erweiterung der Blutgefäße um 75 % blockieren! Daher ist es wichtig, Ihre Aufnahme von zusätzlichem Natrium aus Salz und abgepackten Lebensmitteln so gering wie möglich zu halten, um sich vor Herz-Kreislauf-Komplikationen Ihres Diabetes zu schützen.

Verarbeitetes Fleisch enthält im Durchschnitt viermal so viel Natrium wie unverarbeitetes. Wissenschaftler haben ausgerechnet, dass der Verzehr von nur einer 50-Gramm-Portion verarbeiteten Fleischs pro Tag Ihr Risiko für Herz-Kreislauf-Erkrankungen um bis zu 27 % erhöhen könnte. Im Jahr 2010 untersuchte eine groß angelegte Studie von Forschern in Finnland und den National Institutes of Health (NIH) den Zusammenhang zwischen verschiedenen in Fleisch enthaltenen chemischen Substanzen und der Entstehung von Typ-2-Diabetes. Finnische Wissenschaftler analysierten die Daten von mehr als 24.000 Menschen über einen Zeitraum von zwölf Jahren, um herauszufinden, welche Substanzen die Wahrscheinlichkeit für die spätere Entstehung eines Typ-2-Diabetes am meisten erhöhen, und stellten fest, dass Natrium der stärkste Typ-2-Diabetes-Prädiktor ist.

Endprodukte der fortgeschrittenen Glykierung (AGEs)

Das sind verschiedene chemische Substanzen, die im Körper entstehen und auch in Ihrer Nahrung enthalten sind. In Lebensmitteln entstehen AGEs durch Kochen bei hohen Temperaturen oder niedriger Luftfeuchtigkeit. Frittieren, Braten, Grillen und Rösten erhöhen die Bildung von AGEs in der Nahrung, während Kochen, Pochieren, Schmoren und Dämpfen sie deutlich senken. Im Jahr 2010 untersuchten Forscher an der Mount Sinai School of Medicine den AGE-Gehalt von fast 550 Lebensmitteln bei verschiedenen Temperaturen, um festzustellen, welche Produkte das höchste Risiko für die Entstehung chronischer Krankheiten mit sich bringen.

Wie sich herausstellte, hatten Rindfleisch, Käse, Geflügel, Schweinefleisch, Fisch und Eier den höchsten AGE-Gehalt, während die Lebensmittel mit dem höchsten

Kohlenhydratgehalt – zum Beispiel Getreide, Hülsenfrüchte, Brot, Gemüse und Obst – den niedrigsten AGE-Gehalt hatten.

AGEs können auch im Körper entstehen, wenn Zuckermoleküle sich mit Lipiden oder Aminosäuren verbinden, und zwar auf ähnliche Weise wie glykosyliertes Hämoglobin (das Molekül, das bei der Untersuchung Ihres HbA1c-Werts gemessen wird). Sowohl AGEs als auch glykosyliertes Hämoglobin bilden sich, wenn ein Monosaccharidmolekül sich an ein Eiweiß anhängt; dadurch entsteht eine Substanz, die die Funktion wichtiger biochemischer Signalwege in vielen Geweben verändern kann. Je höher Ihr Blutzuckerspiegel, umso mehr AGEs werden gebildet und umso höher steigt Ihr HbA1c an. Das ist einer der Gründe, warum es so wichtig ist, Ihren Blutzucker möglichst gut einzustellen.

Diabetiker haben aufgrund der größeren Glukosemengen in ihrem Blut und ihres stärkeren oxidativen Stresses einen höheren AGE-Spiegel als Nichtdiabetiker. Studien zufolge kann dieser Wert bei Typ-1- und Typ-2-Diabetikern um 20 bis 30 % und bei Menschen, die zusätzlich auch noch an koronarer Herzkrankheit leiden, um 40 bis 100 % höher sein. Hohe AGE-Werte verursachen oder verschlimmern nicht nur einen Typ-2-Diabetes, sondern fördern auch die Entstehung von Arteriosklerose, Neuropathien, Entzündungen, Endothelschäden und Nierenerkrankungen. Es gibt also zwei sehr wichtige Dinge, die Sie tun können, um Diabeteskomplikationen vorzubeugen: ihre Exposition gegenüber AGEs aus der Nahrung einzuschränken und Ihren Blutzucker so gut wie möglich einzustellen.

Wie wirken Fleisch und Milchprodukte sich auf das Risiko für einen Autoimmundiabetes aus?

Bei den Informationen, die wir bisher behandelt haben, ging es in erster Linie um den Zusammenhang zwischen Fleischverzehr und dem Risiko für die Entstehung von Prä- und Typ-2-Diabetes; aber eine einfache Frage wurde bisher noch nicht beantwortet: *Erhöhen bestimmte Lebensmittel das Risiko für Autoimmundiabetes (Typ 1 und LADA)?*

Angesichts der Tatsache, dass die Prävalenz von Typ-1-Diabetes sich in den letzten 25 Jahren verdoppelt hat, sind Wissenschaftler ständig auf der Suche nach umweltbedingten und genetischen Auslösern, die erklären könnten, warum die Typ-1-Diabetes-Diagnose heute so viel häufiger gestellt wird als zu jedem anderen Zeitpunkt der Menschheitsgeschichte und warum die Prävalenz von Typ-1-Diabetes um etwa 3 % pro Jahr zunimmt.

Auch wenn viele Menschen „schlechte Gene" für die Ursache von Autoimmunkrankheiten halten, zeigen eine Reihe interessanter wissenschaftlicher Untersuchungen, dass sowohl das Trinken von Milch als auch der Verzehr von Fleisch das Risiko für Typ-1- und LADA-Diabetes (und übrigens auch das Risiko für Morbus Crohn) erhöhen kann. Schuld daran ist ein Krankheitserreger namens Mycobacterium avium paratuberculosis (MAP). MAP ist ein Mykobakterium, also ein Bakterium, das ähnlich wie ein Pilz wächst und sich nachweislich auf die Anfälligkeit für autoimmunen Typ-1-Diabetes auswirkt. Tatsächlich besteht zwischen MAP und Typ-1-Diabetes ein sehr enger Zusammenhang: Eine vor Kurzem veröffentlichte Metaanalyse der aktuellen wissenschaftlichen Literatur zeigt, dass in *100 %* der analysierten Humanstudien bei Patienten mit Typ-1-Diabetes MAP-Bakterien nachgewiesen werden konnten.

Wie gelangt MAP in unsere Nahrung? Nun ja, dieses Thema ist ein bisschen – unappetitlich. MAP infiziert den Magen-Darm-Trakt von Kühen, die als Fleisch- oder Milchvieh gezüchtet werden, und verursacht bei den Tieren eine oft tödliche Erkrankung namens Johne-Krankheit. Das MAP-Bakterium ist auch im Kot infizierter Kühe vorhanden, sodass es leicht zwischen Tieren übertragen werden kann, die mit dem Kot ihrer Artgenossen in Berührung kommen – was häufig vorkommt, wenn Hunderte oder Tausende von Kühen auf engem Raum zusammenleben, wie es bei der Massentierhaltung in großen landwirtschaftlichen Betrieben üblich ist. Unter idealen Bedingungen würde MAP im Darm und Kot der Tiere keine Gefahr für die menschliche Gesundheit darstellen, vorausgesetzt, dass (a) ihre Därme nach der Schlachtung entfernt werden und (b) ihr Kot außerhalb des Schlachthofs bleibt.

Doch bei der Schlachtung von Tieren bleiben Kotreste vom Boden an den Stiefeln, Kleidern und Handschuhen der Schlachthofmitarbeiter hängen. So kommt es zu einer Kreuzkontamination der Tierkadaver, und Fleischprodukte werden auf dem Weg in den Lebensmittelhandel mit dem Kot verunreinigt. Unabhängig davon, wie streng die Auflagen in industriellen Schlachthäusern sind, gelangt MAP also in Milch- und Fleischprodukte; diese Fäkalkontamination bei der Schlachtung von Tieren in großem Maßstab zu vermeiden, ist mehr oder weniger unmöglich.

Das bedeutet, dass in Milch und Milchprodukten, die Sie im Lebensmittelhandel kaufen (einschließlich Rohmilch, offener Milch, pasteurisierter Milch, Säuglingsnahrung, Käse, Eiscreme und aromatisierten Milchgetränken) MAP enthalten ist. Einer im Jahr 2007 erschienenen Studie zufolge fanden sich in über 68 % aller US-amerikanischen Milchviehbetriebe mit MAP infizierte Kühe; und in mehr als 95 % Betrieben mit über 500 Kühen gab es MAP-infizierte Tiere. Obwohl Milch vor dem Verkauf im Lebensmittelhandel pasteurisiert (mit hoher Hitze behandelt) werden muss, um krankheitserregende Bakterien abzutöten, kann dennoch ein kleiner Teil der MAP-Bakterien diese Pasteurisierung überleben. Ungefähr 3 von 100 Milchprodukten, die in den USA gekauft werden, enthalten lebende MAP-Bakterien. Milch und Milchprodukte sind also ein Weg, über den infektiöse Bakterien direkt von der Kuh auf den Menschen übertragen werden und der Ihr Risiko für die Entstehung verschiedener Autoimmunkrankheiten (einschließlich Typ-1-Diabetes) erhöht.

MAP ist auch in dem Fleisch (inklusive Rind-, Schweine- und Hühnerfleisch und Innereien) enthalten, das Sie im Lebensmittelladen oder beim Metzger kaufen. Studien zufolge ist in 15 bis 20 % aller häufig verzehrten Fleischprodukte MAP-DNA nachweisbar; Hackfleisch stellt das größte Risiko dafür dar, dass MAP in die menschliche Nahrungskette gelangt. Eine vor Kurzem durchgeführte Untersuchung an 298 Kindern in Sardinien (Italien) hat gezeigt, dass diejenigen, die vor dem Alter von zwei Jahren mehr Fleisch gegessen hatten, signifikant häufiger an Typ-1-Diabetes erkrankten und dass „hoher Fleischkonsum in der frühen Kindheit ein wichtiger Co-Faktor für die Entstehung von Typ-1-Diabetes ist". Dasselbe Forschungsteam konnte zeigen, dass der Milch- und Fleischkonsum in 40 Ländern der Welt signifikant mit der Inzidenz von Typ-1-Diabetes bei Kindern unter 15 Jahren korreliert.

Aber wie kommt es überhaupt zu dieser Autoimmunreaktion? Dieses Phänomen bezeichnet man als *molekulare Mimikry* – eine hinterhältige Taktik verschiedener Bakterien und Viren, bei der krankheitserregende Eiweiße sich der Erkennung durch das menschliche Immunsystem zu entziehen versuchen, indem sie sich als Säugetierproteine „tarnen". Sowohl bei Kleinkindern als auch bei Erwachsenen können krankheitserregende Eiweiße durch mikroskopisch kleine Löcher in der Darmschleimhaut aus dem Verdauungssystem direkt ins Blut gelangen, bevor sie von den Verdauungsenzymen richtig aufgespalten wurden. Sobald diese krankheitserregenden Proteine in Ihrem Blut vorhanden sind, erkennt Ihr Immunsystem sie als Fremdeiweiße und setzt eine Immunantwort in Gang, um sie zu zerstören. Da diese Proteine jedoch teilweise Ihren körpereigenen Eiweißen ähneln, kann es passieren, dass Ihr Immunsystem irrtümlicherweise Proteine körpereigener Zellen angreift – so entsteht eine Autoimmunreaktion.

Sie können sich Autoimmunreaktionen wie eine Art biologischen „Eigenbeschuss" vorstellen, bei dem Ihr Immunsystem von einem krankheitserregenden Eiweiß überlistet und dazu gebracht wird, wichtige körpereigene Zellen, die Eiweiße mit ähnlicher Struktur enthalten, zu zerstören.

Wenn Ihr Immunsystem mit MAP infiziert ist, produziert es Antikörper, die fälschlicherweise das ZnT8-Protein an der Oberfläche von Betazellen angreifen und diese gezielt zerstören. Zu diesem Zweck aktiviert Ihr Immunsystem die gleichen Makrophagen, die auch in Ihr Fettgewebe eindringen und dort eine unterschwellige Entzündung und Insulinresistenz verursachen. Diese Makrophagen umfließen und zerstören Betazellen, was zu einem Beinahe- oder Totalausfall der Insulinproduktion führt.

Wie beeinflusst tierisches Eiweiß das Risiko für einen vorzeitigen Tod?

Es gibt immer mehr wissenschaftliche Beweise dafür, dass eine kohlenhydratarme Ernährung die allgemeine Mortalität erhöht. Auch wenn das auf den ersten Blick kaum zu glauben sein mag, zeigen doch eine ganze Reihe groß angelegter Studien, dass pflanzliches und tierisches Eiweiß sich in Ihrem Körper sehr unterschiedlich verhält und Ihr Risiko für einen vorzeitigen Tod auf gegensätzliche Weise beeinflusst. Diese wissenschaftlichen Erkenntnisse zeigen eindeutig, dass Lebensmittel mit hohem Gehalt an tierischem Eiweiß ein deutlich höheres Risiko für Ihren Stoffwechsel darstellen als Lebensmittel mit hohem Gehalt an pflanzlichem Eiweiß: Sie erhöhen das Risiko für chronische Krankheiten und vorzeitigen Tod.

Eine der eindrucksvollsten Studien zum Nachweis der schädlichen Auswirkungen von tierischem Eiweiß wurde 2014 am Longevity Institute der University of Southern California durchgeführt. Die Forscher teilten über 6000 Erwachsene in drei Gruppen ein – (a) eiweißarme Ernährung (weniger als 10 % der aufgenommenen Kalorien stammen aus Eiweiß); (b) Ernährung mit mittlerem Eiweißgehalt (10 bis 19 % der Kalorien stammen aus Eiweiß); oder (c) eiweißreiche Ernährung (mindestens 20 % der Kalorien stammen aus Eiweiß) – und untersuchten dann ihr Risiko, im Lauf der nächsten 18 Jahre an Krebs oder Diabetes zu sterben.

Unter den Teilnehmern im Alter von 50 bis 65 Jahren, die sich am eiweißreichsten ernährten, war die allgemeine Mortalität um 74 % höher und das Risiko, an Krebs zu sterben, mehr als viermal so hoch wie in der Gruppe mit der eiweißarmen Ernährung. Als die Forscher zwischen Studienteilnehmern, die tierisches Eiweiß aßen, und Probanden, die pflanzliches Eiweiß aßen, differenzierten, stellten sie fest, dass „eine Ernährung mit hohem Anteil an tierischem Eiweiß die Sterblichkeit erhöht und pflanzliches Eiweiß eine schützende Wirkung hat".

Unter den Probanden, die zu Beginn der Studie nicht an Diabetes gelitten hatten, wiesen diejenigen in der Gruppe mit der eiweißarmen Ernährung die geringste Diabetessterblichkeit auf; die Teilnehmer in Gruppe b (Ernährung mit mittlerem Eiweißgehalt) hatten ein 23-fach und die Menschen in der Gruppe mit der eiweißreichen Ernährung ein 73-fach erhöhtes Risiko, an Diabetes zu sterben. Diese Zahlen deuten darauf hin, dass es einen starken Zusammenhang zwischen Ihrem Verzehr an tierischem Eiweiß und Ihrem Risiko gibt, an Diabetes zu sterben, und dass sowohl eine Ernährung mit mittlerem Eiweißgehalt als auch eine eiweißreiche Ernährung Ihr Sterberisiko deutlich erhöhen kann.

Erhöht Fisch das Diabetesrisiko?

Im Gegensatz zu Fleisch- und Milchprodukten ist der Zusammenhang zwischen Fischkonsum und Diabetesrisiko schwieriger zu verstehen, da es große Unterschiede zwischen den Fischarten, aber auch geografische Unterschiede in der Fischqualität, unterschiedliche Zubereitungsmethoden und unterschiedlich hohe Umweltbelastungen gibt.

Untersuchungen an über 4000 niederländischen Probanden haben gezeigt, dass ein Verzehr von mehr als 28 Gramm Fisch pro Tag das Diabetesrisiko um 32 % erhöhte, wobei magerer Fisch ein größeres Problem darstellt als fetter, auch wenn das auf den ersten Blick unlogisch erscheint. Im Gegensatz dazu haben einige in den Jahren 2012 und 2013 veröffentlichte Metaanalysen keinen signifikanten Zusammenhang zwischen Fischverzehr und Typ-2-Diabetesrisiko ergeben – es zeigte sich weder eine positive noch eine negative Korrelation. Alle Autoren wiesen auf die große Variabilität zwischen den Studien hin, die es schwierig machte, zu konsistenten Ergebnissen zu kommen. Eine andere, im Jahr 2018 veröffentlichte Metaanalyse untersuchte den Einfluss von Fischkonsum auf das Typ-2-Diabetesrisiko bei über 250.000 Menschen. Dabei ergab sich nur ein schwacher Zusammenhang zwischen Fischkonsum und Typ-2-Diabetes-Risiko – viel geringer als bei weißem, rotem, unverarbeitetem und verarbeitetem Fleisch.

Auf den ersten Blick mögen diese Untersuchungen darauf hindeuten, dass der Verzehr von Fisch weniger problematisch ist als der von Fleisch; doch die in vielen Gewässern der Welt vorhandenen Umweltschadstoffe stellen ein ganz anderes Risiko dar. Zu den toxischen Substanzen, die in Fisch häufig vorkommen, gehören Schwermetalle, Dioxin, PCBs (polychlorierte Biphenyle), PBDEs (polybromierte Diphenylether) und Pestizide. Das in Fisch am häufigsten enthaltene Schwermetall ist Quecksilber, das vor allem durch Industrieabwässer aus Kohlekraftwerken in Seen und Ozeane gelangt und durch Bakterien im Wasser zu *Methylquecksilber* umgewandelt wird. Erhöhte Quecksilberwerte werden mit einer ganzen Reihe von Stoffwechselerkrankungen und neurologischen Störungen in Verbindung gebracht, zum Beispiel Bluthochdruck, Herz-Kreislauf-Erkrankungen, Funktionsstörungen der Herzkranzgefäße und Arteriosklerose. Untersuchungen an Mäusen zeigen, dass erhöhte Quecksilberwerte im Blut die Funktion der Betazellen beeinträchtigen und zu deren Absterben beitragen können.

Dioxine und PCBs sind zwei weitere Umweltschadstoffe, die in Meeres- und Süßwasserfischen oft in hohen Konzentrationen vorkommen. Sie fallen als Nebenprodukte bei der Abfallverbrennung, der Papierbleiche und der Pestizid- und Kunststoffherstellung an und verbleiben lange Zeit in der Umwelt. Dioxine sind krebserregende Substanzen, die Fortpflanzungs- und Entwicklungsstörungen verursachen, das Immunsystem schädigen und hormonelle Signalwege stören.

PBDEs sind Flammschutzmittel, die in Meeressäugetieren und Fischen in immer höheren Konzentrationen vorkommen. Sie tragen möglicherweise zur Entstehung von Schilddrüsenhormonstörungen, Krebs und Defiziten in der neurologischen Entwicklung von Kindern bei. Und nicht zuletzt nehmen auch Pestizidrückstände, die normalerweise eigentlich nur in Obst und Gemüse vorkommen sollten, in Fischprodukten immer mehr zu, wobei Lachs am stärksten belastet ist. Die ständige Aufnahme von Pestizidrückständen führt bei Menschen zu Störungen des Nervensystems, der Hormone und des endokrinen Systems sowie zu Krebs.

Zwar können auch pflanzliche Nahrungsmittel mit organischen Schadstoffen belastet sein; doch bei Fisch zeigen Tests durchweg einen höheren Gehalt an Quecksilber, Dioxinen, PCBs, PBDEs und vielen organischen Pestiziden. Das ist auf einen Prozess namens Bioakkumulation zurückzuführen: Die *persistenten organischen Schadstoffe* (POPs) gelangen durch Regen in die Gewässer, und viele davon setzen sich zusammen mit anderen Sedimenten auf dem Grund von Seen, Flüssen und Ozeanen ab. Kleine Fische nehmen diese Substanzen bei der Nahrungssuche auf. Wenn größere Fische diese kleinen, gründelnden Fische fressen, nehmen sie natürlich nicht nur deren Fleisch, sondern auch die darin enthaltenen Schadstoffe auf. Diese Fische werden dann wiederum von noch größeren Fischarten gefressen, und so setzt sich dieser Prozess durch die gesamte Nahrungskette hindurch fort. Das Problem ist, dass diese POPs sich in den Muskeln und im Fett sämtlicher Fische anreichern und in den Fischen am oberen Ende der Nahrungskette in besonders hoher Konzentration vorhanden sind.

Genau aus diesem Grund enthalten Zuchtfische oft mehr POPs als wild gefangene Fische. Eine 2005 in der Fachzeitschrift *Science* veröffentlichte Studie analysierte über zwei Tonnen Zucht- und Wildlachs aus der ganzen Welt und stellte fest, dass die Konzentrationen von DDT (einem mittlerweile verbotenen Pestizid), PCB und Dioxinen in Zuchtlachs deutlich höher waren als in wild gefangenem Lachs.

Zwar liefert der Verzehr von Fisch wertvolle Omega-3-Fettsäuren (EPA und DHA). In Anbetracht der Schadstoffproblematik empfehlen wir Ihnen jedoch eine andere Möglichkeit zur Optimierung Ihrer Zufuhr an Omega-3-Fettsäuren, und zwar durch frisch gemahlene Chiasamen und/oder Leinsamen. Wir raten Ihnen, möglichst wenig oder gar keinen Fisch zu essen, um sich vor diesen Umweltschadstoffen zu schützen, etwas für Ihren allgemeinen Gesundheitszustand zu tun und sich gleichzeitig Ihre Insulinsensitivität zu bewahren. In Anbetracht der heutigen Umweltverschmutzung und der überzeugenden wissenschaftlichen Beweise für die Belastung von Fisch mit Umweltschadstoffen scheinen die metabolischen Risiken des Fischverzehrs schwerer zu wiegen als die Vorteile – zumal Sie sich die in Fisch enthaltenen essenziellen Nährstoffe auch aus fettarmen pflanzlichen, vollwertigen Nahrungsmitteln beschaffen können.

Was haben Sie in diesem Kapitel gelernt?

- Alle Fleischprodukte (auch Hühnerfleisch) erhöhen die Insulinresistenz und somit das Risiko für Prädiabetes und Typ-2-Diabetes. Bei Typ-1- und LADA-Diabetes erschweren sie die Blutzuckereinstellung.
- Eier erhöhen das Risiko für Herz-Kreislauf-Erkrankungen und die Gesamtsterblichkeit bei Diabetikern.
- Leucin, Hämeisen, Nitrate und Nitrite, Natrium und in Fleisch enthaltene AGEs tragen zur Entstehung einer Insulinresistenz bei und erhöhen Ihr Risiko für chronische Erkrankungen.
- Es besteht ein starker Verdacht, dass MAP in Fleisch und Milchprodukten eine ursächliche Rolle bei der Autoimmunreaktion spielt, die zur Entstehung von Typ-1-Diabetes führt.
- Persistente organische Schadstoffe wie Quecksilber, Dioxine, PCBs, PBDEs und organische Pestizide in Fisch erhöhen das Risiko für Diabetes und andere chronische Krankheiten erheblich.

Literaturangaben zu den über 130 in diesem Kapitel erwähnten wissenschaftlichen Arbeiten finden Sie auf der Webseite www.masteringdiabetes.org/bookinfo

Kapitel 6
Alles, was Sie über Kohlenhydrate wissen müssen

Weg von der Low-Carb-Ernährung: Jessica

Seit ihrer Typ-1-Diabetes-Diagnose im Alter von drei Jahren hatte Jessica sich streng an eine kohlenhydratarme Diät gehalten, um ihren Blutzucker möglichst gut einzustellen, so wie es Typ-1-Diabetikern allgemein empfohlen wird. Doch selbst wenn sie noch so wenig kohlenhydratreiche Nahrungsmittel aß, waren ihre Blutzuckerwerte doch – gelinde gesagt – ziemlich unberechenbar: Ihr Blutzuckermessgerät zeigte (egal ob vor oder nach dem Essen) oft Werte von fast 300 mg/dl oder noch mehr an. Also begann sie sich mehr Insulin zu spritzen, um ihren Blutzucker zu senken.

Um besser mit ihrem steigenden Insulinbedarf klarzukommen, empfahl der Arzt ihr, zusätzlich zu ihren Basal- und Bolusinsulininjektionen täglich 1000 mg Metformin einzunehmen. Jessica wunderte sich darüber, da Metformin ja normalerweise nur Patienten mit Prädiabetes und Typ-2-Diabetes verschrieben wird. Trotzdem befolgte sie den Rat ihres Arztes, weil sie verzweifelt auf der Suche nach einer Möglichkeit zur Besserung ihres Diabetes war. Doch schon nach kurzer Zeit begann Jessica sich immer müder und abgeschlagener zu fühlen und konnte tagsüber kaum noch die Augen offen halten. Bewegung kam so gut wie gar nicht mehr infrage, weil sie einfach nicht genug Energie dafür hatte. Sie wusste, dass mit ihr etwas nicht stimmte, hatte aber keine Ahnung, was sie tun sollte, um ihre Blutzuckereinstellung und ihren Gesundheitszustand zu verbessern und sich wieder fitter zu fühlen. Für eine Frau Anfang zwanzig war dieser Zustand eine ziemlich große Belastung.

Bei ihren Recherchen im Internet stieß Jessica auf unsere Website und war ganz begeistert von der Aussicht, ihre Insulinsensitivität verbessern zu können. Dass Typ-1-Diabetiker Obst essen sollten, las sie zum ersten Mal, und es interessierte sie, warum wir solche den allgemeinen Empfehlungen zuwiderlaufenden

Ratschläge gaben. Sie fand unsere evidenzbasierte Ernährungsmethode faszinierend und beschloss, sich zu unserem Coaching-Programm anzumelden. In den ersten drei Wochen steigerte Jessica ihren Obst- und Gemüseverzehr erheblich und fuhr gleichzeitig ihren Konsum an tierischen Produkten zurück. Nach und nach erhöhte sie ihre Kohlenhydrataufnahme von ungefähr 20 auf 325 Gramm pro Tag. Anfangs befürchtete sie, dass der Verzehr kohlenhydratreicher Nahrungsmittel ihren Insulinbedarf zu sehr in die Höhe treiben würde. Trotzdem ließ sie sich in einer Haltung innerer Offenheit auf dieses Programm ein, in der Hoffnung, dass sich dadurch etwas an ihrem Zustand verbessern würde. Schon nach 30 Tagen waren ihre Blutzuckerwerte deutlich berechenbarer geworden. Um eine Hypoglykämie zu vermeiden, setzte sie ihr Metformin ab.

Am meisten staunte sie jedoch darüber, wie schnell ihr Basal- und Bolusinsulinbedarf abnahm. **Immerhin nahm sie jetzt fünfzehnmal mehr Kohlenhydratkalorien zu sich als in den 20 Jahren davor, und trotzdem ging ihr Insulinverbrauch drastisch zurück!** Bei kohlenhydratarmer Ernährung hatte sie im Durchschnitt 20 Einheiten Basalinsulin und 17,5 Einheiten Bolusinsulin, also insgesamt etwa 37,5 Einheiten Gesamtinsulin pro Tag gebraucht. In der Zeit, als sie nur 20 Gramm Kohlenhydrate pro Tag zu sich nahm, hatte ihre 24-Stunden-Insulinsensitivität bei etwa 0,5 Gramm/Einheit gelegen. Drei Monate nach Beginn des Diabetes-im Griff-Coaching-Programms war ihr Basalinsulinbedarf auf 14 und ihr Bolusinsulinbedarf auf ungefähr 15 Einheiten pro Tag gesunken; insgesamt brauchte sie also nur noch etwa 29 Einheiten Gesamtinsulin pro Tag. Bei einem Kohlenhydratverzehr von 325 Gramm pro Tag lag ihre 24-Stunden-Insulinsensitivität nun über 11 Gramm/Einheit – 21-mal höher als vorher! Nach sechs Monaten hatte Jessica über sieben Kilo abgenommen. Ihr Basalinsulinbedarf war auf 11 und ihr Bolusinsulinbedarf auf etwa 14 Einheiten pro Tag gesunken – insgesamt also 25 Einheiten Gesamtinsulin pro Tag. Heute fühlt Jessica sich wohler als je zuvor und staunt darüber, wie viel Energie sie jetzt plötzlich hat – und das alles dank der Wirksamkeit der Diabetes-im Griff-Methode!

Seit die Atkins-Diät Anfang des 21. Jahrhunderts immer populärer wurde, begann man Kohlenhydrate für eine ganze Reihe von Stoffwechselstörungen – unter anderem Diabetes, Fettleibigkeit, Herz-Kreislauf-Erkrankungen, Krebs und Insulinresistenz – verantwortlich zu machen. Es erschienen jede Menge Bücher und

Fachartikel, die gegen eine kohlenhydratreiche Ernährung wetterten – als könne man all diese Probleme nur durch völligen Verzicht auf Kohlenhydrate lösen. Auf den ersten Blick erscheinen diese Behauptungen auch sehr plausibel, weil sie stets durch scheinbar glaubwürdige wissenschaftliche Untersuchungen untermauert und im Brustton der Überzeugung vorgebracht werden. Und so haben kohlenhydratarme Ernährungsformen die Welt im Sturm erobert: Millionen von Menschen begannen auf Kohlenhydrate (sei es aus verarbeiteten Produkten wie Brot, Getreide, Nudeln, Keksen und Kräckern oder aus naturbelassenen Lebensmitteln wie Obst, stärkereichem Gemüse, Hülsenfrüchten und Vollkorngetreide) zu verzichten.

Wir haben eine Heidenangst vor Kohlenhydraten. Egal wo man hinschaut – die Worte *kohlenhydratarm* und *kohlenhydratfrei* sind stets an prominenter Stelle auf den Lebensmittelpackungen aufgedruckt, was den Anti-Kohlenhydrat-Wahnsinn immer weiter anheizt und uns in unserer negativen Einstellung zu diesen mutmaßlichen Bösewichtern unserer Ernährung bestärkt. In Buchhandlungen findet man ganze Regale mit Büchern über die Gefahren von Kohlenhydraten. Darin stellen die Autoren die wildesten Behauptungen auf (zum Beispiel, dass „es keine biologische Notwendigkeit für den Verzehr von Kohlenhydraten gibt") und argumentieren, dass unsere Vorfahren sich im Paläolithikum schließlich jahrtausendelang kohlenhydratarm oder kohlenhydratfrei ernährt haben.

Stimmt das? Sind Kohlenhydrate tatsächlich an unserem heutigen kritischen Gesundheitszustand schuld? Führen kohlenhydratreiche Lebensmittel zu Gewichtszunahme, Fettleibigkeit und Diabetes? Haben wir es ihnen zu verdanken, dass heute so viele Menschen Statine einnehmen müssen?

Wenn man sich die wissenschaftlichen Beweise genau anschaut, stellt man fest, dass es kurzsichtig und unwissenschaftlich ist, Kohlenhydrate für die Entstehung von Insulinresistenz und Diabetes verantwortlich zu machen.

Doch bevor wir nun alle kohlenhydratreichen Lebensmittel als „gesund" abstempeln, wollen wir uns zunächst einmal in die Details der Kohlenhydratbiologie vertiefen. Denn mit Kohlenhydraten ist es genauso wie mit Fetten: Sie sind nicht alle gleich. Feine Unterschiede in der Form, in der Kohlenhydrate in unserer Nahrung vorkommen, führen dazu, dass sie sich sehr unterschiedlich auf unseren Gesundheitszustand auswirken. Wenn Sie schon immer mehr darüber erfahren wollten, was Kohlenhydrate sind und wie sie in Ihrem Körper wirken, ist dieses Kapitel Ihre Chance dazu!

Kohlenhydrate sind nicht gleich Kohlenhydrate

Wie wir bereits in Kapitel 2 besprochen haben, sind Kohlenhydrate nichts anderes als Ketten von *Monosaccharid*-Molekülen. Die meisten Menschen verwenden das Wort *Monosaccharid* jedoch nicht, weil es umständlich ist, und sprechen stattdessen lieber von *Zucker*. Streng genommen ist das auch nicht falsch; doch leider hat das Wort *Zucker* in unserer modernen Welt einen ganz anderen Beigeschmack angenommen: Mit *Zucker* bezeichnet man ein raffiniertes Süßungsmittel, das es im Lebensmittelhandel zu kaufen gibt und das Ihr Risiko für viele chronische Krankheiten erhöht. Um etwaige Unklarheiten zu beseitigen, bezeichnen wir natürliche Zucker in diesem Buch daher als *Monosaccharide* und künstliche (vom Menschen hergestellte) Zucker als *raffinierte Zucker*. Haushaltszucker (auch Saccharose genannt) ist ein klassisches Beispiel für einen raffinierten Zucker – das Endprodukt eines Herstellungsprozesses, der mit einem naturbelassenen Lebensmittel wie Zuckerrohr oder Zuckerrüben beginnt und bei dem am Ende eine kristalline Substanz übrig bleibt, die nur noch Glukose und Fruktose enthält. Durch den Herstellungsprozess werden dem ursprünglich vollwertigen Nahrungsmittel die gesundheitsschützenden Mikronährstoffe (darunter Vitamine, Wasser, Antioxidanzien, Mineral-, Ballast- und sekundäre Pflanzenstoffe) entzogen, wodurch das Endprodukt ernährungsphysiologisch wertlos ist.

Wahrscheinlich sind wir nicht die Ersten, von denen Sie hören, dass Saccharose, andere raffinierte Zucker und die meisten künstlichen Süßungsmittel Ihr Krankheitsrisiko drastisch erhöhen können. Das kann man in vielen Büchern, wissenschaftlichen Artikeln, Kongressen, YouTube-Videos und Podcasts nachlesen bzw. hören, und die Botschaft ist eindeutig: *Raffinierter Zucker* beschleunigt die Gewichtszunahme und die Entstehung von Fettleibigkeit, Herz-Kreislauf-Erkrankungen, Arteriosklerose, zu hohen Cholesterinwerten, Diabetes und Krebs.

In vollwertigen Lebensmitteln enthaltene Kohlenhydrate existieren in einer dreidimensionalen Matrix aus vielen anderen Nährstoffen. Dabei handelt es sich um sehr komplexe Informationspakete, die Ihr Verdauungssystem interpretieren, „auspacken" und an andere Gewebe im Körper verteilen kann. Alle vollwertigen Nahrungsmittel haben einen ähnlichen dreidimensionalen Aufbau, unterscheiden sich jedoch in ihrem Wassergehalt und in Art und Menge ihres Wassergehalts und der darin enthaltenen Kohlenhydrate, Fette, Eiweiße, Vitamine, Mineral-, Ballast- und sekundären Pflanzenstoffe voneinander. Ballaststoffe wirken wie Armierungseisen in einer Betonkonstruktion – sie verstärken die Struktur eines vollwertigen Nahrungsmittels. Die übrigen Nährstoffe sind im dreidimensionalen Raum verteilt. Makronährstoffe machen den Kaloriengehalt eines Lebensmittels aus; Mikronährstoffe bieten Schutz vor Krankheiten und erhöhen die Nährstoffdichte.

Wenn Sie kohlenhydrathaltige Lebensmittel essen, werden diese Ketten durch Verdauungsenzyme namens *Amylasen* in einzelne Monosaccharide aufgespalten. Vom Mund bis in den Dünndarm hinein wirken diese Enzyme wie Scheren, die die Kohlenhydratketten bei jedem Schritt dieses Prozesses in immer kleinere Monosaccharidketten zerlegen. Im Dünndarm werden einzelne Monosaccharidmoleküle durch die Darmwände resorbiert, gelangen in die Kapillaren und verteilen sich im ganzen Körper. Sie können sich Ihre Blutbahnen wie ein kunstvoll verzweigtes Straßensystem vorstellen, das Nährstoffe in alle Gewebe Ihres Körpers transportiert.

Auch für den Aufbau von Kohlenhydraten gibt es einen ganz einfachen Vergleich: Stellen Sie sich die Monosaccharide als Buchstaben und die Kohlenhydrate als Wörter vor. Das Alphabet hat 26 Buchstaben, die man zu Millionen verschiedener Wörter anordnen kann. Wörter werden durch eine bestimmte Folge von Buchstaben gebildet; und diese Wörter bilden wiederum einen Wortschatz, mit dessen Hilfe wir einander unsere Gedanken und Ideen mitteilen. In der Welt der Kohlenhydrate gibt es über 20 häufig vorkommende Monosaccharide, die sich auf vielfältige Weise miteinander kombinieren lassen, um eine schier endlose Reihe von Kohlenhydratketten unterschiedlicher Länge zu bilden. Kurzkettige Kohlenhydrate werden durch Kombination von zwei bis zehn, langkettige Kohlenhydrate durch Verbindung von Hunderten bis Tausenden von Monosaccharidzuckern gebildet.

Glukose und Fruktose sind die in Pflanzen am häufigsten vorkommenden Monosaccharide. Glukose ist sowohl in kurzkettigen Kohlenhydraten wie *Saccharose* (einem Bestandteil von Haushaltszucker) als auch in *Laktose* (einem Bestandteil von Milchprodukten wie Milch und Weichkäse) enthalten. In langkettigen stärkehaltigen Kohlenhydraten wie *Amylose* und *Amylopektin* (häufigen Bestandteilen von Kartoffeln, Kürbis, Bohnen, Linsen und Vollkorngetreide) und *Zellulose* (Ballaststoffen) ist Glukose nicht nur reichlich vorhanden, sondern auch der einzige Monosaccharid-Baustein.

Der Unterschied zwischen dem Aufbau von stärkehaltigen Kohlenhydraten und Ballaststoffen liegt in der Art und Weise, wie die Glukosemoleküle miteinander verknüpft sind. Stärkehaltige Kohlenhydratmoleküle können von Ihren Verdauungsenzymen aufgespalten werden, Ballaststoffe hingegen nicht, weil der menschliche Organismus das dafür benötigte Enzym *Cellulase* nicht bilden kann. Doch das ist kein Problem, denn Milliarden von Bakterien in Ihrem Darm können Ballaststoffe restlos verstoffwechseln und als Energiequelle nutzen, um sich zu vermehren und Ihre Dickdarmschleimhaut zu besiedeln.

Was sind raffinierte Kohlenhydrate?

Höchstwahrscheinlich hat man auch Ihnen schon irgendwann einmal geraten, den Verzehr verarbeiteter oder raffinierter Lebensmittel einzuschränken oder ganz darauf zu verzichten, um abzunehmen, Ihre Stimmung zu verbessern, Ihr Immunsystem zu stärken oder besser zu schlafen. Es ist sehr wichtig, zu verstehen, was *raffiniert* bedeutet, damit Sie objektiv entscheiden können, ob Sie ein bestimmtes Nahrungsmittel essen oder lieber die Finger davon lassen sollen. Wenn es um Kohlenhydrate geht, ist die Bedeutung des Begriffs *raffiniert* oder *verarbeitet* zum Glück recht einfach. Dazu müssen wir uns ein bisschen genauer mit dem Herstellungsprozess von Kohlenhydraten befassen.

Raffinierte Süßungsmittel

Raffinierte Süßungsmittel wie Saccharose, fruktosereicher Maissirup (HFCS) und Dextrose entstehen durch einen Herstellungsprozess, bei dem eine ganze Frucht, ein ganzes Gemüse oder ein ganzes Korn verschiedenen Verarbeitungsschritten (zum Beispiel Schneiden, Mahlen, Knacken, Zerreiben, Waschen, Extrahieren, Kochen, Dämpfen, Kondensieren und Trocknen) unterzogen wird. Das Endprodukt ist ein fester Kristall oder ein Pulver, Mehl oder Sirup und wird entweder als solches verkauft oder Produkten wie Getreide, Gebäck, Limonaden, Soßen, Gewürzen, Kräckern, Nudeln, Broten und Dressings zugesetzt, um sie für die Verbraucher attraktiver zu machen.

Lebensmittelhersteller geben Millionen Dollar für die Entwicklung kostengünstiger Methoden aus, um ganze Kohlenhydrate zu Süßungsmitteln, Mehlen, Texturgebern und Aromastoffen zu verarbeiten. Süßungsmittel werden einem ansonsten fad schmeckenden Lebensmittel zugesetzt; Texturgeber werden verwendet, um Chips, Kräckern, Soßen und Glasuren eine bestimmte Konsistenz zu verleihen; Mehle werden als Mehl verkauft oder Backwaren zugesetzt; und Aromastoffe werden Lebensmitteln in genau abgemessenen Mengen (und oft mit dem Wörtchen *natürlich* getarnt) hinzugefügt. Das Endresultat dieser Anreicherung verarbeiteter Lebensmittel mit raffinierten Kohlenhydraten ist ein angenehmes Esserlebnis, das wiederum eine unbewusste Sucht erzeugt, die Sie zurück in den Supermarkt lockt, um noch mehr von diesen „leckeren Sachen" zu kaufen.

Oft schmuggeln Lebensmittelhersteller raffinierte Süßungsmittel in verarbeitete Lebensmittel und verschleiern deren Namen, um die Verbraucher davon zu überzeugen, dass es sich dabei um „gesunde", „kohlenhydratarme" Produkte handelt. Auf den ersten Blick wird es Ihnen vielleicht unvorstellbar vorkommen, dass die meisten Lebensmittel im Supermarkt verarbeitete Zutaten enthalten. Deshalb möchten wir Ihnen an dieser Stelle genau erklären, wie man zwischen ganzen und verarbeiteten

Kohlenhydraten unterscheidet. Das wird Ihnen Einblicke in die Kohlenhydratbiologie verschaffen, die Sie vom uninformierten Durchschnittskonsumenten unterscheiden.

Raffinierte Süßungsmittel können im Labor entweder aus künstlichen Zutaten oder aus natürlichen Quellen hergestellt werden. Beispiele für im Labor hergestellte raffinierte Süßstoffe sind Aspartam, Acesulfam und Cyclamat. Beispiele für natürliche Lebensmittel, die zu raffinierten Süßungsmitteln verarbeitet werden, sind Stevia (aus den Blättern der Steviapflanze) und Agavendicksaft (aus Agaven). Stevia wird oft zu einem Pulver oder flüssigen Süßstoff, Agavensaft zu einem Süßungsmittel von sirupartiger Konsistenz verarbeitet. Raffinierte Süßungsmittel aus künstlichen Zutaten oder natürlichen Lebensmitteln werden vielen verpackten Lebensmitteln zugesetzt. Einige von ihnen werden sogar als „diabetikerfreundliche" Produkte angepriesen, weil sie „zuckerfrei" sind oder weil sie nur wenige oder gar keine Kalorien enthalten. Doch unabhängig davon, ob ein raffiniertes Süßungsmittel aus künstlichen Zutaten hergestellt oder aus natürlichen Quellen gewonnen worden ist, raten wir Ihnen, die Verwendung solcher Produkte einzuschränken oder ganz darauf zu verzichten – und zwar deshalb, weil Ihr Blutzucker dadurch extrem schwer einstellbar werden kann. Außerdem können raffinierte Süßungsmittel die Geschmacksknospen überreizen, was wiederum neurologische Signale im Gehirn erzeugt, die Sie dazu verleiten, bei Lebensmitteln unnatürlich süße Aromen zu erwarten: Denn solche Süßungsmittel stumpfen die Geschmacksknospen gegenüber den Aromen natürlicher, vollwertiger Nahrungsmittel ab, sodass Ihnen diese weniger verlockend erscheinen. Außerdem haben raffinierte Süßungsmittel keinerlei Nährwert: Sie enthalten keine von den wertvollen, gesundheitsschützenden Mikronährstoffen, auf die wir auf den nächsten Seiten näher eingehen wollen.

Verarbeitete Getreideprodukte

Vollkorngetreide wird oft zu Mehl verarbeitet und Nudeln, Backwaren, Snacks, Kuchen und Torten, Frühstücksflocken und Brot zugesetzt. Die meisten Menschen denken zuallererst an solche verarbeiteten Getreideerzeugnisse, wenn sie das Wort *Kohlenhydrate* hören, obwohl diese Produkte nur eine kleine Untergruppe kohlenhydratreicher Lebensmittel darstellen.

Der Unterschied zwischen Vollkornprodukten und verarbeiteten Getreideerzeugnissen ist ganz einfach: Bei Vollkornprodukten bleiben Schale und Keimling intakt, während die Körner bei verarbeiteten Getreideprodukten von beidem befreit werden, um ihre Haltbarkeit zu verlängern, sodass nur der Mehlkörper (Endosperm) übrig bleibt. Raffinierte Getreideprodukte bestehen also nur noch aus dem stärkehaltigen Inneren der Körner und enthalten deutlich weniger Antioxidanzien, Mineral-, Ballast- und sekundäre Pflanzenstoffe als Vollkornprodukte. Diese Inhaltsstoffe tragen aber nicht nur zu einer optimalen Nährstoffaufnahme und einem optimalen Nährstofftransport bei, sondern sind dafür *unbedingt notwendig*.

Das Problem ist, dass die Verwendung des Begriffs „Vollkorn" in den Gesetzen zur Lebensmittelkennzeichnung nicht genau geregelt ist. Lebensmittelhersteller können ein Lebensmittel als „Vollkorn" kennzeichnen, auch wenn es nur zu 15 % Vollkorn und bis zu 85 % verarbeitete Körner enthält.

Begriffe wie „Vollkorn", „Mehrkorn", „steingemahlen", „100 % Weizen", „Weizenschrot", „Siebenkorn" oder „Kleie" sind Schlagwörter, die kluge Marketingexperten sich ausgedacht haben, um Sie zum Kauf zu verleiten.

(Anmerk. d. Verlags: In Deutschland unterliegen diese Begriffe gesetzlichen Bestimmungen. In Vollkornbrot muss beispielsweise 90 % des enthaltenen Getreides Vollkornmehl- oder -schrot sein. Mehrkorn, Dreikorn oder auch Siebenkorn bedeutet allerdings lediglich, dass mehrere Sorten Getreide verwendet wurden. Ausmahlgrad und entsprechende Anteile der Getreide sind aber nicht festgelegt.)

Raffiniertes Getreide und aus Mehl hergestellte Produkte werden nach dem Verzehr sehr schnell verstoffwechselt und resorbiert, was innerhalb kurzer Zeit zu einer starken Glukosespitze im Blut führt. Wenn Sie jemals innerhalb weniger Stunden nach dem Verzehr eines raffinierten Getreideprodukts hohe Blutzuckerwerte hatten, liegt das wahrscheinlich daran, dass die Glukose aus dem Mehl in diesem Lebensmittel extrem schnell in Ihr Blut aufgenommen wurde, sodass Leber und Bauchspeicheldrüse Ihren Blutzuckerspiegel nicht mehr unter Kontrolle bringen konnten. Ein Umstieg auf ein nicht aus Mehl hergestelltes Vollkornprodukt kann Ihre Blutzuckereinstellung in den Stunden nach dem Essen drastisch verbessern.

Schon eine einzige Mahlzeit, die verarbeitete Kohlenhydrate enthält, zieht eine ganze Kaskade negativer Auswirkungen auf Leber, Blutgefäße, Herz, Fettgewebe und Muskeln nach sich. Der regelmäßige Verzehr raffinierter Kohlenhydrate ist das beste Rezept für Leber-Insulinresistenz, Fettleber, erhöhte LDL-Cholesterin- und Triglyzeridwerte und eine Vermehrung Ihres Fettgewebes und Muskelfetts! Und eine Kombination aus all diesen Faktoren führt zu einer Insulinresistenz vor allem in der Leber, aber auch in der Muskulatur und erhöht das Risiko für Herz-Kreislauf-Erkrankungen ganz erheblich.

Außerdem werden raffinierte kohlenhydratreiche Nahrungsmittel von Ihrem Verdauungssystem anders verarbeitet als vollwertige kohlenhydratreiche Produkte. Auch das wirkt sich auf viele Gewebe Ihres Körpers negativ aus, und zwar aus einem ganz einfachen Grund: Naturbelassene Lebensmittel kann Ihr Verdauungssystem nicht so gut aufspalten wie aus Mehl hergestellte Produkte. Aber keine Sorge: Das ist ein großer Vorteil! Denn dadurch kommen Sie in den Genuss von Lebensmitteln mit hoher Nährstoffdichte, und Ihre Darmbakterien kommen in den Genuss vieler Ballaststoffe, die ihnen als Nahrung dienen. Wenn Sie verarbeitete Lebensmittel essen, bekommen Ihre Darmbakterien nicht so viele Nährstoffe, können sich nicht so schnell vermehren, und Ihr Stuhl hat nicht annähernd so viel Volumen, als wenn Sie die gleichen Nahrungsmittel in unverarbeitetem Zustand zu sich nehmen würden. Denn der Großteil Ihres Stuhls besteht aus Bakterien! Je mehr naturbelassene Lebensmittel Sie essen, umso wohler fühlen sich Ihre Darmbakterien, umso mehr immunstärkende kurzkettige Fettsäuren produzieren sie und umso schneller vermehrt und erneuert sich die Bakterienpopulation in Ihrem Darm.

Was sind vollwertige Kohlenhydrate?

Im Gegensatz zu Lebensmitteln, die verarbeitete Kohlenhydrate enthalten, bestehen naturbelassene kohlenhydratreiche Nahrungsmittel aus langkettigen Molekülen und kommen hauptsächlich in pflanzlichen Lebensmitteln wie Obst, Gemüse, Bohnen, Linsen, Erbsen und Vollkorngetreide wie Naturreis, Buchweizen, Hirse und Gerste vor. Die Kohlenhydratketten in vollwertigen Nahrungsmitteln enthalten viele Mikronährstoffe, beispielsweise Vitamine, Wasser, Antioxidanzien, Mineral-, Ballast- und sekundäre Pflanzenstoffe; und diese lebenswichtigen Akteure hinter den Kulissen spielen für die Verwertung von Nährstoffen in Ihrem ganzen Körper eine enorm wichtige Rolle.

Naturbelassene kohlenhydratreiche Produkte gehören zu den nährstoffreichsten Lebensmitteln, die es gibt. Sie versorgen Sie mit dauerhafter Energie und hochwertigen Mikronährstoffen, die in verarbeiteten kohlenhydrathaltigen Lebensmitteln nicht enthalten sind. Mikronährstoffe aus unverarbeiteten Nahrungsmitteln sind hochwirksame bioaktive Substanzen, die Entzündungsprozessen entgegenwirken, das Immunsystem stärken, zum Transport von Speisebrei durch den Verdauungstrakt beitragen, bei Verletzungen die Blutgerinnung fördern und außerdem die Funktion von Gehirn, Fortpflanzungsorganen, Augen und Herz verbessern – und das ist nur ein Bruchteil ihrer positiven Wirkungen! Sie können sich diese Mikronährstoffe wie „Informationen“ vorstellen, die Ihre Zellen brauchen, um Sekunde für Sekunde Tausende chemischer Reaktionen durchzuführen, die notwendig sind, damit sie rund um die Uhr funktionsfähig bleiben, die Funktion Ihrer Gewebe optimieren und Ihren Alterungsprozess verlangsamen können.

So wie ein Bauplan die für den Bau eines Hauses notwendigen Informationen enthält, liefern Mikronährstoffe die *Informationen*, die Ihre Gewebe für die Verdauung und für Resorption, Transport, Aufnahme und Oxidation von Nährstoffen benötigen. Kohlenhydratreiche Lebensmittel sind die mikronährstoffdichtesten Produkte, die es gibt.

Es gibt viele verschiedene Kategorien von Mikronährstoffen – Vitamine, Wasser, Antioxidanzien, Mineral-, Ballast- und sekundäre Pflanzenstoffe –, und jede dieser Gruppen erfüllt andere Funktionen. Wir wollen uns die verschiedenen Arten von

Mikronährstoffen nun einmal genauer anschauen, um mehr darüber zu erfahren, warum sie für eine optimale Funktion Ihrer Zellen so wichtig sind.

Vitamine

Diese lebenswichtigen Stoffe sind an Tausenden biochemischer Reaktionen im ganzen Körper beteiligt. Insgesamt kennt man 13 Vitamine, die in zwei Gruppen unterteilt werden: fett- und wasserlösliche Vitamine. Die fettlöslichen Vitamine A, E und K sind in Obst, Gemüse, Hülsenfrüchten, Vollkornprodukten und grünem Salat in großen Mengen enthalten. Vitamin D entsteht, wenn Sie Ihre Haut der Sonne aussetzen (worauf wir in Kapitel 8 noch näher eingehen werden).

Auch wasserlösliche Vitamine sind in Obst, Gemüse, Hülsenfrüchten, Vollkornprodukten und grünem Salat enthalten. Dazu gehören sowohl die B-Vitamine als auch Vitamin C. Diese Vitamine erfüllen die verschiedensten Funktionen in vielen Geweben Ihres Körpers. Da Vitamin C und B-Vitamine wasserlöslich sind, werden sie leicht mit dem Urin ausgeschieden und müssen daher regelmäßig über die Nahrung ersetzt werden.

Alle Vitamine erfüllen verschiedene Funktionen in Ihrem Körper, die für eine optimale Zellfunktion unerlässlich sind. Vitamine werden für Tausende von Stoffwechselreaktionen benötigt, zum Beispiel für die DNA-Synthese und -Reparatur, Eiweißsynthese und -reparatur, RNA-Synthese und -reparatur und außerdem für die Synthese von Glykogen, Fettsäuren, Hormonen und Neurotransmittern. Die Nahrungsmittel, die wir im Rahmen des Diabetes-im Griff-Programms empfehlen, bieten Ihnen die größtmögliche Chance, Ihren Bedarf an fett- und wasserlöslichen Vitaminen mehr als reichlich zu decken (mit Ausnahme von Vitamin B_{12} – auf dieses Thema werden wir in Kapitel 8 noch näher eingehen).

Mineralstoffe

Das sind lebenswichtige Nährstoffe, die aus der Erde stammen und nicht von lebenden Organismen hergestellt werden können. Die wichtigsten Mineralstoffe, die der Mensch benötigt, sind Kalzium, Kalium, Natrium, Phosphor und Magnesium sowie die Spurenelemente Eisen, Schwefel, Molybdän, Chlor, Kupfer, Zink, Mangan, Kobalt, Jod und Selen. All diese Mineralstoffe erfüllen lebenswichtige Aufgaben in Ihrem Körper. So wie Vitamine an vielen biochemischen Prozessen mitwirken, erfüllen auch Mineralstoffe eine Vielzahl von Funktionen, zum Beispiel:

- Aufrechterhaltung des Elektrolytgleichgewichts in Ihrem Blut
- Synthese von Verdauungsenzymen
- Aufrechterhaltung eines regelmäßigen Herzschlags
- Produktion von ATP

- Transport von Sauerstoff im Körper
- Aufbau von Knochen und Zähnen

Außerdem fördern Mineralstoffe

die Entwicklung des ungeborenen Kindes im Mutterleib,
den Haarwuchs,
die Synthese von Schilddrüsenhormonen,
die DNA-Synthese und -Reparatur,
und die Aktivität antioxidativer Enzyme.

Jedes Gewebe in Ihrem Körper braucht Mineralstoffe zur Unterstützung seines biologischen Orchesters, und pflanzliche Produkte enthalten mehr Mineralstoffe als jede andere Art von Nahrungsmitteln.

Ballaststoffe

Ballaststoffe gehören zu den interessantesten Nährstoffen, die es gibt. Die Wissenschaft gewinnt immer mehr neue Erkenntnisse darüber, wie Ballaststoffe sich im Verdauungstrakt verhalten und wie wichtig sie für die Gesundheit unserer Darmflora sind. Früher glaubte man, dass Ballaststoffe lediglich dazu beitragen, unverdaute Teile des Speisebreis und überschüssiges Cholesterin aus dem Darm in die Toilette zu befördern, die normale Verdauungsfunktion zu unterstützen und uns vor Herz-Kreislauf-Erkrankungen, Bluthochdruck und bestimmten Krebsarten zu schützen. Heute wissen wir jedoch, dass Ballaststoffe eigentlich *Nahrung* sind – und zwar nicht für Sie, sondern für die Bakterien in Ihrem Dickdarm.

Ihr Körper beherbergt rund 38 Milliarden Bakterien. Die meisten davon leben im Dickdarm und auf der Haut; aber es gibt auch Bakterienpopulationen in Mund, Dünndarm und Magen. Neuesten Schätzungen zufolge besteht Ihr Körper zu etwa 45 % aus menschlichen und zu 55 % aus bakteriellen Zellen, die in freundlicher Symbiose mit den menschlichen Zellen zusammenleben. Ein gesunder Darm ist für die Aufrechterhaltung eines gesunden Stoffwechsels von großer Wichtigkeit. Man geht davon aus, dass eine gestörte Darmflora mit vielen chronischen Erkrankungen wie beispielsweise Autismus, Depressionen, Hashimoto-Thyreoiditis, chronisch-entzündlichen Darmerkrankungen und Typ-1-Diabetes einhergeht.

Vollwertige kohlenhydratreiche Nahrungsmittel haben einen hohen Gehalt an Ballaststoffen, die Ihre Darmflora verdauen und verwerten kann. Wenn Bakterien in Ihrem Dickdarm Ballaststoffe verstoffwechseln, um daraus Energie zu gewinnen, bilden sie dabei kurzkettige Fettsäuren. Diese Fettsäuren haben eine breite entzündungshemmende Wirkung, stärken das Immunsystem und senken das Risiko für chronische Erkrankungen. Einigen wissenschaftlichen Untersuchungen zufolge können kurzkettige Fettsäuren sogar verhindern, dass Makrophagen in Ihr Fettgewebe eindringen und eine Insulinresistenz erzeugen!

Außerdem verlangsamen Ballaststoffe die Glukoseaufnahme ins Blut und schützen Sie somit vor zu starken Blutzuckeranstiegen. Auch deshalb ist es wichtig, sich kohlenhydratreich zu ernähren. Und nicht zuletzt erhöhen Ballaststoffe Ihr Stuhlvolumen und tragen somit dazu bei, unverdaute Nahrung durch den Dickdarm zu transportieren, damit Sie regelmäßig zur Toilette gehen können. Leider haben Ballaststoffpräparate nicht die gleiche Wirkung wie ballaststoffreiche Lebensmittel: Studien zufolge schützt der Zusatz von Ballaststoffpulver (wie beispielsweise Flohsamenschalen) zu einer ungesunden Ernährung nicht vor Dickdarmkrebs, sehr wohl aber eine ballaststoffreiche Ernährung.

Wasser

Viele Leute werden uns vielleicht für verrückt halten, wenn sie lesen, dass wir Wasser als Mikronährstoff bezeichnen. Doch es gibt einen guten Grund dafür: Ähnlich wie Vitamine und Mineralstoffe ist Wasser an Tausenden chemischer Reaktionen in Blut und Geweben beteiligt. Außerdem ist es ein wichtiger Bestandteil vollwertiger Nahrungsmittel, der leider viel zu sehr unterschätzt und nur selten erwähnt wird. In jeder Sekunde jedes Tages finden in Ihrem Körper Tausende von chemischen Reaktionen statt, die ohne Wasser nicht effizient ablaufen könnten!

Wasser ist an vielen Schritten der Nährstoffverdauung und -aufnahme beteiligt: Im Magen erleichtert es die Aufspaltung und Verdauung von Speisen. Im Dünndarm trägt es zur weiteren Verdauung und Resorption Ihrer Nahrung bei und spielt bei der Aufnahme von Glukose, Fettsäuren und Aminosäuren ins Blut eine wichtige Rolle. Im Dickdarm erhöht Wasser das Stuhlvolumen und ist außerdem für die Ernährung Ihrer Darmbakterien und die Regulation des Elektrolythaushalts im Blut wichtig. Wasser ist ein lebensnotwendiger Nährstoff, ohne den Verdauung, Resorption, Transport und Oxidation von Nährstoffen nicht optimal ablaufen können.

Raffinierte, verarbeitete Lebensmittel haben einen deutlich geringeren Wassergehalt als vollwertige. Zum Beispiel enthalten Cornflakes nur 4 Massenprozent Wasser; ein Vollkornbagel enthält normalerweise 34 Massenprozent Wasser. Vollkornprodukte enthalten im Durchschnitt 60 bis 95 Massenprozent Wasser. Beim Verzehr pflanzlicher Nahrungsmittel nehmen Sie also tatsächlich Wasser zu sich! Dadurch leisten Sie einen wichtigen Beitrag zu Ihrer Flüssigkeitsversorgung, verbessern Ihre geistige und körperliche Leistungsfähigkeit und müssen dann vielleicht auch weniger Wasser trinken, um hydriert zu bleiben. Die unten stehende Tabelle zeigt den Wassergehalt von verschiedenen Früchten, Gemüsesorten, Hülsenfrüchten, Vollkornprodukten und grünem Salat.

Lebensmittel	Wassergehalt (%)
Zucchini (roh)	95
Grüner Blattsalat (roh)	95
Weiße Champignons (roh)	92
Rucola (roh)	92
Blattspinat (roh)	92
Wassermelonen (roh)	91
Blattkohl (gekocht)	90
Pfirsiche (roh)	89
Butternusskürbis (gebacken)	88
Rote Bete (gekocht)	87
Mangos (roh)	83
Weintrauben (roh)	81
Feigen (roh)	79
Grüne Erbsen (gekocht)	78
Buchweizengrütze (gekocht)	76
Bananen (roh)	75
Kartoffeln (gekocht)	74
Naturreis (gekocht)	73
Mais (gekocht)	73
Yamswurzel (gekocht)	70
Linsen (gekocht)	70
Kichererbsen (gekocht)	60

Antioxidanzien

Das sind chemische Substanzen, die in pflanzlichen Lebensmitteln mit leuchtenden Farben (und in viel geringeren Mengen auch in tierischer Nahrung) vorkommen. Sie neutralisieren *freie Radikale* in Blut und Gewebe und schützen vor Entzündungen. Freie Radikale sind instabile Moleküle, die durch verschiedenste Prozesse (zum Beispiel Atmen, Essen, körperliche Aktivität, Stress, Alkoholkonsum, UV-Strahlung und Einwirkung von Umweltchemikalien) entstehen und sowohl schädlich als auch nützlich sein können. Freie Radikale entstehen, wenn ein Molekül ein Elektron verliert und dadurch zu einer instabilen chemischen Verbindung wird, die dann benachbarte Moleküle attackiert, um diesen ein Elektron zu „rauben" und sich dadurch wieder zu stabilisieren. So greifen freie Radikale DNA, Eiweiße und Lipide an und können Ihren Zellen auf diese Weise erheblichen Schaden zufügen.

Schon allein durch Ihr bloßes Dasein entstehen permanent freie Radikale in Ihrem Körper. Doch zum Glück besitzen Ihre Gewebe die Fähigkeit, Schäden durch freie Radikale zu reparieren – und zwar mithilfe von Antioxidanzien, die in vollwertiger Nahrung vorkommen. Antioxidanzien sind Elektronenspender: Das heißt, sie geben Elektronen ab, um gefährliche freie Radikale, die auf der Suche nach Elektronen sind, wieder zu vervollständigen, sodass sie keinen Schaden mehr anrichten können. Antioxidanzien sind ungeheuer wertvolle Nährstoffe, die bei der Reparatur beschädigter Mitochondrien, Zellmembranen und DNA-Stränge mithelfen und die Lebensdauer Ihrer Zellen deutlich verlängern. Antioxidative Substanzen reduzieren oxidativen Stress in entzündeten Zellen.

Von allen Nahrungsmitteln haben Pflanzen den höchsten Gehalt an Antioxidanzien. Das ist einer von vielen Gründen, warum Gesundheitsexperten sich darüber einig sind, dass wir mehr Obst und Gemüse essen sollten: Das baut Entzündungsprozesse ab und schützt vor chronischen Krankheiten. Wie hoch ist der Gehalt an Antioxidanzien in vollwertigen pflanzlichen Nahrungsmitteln?

Pflanzliche Lebensmittel enthalten im Durchschnitt 64-mal mehr Antioxidanzien als tierische

Im Allgemeinen übertrifft der Antioxidanziengehalt pflanzlicher Lebensmittel denjenigen von tierischen Produkten. Man kann diesen Unterschied sogar schon von außen erkennen, denn Antioxidanzien sind Pigmente, die Obst und Gemüse ihre leuchtenden Farben verleihen. Vielleicht haben Sie auch schon einmal gehört, dass man *sich möglichst „bunt" ernähren* sollte – ein hervorragender Ratschlag, denn dadurch führen Sie Ihrem Körper mit jeder Mahlzeit eine ganze Reihe hochwirksamer biologisch aktiver Antioxidanzien zu!

Sekundäre Pflanzenstoffe

Diese auch als Phytochemikalien bezeichneten Mikronährstoffe sind eine sehr vielfältige Gruppe biochemischer Substanzen, die nur in Pflanzen vorkommen und dort die verschiedensten Funktionen erfüllen: Pflanzen bilden Phytochemikalien, um zu wachsen und sich vor Konkurrenten, Krankheitserregern und Fressfeinden zu schützen. Daher sind sekundäre Pflanzenstoffe richtige biologische Powerpakete, die das Tumorwachstum hemmen, der Verklumpung von Blutplättchen und Bildung von Blutgerinnseln vorbeugen, die Blutgefäße entspannen, die Insulinsensitivität, Immunfunktion und Nervenzellaktivität verbessern, die Insulinproduktion anregen, schädliche Bakterien bekämpfen und den Cholesterinspiegel senken. Es gibt verschiedene Gruppen sekundärer Pflanzenstoffe:

Karotinoide, die in gelbem, orangefarbenem und rotem Obst und Gemüse vorkommen
Alkaloide (in Nachtschattengewächsen)
organische Schwefelverbindungen (in Zwiebeln und Knoblauch)
und Phenole, die in Beeren, Teeblättern und Kakao enthalten sind.

Eine Ernährung mit vielen sekundären Pflanzenstoffen senkt das Risiko für Herz-Kreislauf-Erkrankungen, Krebs, Schlaganfall und Diabetes. Außerdem erhöht sie bei älteren Patienten die Knochenmineraldichte und verbessert die Gehirnfunktion. Umfangreiche wissenschaftliche Untersuchungen zeigen sogar, dass eine Ernährung mit hohem Gehalt an sekundären Pflanzenstoffen das Risiko für einen vorzeitigen Tod senkt. Und hier kommt die allerbeste Nachricht: Wenn Sie möglichst viele verschiedene kohlenhydratreiche vollwertige Lebensmittel essen, können Sie sich die gezielte Suche nach Nahrungsmitteln mit hohem Gehalt an sekundären Pflanzenstoffen sparen! Denn dadurch führen Sie Ihrem Körper *automatisch* eine große Vielfalt an Phytochemikalien zu, die die Gesundheit vieler Organsysteme verbessern. Im Gegensatz zu einer Ernährung, die vorwiegend aus tierischen Lebensmitteln mit geringem Gehalt an sekundären Pflanzenstoffen besteht, enthält eine fettarme, vollwertige pflanzliche Kost extrem viele Phytochemikalien.

Durch eine vollwertige kohlenhydratreiche Ernährung nehmen Sie auf natürliche Weise Vitamine, Mineralstoffe, Ballaststoffe, Wasser, Antioxidanzien und viele verschiedene sekundäre Pflanzenstoffe zu sich, ohne sich Gedanken darüber machen zu müssen.

Nachdem Sie nun verstanden haben, welche gesundheitlichen Vorteile diese nährstoffdichten Lebensmittel Ihrem ganzen Körper bringen, wollen wir uns anschauen, wie die Kohlenhydratkalorien daraus in Ihrem Körper Schritt für Schritt verstoffwechselt werden.

Schritt 1: Ihre Leber nimmt langsam Glukose auf

Bei Lebensmitteln, die intakte, ganze Kohlenhydratketten enthalten, dauert die Aufspaltung in einzelne Monosaccharide erheblich länger als bei Lebensmitteln, die hauptsächlich aus raffinierten Kohlenhydraten bestehen. Folglich stürmt während und nach einer solchen Mahlzeit nicht so viel Glukose auf Ihre Leber ein. Die Ballaststoffmoleküle (die ganz oder zumindest teilweise intakt bleiben, wenn die Lebensmittel nicht verarbeitet werden) verlangsamen den Verdauungsprozess, sodass auch der Blutzuckerspiegel nach dem Essen langsamer ansteigt. Viele groß angelegte Forschungsstudien zeigen, dass schon allein eine vermehrte Zufuhr von intakten Ballaststoffen aus naturbelassenen Lebensmitteln die Häufigkeit und das Ausmaß von Blutzuckerspitzen nach dem Essen drastisch senkt und dass dadurch auch das

Risiko für Insulinresistenz, Typ-2-Diabetes und Herz-Kreislauf-Erkrankungen abnimmt. Durch den Verzehr langsam verdaulicher, vollwertiger kohlenhydratreicher Lebensmittel nimmt das Tempo, in dem nach einer Mahlzeit Glukosemoleküle auf Ihre Leber einstürmen, ab. Mit einer solchen Ernährung können Sie die Gesundheit von Leber, Blutgefäßen, Muskeln und Fettgewebe drastisch verbessern und gleichzeitig Ihre Insulinresistenz verringern.

Dagegen können Lebensmittel, die verarbeitete Kohlenhydrate und raffinierte Süßungsmittel enthalten, unmittelbar nach dem Essen zu einem starken Anstieg des Glukosespiegels im Blut führen. Wenn die Leber innerhalb kurzer Zeit mit einer hohen Glukosekonzentration konfrontiert wird, reagiert das Gehirn darauf, indem es Ihren Gesamtenergieumsatz hochfährt, um überschüssige Kalorien zu „verschwenden".

Von einem zu schnellen und zu starken Glukosezustrom in die Enge getrieben, versucht die Leber möglichst viel Glukose aufzunehmen, um andere Gewebe vor einer Glukoseüberladung zu schützen, und Muskeln und Leber verlangsamen das Tempo ihrer Fettsäureverbrennung. Im Grunde genommen kommunizieren jetzt mehrere Organe miteinander und rufen sich zu: „Hilfe! Lasst uns alle mit vereinten Kräften daran arbeiten, diese überschüssige Glukose so effizient wie möglich loszuwerden. Leber: Du nimmst so viel Glukose auf, wie du kannst. Gehirn: Du erhöhst den Energieumsatz. Muskeln und Leber: Ihr verringert vorübergehend eure Abhängigkeit von Fettsäuren und verbrennt stattdessen lieber diese Glukose."

In ihrem Bemühen, den Glukoseüberschuss zu entsorgen, sucht Ihre Leber auch nach alternativen biochemischen Wegen. Einer dieser Wege führt zur Umwandlung von Glukose in Fett, der sogenannten De-novo-Lipogenese (DNL). Die De-novo-Lipogenese ist ein sehr gut erforschtes (und unnötigerweise kontrovers diskutiertes) Phänomen bei Tieren und Menschen. Sie tritt in sehr geringem Ausmaß auf, wenn Sie Ihre Aufnahme raffinierter kohlenhydrathaltiger Nahrungsmittel erhöhen oder viel zu viele Kalorien zu sich nehmen. In Wirklichkeit tritt DNL beim Menschen jedoch nur in sehr geringem Umfang auf. Dabei handelt es sich um einen biologisch „kostspieligen" Prozess, zu dem Ihr Körper als „letzter Rettung" greift, wenn es wirklich keinen anderen Ausweg mehr gibt. In einem Artikel eines weltweit führenden Experten zum Thema DNL, der uns alle zum Nachdenken anregen sollte, heißt es, dass die Umwandlung von Kohlenhydraten zu Fett beim Menschen ein ausgesprochen ineffizienter Prozess ist und normalerweise nur bei 1 bis 2 % der Gesamtkohlenhydratkalorien vorkommt, die man zu sich nimmt.

Viele Experten für kohlenhydratarme Ernährung behaupten, dass die Leber bei jedem Verzehr kohlenhydratreicher Lebensmittel große Mengen an Kohlenhydratenergie in Fett umwandelt. Um diesen unerwünschten Umwandlungsprozess von Kohlenhydraten zu Fett zu vermeiden, solle man auf kohlenhydratreiche Lebensmittel verzichten. Auch wenn das durchaus plausibel klingt, ist es doch nicht richtig: Denn die DNL kommt zwar bei Schweinen, Ratten, Mäusen, Kühen, Hunden, Katzen und Vögeln häufig vor, bei Menschen jedoch nicht. Streng wissenschaftliche, mit modernsten Methoden (stabilen Isotopen-Tracern) durchgeführte Experimente zeigen immer wieder, dass *die DNL beim Menschen nicht annähernd so häufig auftritt, wie Wissenschaftler früher geglaubt haben*. Unter Verwendung hoch entwickelter Massenspektrometer und genauester Analysetechniken haben Dr. Marc Hellerstein (einer der weltweit führenden Experten zum Thema DNL) und seine Kollegen an der University of California in Berkeley folgende schlüssige Nachweise erbracht:

- ***Fettreiche Ernährung:*** Bei Menschen, die eine fettreiche, kohlenhydratarme Ernährung mit 100–200 Gramm Fett pro Tag zu sich nehmen, wird weniger als 1 Gramm neu synthetisierter Fettsäuren pro Tag per DNL hergestellt.
- ***Fettarme Ernährung:*** Bei Menschen, die sich kohlenhydratreich ernähren und 65–75 % Kohlenhydrate und 10–20 % Fett zu sich nehmen, entfallen weniger als 10 Gramm neu synthetisierter Fettsäuren pro Tag auf den Prozess der DNL.
- ***Extreme Überernährung:*** Experimenten zufolge findet eine DNL in größerem Ausmaß nur bei Menschen statt, die übermäßig viele Kohlenhydratkalorien zu sich nehmen: Wer an 7–10 Tagen hintereinander täglich rund 2000 Gramm Kohlenhydratenergie (4500 Kalorien überschüssige Energie) zu sich nimmt, stellt pro Tag etwa 150 Gramm neu synthetisierte Fettsäuren per DNL her.

Aber wie sieht es bei einer Insulinresistenz aus – erhöht der Verzehr kohlenhydratreicher Nahrungsmittel bei solchen Menschen die DNL? Zwar kann überschüssiges Insulin den Prozess der DNL durchaus anregen; doch einer Studie an insulinresistenten fettleibigen Männern zufolge ist die Menge an neu synthetisierten Fettsäuren dabei so gering, dass sie nicht einmal einen kleinen Teil des bei fettleibigen Menschen vorhandenen überschüssigen Körperfetts ausmacht. Mit anderen Worten: Selbst wenn sich bei einer Insulinresistenz die DNL-Rate erhöht, ist die Menge an Fettsäuren, die als Reaktion auf den Verzehr kohlenhydratreicher Lebensmittel durch DNL neu synthetisiert werden, doch immer noch sehr gering und biologisch irrelevant.

Diese Experimente zeigen etwas sehr Wichtiges: Wenn Sie sich kohlenhydratreich ernähren, wandelt Ihre Leber Kohlenhydrate *nicht* in großen Mengen in Fettsäuren um – es sei denn, Sie nehmen mindestens 7–10 Tage hintereinander extrem viele Kohlenhydratkalorien in einer Menge von 2000 Gramm pro Tag (oder 4500 überschüssige Kalorien pro Tag) zu sich!

Wenn Ihnen also das nächste Mal jemand sagt, dass Sie auf Kohlenhydrate verzichten sollten, da diese „im Körper zu Fett umgewandelt werden", denken Sie daran, dass diese Aussage biologisch falsch und eine grobe Übertreibung ist und von einem grundlegenden Mangel an Verständnis der menschlichen Biochemie und Bioenergetik zeugt.

Schritt 2: Ihre Leber verbrennt Glukose

Wenn Sie sich von kohlenhydratreichen, vollwertigen Lebensmitteln ernähren, gelangt Glukose in physiologisch angemessenem Tempo in Ihre Leber. Dieses Tempo wird vor allem durch die Ballaststoffmoleküle in Ihrer Nahrung verlangsamt. Sobald Glukose bei Ihrer Leber „an die Tür klopft", entscheiden die Leberzellen, ob sie diese zur Energiegewinnung verbrennen oder für die spätere Verwendung als Glykogen speichern sollen. Glukose, die sofort zur Energiegewinnung verbrannt wird, durchläuft eine Reihe komplexer Reaktionen, durch die schließlich ATP (die „Energiewährung" Ihrer Zellen) entsteht.

Man kann sich dieses ATP als biologisches Äquivalent von Geld vorstellen. Geld dient dazu, sich etwas zu kaufen, Dienstleistungen zu bezahlen, Handel zu treiben und Volkswirtschaften anzutreiben. Ebenso liefert ATP in biologischen Systemen die Energie für chemische Reaktionen, ermöglicht die verschiedensten biochemischen Prozesse, dient zur Herstellung von Hormonen, Stimulation der Muskelkontraktion, Erzeugung von elektrischen Nervenimpulsen und vielem anderen mehr.

Ihre Leber ist eine Art metabolischer Kommandozentrale – ein Supercomputer, der ständig Tausende von chemischen Reaktionen überwacht. Da die Leber an mehr Stoffwechselaktivitäten beteiligt ist als jedes andere Gewebe Ihres Körpers, haben Ihre Leberzellen einen hohen Bedarf an ATP und somit auch an Vitaminen, Mineralstoffen, Antioxidanzien und sekundären Pflanzenstoffen. Naturbelassene kohlenhydratreiche Lebensmittel sind eine hervorragende Glukosequelle für die Umwandlung zu ATP und liefern außerdem auch noch verschiedene Mikronährstoffe, die ein kontinuierliches, systematisches biochemisches Orchester in Ihrem Körper ermöglichen.

Schritt 3: Ihre Leber speichert Glukose als Glykogen

Die Leber kann Glukose aber auch in Form von Glykogen für die spätere Verwendung speichern. Glykogen besitzt eine baumartig verzweigte, dichte Struktur und enthält Tausende von Glukosemolekülen. Sie können sich Leberglykogen wie eine Art Glukose-Treibstofftank vorstellen, auf den Ihre Leberzellen jederzeit zugreifen können. Nur Leber und Muskeln können große Mengen an Glykogen speichern; und die in diesen beiden Geweben gespeicherte Glykogenmenge steht in direktem Zusammenhang mit der Menge an Kohlenhydraten in Ihrer Ernährung. Wer sich kohlenhydratreich ernährt, vergrößert mit der Zeit die Glykogenspeicher in Leber und Muskeln, während Menschen mit kohlenhydratarmer Ernährung nur begrenzte Glykogenspeicher haben.

Die Leber speichert Glykogen vor allem, um einen Glukosevorrat für Ihr Gehirn anzulegen, weil das Gehirn Glukose nicht als Energiequelle speichern kann, aber eine konstante Glukosezufuhr braucht, um zu funktionieren. Ihr Gehirn ist insofern einzigartig, als es eine extrem starke Präferenz für Glukose als Brennstoff hat: Seine Enzyme sind darauf ausgelegt, ständig ATP aus Glukose zu extrahieren. Wenn Sie Ihre Kohlenhydrataufnahme einschränken, nimmt nicht nur die Menge an Glykogen in Leber und Muskeln ab, sondern Sie zwingen Ihr Gehirn auch dazu, sich an einen neuen Brennstoff namens *Ketonkörper* zu gewöhnen, den Ihre Leber als *Notfall-Ersatzbrennstoff* zur Aufrechterhaltung Ihrer geistigen Funktion herstellt. In Kapitel 7, in dem es um die kurz- und langfristigen Auswirkungen einer ketogenen Diät geht, werden wir noch ausführlicher auf das Thema Ketonkörper eingehen. Vorläufig genügt es für Sie zu wissen, dass eine große Glykogenreserve in der Leber eine hervorragende Möglichkeit ist, Ihrem Gehirn rund um die Uhr Glukose zu liefern, damit es optimal funktionieren kann.

Zusätzlich zur Ernährung des Gehirns kann Leberglykogen in Zeiten eingeschränkter Glukoseverfügbarkeit (z. B. während des Schlafs, beim Sport oder Fasten) auch als Energiequelle verwendet werden. Sie können sich dieses Glykogen wie einen schützenden Glukosespeichertank vorstellen, der dazu dient, energiebedürftige Gewebe mit Glukose zu versorgen, um Ihnen verschiedene Alltagsaktivitäten zu ermöglichen.

Schritt 4: Ihre Muskeln speichern Glukose als Glykogen

Wenn Sie sich kohlenhydratreich ernähren, nimmt Ihre Leber einen Teil der Glukose auf, die in Ihr Blut gelangt; sie lässt aber auch andere Gewebe wie beispielsweise Gehirn und Muskeln so viel Glukose aufnehmen, wie sie brauchen. Pro Tag verbrennt Ihr Gehirn bis zu 60 % der gesamten in Ihrem Blut zirkulierenden Glukose, weil es der größte Glukoseverbraucher Ihres Körpers ist und Aminosäuren aus Eiweiß oder Fettsäuren aus Lipiden nicht zur Energiegewinnung verbrennen kann.

Der zweitgrößte Glukoseverbraucher sind Ihre Muskeln: Sie nehmen mithilfe von Insulin 20 bis 30 % der Glukose aus Ihrem Blut auf. Genau wie die Leber kann auch Ihre Muskulatur Glukose entweder sofort zu ATP verbrennen oder in Form von Glykogen für den späteren Gebrauch speichern. Ein Teil der Glukose, die Ihre Muskeln aufnehmen, wird sofort zu Energie verbrannt; der Rest wird als Glykogen für die spätere Verwendung in Ruhe und bei körperlicher Aktivität gespeichert. Darüber werden Sie in Kapitel 14 noch mehr erfahren.

Was haben Sie in diesem Kapitel gelernt?

- Kohlenhydratreiche Nahrungsmittel verursachen *keine* Insulinresistenz. Es ist sehr wichtig, zwischen verschiedenen Arten von Kohlenhydraten zu unterscheiden. Nur so können Sie die Wirkung verschiedener Lebensmittel auf Ihren Stoffwechsel verstehen.
- Verarbeitetes Getreide und raffinierte oder künstliche Süßungsmittel können Ihre Leber innerhalb kurzer Zeit mit zu viel Glukose überladen und in vielen Geweben eine ganze Kaskade unerwünschter Stoffwechselreaktionen auslösen.
- Vollwertige kohlenhydratreiche Nahrungsmittel wie Obst, stärkereiches Gemüse, Hülsenfrüchte und Vollkorngetreide enthalten viele Mikronährstoffe, die Sie vor Insulinresistenz, schnellen Blutzuckeranstiegen und übermäßig hoher Insulinausschüttung schützen.
- In naturbelassenen pflanzlichen Lebensmitteln existieren Kohlenhydrate in einer dreidimensionalen Matrix, die zusätzlich auch Fett, Eiweiße, Vitamine, Wasser, Antioxidanzien, Mineral-, Ballast- und sekundäre Pflanzenstoffe enthält. Dieses „Gesamtpaket" verlangsamt die Aufnahme von Glukose ins Blut.
- Mikronährstoffe sind lebenswichtige biochemische Substanzen. Sie dienen als *Informationen*, die Ihre Gewebe für die Verdauung und für Resorption, Transport, Aufnahme und Oxidation von Nährstoffen verwenden.
- Sekundäre Pflanzenstoffe kommen nur in Pflanzen vor und gehören zu den wirksamsten Substanzen zur Bekämpfung von Krankheiten, die es in der Natur gibt.
- Entgegen der landläufigen Meinung wandelt die Leber Kohlenhydrate nicht per DNL in große Mengen an Fettsäuren um, es sei denn, Sie essen 7–10 Tage hintereinander übermäßig viele Kohlenhydrate (4500 Kalorien pro Tag).
- Gehirn, Leber und Muskeln haben eine starke Präferenz für Glukose als Brennstoff und können diese Glukose sehr effektiv verwerten, wenn man sich von kohlenhydratreichen, vollwertigen Lebensmitteln ernährt.

Literaturangaben zu den über 70 in diesem Kapitel erwähnten wissenschaftlichen Arbeiten finden Sie auf der Webseite www.masteringdiabetes.org/bookinfo.

Kapitel 7
Ketogene versus fettarme, vollwertige pflanzliche Ernährung: Ein Vergleich zwischen kurz- und langfristigen Ergebnissen

Schluss mit Keto: Patricia

Patricia hat zwar keine typische Diabetes-Diagnose, aber eine, die immer häufiger gestellt wird. Sie war den größten Teil ihres Lebens diabetesfrei; doch im Alter von 62 Jahren wurde bei ihr plötzlich LADA-Diabetes diagnostiziert: eine im Erwachsenenalter (bei über 30-Jährigen) einsetzende, langsam fortschreitende Form von Typ-1-Diabetes. Patricia stellte sich auf ihr neues Leben mit Diabetes ein und gab sich große Mühe, ihren Blutzucker in den Griff zu bekommen. Da ihr klar war, dass das, was wir essen, für unsere Blutzuckereinstellung eine wichtige Rolle spielt, probierte sie eine Ernährungsform nach der anderen aus. Schließlich entschied sie sich für eine ketogene Diät, bei der man die Aufnahme kohlenhydratreicher Nahrungsmittel drastisch einschränkt und mehr kohlenhydratarme, eiweißreiche Lebensmittel wie Huhn, Eier, Fisch und Milchprodukte isst. Sechs Monate lang hielt Patricia sich hundertprozentig an diese Diät. Doch mit der Zeit wurde sie immer müder und antriebsloser; außerdem nahm sie kein bisschen ab. Sie aß ungefähr 30 bis 40 Gramm Kohlenhydrate und spritzte sich 30 Einheiten Basalinsulin und 5 Einheiten Bolusinsulin pro Tag, sodass ihr 24-Stunden-Kohlenhydrat-Insulin-Verhältnis ungefähr 1:1 betrug.

Eines Tages stieß sie beim Lesen von Posts in einer Low-Carb-Facebookgruppe auf ein Video, in dem über den Film gespottet wurde, in dem Cyrus die Wirksamkeit der Diabetes-im Griff-Methode erklärt. Obwohl die von Cyrus angepriesene Methode dem widersprach, was sie für richtig hielt, war sie begeistert von der Idee, die Nahrungsmittel essen zu dürfen, die sie mochte: weniger Fleisch und dafür mehr Obst und Gemüse. Schließlich hatte sie nichts zu verlieren – warum also sollte sie die von Cyrus empfohlene Methode nicht wenigstens einmal ausprobieren? Patricia stieg ganz unvoreingenommen in das Programm ein. Damit wollte sie vier Ziele erreichen:

- 15 bis 20 Kilo abzunehmen
- ihren Blutzucker besser einzustellen
- ihren Insulinbedarf zu senken
- endlich wieder mehr Energie zu haben

Patricia stellte ihre Ernährung auf den Kopf und stieg von kohlenhydratarmen, eiweiß- und fettreichen Lebensmitteln auf kohlenhydratreiche, eiweiß- und fettarme Lebensmittel um. Sie strich alle tierischen Nahrungsmittel (inklusive Fleisch, Milchprodukte und Eier) von ihrem Speisezettel und begann die nährstoffdichten pflanzlichen Lebensmittel zu essen, nach denen sie sich so gesehnt hatte: Obst, Gemüse, Vollkorngetreide, Bohnen, Linsen, Kartoffeln (ja, Sie haben richtig gelesen: Kartoffeln!) und Kürbisse. In den ersten vier Monaten sank ihr HbA1c von 7,1 % auf 6,4 %, und nach acht Monaten betrug er nur noch 5,8 %. Sie nahm bis zu 300 Gramm Kohlenhydrate pro Tag zu sich, konnte ihren täglichen Basalinsulinverbrauch von 30 auf 12 Einheiten senken und spritzte sich ungefähr 8 bis 10 Einheiten Bolusinsulin pro Tag für ein 24-Stunden-Kohlenhydrat-Insulin-Verhältnis von 14:1.

Zwei Jahre nach ihrer Ernährungsumstellung hat Patricia nun einen HbA1c von 6,3 %. Sie hat insgesamt 25 Kilo abgenommen, und ihr LDL-Cholesterinspiegel ist um über 40 % gesunken. Sie ist unendlich froh darüber, sich Cyrus' Video aufgeschlossen und voller Hoffnung angeschaut und die Erfahrungsberichte anderer Patienten angehört zu haben, die dieses Programm absolviert hatten. Mithilfe der Diabetes-im Griff-Methode hat sie ihren LADA-Diabetes vollständig in den Griff bekommen, kann ihren Blutzucker jetzt sehr gut einstellen und ihr Leben endlich mit der Kraft und Vitalität angehen, die ihr bei der ketogenen Ernährung stets gefehlt hatte. Obwohl es bei Patricia nicht zu den drastischen kurzfristigen Verbesserungen gekommen war, die viele Menschen bei der Umstellung auf eine ketogene Ernährung erleben, ließ sie sich auf das Diabetes-im Griff-Programm ein, das sie auch heute noch als ein „Wunder" bezeichnet und durch das ihr Gesundheitszustand sich nicht nur kurz-, sondern auch langfristig drastisch verbessert hat. Dieses Programm beruht auf fast 100 Jahre zurückreichenden evidenzbasierten wissenschaftlichen Erkenntnissen, über die Sie weiter unten noch mehr erfahren werden.

Wenn Sie Diabetiker sind, hat man Ihnen vielleicht gesagt, dass Sie sich kohlenhydratarm oder womöglich sogar *sehr* kohlenhydratarm ernähren sollen (eine Ernährungsform, die auch unter dem Namen *ketogene Diät* bekannt ist), um Ihren Blutzuckerspiegel möglichst gut einzustellen. Egal, auf welche kohlenhydratarme Ernährungsform Sie dabei gestoßen sind – wir wollen in diesem Kapitel die Vor- und Nachteile einer kohlenhydratarmen oder ketogenen Ernährung erörtern, damit Sie die für Sie richtige Entscheidung treffen können.

Die Verfechter der ketogenen Ernährung sind der Ansicht, dass man sich sehr kohlenhydratarm ernähren sollte, um einen Stoffwechselzustand namens *Ketose* zu erreichen, bei dem Muskeln und Leber den Großteil ihrer Energie nicht aus der in Kohlenhydraten enthaltenen Glukose, sondern aus Fettsäuren und Aminosäuren beziehen. Um das zu erreichen, soll man 70 bis 90 % seiner Kalorien aus Fett von Fleisch, Eiern, Wurst, Sahne, Käse, Fisch, Nüssen, Butter, Ölen, Kernen, nicht-stärkereichem Gemüse, Avocados, Kokosnüssen und in Form kleiner Mengen von Beeren zu sich nehmen. Fast alles Obst, stärkereiches Gemüse, Brot, Nudeln, Hülsenfrüchte, Milch und Joghurt sind „verboten".

Viele Menschen, die sich ketogen ernähren, nehmen dadurch tatsächlich ab, erreichen ein flaches Blutzuckerprofil und können ihren Bedarf an oralen Antidiabetika und Insulin stark senken oder sogar völlig darauf verzichten. Auch ihr Gesamtcholesterinspiegel sinkt. Warum empfehlen wir diese Ernährungsweise dann nicht? Weil sie trotz all dieser Vorteile vier sehr wichtige Nachteile hat:

- Evidenzbasierte Untersuchungen, die über lange Zeiträume an vielen Probanden durchgeführt werden, zeigen immer wieder, dass eine Erhöhung des Verzehrs an tierischen Produkten (unabhängig von etwaigen kurzfristigen Vorteilen) das Risiko für einen vorzeitigen Tod *erhöht*. Ähnliche groß angelegte Forschungen zeigen, dass der Verzehr von mehr vollwertigen pflanzlichen Lebensmitteln das Risiko für einen vorzeitigen Tod *senkt*.
- Wie Untersuchungen, die bis in die 1920er- Jahre zurückreichen, zeigen, lassen sich die mit einer ketogenen Ernährung einhergehenden kurzfristigen Vorteile ebenso leicht mit einer fettarmen, vollwertigen pflanzlichen Ernährung erreichen.
- Eine fettarme, vollwertige pflanzliche Kost ist die einzige Methode, mit der man Herz-Kreislauf-Erkrankungen (die häufigste Todesursache bei Patienten mit Diabetes sämtlicher Formen) nachweislich *rückgängig machen* kann, während eine Ernährung mit hohem Gehalt an gesättigten Fetten und Cholesterin die Entstehung von Herz-Kreislauf-Erkrankungen nachweislich *fördert*.
- Es gibt viele Beispiele für langlebige Völker weltweit, die sich pflanzlich ernähren, aber kein einziges Beispiel für eine langlebige Nation, die sich kohlenhydratarm oder ketogen ernährt und viele tierische Lebensmittel zu sich nimmt.

Auch wenn es plausibel erscheint, dass eine ketogene Ernährung Blutzuckerschwankungen verringert, beruht sie doch auf der veralteten, unzutreffenden kohlenhydratzentrierten Sichtweise des Diabetes, auf die wir in Kapitel 3 eingegangen sind und der zufolge Kohlenhydrate die Ursache von Insulinresistenz und Typ-2-Diabetes sind, obwohl es jede Menge überzeugender Beweise dafür gibt, dass diese Stoffwechselprobleme in Wirklichkeit auf eine kohlenhydratarme, fettreiche Ernährung zurückzuführen sind. Um sicherzugehen, dass Ihnen die Gründe dafür auch wirklich hundertprozentig klar sind, wollen wir Sie auf eine kleine Zeitreise in die Vergangenheit mitnehmen.

Die ketogene Diät wurde ursprünglich in den 1920er- Jahren entwickelt, um die Häufigkeit von Krampfanfällen bei Kindern mit therapieresistenter Epilepsie zu verringern. Damals glaubten Forscher, damit sowohl eine Ketose als auch eine metabolische Azidose auslösen zu können; von beiden Zuständen wusste man, dass sie eine krampflösende Wirkung haben.

Dabei fiel den Wissenschaftlern auch auf, dass eine ketogene Diät oft eine schnelle Gewichtsabnahme und ein flaches Blutzuckerniveau bewirkte und Blutdruck und Cholesterinspiegel senkte. Daher begannen Wissenschaftler und Mediziner bei Patienten, die unter Stoffwechselerkrankungen wie Prädiabetes, Typ-2-Diabetes, Fettleibigkeit, Fettleber, Alzheimer, chronischer Niereninsuffizienz und Krebs litten, mit einer ketogenen Diät zu experimentieren, in der Hoffnung, diese chronischen Krankheiten dadurch heilen zu können.

Doch leider hat diese Geschichte ein trauriges Ende: Im Jahr 2004 berichteten Forscher in Korea über die Nebenwirkungen von 129 epileptischen Kindern, denen im Krankenhaus eine ketogene Diät verabreicht wurde. Innerhalb von sechs Monaten brach mehr als die Hälfte der kleinen Patienten (selbst diejenigen, bei denen sich eine krampflösende Wirkung zeigte) die ketogene Diät ab, und zwar aufgrund von Symptomen wie Dehydrierung, Übelkeit, Erbrechen, Durchfall und Verstopfung. Etwa ein Drittel der Patienten entwickelte hohe Triglyzeridwerte, und ein Drittel musste mit cholesterinsenkenden Medikamenten behandelt werden, weil ihr Cholesterinspiegel anstieg. Die Liste der sofort oder im Lauf der Zeit auftretenden Nebenwirkungen, die die Forscher bei diesen Kindern beobachteten, ist lang: Säurereflux, Haarausfall, Nierensteine, Muskelkrämpfe oder -schwäche, Hypoglykämien, zu geringe Blutplättchenzahl, kognitive Störungen, Konzentrationsschwäche, Unausgeglichenheit, renale tubuläre Azidose, gestörter Mineralstoffwechsel, Zwergwuchs, erhöhtes Risiko für Knochenbrüche, Osteopenie und Osteoporose, vermehrte Blutergüsse, Sepsis, Lungenentzündung, akute Bauchspeicheldrüsenentzündung, Fettstoffwechselstörungen, zu hohe Cholesterinwerte, Insulinresistenz, erhöhte Cortisolausschüttung, erhöhtes Risiko für Arteriosklerose und Herz-Kreislauf-Erkrankungen, Kardiomyopathie, Herzrhythmusstörungen, Herzinfarkt, unregelmäßige Menstruation, Amenorrhoe (Ausbleiben der Menstruation) und erhöhte Gesamtsterblichkeit.

Obwohl diese Studie überzeugende Beweise dafür liefert, dass eine ketogene Ernährung die Häufigkeit epileptischer Anfälle verringern kann, war sie auch eine der ersten, die eine auffallend niedrige Adhärenzrate und eine lange Liste unerwünschter Nebenwirkungen dieser Ernährungsform zeigte. Doch trotz dieser schon vor über 15 Jahren gewonnenen Erkenntnisse empfehlen heute viele Ärzte Typ-2-Diabetikern eine ketogene Ernährung – ein Ratschlag, der sich in erster Linie auf Kurzzeitstudien stützt: Im Jahr 2005 beobachteten Wissenschaftler der Temple University zehn übergewichtige Typ-2-Diabetiker, die sich ketogen ernährten, zwei Wochen lang und stellten fest, dass der HbA1c bei diesen Patienten innerhalb dieser kurzen Zeit um 0,5 % abnahm und ihre Insulinsensitivität sich um 75 % verbesserte. Im selben Jahr fand ein Forscherteam von der Duke University heraus, dass eine 16-wöchige ketogene Diät bei 28 übergewichtigen Patienten den HbA1c, den Bedarf an Diabetes-Medikamenten, das Körpergewicht und den Triglyzeridspiegel drastisch senkte.

Im Jahr 2006 untersuchten Forscher der University of Kuwait die Auswirkungen einer ketogenen Diät an 66 übergewichtigen Probanden und beobachteten eine signifikante Gewichtsabnahme und eine Senkung des Gesamtcholesterins, LDL-Cholesterins, Blutzucker- und Triglyzeridspiegels. Dieselbe Forschergruppe nahm 64 fettleibige Personen mit oder ohne zu hohe Blutzuckerwerte in eine 13-monatige Studie auf, um die Auswirkungen einer ketogenen Diät auf Körpergewicht, Blutzucker- und Cholesterinspiegel zu untersuchen. Innerhalb dieser Zeit nahmen die Teilnehmer im Durchschnitt 25 bis 33 Kilo ab, und ihr Gesamtcholesterin und LDL-Cholesterin, ihre Triglyzeride und ihr Blutzucker sanken signifikant, während gleichzeitig ihre HDL-Werte anstiegen.

Und erst kürzlich berichtete ein Forscherteam über die Auswirkungen eines ketogenen Online-Ernährungs- und Lebensstil-Coaching-Programms, das bei 238 Typ-2-Diabikern über einen Zeitraum von zehn Wochen durchgeführt wurde. Die Wissenschaftler stellten fest, dass eine ketogene Diät den HbA1c der Teilnehmer um 1,0 % senkte und die Einnahme üblicher oraler Antidiabetika reduzierte oder völlig überflüssig machte. Auch Nüchternblutzucker, Körpergewicht, BMI und Triglyzeridwerte der Probanden nahmen signifikant ab. Viele Studienteilnehmer nahmen weiterhin Metformin ein. Dieselben Wissenschaftler dehnten ihre Untersuchungen im Lauf eines Jahres auf 349 Typ-2-Diabetiker aus und stellten fest, dass eine ketogene Diät den Bedarf an Insulin und oralen Antidiabetika und das Körpergewicht der Probanden drastisch und den HbA1c um 1,3 % senkte.

Ketogene und kohlenhydratarme Diäten wurden auch bei Typ-1-Diabetikern untersucht und haben viele positive Wirkungen gezeigt. Eine Studie der Duke University aus dem Jahr 2003 analysierte retrospektiv die Daten von 30 Patienten, die sich an eine ketogene Ernährung mit 30 Gramm Kohlenhydratkalorien pro Tag hielten; 10 dieser 30 Patienten litten an Typ-1-Diabetes. Nach im Durchschnitt 19 Monaten sank der HbA1c bei den Typ-1-Diabetikern um 1,3 % (von 6,8 % auf 5,5 %). Die Wissenschaftler beobachteten auch leichte Verbesserungen in den Blutfettwerten der Patienten: Ihr Gesamtcholesterin sank um 11 mg/dl, ihre Triglyzeridwerte nahmen um 9 mg/dl ab und ihr HDL-Cholesterin erhöhte sich um 16 mg/dl. Ihr Gesamtinsulinverbrauch nahm von 47 auf 30 Einheiten pro Tag ab, was zu einem 24-Stunden-Kohlenhydrat-Insulin-Verhältnis von 1:1 führte (30 Gramm Kohlenhydrate pro Tag auf 30 Einheiten Insulin pro Tag).

Eine im Jahr 2005 veröffentlichte Studie hat gezeigt, dass eine ketogene Ernährung die Anzahl an Hypoglykämien, den Insulinbedarf und den HbA1c bei 22 Typ-1-Diabetikern über einen Zeitraum von zwölf Monaten signifikant senkte. Und im Jahr 2012 stellten Forscher in Schweden fest, dass der Verzehr von weniger als 75 Gramm Kohlenhydraten pro Tag über einen Zeitraum von vier Jahren bei Typ-1-Diabetikern die HbA1c-Werte von durchschnittlich 7,8 % auf 6,0 % senkte. Innerhalb dieser vier Jahre nahmen alle Teilnehmer im Durchschnitt ein Kilo ab; doch nur 48 % von ihnen hielten sich wirklich an die kohlenhydratarme Diät.

Wie wirkt eine ketogene Ernährung sich auf das LDL-Cholesterin aus?

Es gibt aber auch eine Ausnahme in der Liste der oben erwähnten kurzfristigen Verbesserungen: Eine ketogene Ernährung führt fast immer zu einem Anstieg des LDL-Cholesterinspiegels. Und vielleicht erinnern Sie sich noch daran, dass LDL-Partikel die höchste Korrelation mit Herz-Kreislauf-Erkrankungen aufweisen! Unabhängig von etwaigen positiven gesundheitlichen Auswirkungen erhöht eine ketogene Ernährung also wahrscheinlich Ihr Risiko, an einer Herz-Kreislauf-Erkrankung zu sterben. Viele Befürworter der ketogenen Ernährung interessieren sich nicht für das gesamte LDL-Cholesterin, sondern richten ihr Augenmerk nur auf die verschiedenen Arten von LDL-Partikeln; doch wie wir in Kapitel 4 gesehen haben, *erhöhen alle LDL-Partikel unabhängig von ihrer Größe Ihr Risiko für Arteriosklerose und koronare Herzkrankheit.*

Und was ist mit Menschen, bei denen der LDL-Cholesterinspiegel im Rahmen einer ketogenen Ernährungsweise sinkt? Haben sie einfach nur Glück? Oder besonders gute Gene? Nein. Der Grund dafür ist eigentlich ganz einfach: Wenn Sie abnehmen, verbessert sich Ihre Herz-Kreislauf-Gesundheit automatisch in vielerlei Hinsicht. Dadurch sinken auch Gesamtcholesterin, LDL-Cholesterin, Triglyzeride und Blutdruck, und das HDL-Cholesterin steigt an. In den meisten Fällen haben Menschen, bei denen durch eine ketogene Diät das LDL-Cholesterin abnimmt, also nicht einfach nur Glück, sondern ihr

LDL-Cholesterinspiegel sinkt durch die Gewichtsabnahme, obwohl sie viele gesättigte Fette und/oder viel Cholesterin zu sich nehmen. Und genau da liegt das Problem: Sobald Sie nicht mehr weiter abnehmen, kommen wahrscheinlich auch viele positive Veränderungen Ihrer Herz-Kreislauf-Gesundheit zum Stillstand oder bilden sich sogar wieder zurück, was oft zu einer Erhöhung des LDL-Cholesterins und einem erneuten Anstieg des Arteriosklerose-Risikos führt. Diese Diskrepanz zwischen kurz- und langfristigen Auswirkungen auf das LDL-Cholesterin ist einer von vielen Gründen, warum die ketogene Ernährung bei Ernährungswissenschaftlern heute äußerst umstritten ist.

Langzeitauswirkungen einer ketogenen Ernährung: Keine guten Aussichten

Kurzfristig ist die ketogene Ernährung also eine sehr wirksame Methode zur Gewichtsabnahme und zur Senkung von Blutzucker, HbA1c und Triglyzeridwerten. Auf lange Sicht ist es jedoch unwahrscheinlich, mit einer ketogenen Ernährung positive Ergebnisse zu erzielen. Viel wahrscheinlicher geht sie – wie alle kohlenhydratarmen Ernährungsformen – mit Risiken einher. Groß angelegte evidenzbasierte Studien, die über lange Zeiträume durchgeführt wurden, zeigen übereinstimmend, dass kohlenhydratarme Ernährungsweisen sich langfristig *negativ* auf den Gesundheitszustand auswirken und dass sie das Risiko für viele chronische Erkrankungen und Infektionskrankheiten und die Sterblichkeit *erhöhen.*

Es gibt keine Langzeitstudien über die Wirkung einer konsequent durchgeführten ketogenen Ernährung bei einer großen Anzahl von Probanden (mehr als ungefähr 20.000) über lange Zeiträume (5 bis 20 Jahre); und das ist gelinde gesagt besorgniserregend. Manche Wissenschaftler führen das darauf zurück, dass es sehr schwierig ist, eine ketogene Diät länger als ein Jahr durchzuhalten. Trotzdem gibt es in der wissenschaftlichen Literatur eine Fülle von Daten über die langfristigen Auswirkungen einer Verringerung der Kohlenhydrataufnahme und Erhöhung des Verzehrs fett- und eiweißreicher tierischer Nahrungsmittel, die Aufschluss darüber geben, was im Lauf der Zeit bei einer ketogenen Ernährung wahrscheinlich passiert.

Forscher von der Harvard T. H. Chan School of Public Health analysierten die Daten von mehr als 129.000 Menschen über einen Zeitraum von über 20 Jahren. Dabei zeigte sich, dass eine kohlenhydratarme tierische Kost mit einer höheren Gesamtsterblichkeit und Krebssterblichkeit einherging und dass schon allein der Ersatz tierischer durch pflanzliche Lebensmittel die Gesamt- und Herz-Kreislauf-Sterblichkeit senkte – obwohl sich die Probanden trotzdem weiterhin kohlenhydratarm ernährten.

Im Jahr 2014 fassten Forscher der Loma Linda University die Ergebnisse von drei adventistischen Gesundheitsstudien zusammen, die zwischen 1960 und 2014 durchgeführt worden waren: der California Adventist Mortality Study (23.000 Teilnehmer), der Adventist Health Study-1 (34.000 Teilnehmer) und der Adventist Health Study-2 (96.000 Teilnehmer). Sie unterteilten die Probanden in Nicht-Vegetarier, Vegetarier, Ovo-Lakto-Vegetarier und Veganer, um festzustellen, wie ein vermehrter Verzehr von Fleisch- und Milchprodukten sich auf das Sterberisiko an Krebs, Herz-Kreislauf-Erkrankungen und Diabetes auswirkte. Die Ergebnisse dieser drei Studien waren ziemlich eindeutig: Wer mehr Fleisch und Milchprodukte aß, erhöhte sein Gesamtsterblichkeitsrisiko und sein Risiko, an bestimmten Erkrankungen zu versterben. Menschen, die Fleisch und Milchprodukte aßen, hatten ein um 10 bis 20 % höheres Gesamtsterblichkeitsrisiko. Das Risiko, an ischämischer Herzkrankheit, Herz-Kreislauf-Erkrankungen und zerebrovaskulären Erkrankungen (die zum Schlaganfall führen können) zu sterben, war um 28 bis 68 % und das Risiko für Tod durch Brustkrebs um 48 % höher als bei Vegetariern, die zwar kein Fleisch, aber Milchprodukte aßen. Im Vergleich zu den fleischessenden Probanden hatten Ovo-Lakto-Vegetarier ein um 38 bis 61 % und Veganer ein um 47 bis 78 % niedrigeres Risiko, an Diabetes zu erkranken. Die Wissenschaftler kamen zu dem Schluss, dass eine vegetarische oder vegane Ernährung einen signifikanten Schutz vor Tod durch Krebs, Herz-Kreislauf-Erkrankungen und Diabetes bietet und dass Menschen, die mehr Fleisch und Milchprodukte essen, langfristig ihr Sterberisiko deutlich erhöhen.

Die EPIC-Studie ergab einen sehr starken Zusammenhang zwischen Fleischverzehr und Gesamtsterblichkeit, der zeigt, warum die ketogene Ernährung auf lange Sicht eine fragwürdige Strategie ist. Die EPIC-Forscher analysierten die Daten von mehr als 448.000 Männern und Frauen, die über einen Zeitraum von durchschnittlich zwölf Jahren frei von Krebs, Schlaganfall oder Herzinfarkt geblieben waren, und fanden heraus, dass ein hoher Verzehr von verarbeitetem Fleisch mit einem 18-prozentigen Anstieg der Gesamtsterblichkeit einherging.

Forscher in Griechenland analysierten die Herz-Kreislauf-Sterblichkeit von mehr als 40.000 schwedischen Frauen über mehr als 15 Jahre. Sie stellten fest, dass diejenigen Frauen, die am meisten Eiweiß zu sich nahmen, mit um 60 % höherer Wahrscheinlichkeit an Herz-Kreislauf-Erkrankungen starben als die Frauen mit dem geringsten Eiweißkonsum. Die Wissenschaftler schätzten, dass eine Erhöhung der Eiweißzufuhr um 10 und eine Senkung der Kohlenhydrataufnahme um 40 Gramm pro Tag das Risiko für Herz-Kreislauf-Erkrankungen um 10 % erhöht. Und die Gesamteiweißmenge, die die Teilnehmerinnen dieser Studie aßen, ist sehr repräsentativ für die Eiweißmenge, die man bei einer ketogenen Ernährung an einem Tag normalerweise zu sich nimmt: Anhänger einer ketogenen Ernährung essen 1,0 bis 1,5 Gramm Eiweiß pro Kilogramm ihres „idealen“ Körpergewichts, was bei einer 65 Kilo schweren Frau ungefähr einer Menge von 60 bis 88 Gramm Eiweiß pro Tag entspricht.

In der erwähnten Studie aßen diejenigen Probandinnen, die am wenigsten Eiweiß zu sich nahmen (und somit auch das geringste Risiko für einen Herz-Kreislauf-Tod hatten), etwa 40 Gramm Eiweiß pro Tag, während diejenigen mit dem höchsten Eiweißverzehr (und somit auch dem höchsten Herz-Kreislauf-Todesrisiko) etwa 90 Gramm Eiweiß pro Tag aßen.

Diese Daten haben große Ähnlichkeit mit den Ergebnissen einer Studie aus dem Jahr 2007, in der über 22.000 erwachsene Probanden aus Griechenland im Durchschnitt zehn Jahre lang beobachtet wurden. Ähnlich wie bei den Daten der oben erwähnten 40.000 Schwedinnen gingen Ernährungsformen mit 20 % Eiweiß (was in etwa 76 Gramm pro Tag entspricht) mit einem signifikant höheren Risiko für einen vorzeitigen Tod einher als Kostformen, die nur rund 10 % Eiweiß enthielten. Die Wissenschaftler, die die Studie durchführten, errechneten, dass der Ersatz von 50 Gramm Kohlenhydraten durch 15 Gramm tierisches Eiweiß pro Tag (was dem Austausch von zwei mittelgroßen Äpfeln durch 60 Gramm Hähnchenbrust entspricht) mit einem um 22 % erhöhten Risiko für einen vorzeitigen Tod jeglicher Ursache einherging. Wie Sie sehen, ist also gar keine so große Menge an tierischem Eiweiß notwendig, um Ihr Risiko für einen vorzeitigen Tod zu erhöhen! Der Verzehr von größeren Mengen an tierischem Eiweiß über viele Jahre hinweg kann sich sehr negativ auf Ihren Stoffwechsel auswirken und Ihre Lebenserwartung verkürzen.

Auch eine sorgfältig kontrollierte Metaanalyse von 17 Beobachtungsstudien mit mehr als 270.000 Teilnehmern kam zu dem Ergebnis, dass eine kohlenhydratarme Ernährung das Sterblichkeitsrisiko erhöht. Wie die Autoren erklärten, deutet „eine systematische Übersicht und Metaanalyse weltweiter Berichte darauf hin, dass kohlenhydratarme Diäten langfristig mit einem signifikant höheren Gesamtsterblichkeitsrisiko einhergehen". Weiter erklären sie, diese Ergebnisse „sprächen für die Hypothese, dass die kurzfristigen Vorteile kohlenhydratarmer Diäten für die Gewichtsabnahme möglicherweise irrelevant sind". Denn eine kohlenhydratarme Ernährung führe zu einem geringeren Verzehr von Obst und Ballaststoffen und gehe oft mit einer erhöhten Aufnahme von tierischem Eiweiß, Cholesterin und gesättigten Fetten einher. Irgendeine Kombination aus diesen Faktoren trage wahrscheinlich zu dem häufigeren Vorkommen von Herz-Kreislauf-Erkrankungen und der erhöhten Gesamtsterblichkeit von Menschen bei, die sich kohlenhydratarm ernähren.

Im Jahr 2016 fügten Forscher vom Massachusetts General Hospital und von der Harvard Medical School diesem Puzzle noch eine weitere sehr wichtige Information hinzu: Sie untersuchten, wie eine Ernährung mit viel tierischem oder pflanzlichem Eiweiß sich auf das Sterblichkeitsrisiko auswirkt. Zu diesem Zweck analysierten sie die Daten von mehr als 130.000 Teilnehmern der Nurses' Health Study und der Health Professionals Follow-up Study über einen Zeitraum von mindestens 26 Jahren. Ähnlich wie bei den anderen oben beschriebenen Studien stellten sie fest, dass der Verzehr von tierischem Eiweiß mit einem signifikant erhöhten Herz-Kreislauf-Sterblichkeitsrisiko und der Verzehr von pflanzlichem Eiweiß mit einem signifikant niedrigeren Herz-Kreislauf- und Gesamtsterblichkeitsrisiko einherging.

Die Autoren dieser Studie analysierten, wie sich der Ersatz von 3 % der aus tierischem Eiweiß aufgenommenen Kalorien durch pflanzliches Eiweiß auf das Risiko der Teilnehmer auswirkte, an Herz-Kreislauf-Erkrankungen, Krebs oder irgendeiner anderen Ursache zu versterben, und machten dabei eine interessante Entdeckung: Der Ersatz *jeglicher* Art von tierischem durch pflanzliches Eiweiß senkte das Risiko, an Herz-Kreislauf-Erkrankungen oder Krebs zu sterben – unabhängig davon, ob das tierische Eiweiß aus verarbeitetem oder unverarbeitetem rotem Fleisch, Geflügel, Fisch, Eiern oder Milchprodukten stammte. Es spielte keine Rolle, um welche Art von tierischem Eiweiß es sich handelte: Durch den Ersatz von 3 % dieser Kalorien durch pflanzliches Eiweiß sank das Risiko für einen vorzeitigen Tod.

Darüber hinaus stellten die Wissenschaftler fest, dass der Verzehr von mehr tierischem Eiweiß bei Probanden, die an Diabetes litten, die Gesamtsterblichkeit erhöhte, während der Verzehr von mehr pflanzlichem Eiweiß die Gesamtmortalität reduzierte. Genau das ist der Haken an den meisten üblichen Empfehlungen für Diabetiker: Da wird der Verzehr von mehr tierischem Eiweiß als Weg zur Gewichtsabnahme und „Stabilisierung des Blutzuckerspiegels“ befürwortet, obwohl groß angelegte Forschungsarbeiten genau das Gegenteil beweisen.

Der Verzehr von mehr tierischem Eiweiß erhöht – vor allem bei Diabetikern – das Risiko für einen frühzeitigen Tod.

Eine weitere groß angelegte Studie, die im Jahr 2018 erschienen ist, untersuchte die Gesamtsterblichkeit von mehr als 15.000 Erwachsenen über einen Zeitraum von 25 Jahren. In dieser Studie ging der Verzehr von tierischen Lebensmitteln mit hohem Eiweiß- und Fettgehalt wie Lamm, Rind, Schwein und Huhn mit einem höheren Risiko für einen vorzeitigen Tod einher. Der Verzehr von pflanzlichen Lebensmitteln mit hohem Eiweiß- und Fettgehalt wie Gemüse, Nüssen, Erdnussbutter und Vollkornbrot war hingegen mit einem geringeren Risiko für einen vorzeitigen Tod assoziiert – was darauf hindeutet, dass die *Art* der Lebensmittel, die Sie essen, vielleicht genauso wichtig ist wie der Anteil von Kohlenhydraten, Fett und Eiweiß in Ihrer Ernährung.

Auch wenn man noch so sehr nach Langzeituntersuchungen sucht, die für eine Ernährung mit mehr tierischem Eiweiß, mehr gesättigten Fetten und weniger Kohlenhydraten sprechen – die Daten zeigen stets, dass eine Einschränkung der Kohlenhydrataufnahme langfristig mit einem erhöhten Risiko für chronische Krankheiten und einer höheren Gesamtsterblichkeit einhergeht. Egal wie man es dreht und wendet – eine kohlenhydratarme Ernährung bringt auf lange Sicht einfach keine gesundheitlichen Vorteile.

Tierische versus pflanzliche ketogene Ernährungsweise

Diese Diskussion wirft eine naheliegende Frage auf: Wenn eine ketogene Ernährung mit viel tierischem Eiweiß das Risiko für einen vorzeitigen Tod erhöht, wie wirkt sich dann eine rein pflanzliche ketogene Ernährung kurz- und langfristig auf den Diabetes aus? Mit anderen Worten: Kann man sich bedenkenlos ketogen ernähren, wenn man sich dabei auf pflanzliche Nahrungsmittel beschränkt?

Um es noch einmal zu wiederholen: Es gibt zwar kurzzeitige Untersuchungen zu einer pflanzlichen kohlenhydratarmen Ernährung, aber keine Langzeitstudien. Eine in Toronto durchgeführte vierwöchige Studie an 47 Männern und Frauen mit hohem Cholesterinspiegel hat gezeigt, dass eine pflanzliche kohlenhydratarme Ernährung (auch Eco-Atkins-Diät genannt) das Gesamt- und LDL-Cholesterin stärker senkte als eine kohlenhydratreiche ovo-lakto-vegetarische Ernährung mit fettarmen Milchprodukten. Dieselbe Forschergruppe untersuchte anschließend, was im Verlauf von sechs Monaten mit diesen beiden Personengruppen geschah, und stellte fest, dass die Probanden, die sich nach der Eco-Atkins-Diät ernährten, mehr abnahmen und ihre Gesamtcholesterin-, LDL-Cholesterin- und Triglyzeridwerte stärker sanken als in der Gruppe mit der ovo-lakto-vegetarischen Ernährung.

Da die oben beschriebenen Langzeitdaten zeigen, dass der Verzehr von mehr pflanzlichem statt tierischem Eiweiß das Leben verlängert, liegt es nahe, dass der Ersatz einer typischen tierischen ketogenen Ernährung durch eine pflanzliche Version sowohl kurz- als auch langfristig von Vorteil sein könnte. Da pflanzliche Lebensmittel eine sehr viel höhere Nährstoffdichte haben als tierische, erhöht eine pflanzliche ketogene Ernährung Ihre Aufnahme an Wasser und entzündungshemmenden Vitaminen, Antioxidanzien, Mineral-, Ballast- und sekundären Pflanzenstoffen wahrscheinlich sehr viel stärker als eine tierische ketogene Ernährung. Doch wie wir bereits in Kapitel 3 gesehen haben, kann eine Ernährung mit hohem Anteil an Gesamtfett (auch wenn es sich dabei ausschließlich um pflanzliches Fett handelt) – verglichen mit einer fettarmen, kohlenhydratreichen, vollwertigen pflanzlichen Ernährung – Ihre Insulinresistenz drastisch erhöhen und Ihre Toleranz gegenüber kohlenhydratreichen Nahrungsmitteln verringern, und es wird Ihnen dann auch schwerer fallen, körperlich aktiv zu bleiben.

Genau wie die tierische führt auch eine pflanzliche ketogene Ernährung oft zu einer drastischen Verringerung des Gesamtinsulinverbrauchs, was für viele Menschen mit insulinpflichtigem Diabetes ein Vorteil ist. Menschen mit insulinpflichtigem Autoimmundiabetes profitieren sehr von einer starken Verringerung ihres Insulinbedarfs und von besser vorhersehbaren Blutzuckerwerten, da dies ihre Lebensqualität erheblich verbessert und sie von dem Druck befreit, ständig ihren Blutzucker kontrollieren zu müssen. Menschen mit insulinpflichtigem Prädiabetes oder Typ-2-Diabetes profitieren ebenfalls von einer Verringerung ihres Bedarfs an körpereigenem Insulin und oralen Antidiabetika.

Es ist sehr wichtig für Sie, zu verstehen, dass die Gesamtinsulinmenge, die Sie sich pro Tag injizieren, nicht das wichtigste Kriterium für Ihre Stoffwechselgesundheit ist.

Viele Mediziner und Diabetiker konzentrieren sich darauf, ihren Gesamtinsulinbedarf zu senken, statt auf ein viel wichtigeres Kriterium zu achten, das ihr Risiko für chronische Erkrankungen direkt beeinflusst: nämlich ihr 24-Stunden-Kohlenhydrat-Insulin-Verhältnis.

Ihr Kohlenhydrat-Insulin-Verhältnis ist ein hervorragender Indikator für Ihre allgemeine Insulinsensitivität und lässt sich bei insulinpflichtigen Diabetikern leicht messen. Je höher Ihr Kohlenhydrat-Insulin-Verhältnis, desto höher ist auch Ihre Insulinsensitivität und desto geringer ist Ihr Risiko für chronische Erkrankungen. Umgekehrt gilt: Je niedriger Ihr Kohlenhydrat-Insulin-Verhältnis, umso niedriger ist Ihre Insulinsensitivität und umso höher Ihr Risiko für chronische Erkrankungen. Auch wenn eine pflanzliche ketogene Ernährung Ihren Gesamtinsulinverbrauch sehr stark senkt, geht dies doch auf Kosten eines geringeren Kohlenhydratverzehrs; und das führt wiederum zu einem niedrigen Kohlenhydrat-Insulin-Verhältnis, einer ausgeprägten Insulinresistenz und starken Abnahme Ihrer Kohlenhydrattoleranz. Denken Sie auch daran, was wir in Kapitel 1 besprochen haben: Alles, was Ihre Insulinresistenz erhöht, kann auch Ihr Risiko für viele chronische Diabeteskomplikationen erhöhen. Daher sind eine Ernährung mit hoher Nährstoffdichte und sämtliche Maßnahmen, die Ihre Insulinsensitivität so hoch wie möglich halten, kurz- und langfristig von großem Nutzen für Sie. Wir – die Autoren dieses Buches – hatten, als wir uns kohlenhydratarm ernährten, beide ein 24-Stunden-Kohlenhydrat-Insulin-Verhältnis zwischen 1:1 und 4:1; und dieses Verhältnis stieg schon innerhalb von ein paar Monaten nach unserem Umstieg auf die Diabetes-im Griff-Methode schnell auf 22:1 bis 28:1 an. In Kapitel 8 erfahren Sie, wie Sie Ihr Kohlenhydrat-Insulin-Verhältnis berechnen, dokumentieren und als Marker für Ihre tägliche Insulinsensitivität nutzen können.

Wir wissen, dass eine ketogene Ernährung sich kurzfristig enorm positiv auf Ihren Stoffwechsel auswirken kann. Es kann jedoch eine sehr riskante Entscheidung sein, die Augen vor den langfristigen Risiken einer solchen Ernährung zu verschließen. Wir empfehlen Ihnen daher, sich eine einfache Frage zu stellen:

Sind die kurzfristigen Vorteile einer ketogenen Diät das erhöhte langfristige Risiko für chronische Erkrankungen wert? Oder gibt es auch noch eine andere Möglichkeit, kurzfristig einen hervorragenden Gesundheitszustand zu erreichen *und* gleichzeitig Ihr langfristiges chronisches Krankheitsrisiko zu senken?

Wenn eine ketogene Ernährung die *einzige* Möglichkeit wäre, Ihre Stoffwechselsituation kurzfristig zu verbessern, dann wären die Vorteile einer solchen Kost sicherlich immer noch erstrebenswerter, als gar keine Verbesserung zu erzielen. Doch in Wirklichkeit haben mehr oder weniger alle „Diäten“ kurzfristig eine positive Wirkung, denn sie motivieren Sie dazu, genauer auf die Qualität Ihrer Nahrung zu schauen. Außerdem achten Sie dann automatisch auch mehr darauf, wie viel Sie essen, wann Sie essen und wie Sie sich zwischen den Mahlzeiten fühlen. Der Unterschied zwischen den verschiedenen Diäten tritt erst im Lauf der Zeit deutlicher zutage. Ernährungsformen, die man langfristig beibehalten kann und die sich dauerhaft positiv auf den Stoffwechsel auswirken, werden dabei stets besser abschneiden als Kostformen, die man auf die Dauer ohnehin nicht durchhalten kann oder die sich auf lange Sicht negativ auf Ihren Stoffwechsel auswirken.

Genau deshalb warnen wir Sie eindringlich davor, sich für eine ketogene Ernährungsweise zu entscheiden! Die kurzfristigen Verbesserungen Ihrer Stoffwechselsituation, die eine ketogene Ernährung bewirkt, können Sie leicht in dem Glauben wiegen, es handle sich dabei um eine kluge langfristige Strategie. Doch evidenzbasierte Untersuchungen zeigen, dass Menschen, die weniger kohlenhydratreiche Lebensmittel und stattdessen mehr fett- und eiweißreiche tierische Produkte essen, ein höheres Risiko für chronische Erkrankungen und einen vorzeitigen Tod haben.

Kommen wir nun zu den guten Nachrichten!

Im Gegensatz zu ketogenen Ernährungsweisen, die bisher noch nicht über längere Zeit gründlich untersucht worden sind, gibt es fast 100 Jahre zurückreichende evidenzbasierte Untersuchungen, die zeigen, dass eine fettarme, vollwertige pflanzliche Ernährung eine hervorragende Möglichkeit ist, Ihre Stoffwechselsituation zu verbessern, Ihre Insulinresistenz rückgängig zu machen und gleichzeitig Ihr Risiko für chronische Krankheiten zu senken.

Studien, die das kohlenhydratzentrierte Diabetesmodell eindeutig widerlegen, reichen bis in die 1920er-Jahre zurück. Vor der Entdeckung des Insulins im Jahr 1922 blieb den Ärzten nichts anderes übrig, als Diabetiker mit einer kohlenhydratarmen Diät am Leben zu erhalten. Im Jahr 1926 war Dr. William D. Sansum einer der ersten Ärzte, die beobachteten, dass ein zunehmender Verzehr kohlenhydratreicher Nahrungsmittel den Insulinbedarf seiner Patienten nicht erhöhte, wie damals allgemein angenommen wurde. Stattdessen konnten die Patienten wieder ihre normale körperliche und geistige Aktivität aufnehmen, ihre Herz-Kreislauf-Gesundheit verbesserte sich, und ihre Heißhungerattacken ließen nach.

Ein Jahr später (1927) veröffentlichte die Ärztin Dr. J. Shirley Sweeney eine brillante Studie, die zeigte, wie sehr die Insulinfunktion unter einer fettreichen Ernährung leidet.

Dr. Sweeney verordnete jungen, gesunden männlichen Medizinstudenten für zwei Tage eine von vier verschiedenen Diäten und führte anschließend einen Kohlenhydrattest durch, um zu messen, wie diese Diäten sich auf ihre Kohlenhydrattoleranz und Insulinsensitivität ausgewirkt hatten. Die Studienteilnehmer wurden nach dem Zufallsprinzip in eine Gruppe mit eiweißreicher, eine Gruppe mit fettreicher, eine Gruppe mit kohlenhydratreicher Ernährung und eine Wasserfastengruppe eingeteilt. Die Probanden der Gruppe mit der eiweißreichen Ernährung aßen nur mageres Fleisch und Eiklar; die Teilnehmer der Gruppe mit der fettreichen Ernährung nahmen Olivenöl, Butter, Mayonnaise und Sahne zu sich. Die Probanden in der Gruppe mit der kohlenhydratreichen Kost ernährten sich von Weißzucker, Süßigkeiten, Gebäck, Weißbrot, gebackenen Kartoffeln, Sirup, Bananen, Reis und Haferflocken; und die Teilnehmer der Fastengruppe tranken zwei Tage lang nur Wasser.

Am Morgen des dritten Tages maß Dr. Sweeney den Nüchternblutzucker ihrer Probanden. 30, 60 und 120 Minuten nach dem Glucose-Challenge-Test untersuchte sie ihren Blutzucker erneut und machte eine erstaunliche Entdeckung: Die Studienteilnehmer, die sich fettreich ernährt hatten, und diejenigen, die gefastet hatten, zeigten die schlechteste Kohlenhydrattoleranz. Alle Probanden in der Gruppe mit der fettreichen Diät hatten einen abnormal hohen Blutzucker: Ihre Werte lagen auch nach 120 Minuten immer noch über 140 mg/dl. Auch die Gruppe mit der eiweißreichen Ernährung hatte erhöhte Blutzuckerwerte, wenn auch weniger ausgeprägt als Gruppe 1 (fettreiche Ernährung) und Gruppe 2 (Fasten). Bei den Probanden, die sich kohlenhydratreich ernährt hatten, stieg der Blutzucker hingegen nur leicht an; alle Teilnehmer dieser Gruppe hatten nach 120 Minuten Blutzuckerwerte zwischen 80 und 140 mg/dl. Trotz der geringen Anzahl an Versuchspersonen gehört diese Studie zu einer Gruppe früher, detaillierter Untersuchungen, die zeigten, dass eine fettarme, kohlenhydratreiche Ernährung (entgegen der Hypothese vieler Wissenschaftler) die Kohlenhydrattoleranz und Insulinsensitivität erhöht.

Im Jahr 1930 entdeckten Dr. med. Israel Rabinowitch und Kollegen am Montreal General Hospital, dass eine fettarme pflanzliche Ernährung die Insulinsensitivität verbessert. Dr. Rabinowitch beobachtete, dass der Insulinbedarf bei Patienten, die von einer kohlenhydratarmen auf eine kohlenhydratreiche Diät mit hohem Anteil an Gemüse, Obst, Getreide und Bohnen umgestellt wurden, sowohl mit als auch ohne Kalorieneinschränkung rasch abnahm. Sein Team führte mehrere Studien und außerdem eine fünfjährige randomisierte Kontrollstudie an Diabetespatienten durch und stellte fest, dass eine kohlenhydratreiche Kost den Insulinbedarf sehr schnell und signifikant senkte. Die Patienten machten einen guten Eindruck und fühlten sich auch wohl, hatten mehr Energie, konnten die Diät leichter einhalten als eine streng kohlenhydratarme Ernährung, und auch ihre Herz-Kreislauf-Gesundheit verbesserte sich. In einem im Jahr 1935 veröffentlichten Fachartikel kam Dr. Rabinowitch zu dem Schluss: „Uns scheint nun eindeutig bewiesen zu sein, dass Kohlenhydrate die Kohlenhydrattoleranz verbessern, während Fette sie beeinträchtigen, und dass Kohlenhydrate die Insulinsensitivität bei Tier und Mensch erhöhen, während Fette sie verringern."

Als Nächstes führte ein renommierter Klinikarzt und Forscher, Sir Harold Himsworth, in England eine Reihe von Experimenten durch, um die Wirkung einer fettarmen Ernährung auf die Insulinsensitivität noch genauer zu untersuchen. Er führte orale Glukosetoleranztests an gesunden jungen Männern durch, die sich entweder fettreich oder kohlenhydratreich ernährten, und stellte drastische Unterschiede in ihrer Reaktion auf das Trinken einer Lösung mit 50 Gramm Glukose fest. Bei den Probanden, die sich fettreich ernährten, wurden innerhalb der ersten Stunde nach diesem Glukosetoleranztest Blutzuckerwerte bis zu 200 mg/dl gemessen. Auch nach drei Stunden war ihr Blutzucker mit 140 mg/dl immer noch erhöht. Bei den Studienteilnehmern, die sich kohlenhydratreich ernährten, lag der Blutzucker-Spitzenwert bei 120 mg/dl und der Endwert nach drei Stunden nur noch etwas über 100 mg/dl. Dr. Himsworth, der Insulinsensitivität als *Insulineffizienz* bezeichnete, kam zu dem Schluss, dass „Insulin bei einer fettreichen Ernährung offensichtlich länger braucht, um zu wirken, und den Blutzucker auch langsamer senkt als bei einer kohlenhydratreichen Ernährung".

In einer anderen Studie, die Dr. Himsworth durchführte, wurden die Probanden in Gruppen mit sieben verschiedenen Diäten eingeteilt, bei denen der Fettanteil von 13 % bis 80 % der Kalorienaufnahme reichte. Dabei wurden die Probanden mit abnehmendem Fettgehalt ihrer Ernährung immer insulinsensitiver; diejenigen, die nur 13 % ihrer Gesamtkalorien in Form von Fett zu sich nahmen, wiesen die höchste Insulinsensitivität auf.

Im Jahr 1955 führte Inder Singh eine Studie an 80 Typ-2-Diabetikern durch, die Insulin benötigten, um ihren Blutzucker einzustellen. Er setzte die Probanden auf eine Diät, die aus 20 bis 30 Gramm Fett und 120 bis 150 Gramm Eiweiß bestand; den Rest ihrer Kalorien verzehrten sie in Form von Kohlenhydraten. Die meisten dieser Probanden nahmen 1600 bis 2200 Kalorien pro Tag zu sich; bei einigen wenigen untergewichtigen Patienten betrug die Kalorienaufnahme 4000 bis 4500 Kalorien pro Tag. Alle wurden angewiesen, genug zu essen, um nicht abzunehmen. Schon nach drei bis sechs Wochen hatten 63 % der Patienten keinen Diabetes mehr und brauchten sich kein Insulin mehr zu spritzen. Nach 18 Wochen hatte sich der Diabetes bereits bei 80 % der Patienten zurückgebildet, und sie benötigten ebenfalls keine Insulininjektionen mehr. Sechs Patienten, die zu Beginn der Studie 80 bis 120 Einheiten Insulin pro Tag gebraucht hatten, hatten ihren Blutzucker nach sechswöchiger fettarmer, kohlenhydratreicher Diät vollständig unter Kontrolle und brauchten dazu nur 20 bis 40 Einheiten Insulin pro Tag. Das Fazit von Dr. Singh: „Es gibt keinen Hinweis darauf, dass gesunde Menschen, die sich kohlenhydratreich ernähren, besonders anfällig für Diabetes sind; viele Beobachtungen zeigen sogar eine Verbesserung der Kohlenhydrattoleranz nach höherem Kohlenhydratverzehr."

Ungefähr um dieselbe Zeit konnte Dr. med. Walter Kempner von der Duke University zeigen, dass eine fettreiche Ernährung nicht nur Insulinresistenz und Typ-2-Diabetes verursacht, sondern dass eine bereits seit Langem bestehende diabetische Retinopathie sich innerhalb weniger Tage zurückzubilden begann, wenn die Patienten sich an eine stark verarbeitete Kost aus Obst und Fruchtsäften hielten. Dr. Kempner ist für die Erfindung dieser Reis-Frucht-Diät berühmt geworden, bei der die Patienten nur weißen Reis, Obst, Fruchtsaft und Zucker zu sich nehmen dürfen – *vier Nahrungsmittel, die von Experten zum Thema Ernährung bei Diabetes absolut verteufelt werden.*

Die Reis-Frucht-Diät war Dr. Kempners Versuch, eine salz- und cholesterinfreie Kostform zu entwickeln, die fast nur aus Kohlenhydratkalorien besteht. Ursprünglich hatte er vorgehabt, damit malignen Bluthochdruck (eine Erkrankung, die damals als unheilbar galt) rückgängig zu machen; doch während er seinen Patienten beibrachte, wie sie ihren Blutdruck mit der Reis-Frucht-Diät drastisch senken konnten, bildeten sich dadurch gleichzeitig auch Typ-2-Diabetes, Herz-Kreislauf-Erkrankungen, Niereninsuffizienz und diabetische Neuropathien zurück.

Denken Sie einmal darüber nach, was das bedeutet! Der gängigen Meinung zufolge erhöhen Lebensmittel mit hohem Kohlenhydratgehalt den Bedarf an Insulin und oralen Antidiabetika – vor allem, wenn die Kohlenhydrate aus verarbeiteten Lebensmitteln wie weißem Reis und Weißzucker stammen. Folglich hätte Dr. Kempners Reis-Frucht-Diät bei denjenigen seiner Patienten, die an Typ-2-Diabetes litten, zu einer Stoffwechselkatastrophe führen müssen, da sie hauptsächlich aus Kohlenhydraten bestand, die schnell ins Blut übergehen. Diese Diät hätte also eigentlich den Insulinbedarf erhöhen, zu einer unerwünschten Gewichtszunahme führen und die Entstehung von Herz-Kreislauf-Erkrankungen begünstigen müssen. Doch nichts von alldem ist eingetroffen, sondern es passierte genau das Gegenteil. Und warum? Weil die Reis-Frucht-Diät insgesamt so wenig Fett enthielt, dass die Insulinsensitivität der Patienten rasch anstieg, sodass sie Glukose sehr viel besser als Brennstoff in Muskeln und Leber verwerten konnten.

Trotzdem kritisierten viele Wissenschaftler die Ergebnisse der von Sansum, Sweeney, Rabinowitch, Himsworth, Singh, Kempner und anderen Forschern durchgeführten Untersuchungen und behaupteten, dass diese Verbesserungen der Insulinsensitivität nicht auf die fettarme Ernährung, sondern lediglich auf die Gewichtsabnahme zurückzuführen sei und dass Insulinsensitivität und Kohlenhydrattoleranz sich in einer Studie, in der die Probanden nicht abnahmen, nicht verbessern würden.

Um eine Situation zu schaffen, in der eine fettarme Ernährung nicht zu einer Gewichtsabnahme führt, nahmen Dr. James W. Anderson und Dr. Kyleen Ward im Jahr 1979 20 Probanden in eine Studie auf, die schon seit bis zu 20 Jahren an Typ-2-Diabetes litten. Die beiden Wissenschaftler setzten ihre Studienteilnehmer auf eine fettarme, vollwertige pflanzliche Kost und forderten sie auf, genug zu essen, damit sie nicht abnahmen. Manche Probanden klagten aufgrund dieser großen Essensportionen über körperliche Beschwerden, doch das Studienprotokoll stellte sicher, dass alle ihr Gewicht hielten. So konnten Dr. Anderson und Dr. Ward untersuchen, wie sich der Insulinbedarf bei einer fettarmen Ernährung unabhängig von einer Gewichtsabnahme verändert.

Diese Studie kam zu erstaunlichen Ergebnissen: In der Patientengruppe, die sich fettarm ernährte, sank der Insulinbedarf im Durchschnitt um 58 %, während er sich bei einer konventionellen Diabetesdiät nicht veränderte. Obwohl sie sehr viel mehr Kohlenhydratkalorien zu sich genommen hatten als zuvor, brauchten zehn von 20 Probanden sich gar kein Insulin mehr zu spritzen; und diejenigen, die ihre Insulintherapie fortsetzen mussten, konnten die Dosis um 7 bis 98 % senken. Doch das erstaunlichste Ergebnis war, dass diejenigen Probanden, die auf Insulin verzichten konnten, diesen Zustand schon nach *16-tägiger* fettarmer Ernährung erreichten, obwohl sie seit mindestens einem Jahr an Typ-2-Diabetes gelitten hatten! Als angenehmer Nebeneffekt dieser fettärmeren Ernährung sank auch ihr Cholesterinspiegel um durchschnittlich 29 %. Doch am allerwichtigsten ist, dass alle Patienten in dieser Studie ihre Insulintherapie reduzieren oder absetzen konnten und auch ihr Cholesterinspiegel sank, und zwar *bei gleichbleibendem Körpergewicht*. Damit waren die Behauptungen der Kritiker der vorherigen Studie eindeutig widerlegt. Darüber hinaus hatte sich gezeigt, dass eine fettärmere Ernährung nicht nur den Insulinbedarf senkt, sondern dass dieser Effekt bereits innerhalb weniger Tage einsetzt.

Im Jahr 1994 veröffentlichte Dr. phil. James Barnard die Daten von Probanden, die am 26-Tage-Programm des Pritikin Longevity Center teilgenommen hatten. Sein Forschungsteam sichtete 4587 Krankenakten und fand 652 Patienten mit Diabetes. Im Rahmen des Programms gingen die Teilnehmer regelmäßig spazieren und hielten sich an eine Diät, bei der etwa 10 % der Kalorien aus Fett, 15 % aus Eiweiß und die übrigen Kalorien aus Kohlenhydraten bestanden. Innerhalb von gut drei Wochen konnten 39 % der Teilnehmer, die sich vorher zur Einstellung ihres Blutzuckers Insulin spritzen mussten, ihre Insulintherapie ganz absetzen, und 71 % der Probanden, die orale Antidiabetika einnahmen, konnten ebenfalls auf diese Medikamente verzichten.

Neuere Erkenntnisse von Dr. med. Neal Barnard zeigen, dass eine fettarme, vollwertige pflanzliche Ernährung mit einem Fettgehalt von etwa 10 % sich positiver auswirkte als eine konventionelle Diabetesdiät nach den Richtlinien der American Diabetes Association aus dem Jahr 2003. Die Wissenschaftler beobachteten ihre Probanden 22 Wochen lang und stellten eine stärkere Abnahme von HbA1c, Körpergewicht und LDL-Cholesterinspiegel fest. Als sie diese Probanden insgesamt 74 Wochen lang nachverfolgten, waren die HbA1c-Werte in der Gruppe mit der fettarmen pflanzlichen Kost stärker gesunken als in der Gruppe mit der konventionellen Diabetesdiät, obwohl beide Gruppen gleich viel abgenommen hatten.

Ein hervorragender Übersichtsartikel, der 2017 im *Journal of Geriatric Cardiology* erschienen ist, dokumentiert die Belege dafür, dass eine pflanzliche Ernährung sowohl in randomisierten Kontrollstudien als auch in groß angelegten Studien einem Typ-2-Diabetes vorbeugen bzw. diesen heilen kann. Die Autoren erläutern, wie Vollkorngetreide, Hülsenfrüchte, Obst, Gemüse und Nüsse nachweislich vor Typ-2-Diabetes schützen, und führen sehr überzeugende Beweise dafür an, dass eine vollwertige pflanzliche Ernährung, die all diese Lebensmittel beinhaltet, vor Typ-2-Diabetes schützen und bei Patienten, die bereits an Typ-2-Diabetes leiden, die Insulinresistenz sogar rückgängig machen kann. Außerdem zeigen sie, wie eine vollwertige pflanzliche Kost das Auftreten von Diabeteskomplikationen wie koronarer Herzkrankheit, zu hohem Cholesterinspiegel, Bluthochdruck, chronischer Entzündung, chronischer Niereninsuffizienz und peripherer Neuropathie reduzieren kann, und untersuchen mögliche Wirkmechanismen, durch die eine Ernährung mit vielen pflanzlichen Lebensmitteln und nur wenigen oder gar keinen tierischen Produkten das Diabetesrisiko senkt und die Insulinresistenz senkt.

Bei diesen groß angelegten wissenschaftlichen Untersuchungen stoßen wir übrigens auf ein ähnliches Problem wie bei der Analyse von Studien mit ketogener Ernährung: Es gibt keine Langzeituntersuchungen, die die Wirkung einer *wirklich* fettarmen, vollwertigen pflanzlichen Ernährung bei vielen Probanden über lange Zeiträume zeigen. Aber wir können stattdessen groß angelegte Untersuchungen betrachten, welche die langfristigen Auswirkungen auf den Gesundheitszustand von Menschen analysieren, die von fett- und eiweißreichen tierischen Lebensmitteln auf eine Ernährung mit mehr Obst, Gemüse, Hülsenfrüchte und Vollkornprodukte umgestiegen sind. Solche Untersuchungen zeigen sehr gut, was wahrscheinlich passiert, wenn man sich über längere Zeit an eine wirklich fettarme, vollwertige pflanzliche Kost hält.

Eine vor Kurzem in China durchgeführte Studie hat 512.891 chinesische Männer und Frauen im Alter von 30 bis 79 Jahren über einen durchschnittlichen Zeitraum von sieben Jahren beobachtet, um herauszufinden, wie ihre Ernährung sich auf ihren allgemeinen Gesundheitszustand auswirkte. In der Gruppe der Probanden, die zu Beginn der Studie nicht an Diabetes litten, war die Wahrscheinlichkeit, an Diabetes zu erkranken, bei denjenigen, die mehr Obst aßen, um 12 % geringer als bei denen, die gar kein Obst aßen. Den Forschern fiel dabei auch eine Dosis-Wirkungs-Beziehung auf: Je häufiger diese Nicht-Diabetiker Obst aßen, umso geringer war ihr Risiko, an Diabetes zu erkranken.

Unter den Probanden, die zu Beginn der Studie bereits an Diabetes gelitten hatten, war die Gesamtsterblichkeit bei denjenigen, die dreimal pro Woche Obst aßen, um 17 % geringer als bei den Nicht-Obstessern. Darüber hinaus stellten die Wissenschaftler fest, dass bei denjenigen, die an drei Tagen pro Woche frisches Obst aßen, das Risiko für makrovaskuläre Diabeteskomplikationen (Herz-Kreislauf-Erkrankungen und Schlaganfall) und mikrovaskuläre Folgeerkrankungen (Niereninsuffizienz, Retinopathie und Neuropathie) um 13 bis 28 % niedriger war als bei denen, die kein Obst aßen.

Ergebnisse aus der EPIC-Studie bei mehr als 500.000 Probanden über einen Zeitraum von zwölf Jahren zeigen, dass der Verzehr von Glukose und Fruktose das Diabetesrisiko nicht erhöht, sondern vielmehr *senkt* – wenn man gleichzeitig weniger gesättigte Fette und/oder Eiweiß zu sich nimmt. Die Autoren der Studie kamen zu einer interessanten Schlussfolgerung: Wenn man in seiner Ernährung 5 % gesättigte Fette durch Fruktose (entweder aus Obst oder aus verarbeiteten Produkten) ersetzt, sinkt das Diabetesrisiko um 30 %; ersetzt man 5 % Eiweiß durch Fruktose, so verringert sich dieses Risiko um 28 %.

Wie wirkt sich eine fettarme, vollwertige pflanzliche Ernährung auf das Herz-Kreislauf-Risiko aus?

Eine fettarme, vollwertige pflanzliche Kost ist nicht nur eine wirksame Behandlungsmöglichkeit für sämtliche Formen von Diabetes, sondern kann auch Ihr Risiko für Diabeteskomplikationen wie koronare Herzkrankheit, Fettleber, chronische Niereninsuffizienz, Schlaganfall, Bluthochdruck, zu hohen Cholesterinspiegel, Krebs und Alzheimer drastisch senken. Außerdem hilft sie Ihnen, ein normales Körpergewicht zu erreichen und Ihr Aktivitätsniveau zu steigern, verleiht Ihnen mehr Energie und kann auch die Gesundheit Ihres Verdauungssystems deutlich verbessern. Das ist vor allem deshalb erstaunlich, weil Diabetes das Risiko für Herz-Kreislauf-Erkrankungen drastisch erhöht – egal, unter welcher Art von Diabetes man leidet. Herz-Kreislauf-Erkrankungen sind bei Diabetikern sogar die Haupttodesursache. Daher ist es wichtig, sich so zu ernähren, dass Sie nicht nur Ihren Blutzuckerspiegel möglichst gut einstellen, sondern auch Herz und Gefäße schützen können. Und eine fettarme, vollwertige pflanzliche Kost ist die einzige Ernährungsform, die Herz-Kreislauf-Erkrankungen nachweislich zum Stillstand bringt oder sogar *rückgängig machen* kann. Dagegen kann eine kohlenhydratarme Ernährung mit hohem Gehalt an tierischen Lebensmitteln Ihnen zwar helfen, Ihren Blutzucker gut einzustellen, erhöht aber dafür Ihr Herz-Kreislauf-Risiko.

Dieses Phänomen möchten wir Ihnen gerne noch ein bisschen genauer erläutern. Herz-Kreislauf-Erkrankungen entstehen durch Ablagerung arteriosklerotischer Plaques in sämtlichen Blutgefäßen Ihres Körpers. Wenn Sie sich entweder fettreich oder fett- und cholesterinreich ernähren, beginnen sich an der einzelligen Innenauskleidung Ihrer Gefäße (dem sogenannten *Endothel*) Plaques anzusammeln. Eine Ernährung mit hohem Gehalt an gesättigten Fetten ist der schlimmste Übeltäter, den es gibt, denn gesättigte Fette beschleunigen nicht nur die Entstehung einer Insulinresistenz, sondern erhöhen auch Ihr Gesamtcholesterin und LDL-Cholesterin und führen dazu, dass sich im ganzen Körper schneller arteriosklerotische Plaques in Ihren Blutgefäßen ansammeln.

Dadurch entstehen viele Probleme, die allesamt zu einem erhöhten Herzinfarktrisiko beitragen: Zunächst kommt es zu einer Funktionsstörung und Entzündung der Endothelzellen, wodurch Glukose und Insulin nicht mehr so leicht in Ihre Gewebe hineingelangen können. Dann dringen LDL-Partikel in die Gefäßwände ein und werden schließlich oxidiert. Dadurch entstehen *Schaumzellen*, die entzündungsfördernde Makrophagen anlocken. Im weiteren Verlauf dieses Prozesses nimmt der Innendurchmesser der Blutgefäße ab, und der Druck in den Gefäßen steigt. Unter diesem hohen Druck verhärten sich die Arterien und können sich mit der Zeit sogar völlig verschließen, sodass kein Blut mehr hindurchfließen kann.

Aber es gibt auch eine gute Nachricht: Streng wissenschaftliche Untersuchungen zeigen immer wieder, dass eine Ernährung mit niedrigem Gehalt an Cholesterin und gesättigten Fetten die wirksamste Methode zur Vorbeugung und Heilung von Herz-Kreislauf-Erkrankungen und zum Schutz vor Arteriosklerose, Bluthochdruck, zu hohen Cholesterinwerten und Schlaganfall ist. Die wissenschaftliche Beweislage zeigt eindeutig, dass eine fettarme, pflanzliche, vollwertige Kost die einzige Ernährungsform ist, die Herz-Kreislauf-Erkrankungen wieder rückgängig machen kann.

Im Jahr 1956 führten Wissenschaftler von der UC Berkeley eine fünfjährige Studie an 470 Patienten durch, von denen 351 einen Herzinfarkt erlitten hatten und bei 119 Probanden eine Angina pectoris (Schmerzen im Brustkorb) diagnostiziert worden war. Über einen Zeitraum von fünf Jahren beobachteten die Forscher, dass diejenigen Patienten, die sich fett- und cholesterinarm ernährten, das geringste Risiko für eine Arteriosklerose hatten. Diejenigen, die sich nicht an ihre Ernährungsvorgaben hielten, erlitten Rezidive und hatten eine viermal höhere Sterblichkeitsrate. Den Probanden in der Gruppe mit der fett- und cholesterinarmen Ernährung wurde empfohlen, ihren Fettverzehr auf weniger als 50 Gramm und ihre Cholesterinaufnahme auf weniger als 200 Milligramm pro Tag zu beschränken. Selbst unter diesen sehr moderaten Ernährungsvorgaben sank die Häufigkeit eines Reinfarkts in dieser Gruppe um 71 %!

Bald darauf (im Jahr 1959) analysierte ein in der medizinischen Fachzeitschrift *The Lancet* erschienener Artikel den Blutcholesterinspiegel, die Ernährungsgewohnheiten und die Häufigkeit von Herz-Kreislauf-Erkrankungen bei Afrikanern und Asiaten, die in Uganda lebten, wo grüne Kochbananen, Süßkartoffeln, Maniok, Yamswurzeln, Mais, Hirse, Kürbisse, Tomaten und grünes Gemüse zu den Grundnahrungsmitteln gehörten. In der Ernährung der afrikanischen Probanden bestanden 10 bis 15 % der Gesamtkalorien aus Fett, während die asiatischen Studienteilnehmer 30 bis 45 % ihrer Kalorien in Form von Fett zu sich nahmen. Vegetarische Afrikaner im Alter von über 40 Jahren, die eine traditionelle ugandische Kost zu sich nahmen, hatten niedrigere Cholesterinwerte als Asiaten, die sich nicht-vegetarisch ernährten; und das lässt sich nicht allein durch Unterschiede in der körperlichen Aktivität erklären. Die Autoren der Studie kamen zu dem Schluss, dass „koronare Herzkrankheit in der afrikanischen Bevölkerung Ugandas so gut wie gar nicht vorkommt“, und führten überzeugende Belege dafür an, dass eine fettarme, vollwertige pflanzliche Ernährung der Hauptgrund dafür ist.

Im Jahr 1998 veröffentlichten Dr. med. Dean Ornish und Kollegen die Ergebnisse der Lifestyle Heart Trial, einer randomisierten, kontrollierten klinischen Studie, die untersuchte, ob ambulante Patienten mit nachgewiesener koronarer Herzkrankheit ihren Arteriosklerose-Prozess aufhalten oder womöglich sogar rückgängig machen können. Die Versuchsgruppe hielt sich an ein Lebensstilprogramm, das eine fettarme vegetarische Ernährung (nur 8,5 % der Gesamtkalorien stammten aus Fett), moderates aerobes Training, Stressbewältigung, Rauchverbot und emotionale Unterstützung durch die Gruppe vorsah. Die Patienten der Kontrollgruppe sollten ihren bisherigen Lebensstil beibehalten und erhielten eine medizinische Standardtherapie; sie durften ihre Lebensweise jedoch ändern, wenn sie dies wünschten.

Nach fünf Jahren hatten die Ablagerungen in den Arterien in der Versuchsgruppe im Durchschnitt um 3,1 % abgenommen, während sie in der Kontrollgruppe um 11,8 % zugenommen hatten; außerdem war das Risiko für ein unerwünschtes Herz-Kreislauf-Ereignis in der Kontrollgruppe um das 2,5-Fache gestiegen. Eine Abnahme um 3,1 % mag auf den ersten Blick ziemlich gering erscheinen; doch man darf nicht vergessen, dass schon eine leichte Zunahme des Innendurchmessers der Blutgefäße die Häufigkeit von Herz-Kreislauf-Ereignissen signifikant senkt. Bei den Probanden, die angewiesen worden waren, sich fettarm zu ernähren und möglichst viele kohlenhydratreiche Nahrungsmittel wie Obst, stärkereiches Gemüse, Hülsenfrüchte und Vollkorngetreide zu essen, bildete sich die koronare Herzkrankheit zurück, und sie erlitten weniger Herz-Kreislauf-Ereignisse.

Im Jahr 1985 begann Caldwell B. Esselstyn jr. 22 Patienten mit einer pflanzlichen Kost zu behandeln, bei der höchstens 10 % der Kalorien aus Fett bestanden. Bei dieser Diät waren Öl, Milchprodukte (mit Ausnahme von Magermilch und fettarmem Joghurt), Fisch, Geflügel, Fleisch und sämtliche Pflanzen-, Nuss- und Kernöle verboten, und die Patienten sollten viele Vollkornprodukte, Hülsenfrüchte wie Linsen, Gemüse und Obst essen. In den darauffolgenden fünfeinhalb Jahren war die Herz-Kreislauf-Erkrankung bei elf Patienten, die sich an dieses Ernährungsprotokoll hielten, nachweislich zum Stillstand gekommen: Ihr Cholesterinspiegel hatte um 40 % (von durchschnittlich 246 mg/dl auf unter 150 mg/dl) abgenommen, und es war kein einziges Herz-Kreislauf-Ereignis aufgetreten. Auch nach zehn Jahren hatten die sechs Patienten, die sich weiterhin an diese Ernährungsvorgaben hielten, immer noch kein Herz-Kreislauf-Ereignis erlitten. Bei fünf Patienten, die aus der Studie ausschieden, kam es hingegen zu insgesamt zehn Herz-Kreislauf-Ereignissen!

Im Jahr 2014 veröffentlichte Dr. Esselstyn die Ergebnisse von 198 aufeinanderfolgenden Patienten, denen das gleiche Ernährungsprotokoll verordnet worden war. Nach dreieinhalbjähriger Nachbeobachtung hielten 177 der 198 Patienten sich immer noch an diese Diät. Aus dieser Gruppe waren bei 99,4 % der Patienten, die die

Ernährungsvorgaben weiterhin befolgten, keine größeren Herz-Kreislauf-Ereignisse aufgetreten; nur ein einziger Patient hatte einen Schlaganfall erlitten. Weitere positive Entwicklungen waren: eine durchschnittliche Gewichtsabnahme um 18,7 Pfund, eine 93-prozentige Besserung der Angina pectoris und die Vermeidung von 27 Bypass-Operationen an den Herzkranzgefäßen. Und was noch wichtiger ist: In der Gruppe der 21 Studienteilnehmer, die sich *nicht* an die Diät hielten, traten bei 13 Patienten unerwünschte Herz-Kreislauf-Ereignisse auf, was einer Rezidivrate von 62 % entspricht!

Im Jahr 2011 veröffentlichte Dr. Satish K. Gupta die Ergebnisse eines Lebensstil-Interventionsprogramms, das große Ähnlichkeit mit dem des Lifestyle Heart Trial hatte, nur dass es eben in Indien durchgeführt wurde. Dr. Gupta nahm 123 Patienten mit mittelschwerer bis schwerer koronarer Herzkrankheit in ein Programm zur Lebensstiländerung auf, das fettarme Ernährung, moderates aerobes Training und Stressbewältigung durch Meditation vorsah. Bei den Patienten, die sich sehr gewissenhaft an diese Empfehlungen hielten, nahmen die Ablagerungen in den Arterien um 18 % ab, und bei 91 % der Patienten zeigte sich sogar ein Trend zu einer vollständigen Rückbildung der koronaren Herzkrankheit. Und was am allerwichtigsten ist: Bei den Patienten, die sich am strengsten an das Lebensstilprogramm hielten, sank das Risiko für Herz-Kreislauf-Ereignisse um mehr als das Vierfache!

Zusätzlich zu diesen aussagekräftigen Studien, die mit kleinen Teilnehmerzahlen durchgeführt wurden, haben Forscher auch die Herz-Kreislauf-Gesundheit langlebiger Menschen untersucht, die sich ihr Leben lang kohlenhydratreich ernährt hatten. Im Jahr 2017 untersuchten Dr. Hillard Kaplan und Kollegen die indigene südamerikanische Bevölkerung der Tsimane in Bolivien. Sie führten bei 705 Tsimane, die über 40 Jahre alt waren, Kalkbestimmungen der Herzkranzgefäße durch. Diese Menschen ernährten sich fettarm und kohlenhydratreich: Ungefähr 72 % ihrer Gesamtkalorien bestanden aus Kohlenhydraten, 14 % aus Fett und 14 % aus Eiweiß, das hauptsächlich aus Reis, Kochbananen, Maniok und Mais stammte. Erstaunliche 97 % der untersuchten Probanden zeigten keinerlei Anzeichen von Arteriosklerose und hatten einen extrem niedrigen Gesamt- und LDL-Cholesterinspiegel! Damit haben die Tsimane „von allen bisher untersuchten Populationen die niedrigste koronare Herzkrankheitsrate". Auch wenn diese Studie nicht beweist, dass das seltene Vorkommen von Herz-Kreislauf-Erkrankungen bei diesen Ureinwohnern auf ihre Ernährung zurückzuführen ist, lohnt es sich vielleicht doch, sich ein bisschen näher mit ihren Ernährungsgewohnheiten zu beschäftigen.

Weltweit gibt es viele ethnische Gruppen, die sich in erster Linie pflanzlich ernähren und bei denen Herz-Kreislauf-Erkrankungen extrem selten vorkommen – darunter die Bantu-Völker in Zentral- und Südafrika, die Ureinwohner Neuguineas, die Bewohner einiger ecuadorianischer Dörfer und die amerikanischen Ureinwohner in Mexiko sowie die Kulturen der fünf Blauen Zonen, die erstmals von Dan Buettner beschrieben worden sind: die Insel Ikaria (Griechenland), die Insel Okinawa (Japan), Sardinien (Italien), Loma Linda (Kalifornien) und die Nicoya-Halbinsel (Costa Rica).

Anstatt also darüber nachzudenken, mit was für einer speziellen „Diät" man seine Insulinresistenz bekämpfen kann, sollte man sich einfach um eine nährstoffdichte Ernährung bemühen – nicht nur zur Vorbeugung und Heilung von Diabetes, sondern auch zur Vorbeugung und Heilung anderer chronischer Krankheiten von Herz, Blutgefäßen, Leber, Nieren, Gehirn, Bauchspeicheldrüse und anderen lebenswichtigen Organen. Wenn Sie viele unverarbeitete pflanzliche Lebensmittel zu sich nehmen, überfluten Sie sämtliche Zellen Ihres Körpers mit bioverfügbaren Mikronährstoffen, die für eine optimale Funktion aller Ihrer Gewebe gebraucht werden.

Natürlich wissen wir, wie frustrierend es sein kann, seinen Lebensstil von Grund auf zu verändern. Wir wissen aus eigener Erfahrung, wie überfordert man sich fühlt, wenn man plötzlich ganz neue Empfehlungen erhält, die denen, die man von seinem Arzt erhalten hat, womöglich auch noch widersprechen. Aber wir haben Tausenden von Menschen gezeigt, wie man sich erfolgreich auf unser bewährtes Programm umstellt, und viele haben am eigenen Leib erfahren, wie drastisch sich der Gesundheitszustand dadurch verbessert. Also nehmen Sie sich vor, Ihren Lebensstil nachhaltig zu verändern, und machen Sie Geduld zu Ihrem besten Freund! Das ist der wichtigste Schlüssel zum Erfolg; und deshalb haben wir auch darauf geachtet, dass unsere Methode sich leicht umsetzen lässt.

Wie Sie im nächsten Kapitel erfahren werden, soll unser Programm Ihnen dabei helfen, ein paar einfache Veränderungen in Ihr Leben einzubauen – und zwar nicht im Lauf von Tagen, sondern von *Monaten*. Wir wollen Ihnen helfen, Ihre Lebensgewohnheiten nachhaltig zu ändern, und Ihnen die nötigen Werkzeuge für einen langfristigen Erfolg an die Hand geben. Schließlich ist dieses Programm kein Wettrennen. Die Vorteile des Umstiegs auf eine pflanzliche Ernährung werden sich ganz von selbst einstellen, wenn Sie Ihren Lebensstil langsam, konsequent und nachhaltig verändern. Also nehmen Sie sich ruhig Zeit und widerstehen Sie der Versuchung, diese Veränderungen im Eiltempo durchzuführen – auch wenn Sie möglichst schnell Fortschritte erzielen möchten. Wir sind überzeugt davon, dass Ihr Gesundheitszustand sich drastisch verbessern wird, wenn Sie das Programm so durchführen, wie es in diesem Buch vorgesehen ist!

Was haben Sie in diesem Kapitel gelernt?

- Evidenzbasierte Studien zeigen, dass eine ketogene Diät bei Patienten mit Typ-1- und Typ-2-Diabetes kurzfristig zu einer raschen Gewichtsabnahme führt und den Nüchternblutzucker, HbA1c-Wert, Medikamentenbedarf und Triglyzeridspiegel senkt, dafür aber das LDL-Cholesterin oft signifikant erhöht.
- Eine fettarme, vollwertige pflanzliche Ernährung ist eine hervorragende Methode, um kurzfristig Ihre Stoffwechselgesundheit zu verbessern, Ihre Insulinresistenz zu heilen und Ihr Risiko für chronische Erkrankungen zu senken – und zwar unabhängig von einer Gewichtsabnahme.
- Groß angelegte Studien zeigen, dass der Verzehr tierischer Lebensmittel langfristig den Gesundheitszustand verschlechtert, das Risiko für viele chronische Erkrankungen und Infektionskrankheiten erhöht und die Lebenserwartung verkürzt.
- Außerdem beweisen groß angelegte Studien, dass Menschen, die ihren Verzehr an Obst, Gemüse, Hülsenfrüchten und Vollkorngetreide erhöhen, ihren Diabetes dadurch bessern und ihr Risiko für chronische Erkrankungen langfristig deutlich senken können.
- Forscher und Ärzte wissen schon seit dem Jahr 1926, dass eine fettarme Ernährung eine sehr wirksame Methode ist, um die Insulinsensitivität zu erhöhen; doch diese Information wurde der Öffentlichkeit bisher leider weitgehend vorenthalten.
- Eine fettarme, vollwertige pflanzliche Ernährung ist die einzige Kostform, von der man weiß, dass sie Herz-Kreislauf-Erkrankungen (der häufigsten Todesursache bei Diabetikern) vorbeugt und diese sogar rückgängig machen kann.
- Es gibt viele Beispiele für langlebige Nationen auf der ganzen Welt, die sich pflanzlich ernähren, aber *kein einziges* Beispiel für eine langlebige Nation, die sich kohlenhydratarm oder ketogen ernährt und viele tierische Lebensmittel isst.

Literaturangaben zu den über 85 in diesem Kapitel erwähnten wissenschaftlichen Arbeiten finden Sie auf der Webseite www.masteringdiabetes.org/bookinfo

Kapitel 8
Erste Schritte mit der Nie-wieder-Diabetes-Methode

Durchschlagender Erfolg innerhalb von 90 Tagen: Tina

Im Oktober 2017 wurde bei Tina Typ-2-Diabetes festgestellt. Obwohl sie in den letzten Jahren unter starkem Stress und chronischer Müdigkeit gelitten und auch zugenommen hatte, kam diese Diagnose für sie völlig überraschend. Tina hatte sich schon seit Jahren sehr bewusst und – wie sie dachte – auch gesund genug ernährt, um Diabetes und anderen chronischen Krankheiten vorzubeugen. Doch irrtümlicherweise hielt sie fettarme Milchprodukte und „mageres Fleisch" für gesunde Lebensmittel. Zum Glück hatte Tina in einem Podcast einen Vortrag von Robby gehört und begriffen, dass sie ihren HbA1c durch eine pflanzliche Ernährung drastisch senken und ihren Typ-2-Diabetes vielleicht sogar rückgängig machen konnte. Sie wusste, dass Obst und Gemüse gesund sind, war sich aber nicht sicher, ob sie mit einer solchen Ernährung zurechtkommen würde. Daher litt sie nach ihrer Diabetesdiagnose unter richtiggehenden Angstzuständen. Doch nachdem Tina erlebt hatte, wie sich der Gesundheitszustand ihrer Tante durch einen schlecht eingestellten Diabetes immer mehr verschlimmerte, wollte sie alles in ihrer Macht Stehende tun, um diesem Schicksal zu entgehen. Also nahm sie sich vor, es mit der Diabetes-im Griff-Methode zu versuchen – und hat es seitdem nie bereut.

Fast sofort verschwanden ihre Hautunreinheiten, sie hatte wieder mehr Energie, konnte besser schlafen, begann abzunehmen, und ihr Nüchternblutzuckerspiegel sank ziemlich stark. Diese positiven Veränderungen halfen ihr, der Versuchung von frittierten Lebensmitteln und raffinierten Kohlenhydraten zu widerstehen. Nach genau 108 Tagen hatte Tina über 26 Kilo abgenommen, und ihr HbA1c war von 10,6 % auf 5,4 % gesunken. Nun, da Tina ihre Gesundheit wieder besser im Griff hat, fühlt sie sich nicht mehr als Opfer ihrer Erkrankung. Außerdem hat sie die Erfahrung gemacht, dass der menschliche Körper nicht in einzelnen Teilen, sondern auf ganzheitlicher Ebene gesundet, und ist fest davon überzeugt, dass sich bei ihr alles – Körper, Geist und Seele – drastisch verbessert hat. Heute, ein Jahr nach ihrer Diabetesdiagnose, liegt Tinas HbA1c bei 5,0 %.

Wie wir am eigenen Leib erfahren und inzwischen auch schon Tausende Male bei unseren Klienten erlebt haben, ist die Ernährung der wichtigste Faktor, der dazu beiträgt, eine Insulinresistenz rückgängig zu machen. Wenn der Gedanke, Ihre Ernährung umzustellen, Sie nervös macht, oder wenn Sie Angst davor haben, dass eine kohlenhydratreichere Ernährung Ihren Blutzucker erhöhen könnte, machen Sie sich keine Sorgen! Wir raten ausdrücklich von plötzlichen, drastischen Ernährungsumstellungen ab. Mit unserer Methode sollen Sie sich Schritt für Schritt an Ihren neuen Lebensstil gewöhnen und beobachten, wie Ihr Blutzuckerspiegel darauf reagiert.

Wenn das Speicherfett in Muskulatur und Leber abnimmt, können Ihre Muskel- und Leberzellen wieder auf Insulin reagieren, sodass die Glukose leicht in die Zellen gelangt. Da sowohl Ihre Leber als auch Ihre Muskeln Insulin jetzt wieder besser erkennen und darauf reagieren, wird Ihr Blutzucker wahrscheinlich deutlich sinken. In Kapitel 9 werden wir besprechen, wie Sie Ihre Einnahme oraler Antidiabetika und Ihre Insulininjektionen so planen können, dass Sie Ihren Blutzucker möglichst gut in den Griff bekommen. Sie werden Ihren Basalinsulinbedarf neu berechnen und senken können, Ihr Kohlenhydrat-Insulin-Verhältnis wird sich verbessern, und Sie werden weniger orale Antidiabetika brauchen. Wir empfehlen Ihnen, dabei eng mit Ihrem Arzt zusammenzuarbeiten, möchten Ihnen aber auch die Instrumente an die Hand geben, die Sie brauchen, um in Ihrem Alltagsleben die richtigen Entscheidungen treffen zu können. Solange Sie kluge Entscheidungen treffen und auf Ihren Körper hören, werden wir Ihnen dabei helfen, Ihren Diabetes gut einzustellen und sich rundum wohlzufühlen.

Die ersten 30 Tage

Da jeder Körper anders ist, werden Sie vielleicht auch auf diese Umstellung Ihrer Lebensweise anders reagieren als ein anderer Mensch gleichen Geschlechts, gleicher Größe und gleichen Körpergewichts. Wir haben festgestellt, dass die meisten Menschen in den ersten 30 Tagen dieses Programms in eine von drei folgenden Kategorien fallen: Sie reagieren entweder langsam, in mittlerem Tempo oder schnell auf diese Ernährungsumstellung. Diese Kategorien sagen nichts darüber aus, ob Sie mit diesem Programm Erfolg haben werden oder nicht; sie sind lediglich ein Indikator dafür, wie Ihr Körper auf die Diabetes-im Griff-Methode reagiert. Wenn Sie feststellen, dass Ihr Blutzucker zu Beginn dieser Umstellung etwas schwankt, machen Sie sich keine Sorgen! In den ersten Wochen des Umstiegs auf eine pflanzliche Ernährung sind Blutzuckerschwankungen völlig normal. Ihre Blutzuckerwerte sind sicherlich wichtig; zu Beginn dieses Programms kommt es jedoch am meisten auf den *Trend* in der Entwicklung Ihrer Blutzuckerwerte an.

Kategorie 1: Langsame Reaktion

Wenn Sie langsam reagieren, kann es zu Schwankungen Ihres Nüchternblutzuckers und Ihrer Blutzuckerwerte nach dem Essen kommen, sobald Sie anfangen, sich kohlenhydratreich zu ernähren. Das ist bei etwa 10 bis 15 % aller Menschen der Fall:

- Ihr Nüchternblutzucker kann (um 25–50 mg/dl) ansteigen.
- Ihr Blutzucker kann nach dem Essen ansteigen (auf 140 mg/dl bis 200 mg/dl).
- Es kann ungefähr drei Stunden dauern, bis Ihr Blutzucker nach dem Essen wieder seinen Ausgangswert erreicht.

Kategorie 2: Mittelschnelle Reaktion

Wenn Sie in mittlerem Tempo auf die Umstellung Ihrer Ernährung reagieren (was bei etwa 10 bis 15 % aller Menschen der Fall ist), werden Sie entweder gar keine Veränderung oder nur einen geringen Anstieg Ihres Nüchternblutzuckers und Ihrer Blutzuckerwerte nach dem Essen feststellen. In den ersten 14 bis 21 Tagen können diese Blutzuckerwerte leicht schwanken und schwer vorhersehbar sein:

- An Ihrem Nüchternblutzucker ändert sich vielleicht nicht viel.
- Auch Ihr Blutzucker nach dem Essen verändert sich möglicherweise nicht oder ist leicht erhöht (140 mg/dl–170 mg/dl).
- Es kann etwa zwei bis drei Stunden dauern, bis Ihr Blutzucker nach dem Essen wieder seinen Ausgangswert erreicht.

Kategorie 3: Schnelle Reaktion

Etwa 70 bis 80 % aller Menschen reagieren schnell auf die Ernährungsumstellung, selbst wenn sie sich vorher jahrelang fettreich und nährstoffarm ernährt haben. Wenn Sie in diese Kategorie fallen, kann es in den ersten Tagen zu einem plötzlichen Abfall Ihrer Blutzuckerwerte kommen. Schnell reagierende Patienten tun gut daran, ihre Dosis an oralen und injizierbaren Diabetes-Medikamenten zu senken, weil es sonst öfters zu Hypoglykämien kommen kann:

- Ihr Nüchternblutzucker wird jetzt vielleicht schnell sinken und womöglich sogar unter die Hypoglykämie-Schwelle von 70 mg/dl abfallen.
- Ihr Blutzucker nach dem Essen kann zwischen 80 und 120 mg/dl liegen oder ebenfalls unter 70 mg/dl fallen.
- Möglicherweise treten bei Ihnen jetzt mehrere Hypoglykämien pro Tag auf, sodass Sie Ihre Dosis an oralen und/oder injizierbaren Medikamenten sofort senken müssen.

Wie lange dauert es, bis Ihr Blutzuckerspiegel sinkt?

Wie lange es dauert, bis Ihr Nüchternblutzucker und Ihr Blutzucker nach dem Essen abnehmen, ist ebenfalls von Patient zu Patient unterschiedlich. Es gibt eine ganze Reihe genetischer und Lebensstilfaktoren, die das Tempo Ihrer Reaktion auf unser Programm beeinflussen:

- Ihre tägliche körperliche Aktivität
- wie lange Sie schon an Diabetes leiden
- Ihre körpereigene Insulinproduktion (ablesbar an Ihrem C-Peptid-Wert)
- welche Arten von Lebensmitteln Sie in den letzten Jahren gegessen haben
- Ihr Körperfettanteil zu Beginn der Ernährungsumstellung
- Ihre Körperfettverteilung (Bauch vs. Ober- vs. Unterkörper)
- ob Sie auch noch unter anderen Stoffwechselerkrankungen (z. B. Bluthochdruck, koronare Herzkrankheit, chronische Niereninsuffizienz, Fettleber) leiden

Da körperliche Aktivität eine der wirksamsten Insulinsensibilisierungsmethoden ist, die es gibt, gilt: Je mehr Sie sich bewegen (und je mehr Sie sich in den Jahren *vor* dieser Ernährungsumstellung bewegt haben), umso schneller werden Sie wahrscheinlich auf unser Programm ansprechen und umso größer ist Ihre Chance, Ihre Dosis an oralen Antidiabetika und Insulin senken zu können.

Doch eigentlich spielt das Tempo Ihrer Reaktion gar keine Rolle. Das Wichtigste ist, dass Sie sich *konsequent* an die Nie-wieder-Diabetes-Methode halten.

Selbst diejenigen Patienten, die besonders langsam reagieren und bei denen sich der Blutzuckerspiegel nach der Umstellung auf unser Programm zunächst einmal erhöht, werden letztendlich davon profitieren. Innerhalb der ersten 30 Tage werden Ihr Nüchternblutzucker und Ihr Blutzucker nach dem Essen wahrscheinlich abnehmen. Schon viele unserer Klienten waren frustriert, weil sie nicht sofort Fortschritte sahen. Doch wir ermutigen sie dann stets, einfach auf dieses Programm zu vertrauen und die biochemische Sinfonie im Inneren ihres Körpers so ablaufen zu lassen, wie sie will. Diejenigen, die diesen Rat befolgen, werden für ihre Geduld reichlich belohnt und sind hinterher froh darüber, nicht gleich die Flinte ins Korn geworfen zu haben.

Wie Sie Ihren HbA1c richtig interpretieren

Ihr Hämoglobin A1c ist ein Marker für Ihre durchschnittlichen Blutzuckerwerte und dient dazu, Ihre Blutzuckereinstellung über einen längeren Zeitraum zu verfolgen. Dieser Wert entspricht dem Prozentsatz der Hämoglobinmoleküle in Ihren roten Blutkörperchen, an die Glukose gebunden ist. Mit der Zunahme der Glukosekonzentration in Ihrem Blut steigt auch die Menge an diesem *glykosylierten Hämoglobin*. Hämoglobin hat die Aufgabe, den Sauerstoff in Ihrem Blut zu transportieren; und da die roten Blutkörperchen eine durchschnittliche Lebensdauer von 100 bis 120 Tagen haben, empfehlen Ärzte, Ihren HbA1c etwa alle drei bis vier Monate messen zu lassen, um zu sehen, wie Ihr Lebensstil sich auf Ihren Blutzuckerspiegel auswirkt. Ärzte nutzen das Hämoglobin A1c auch zur Diagnose von Prädiabetes und Typ-2-Diabetes, und zwar nach folgenden Kriterien:

- **Kein Diabetes:** 5,6 % oder weniger
- **Prädiabetes:** 5,7–6,4 %
- **Typ-2-Diabetes:** 6,5 % oder mehr

Es ist sicherlich wichtig, Ihren HbA1c-Wert zu verfolgen; doch eines der wichtigsten Prinzipien, die Sie aus diesem Buch lernen werden, besteht darin, *dass Ihr HbA1c kein hundertprozentiger Indikator für Ihre Diabetesgesundheit ist.* Natürlich sollten Sie Ihren HbA1c niedrig halten; doch wenn dieser Wert abnimmt, bedeutet das noch nicht unbedingt, dass sich Ihr langfristiger Gesundheitszustand verbessert.

Es gibt viele Möglichkeiten, Ihren HbA1c-Wert effektiv zu senken: Kalorieneinschränkung, häufige körperliche Aktivität, kohlenhydratarme Ernährung, fettarme Ernährung, Gewichtsabnahme, Insulininjektionen und die Einnahme oraler

Antidiabetika (um nur ein paar Beispiele zu nennen). Mit jeder dieser Vorgehensweisen können Sie Ihre Blutzuckerwerte und Ihren HbA1c senken; doch wie Sie inzwischen wissen, erhöhen einige dieser Methoden Ihr langfristiges Krankheitsrisiko, während andere es verringern.

Ein gängiges Dogma der Low-Carb-Verfechter lautet: Jedes Mal, wenn Ihr Blutzucker über 120 mg/dl ansteigt, nimmt Ihr Risiko für Neuropathien, Retinopathie und Nierenschäden zu. Außerdem behaupten Menschen, die sich kohlenhydratarm ernähren, oft, dass ein HbA1c-Wert über 5,3 % automatisch mit Diabeteskomplikationen einhergeht – und das, obwohl der Schwellenwert für einen Prädiabetes bei 5,7 % liegt. Aus diesen Gründen entscheiden viele Menschen sich für eine ketogene Diät und können ihren Blutzucker damit tatsächlich sehr gut zwischen 80 und 100 mg/dl halten und ihren HbA1c auf unter 5,3 % senken. Das ist einer der Gründe, warum kohlenhydratarme Diäten so beliebt sind – weil sie viele Diabetes-Biomarker sehr wirksam verbessern.

Doch genau hier liegt das Problem: Nur auf Ihren HbA1c zu achten, ohne gleichzeitig auch die Nährstoffdichte Ihrer Mahlzeiten und Ihre Kohlenhydrattoleranz zu erhöhen, ist auf lange Sicht ein Fehler, der Sie sehr teuer zu stehen kommen kann. Wenn Sie einfach nur davon ausgehen, dass ein niedriger HbA1c auf eine bessere Stoffwechselsituation hindeutet, ohne gleichzeitig auch Ihre Nährstoffdichte und Insulinsensitivität zu optimieren, haben Sie vielleicht trotzdem immer noch ein hohes Risiko für zukünftige Diabeteskomplikationen.

Eine Ernährung mit niedriger Nährstoffdichte ist der ideale Nährboden für chronische Erkrankungen, *selbst wenn Ihr Blutzucker sehr gut eingestellt und Ihr HbA1c niedrig ist.* Eine Ernährung mit hoher Nährstoffdichte dagegen schützt vor chronischen Krankheiten, selbst wenn Ihr Blutzucker und Ihr HbA1c-Wert während der Umstellung auf dieses Programm ansteigen.

Um Ihren HbA1c-Wert richtig zu interpretieren, sollten Sie also zunächst einmal die Nährstoffdichte Ihrer Ernährung und Ihre Kohlenhydrattoleranz bestimmen. Wenn Sie hauptsächlich Lebensmittel mit niedriger Nährstoffdichte essen, die kaum Vitamine, Wasser, Antioxidanzien, Mineral-, Ballast- und sekundäre Pflanzenstoffe enthalten, oder wenn Sie eine niedrige Kohlenhydrattoleranz haben, ist Ihr Risiko für chronische Krankheiten und langfristige Diabeteskomplikationen hoch. Wenn Ihre Ernährung dagegen eine hohe Nährstoffdichte aufweist und Ihre Kohlenhydrattoleranz ebenfalls hoch ist, dann können Sie bei Ihrer Blutzuckereinstellung und Ihrem HbA1c während der Umstellung auf dieses Programm ruhig vorübergehend ein Auge zudrücken und werden langfristig trotzdem eine hervorragende Stoffwechselsituation erreichen.

Setzen Sie sich SMART-Ziele!

Nehmen Sie sich zu Beginn dieses Programms ein paar Minuten Zeit, um über eine einfache Frage nachzudenken: „Warum ändere ich meine Ernährungsgewohnheiten? Warum will ich meine Insulinsensitivität erhöhen?" Wir bezeichnen die Antwort auf diese Frage gerne als Ihr *Warum*. Es ist wichtig, genau über dieses Warum Bescheid zu wissen, bevor man sich auf eine Reise begibt, die vielleicht gar nicht so einfach ist. Um die innere Kraft und das Engagement für diese Umstellung Ihrer Lebensweise aufbringen zu können, müssen Sie sich über Ihre Motive dazu im Klaren sein. Vielleicht möchten Sie, dass das Taubheitsgefühl und Kribbeln in Ihren Füßen nachlässt? Oder Sie wünschen sich mehr Energie, um mit den Menschen, die Sie am meisten lieben, den Beschäftigungen nachgehen zu können, die Ihnen Spaß machen? Würden Sie gerne mit weniger Medikamenten (oder einer geringeren Medikamentendosis) auskommen, um nicht mehr unter so starken Nebenwirkungen zu leiden? Oder vielleicht geht es sogar darum, Ihr Leben zu retten? Was auch immer es ist: Nehmen Sie sich vor, Ihr *Warum* genau zu verstehen und zu verinnerlichen.

Sich tagtäglich in diesem Warum zu bestärken, ist für Ihren Erfolg mit der Nie-wieder-Diabetes-Methode sehr wichtig. Unser modernes Leben geht mit vielen Ablenkungen einher; und vielleicht werden Sie während dieses Programms auch auf Hindernisse stoßen oder „Durststrecken" erleben. Solche Situationen kann man leichter bewältigen, wenn man genau weiß, *warum* man seine Ernährungsgewohnheiten ändern möchte. Deshalb empfehlen wir Ihnen, sich überzeugende, erreichbare Ziele zu setzen, die zu Ihrem Warum passen. Überlegen Sie sich SMART-Ziele, die

- **s**pezifisch
- **m**essbar
- **a**ttraktiv
- **r**ealistisch und
- **t**erminiert

sind. Diese fünf Eigenschaften machen den Unterschied aus zwischen einem Ziel, das sich groß und vage anfühlt, und einem Ziel, das man als realistisch, konkret und erreichbar empfindet.

Schritt 1: Nehmen Sie sich ein paar Minuten Zeit, um Ihre SMART-Ziele auf ein Blatt Papier zu schreiben. Notieren Sie sich, was Sie mit diesem Programm erreichen möchten, und wählen Sie dabei möglichst konkrete Formulierungen. Statt zu sagen „Ich möchte abnehmen“, konkretisieren Sie dieses Ziel: „Ich möchte in den nächsten neun Monaten 45 Pfund abnehmen, damit ich wieder jeden Tag joggen gehen kann.“ Setzen Sie sich vernünftige, erreichbare Ziele und geben Sie sich einen realistischen Zeitrahmen dafür vor. Und wundern Sie sich hinterher nicht, wenn Sie Ihr Ziel früher erreichen als erwartet!

Schritt 2: Wenn Sie Ihre Ziele immer wieder vor Augen haben, wird es Ihnen leichter fallen, erfolgreich darauf hinzuarbeiten. Deshalb empfehlen wir Ihnen, ein Blatt Papier mit Ihren Zielen an mindestens DREI verschiedenen Orten aufzuhängen, an denen Sie sie zwangsläufig jeden Tag sehen, zum Beispiel:

- an Ihrem Kühlschrank
- am Badezimmerspiegel
- an Ihrem Schreibtisch
- Ihrem Computerbildschirm
- und an der Innenseite Ihrer Haustür

Schritt 3: Führen Sie Ihr normales Leben weiter und denken Sie jeden Tag an Ihr *Warum*. Wenn Sie das Blatt Papier mit Ihren Zielen irgendwo hängen sehen, lesen Sie sich dieses *Warum* mindestens einmal am Tag laut vor. So können Sie sich in Ihrem Entschluss bestärken, Ihre Insulinresistenz zu heilen, indem Sie Ihre Nahrung zu Ihrer Medizin machen.

Ihre neue Ernährung: Grüne, gelbe und rote Lebensmittel

Um Ihnen den Übergang zu einer fettarmen, vollwertigen pflanzlichen Ernährung so einfach wie möglich zu machen, haben wir ein Ampelsystem entwickelt, anhand dessen Sie leicht erkennen können, welche Lebensmittel Sie reichlich essen *(grün)*, welche Sie sich nur in kleinen Mengen gönnen *(gelb)* und auf welche Sie lieber ganz verzichten sollten *(rot)*:

Grüne Lebensmittel (unverarbeitete, vollwertige pflanzliche Lebensmittel, die von Natur aus wenig Fett enthalten; frisch oder tiefgekühlt)	**Gelbe Lebensmittel** (nur minimal verarbeitete oder unverarbeitete pflanzliche Lebensmittel mit höherem Fettgehalt)	**Rote Lebensmittel** (tierische Produkte und stark verarbeitete Lebensmittel)
• **Obst** *(z. B. Bananen, Mangos, Orangen)* • **Stärkereiches Gemüse** *(z. B. Kartoffeln, Butternusskürbis, Mais)* • **Hülsenfrüchte** *(z. B. Bohnen, Linsen, Erbsen)* • **Vollkorngetreide** *(z. B. Naturreis, Quinoa, Urgetreide wie Dinkel, Emmer, Kamut)* • **Nicht-stärkereiches Gemüse** *(z. B. Tomaten, Gurken, Brokkoli)* • **Grüner Salat und grünes Gemüse** *(z. B. Kopfsalat, Rucola, Spinat)* • **Kräuter und Gewürze** *(frisch oder getrocknet)* • **Pilze** *(z. B. Shiitake, Champignons)*	• **Avocados** • **Nüsse und Samen** • **Nuss- und Samenbutter** • **Pflanzenmilch** • **Kokosnussfleisch** • **Sojaprodukte** *(Edamame, Tofu, Tempeh)* • **Oliven** • **Pasta-Alternativen** *(z. B. Nudeln aus Linsen, Bohnen, Naturreis)* • **Keimlingsbrot** • **Trockenobst** *(z. B. Datteln, Rosinen, getrocknete Aprikosen)* • **Fermentierte Lebensmittel** *(z. B. Sauerkraut, Kimchi, Kokos-Kefir)*	• **Rotes Fleisch** • **Weißes Fleisch** • **Eier** • **Alle Milchprodukte** • **Öle jeglicher Art** • **Fisch und Meeresfrüchte** • **Verarbeitete Backwaren** *(z. B. Croissants, Muffins, Kekse)* • **Süßungsmittel** *(z. B. HFCS, Sorbitol, Maltodextrin)* • **Raffinierte „weiße" Lebensmittel** (z. B. weiße Teigwaren, Weißbrot, Weißzucker, Weißmehl) • **Kokosnussprodukte** *(verarbeitete, kalorienreiche Produkte mit Ausnahme von Kokos-Kefir und Kokos Aminos, zum Beispiel Joghurt, Eiscreme)* • **Verarbeitete vegane Lebensmittel** *(z. B. verarbeitete Veggie-Burger, veganer Käse, Nussmilcheis)*

Grüne Lebensmittel

Der vielleicht wichtigste Grundpfeiler der Nie-wieder-Diabetes-Methode ist die Erkenntnis, dass kohlenhydratreiche Nahrungsmittel sich leicht verstoffwechseln lassen, ***wenn man seine Gesamtfettaufnahme (vor allem an gesättigten Fetten) niedrig hält.*** Bei einer fettarmen, vollwertigen pflanzlichen Ernährung muss man nicht ständig mit Argusaugen über seine Kohlenhydrataufnahme wachen, es sei denn, man spritzt sich schnell wirksames Insulin. Wenn Sie konsequent höchstens 15 % Ihrer Gesamtkalorien in Form von Fett zu sich nehmen, nimmt die Fähigkeit Ihres Körpers, kohlenhydratreiche vollwertige Lebensmittel zu verstoffwechseln, mit der Zeit zu, sodass Sie größere Mengen an kohlenhydratreichen Lebensmitteln essen können und dabei trotzdem immer noch einen hervorragend eingestellten Blutzucker haben.

Von den grünen Lebensmitteln dürfen Sie so viel essen, wie Sie möchten. Das sind die nährstoffdichtesten Lebensmittel, die es gibt: Sie enthalten alle drei Makronährstoffe und zudem auch noch Vitamine, Wasser, Antioxidanzien, Mineral-, Ballast- und sekundäre Pflanzenstoffe. Grüne Lebensmittel sind ballaststoffreich und bestehen zu 60 bis 90 % aus Wasser. Wenn Sie sich also hauptsächlich von solchen Lebensmitteln ernähren, *sind Sie in mechanischer und ernährungsphysiologischer Hinsicht bereits satt, bevor Sie viele Kalorien aufgenommen haben.* Denn wenn Ihr Magen sich auszudehnen beginnt, sendet er einen Nervenimpuls ans Gehirn, der sagt „Langsamer!“ oder „Hör’ auf zu essen!“. Ihr Gehirn reagiert darauf, indem es Ihren Appetit dämpft, sodass Sie weniger Kalorien zu sich nehmen, aber trotzdem weiterhin satt sind. Grüne Lebensmittel haben nur einen Bruchteil der Kaloriendichte von roten und gelben Lebensmitteln; Sie brauchen sich also nicht einmal über einen übermäßigen Kalorienkonsum Gedanken zu machen. Auf das Thema Kaloriendichte werden wir in Kapitel 10 noch näher eingehen.

Gelbe Lebensmittel

In diese Kategorie fallen pflanzliche Lebensmittel, die in kleinen Mengen „erlaubt“ sind. Avocados, Nüsse, Kerne, Oliven, Kokosnussfleisch und Sojaprodukte sind vollwertige Nahrungsmittel mit hohem Fettgehalt. Doch obwohl sie überwiegend ungesättigte Fette enthalten, können auch sie – in großen Mengen gegessen – zu Insulinresistenz und zu hohem Blutzucker führen. Wie wir bereits in Kapitel 4 gezeigt haben, bessert sich Ihre Insulinsensitivität innerhalb weniger Wochen drastisch, wenn Sie Lebensmittel mit hohem Gehalt an gesättigten Fetten und Transfetten durch Lebensmittel mit ungesättigten Fetten ersetzen. Doch auch wenn der Großteil des Fetts, das Sie zu sich nehmen, aus ungesättigten Fettsäuren besteht, ist es trotzdem immer noch sehr wichtig, auf Ihre *Gesamtfettaufnahme* zu achten. Dadurch geben Sie Ihrer Leber und Ihren Muskeln die größtmögliche Chance, ihre Insulinsensitivität zu optimieren.

Weizenfreie Pasta-Alternativen, z. B. Nudeln aus Linsen, Quinoa, Bohnen und Naturreis, fallen ebenfalls in die Kategorie der gelben Lebensmittel, weil sie oft stark verarbeitet sind und Sie Lebensmittel – wann immer möglich – in ihrer intakten, unverarbeiteten Form essen sollten. Herkömmliche Teigwaren werden aus Weizen hergestellt und vielen Verarbeitungsschritten unterzogen, bevor sie im Supermarktregal landen, z. B. Mahlen, Sieben, Extrusion und Trocknung. Bei jedem dieser Verarbeitungsschritte gehen die ursprünglich im Weizen enthaltenen Mikronährstoffe verloren, sodass ein mikronährstoffarmes Endprodukt mit niedriger Nährstoffdichte entsteht.

Infolgedessen stellen viele Unternehmen heute weizenfreie Pasta-Alternativen her, z. B. aus Kichererbsen, Quinoa, schwarzen Bohnen, Mungbohnen, Sojabohnen, Naturreis und Linsen. Obwohl diese Pasta-Alternativen im Allgemeinen eine höhere Nährstoffdichte aufweisen als herkömmliche Nudeln, sind sie immer noch stärker verarbeitet als das ursprüngliche naturbelassene Lebensmittel, aus dem sie hergestellt wurden. Als allgemeine Faustregel gilt: Wenn Sie zwischen zwei Nahrungsmitteln wie Naturreis und Nudeln aus Naturreis wählen müssten, sollten Sie sich für den Naturreis entscheiden, weil er weniger stark verarbeitet ist und einen höheren Mikronährstoffgehalt hat als die Naturreisnudeln.

Die Wahrheit über Soja

Die Frage, ob Sojaprodukte gesund sind oder nicht, ist in der heutigen Ernährungswissenschaft zu einem sehr umstrittenen Thema geworden. Viele Gesundheitsexperten lehnen Soja und Sojaprodukte grundsätzlich ab und behaupten, dass sie den Östrogenspiegel erhöhen und endokrine Disruptoren sind, die mit Entwicklungsstörungen und verschiedenen Krebsarten in Zusammenhang gebracht werden. Daher erfreuen Sojaprodukte sich in letzter Zeit weniger großer Beliebtheit, auch wenn die Beweise für diese Behauptungen fragwürdig sind. Vielleicht fragen Sie sich jetzt genau wie viele andere Menschen: *Was stimmt denn nun – ist Soja gesund oder nicht?*

Tatsächlich haben viele evidenzbasierte Untersuchungen nicht nur gezeigt, dass man Sojaprodukte bedenkenlos essen kann, sondern dass sie sogar vor einer ganzen Reihe chronischer Krankheiten (beispielsweise Brustkrebs, Prostatakrebs und Herz-Kreislauf-Erkrankungen) *schützen*. Es gibt Studien zum Vergleich erwachsener Menschen, die sehr viel, und Menschen, die extrem wenig Soja gegessen haben. Diese Studien zeigten, dass ein reichlicher Verzehr von Sojaprodukten das Brustkrebsrisiko um 59 % und das Prostatakrebsrisiko um 31 % senkt. Eine im *New England Journal of Medicine* veröffentlichte Metaanalyse ergab, dass der Verzehr von Sojaeiweiß im Vergleich zu tierischem Eiweiß Gesamtcholesterin, LDL-Cholesterin und Triglyzeride signifikant senkt. Eine im Jahr 2010 erschienene Studie analysierte 20 Jahre umfassende wissenschaftliche Untersuchungen zum Sojaverzehr und zeigte, dass Soja das Brustkrebs- und Prostatakrebsrisiko und das Risiko für koronare Herzkrankheit und Knochenbrüche senkt. „Es gibt fast gar keine glaubwürdigen Beweise dafür, dass traditionelle Sojaprodukte bei gesunden Menschen klinisch relevante unerwünschte Wirkungen haben, wenn sie in ähnlichen Mengen konsumiert werden wie in Asien", lautet das Fazit der Autoren der Studie. Vor Kurzem entdeckte eine 2018 in der Zeitschrift *Nutrients* veröffentlichte Metaanalyse von 30 Studien sogar einen statistisch signifikanten Zusammenhang zwischen Sojakonsum und niedrigerem Prostatakrebsrisiko.

Angesichts der gesundheitsschützenden Wirkung von Sojaprodukten und der überzeugenden wissenschaftlichen Beweise empfehlen wir Ihnen, etwas Soja in Ihren Speisezettel aufzunehmen. Doch da manche Sojaprodukte stark verarbeitet sind und Sojabohnen außerdem mehr Fett enthalten als andere Bohnen, haben wir Soja als gelbes Nahrungsmittel eingestuft. Wir empfehlen, Soja in kleinen Mengen in Ihre Ernährung aufzunehmen, um Ihren Gerichten eine angenehme Konsistenz und ein schmackhafteres Aroma zu verleihen. Im Lebensmittelhandel gibt es mittlerweile ein riesiges Angebot von Produkten auf Sojabasis, die von Vollwertnahrungsmitteln wie Edamame und Tempeh bis hin zu stärker verarbeiteten Produkten wie Eis und Joghurt reichen. Für den Fall, dass Sie Soja in Ihre Ernährung aufnehmen möchten, haben wir hier die empfehlenswerteren Produkte für Sie aufgelistet:

Edamamebohnen sind ein vollwertiges Nahrungsmittel, das außer Kochen keine besondere Verarbeitung erfordert. Geben Sie die Bohnen in Suppen, Eintöpfe und Salate oder essen Sie sie als Snack.

Tempeh ist ein fermentiertes Sojaprodukt mit hoher Nährstoffdichte und minimaler Verarbeitung, das sich positiv auf die Gesundheit Ihres Darms auswirkt. Man kann Tempeh anbraten oder backen und als sättigenden Fleischersatz verwenden.

Tofu wird aus geronnener Sojamilch hergestellt und anschließend gefiltert und gepresst; der bei diesem Prozess entstehende Sojaquark wird zu festen weißen Blöcken verarbeitet. Tofu ist ein hochgradig verarbeitetes Lebensmittel und somit von seiner Qualität her weit von Edamamebohnen entfernt, aber sicherlich eine hervorragende Alternative zu Fleisch, Geflügel, Fisch oder Eiern.

Auch *Sojamilch* ist ein sehr stark verarbeitetes Produkt und hat nicht die Mikronährstoffdichte von unverarbeiteten ganzen Sojabohnen, ist aber eine gute Alternative zu Kuhmilch.

Rote Lebensmittel

Diese Kategorie umfasst zwei Hauptgruppen von Lebensmitteln: tierische und verarbeitete. Wie bereits erwähnt, erhöhen diese Produkte Ihr Risiko für chronische Erkrankungen und behindern die Glukoseaufnahme in Ihre Zellen. Wir haben auch Öl in diese Kategorie eingereiht, weil Öl das raffinierteste und kalorienreichste Lebensmittel ist, das es gibt. Zwar enthalten manche Öle Spuren von Vitaminen und Mineralstoffen; doch Öle liefern Ihrem Körper weder Kohlenhydrate noch Eiweiß, Ballaststoffe und Wasser; der größte Teil der Vitamine, Antioxidanzien, Mineral- und sekundären Pflanzenstoffe wird durch den Extraktionsprozess entfernt. Was dabei am Ende übrig bleibt ist ein extrem kalorienreiches Lebensmittel mit minimalem Mikronährstoffgehalt.

Doch sobald Sie anfangen, grüne Lebensmittel in den Mittelpunkt Ihrer Mahlzeiten zu rücken, erhält Ihr Körper alle Nährstoffe, die er braucht, und dann wird Ihr Heißhunger auf verarbeitete Lebensmittel wahrscheinlich ganz von allein vergehen. Wir haben inzwischen schon von unzähligen unserer Klienten gehört, wie stark der Verzehr grüner Lebensmittel sie sättigt und wie sehr sie es genießen, große Mengen an Obst und stärkereichem Gemüse essen zu dürfen, ohne ein schlechtes Gewissen haben zu müssen.

Öl ist kein gesundes Lebensmittel!

Praktisch alle Angehörigen der Gesundheitsberufe sind sich darüber einig, dass verarbeitete und raffinierte Lebensmittel für unsere Gesundheit problematisch sind und das Risiko für chronische Krankheiten erhöhen. Trotzdem wurde Öl schon immer als gesundes Lebensmittel vermarktet – obwohl es ebenso raffiniert ist wie weißer Tafelzucker. Aus dem ursprünglichen Nahrungsmittel – Olive, Kokosnuss, Walnuss oder Avocado – wurde eine Flüssigkeit herausgepresst und vom Fruchtfleisch getrennt. Diese Flüssigkeit besteht zu 100 % aus Fett und enthält weder Kohlenhydrate noch Eiweiß, Ballaststoffe oder Wasser.

Sie können sich Öl als das Fettäquivalent von Tafelzucker vorstellen: Beide Produkte enthalten nur einen einzigen Makronährstoff, und beide sind stark raffinierte Produkte, die sich sehr negativ auf Ihren Stoffwechsel auswirken.

Öle haben eine geringe Nährstoffdichte

Wie man es auch dreht und wendet – alle Öle enthalten nur einen einzigen Makronährstoff: Fett. Egal ob es sich dabei um Olivenöl, Kokosöl, MCT-Öl, Walnuss-, Traubenkern-, Avocado-, Mais-, Raps- oder Reisöl handelt (um nur ein paar Beispiele zu nennen) – allen Ölen wurden sämtliche Kohlenhydrat- und Eiweißkalorien entzogen. Übrig geblieben ist eine Flüssigkeit, die zu 100 % aus Fett besteht.

Außerdem wurden den Ölen auch die Ballaststoffe entzogen – also die wertvollsten, für einen gesunden Stoffwechsel wichtigsten Nährstoffe, die in vollwertigen Nahrungsmitteln enthalten sind. Ballaststoffe tragen dazu bei, dass Kohlenhydrate, Eiweiß und Fett langsamer in Ihr Blut übergehen, und schützen das Gewebe vor einem schnellen Anstieg von Glukose, Aminosäuren und Fettsäuren, der Entzündungsprozesse auslöst. Wie wir in Kapitel 6 gesehen haben, gibt es inzwischen faszinierende neue Untersuchungen, die zeigen, dass Ballaststoffe Ihrer Darmflora (Milliarden von Bakterien, die Ihre Dickdarmschleimhaut besiedeln) als Nahrung dienen. Ballaststoffe gelten als *Präbiotikum*, also als Nahrungsmittel, das von Ihren Darmbakterien verstoffwechselt werden kann. Dieses Präbiotikum hilft den Darmbakterien bei der Herstellung kurzkettiger Fettsäuren, die Ihr Immunsystem stärken, Infektionen bekämpfen und Insulinsignale und Insulinsensitivität verbessern.

Durch das Herstellungsverfahren, das zur Trennung des Öls von seinem Ursprungsnahrungsmittel verwendet wird, nimmt die Nährstoffdichte des Öls ab. Zusammen mit den Ballaststoffen werden dem Öl auch Vitamine, Antioxidanzien, Mineral- und sekundäre Pflanzenstoffe entzogen. So entsteht eine raffinierte Flüssigkeit, die deutlich weniger Mikronährstoffe enthält als das vollwertige Nahrungsmittel, aus dem sie hergestellt wurde. Vielleicht haben Sie schon einmal gehört oder gelesen, dass Olivenöl einen hohen Gehalt an *Polyphenolen* hat – hochwirksamen Antioxidanzien, die aber auch in vielen grünen Lebensmitteln unseres Ampelsystems enthalten sind. Zum Beispiel liefert Salat mit einem Energiegehalt von 12 Kalorien die gleiche Menge an Polyphenolen wie Öl mit einem Energiegehalt von 120 Kalorien – das ist die zehnfache Kalorienmenge!

Öle tragen zur Entstehung einer Insulinresistenz bei

Wie wir in Kapitel 4 besprochen haben, ist gesättigtes Fett – der Hauptbestandteil von Kokosöl und den meisten Pflanzenölen – der häufigste Auslöser für eine Insulinresistenz, da bereits geringe Mengen die Funktion der Insulinrezeptoren in Muskeln und Leber binnen Stunden nach einer einzigen fettreichen Mahlzeit beeinträchtigen können. Menschen mit insulinpflichtigem Diabetes, die sich an die Nie-wieder-Diabetes-Methode halten, stellen fest, dass schon kleine Mengen Öl in einer einzigen Mahlzeit ihren Blutzucker etwa zwei bis sechs Stunden nach dem Essen signifikant erhöhen, wodurch ihr Bedarf an exogenem Insulin für ein bis vier Tage steigt.

Dasselbe Phänomen tritt auch bei Menschen auf, die unter Prädiabetes, Typ-2-Diabetes oder Schwangerschaftsdiabetes leiden: Auch bei ihnen sind die Blutzuckerwerte nach dem Konsum von Öl höher als erwartet. Falls Sie das nicht glauben, ernähren Sie sich zwei bis vier Wochen lang nach der Nie-wieder-Diabetes-Methode und nehmen Sie dann eine einzige Mahlzeit mit mindestens zwei Esslöffeln Öl zu sich. Wir wetten mit Ihnen, dass Sie bereit sein werden, Öl von Ihrem Speisezettel zu streichen, nachdem Sie gespürt und gesehen haben, wie es sich auf Ihren postprandialen Blutzucker (d.h. Ihren Blutzucker nach dem Essen) auswirkt.

Öle können Ihr Verhältnis von Omega-6- zu Omega-3-Fettsäuren erhöhen
Bei Ölen wie Sonnenblumen-, Mais-, Soja- und Baumwollsamenöl bestehen mehr als 30% der Kalorien aus der entzündungsfördernden Omega-6-Linolsäure (LA). Schon geringe Mengen LA in Ihrer Ernährung erhöhen das Gesamtverhältnis von Omega-6- zu Omega-3-Fettsäuren, was zu einer Zunahme systemischer (den ganzen Körper betreffender) Entzündungsprozesse führt. Außerdem nimmt bei einer vermehrten Verstoffwechselung über den Omega-6-Weg die Verstoffwechselung über den Omega-3-Weg ab, was die Produktion von EPA und DHA (zwei wichtigen entzündungshemmenden Fettsäuren, die für eine optimale Gehirnfunktion und für die Gesundheit Ihrer Augen eine sehr wichtige Rolle spielen) verringert.

Grüne, gelbe und rote Getränke

Für Getränke haben wir ein ähnliches Ampelsystem entwickelt wie für Lebensmittel, um Ihnen angesichts der vielen verschiedenen Getränke, die es heute auf dem Markt gibt, eine kleine Orientierungshilfe zu bieten.

Grüne Getränke

Diese Getränke können Sie sich bedenkenlos gönnen. Dazu gehören grüne Säfte, die hauptsächlich aus grünem Gemüse hergestellt werden, „stilles" Wasser, kohlensäurehaltiges Wasser und ungesüßte Kräutertees, die allesamt null Kalorien enthalten.

Wasser: Wenn Sie grüne Lebensmittel essen, nehmen Sie automatisch mehr Flüssigkeit auf. Trotzdem ist es wichtig, den ganzen Tag über Wasser zu trinken. Reichern

Sie Ihr Wasser ruhig mit dem Saft einer ausgepressten Zitrone oder Limette an oder geben Sie Obst- oder Gemüsestückchen hinein, um ihm ein dezentes, aber köstliches Aroma zu verleihen; die Auswirkungen auf Ihren Blutzuckerspiegel sind verschwindend gering.

Eine ausreichende Flüssigkeitszufuhr ist für Ihre körperliche und kognitive Leistungsfähigkeit, Ihre Magen-Darm-, Nieren- und Herz-Kreislauf-Funktion und für die Gesundheit Ihrer Haut sehr wichtig; außerdem können Sie damit Kopfschmerzen vorbeugen. Wie viel Wasser man pro Tag trinken sollte, ist individuell verschieden. Daher empfehlen wir Ihnen, auf die Farbe Ihres Urins zu achten: Eine hellgelbe Farbe zeigt an, dass Ihr Körper gut mit Flüssigkeit versorgt ist; dunkelgelber Urin ist ein Warnsignal für Dehydrierung.

Kohlensäurehaltiges Wasser: Dieser Begriff umfasst Selterswasser, Sodawasser, Mineralwasser mit Kohlensäure und Tonic Water. Es gibt also genügend Möglichkeiten, jeden Tag mehr Wasser zu trinken. Wenn Sie Sprudelwasser bevorzugen, können Sie kohlensäurehaltiges Wasser trinken, so viel Sie möchten. Allerdings fügen Lebensmittelhersteller ihren Getränken oft „natürliche Aromen" oder Süßungsmittel hinzu; also achten Sie auf die Zutatenliste und versuchen Sie solche Zusätze nach Möglichkeit zu meiden.

Grüntee: Das ist eines der gesündesten Getränke der Welt. Evidenzbasierte Untersuchungen zeigen immer wieder, dass grüner Tee das Krebsrisiko senkt, die Funktion der Arterien verbessert und Herz-Kreislauf-Erkrankungen vorbeugt. Sie zeigen jedoch auch, dass schon der Zusatz kleiner Mengen Milch zu grünem Tee dessen gesundheitsschützende Wirkung blockieren kann; also genießen Sie Ihren Tee lieber pur oder mit einem Spritzer Zitronensaft.

Kräutertees: Solche Tees können eine hervorragende Ergänzung zu einer fettarmen, vollwertigen pflanzlichen Ernährung sein, da sie viele wertvolle Antioxidanzien enthalten. Echter Kräutertee ist koffeinfrei; manche Kräuterteemischungen können jedoch koffeinhaltige Teeblätter enthalten, also lesen Sie die Zutatenliste sorgfältig durch, wenn Sie koffeinempfindlich sind. (Und beachten Sie auch unsere evidenzbasierten Empfehlungen zum Thema Koffein auf Seite 212.) Trinken Sie ruhig mehrere Gläser Kräutertee pro Tag und genießen Sie das Aroma und die positiven Auswirkungen auf Ihren Stoffwechsel.

Grüne Säfte: Grüne Säfte werden aus grünem Blattgemüse, grünem Salat und nichtstärkereichem Gemüse wie Gurke, Sellerie und Tomaten hergestellt. Diese Säfte können eine sehr nährstoffdichte Ergänzung zu Ihrer Diät sein und enthalten so wenig Kohlenhydratkalorien, dass sie sich kaum auf Ihren Blutzuckerspiegel auswirken. Wenn Sie sich schnell wirksames Insulin injizieren, braucht Ihr Körper möglicherweise eine kleine Menge Insulin, wenn Sie einen grünen Saft trinken. Anhand von Entscheidungsbäumen können Sie genau herausfinden, wie viel Insulin (wenn überhaupt) Ihr Körper braucht.

Gelbe Getränke

Nach dem Konsum gelber Getränke kann Ihr Blutzucker schnell ansteigen. Daher empfehlen wir Ihnen für eine optimale Diabeteseinstellung, davon nicht mehr als 250 Milliliter pro Tag zu trinken.

Kokoswasser: Damit meinen wir Kokoswasser aus einer frischen Kokosnuss – frei von raffinierten Zuckern und synthetischen Geschmacksverstärkern. Frisches Kokoswasser liefert wichtige Nährstoffe wie B-Vitamine, Vitamin C und Natrium; und die im Kokoswasser enthaltenen Zytokinine können eine starke krebshemmende Wirkung haben. Und ob Sie es glauben oder nicht: Kokoswasser enthält auch geringe Mengen an Ballaststoffen. Aber es liefert auch flüssige Kalorien, die nicht annähernd so sättigend sind wie der Verzehr ganzer Lebensmittel. Wenn Sie abnehmen möchten, führen Sie Ihrem Körper mit Kokoswasser womöglich unnötige Kalorien zu, was die Gewichtsabnahme erschweren kann.

Pflanzendrinks: Zu den Pflanzendrinks gehören Mandel-, Cashew-, Kokos-, Hanf-, Hafer-, Reis-, Soja- und Quinoa-Drinks. Wir zählen Pflanzendrinks zu den gelben Getränken, weil es sich dabei um kalorienhaltige Flüssigkeiten handelt, mit denen Sie womöglich unnötige Kalorien zu sich nehmen; außerdem bringt das Kauen naturbelassener Lebensmittel Vorteile, die durch nichts zu ersetzen sind. Allerdings hat Milch aus fettreichen Zutaten wie Mandeln oder Cashewnüssen keinen hohen Gesamtfettgehalt, da das Endprodukt hauptsächlich aus Wasser besteht. Versuchen Sie Pflanzenmilch mit Zuckerzusatz oder anderen unnötigen Zusatzstoffen zu meiden.

Stärkereiche Gemüsesäfte: Säfte aus stärkereichen Produkten wie Mohrrüben, Pastinaken oder Süßkartoffeln können zu Blutzuckerspitzen führen, da sie viel Glukose und wenig bis gar keine Ballaststoffe enthalten. Um mit unserem Programm optimale Erfolge zu erzielen, sollten Sie möglichst wenig stärkereiche Gemüsesäfte trinken.

Kombucha: Kombucha ist ein fermentiertes Teegetränk, das sich seit einiger Zeit großer Beliebtheit erfreut. Untersuchungen zufolge liefert Kombucha viele B-Vitamine, Vitamin C und Polyphenole, die vor Krankheiten schützen. Außerdem verbessert Kombucha nachweislich die Widerstandskraft gegen Krebs, beugt Herz-Kreislauf-Erkrankungen vor, fördert die Verdauung, regt das Immunsystem an, dämmt Entzündungsprozesse ein und trägt zur Entgiftung der Leber bei. Trotzdem haben wir Kombucha als gelbes Getränk eingestuft, weil er oft Reste von Haushaltszucker enthält (denn dem Endprodukt wird raffinierter Zucker zugesetzt, um die darin enthaltenen Bakterien und Hefepilze zu „füttern") und weil der Säuregehalt auf lange Sicht die Zähne schädigen kann.

Frische Fruchtsäfte: Frisch gepresster Orangensaft ist ein Beispiel für ein Getränk, das große Mengen an Vitaminen, Antioxidanzien, Mineral- und sekundären

Pflanzenstoffen, aber wenig oder gar keine Ballaststoffe enthält und Ihren Blutzucker somit schnell in die Höhe treiben kann. Daher sollten Sie den Konsum von Fruchtsäften einschränken.

Rote Getränke

Getränke aus dieser Kategorie enthalten die größte Menge an flüssigen Kalorien, erhöhen nachweislich den Blutzucker- und Cholesterinspiegel und fördern die Entstehung von Entzündungsprozessen im ganzen Körper. Wir empfehlen, möglichst wenig davon zu trinken oder ganz darauf zu verzichten.

Alkohol: Zu dieser Kategorie gehören alle alkoholischen Getränke wie beispielsweise Bier, Wein und Spirituosen. Zwar gibt es mehrere Metaanalysen, die darauf hindeuten, dass ein geringer bis mäßiger Alkoholkonsum sich positiv auf Herz und Kreislauf auswirken und die Sterblichkeit verringern kann; doch überzeugende Untersuchungen haben gezeigt, dass der Konsum selbst geringer Alkoholmengen schädlich ist. Eine im Jahr 2018 veröffentlichte Studie sichtete über 1250 Artikel, in denen es um prospektive und retrospektive Studien zum Risiko des Alkoholkonsums ging. Die Autoren kamen zu dem Schluss, dass es am sichersten ist, gar keinen Alkohol zu trinken.
Steven Bell ist genetischer Epidemiologe an der University of Cambridge und Hauptautor eines im *British Medical Journal* erschienenen Artikels über die Auswirkungen von Alkohol auf den menschlichen Körper. Er zieht überzeugende Schlüsse aus seiner eigenen Forschungsarbeit: Alkohol kann die Leber schädigen. Die wirksamsten Methoden zur Verbesserung der Stoffwechselgesundheit sind Raucherentwöhnung, regelmäßige Bewegung und eine gesunde Ernährung.

Limonaden: Die marktüblichen Limonaden sind das beste Beispiel für mit Zucker gesüßte, kalorienreiche Getränke, die überhaupt keine Nährstoffe liefern. Limonaden enthalten oft 10 bis 20 Esslöffel Zucker pro Dose, während Diätlimonaden raffinierte Süßstoffe enthalten, die sich nachweislich negativ auf den Stoffwechsel auswirken, wie wir in Kapitel 6 gezeigt haben. Wir empfehlen, sowohl übliche Limonaden als auch Diätlimonaden aus Ihrer Ernährung zu streichen; so können Sie Ihren Blutzucker besser einstellen und Ihren Bedarf an oralen Antidiabetika und Insulin senken oder völlig darauf verzichten.

Gesüßte Tees, Energy Drinks und Sportgetränke: Alle diese Getränke enthalten raffinierten Zucker, künstliche Süßstoffe und potenziell gesundheitsschädliche Zusatzstoffe. Also meiden Sie sie am besten zugunsten der oben aufgeführten grünen Getränke.

Wie viel darf man essen?

Das Schöne an der Nie-wieder-Diabetes-Methode ist, dass Sie, solange Sie sich an unser Ampelsystem halten, ruhig große Portionen essen dürfen. In den nächsten Kapiteln gehen wir ausführlicher darauf ein, wie Sie Ihre Mahlzeiten so gestalten können, dass Ihre Insulinsensitivität steigt. Doch fangen wir lieber erst einmal ganz einfach an. Sie sollten sich beim Essen an fünf Grundregeln halten:

Regel Nr. 1: Zählen Sie keine Kalorien, sondern essen Sie einfach, bis Sie satt sind

Bei der Nie-wieder-Diabetes-Methode brauchen Sie keine Kalorien zu zählen – erstens, weil wir das für eine lästige Zeitverschwendung halten, aber vor allem, weil wissenschaftliche Untersuchungen gezeigt haben, dass man vom Verzehr ballaststoffreicher Lebensmittel satt wird, ohne sich Gedanken über Kalorien machen zu müssen. Bei Lebensmitteln mit hoher Kaloriendichte kann man einem zu hohen Kalorienkonsum am besten vorbeugen, indem man auf die Portionsgrößen achtet; doch das Schöne an fettarmen, vollwertigen pflanzlichen Lebensmitteln ist, dass sie von Natur aus eine niedrige Kaloriendichte und einen hohen Ballaststoffgehalt haben – und das ist der beste Schutz vor übermäßigem Kalorienkonsum. Auch wenn man Ihnen früher vielleicht etwas anderes eingeredet hat, müssen Sie also eigentlich keine Kalorien zählen, um Ihr Idealgewicht zu erreichen. Aber bei bestimmten Nahrungsbestandteilen sollten Sie schon genauer hinschauen. Wir empfehlen Ihnen, darauf zu achten, wie viel Gramm Fett Sie insgesamt zu sich nehmen, wie viel Prozent Ihrer Ernährung aus Kohlenhydraten, Fett und Eiweiß bestehen und wie hoch Ihr Kohlenhydratkonsum insgesamt ist.

Da es mühsam und sehr zeitaufwendig sein kann, genau über alles Buch zu führen, was man isst, empfehlen wir Ihnen, sich das Leben mit einer Ernährungstagebuch-Software zu erleichtern. Wir empfehlen die App „Cronometer" (www.cronometer.com), die benutzerfreundlich und sehr informativ ist (Anm. d. Verlags: Informationen sind nur in englischer Sprache verfügbar); doch natürlich können Sie auch eine andere App verwenden, die Ihnen gut gefällt. Ignorieren Sie dabei einfach die Kalorienangaben und konzentrieren Sie sich auf die für Sie sinnvollen Informationen, um Ihre Ernährung so umzustellen, dass sie Ihrem Körper und Ihrer Gesundheit guttut.

In Kapitel 10 werden wir in das Thema „Sättigung" einsteigen und Ihnen genau erklären, wie Ihr Verdauungssystem und Ihr Gehirn miteinander kommunizieren, um festzustellen, wann Sie satt sind. Vielleicht können Sie kaum glauben, dass Sie grüne Lebensmittel essen dürfen, ohne Kalorien zu zählen oder Ihre Portionsgrößen zu beschränken (und womöglich widerspricht das auch dem, was Sie früher von anderen Ernährungsexperten gelernt haben); doch das Prinzip der Kaloriendichte ist logisch und leicht nachvollziehbar. Also gehen Sie unvoreingenommen an dieses Thema heran! Sie werden sicherlich froh darüber sein, *mehr* essen zu dürfen und Ihren Stoffwechsel dabei *besser* einstellen zu können als bisher. Vor allem zu Beginn Ihrer Umstellung auf dieses Programm sollten Sie sich lieber mit den angeborenen Hungersignalen Ihres Körpers vertraut machen, statt sich den Kopf über Kalorien oder Nährstoffe zu zerbrechen.

Regel Nr. 2: Achten Sie auf Ihren Gesamtfettkonsum

Als Faustregel empfehlen wir den Verzehr von 15 bis 30 Gramm Fett pro Tag. Das ist nur eine grobe Richtlinie, die es Ihnen erleichtern soll, höchstens 15 % Ihrer Kalorien in Form von Fett zu sich zu nehmen. Wie Sie aus der unten stehenden Tabelle entnehmen können, hängt Ihre Gesamtfettaufnahme für eine optimale Insulinsensitivität vom Energiebedarf Ihres Körpers ab, der wiederum stark vom Ausmaß Ihrer körperlichen Aktivität beeinflusst wird. Um Ihre maximale tägliche Fettzufuhr zu ermitteln, brauchen Sie nur nach der Zeile in der Tabelle zu suchen, die Ihrem körperlichen Aktivitätsniveau entspricht:

Allgemeines Aktivitätsniveau	**Empfohlene maximale Fettaufnahme (Gramm pro Tag)**
Sitzende Lebensweise (0 Minuten körperliche Aktivität pro Tag – siehe Kapitel 14)	15
Niedriges Aktivitätsniveau (~15 Minuten körperliche Aktivität pro Tag)	20
Mittleres Aktivitätsniveau (~30 Minuten körperliche Aktivität pro Tag)	25
Hohes Aktivitätsniveau (~60 Minuten körperliche Aktivität pro Tag)	30

Und nun sehen Sie sich das Diagramm auf der übernächsten Seite an. In der oberen Hälfte sehen Sie eine exemplarische Nahrungsaufnahme eines ganzen Tages: insgesamt mehr als 5 Pfund Nahrungszufuhr und 15 Gramm Fett – genau das Richtige, um Ihre Insulinsensitivität zu optimieren. In der unteren Hälfte des Diagramms sehen Sie neun beliebte Nahrungsmittel, die jeweils 15 Gramm Fett enthalten, von denen aber keines Sie den ganzen Tag über satt hält. Sie können also problemlos große Portionen essen, um satt zu bleiben, und dabei gleichzeitig Ihre Gesamtfettaufnahme so gering wie möglich zu halten.

Regel Nr. 3: Denken Sie daran, dass alle vollwertigen Nahrungsmittel Kohlenhydrate, Eiweiß und Fett enthalten

Alle vollwertigen pflanzlichen Lebensmittel enthalten Fett – manche mehr, andere weniger. Lebensmittel wie Nüsse, Samen, Avocados, Kokosnüsse und Oliven enthalten mehr Fett als Lebensmittel wie Bananen, Brokkoli, Bohnen, Rucola und Reis. Auch wenn Sie eine Banane für reines Kohlenhydrat halten, enthält sie doch gleichzeitig auch Fett und Eiweiß. Es mag Ihnen seltsam vorkommen, dass Obst und Gemüse Fett und Eiweiß enthalten; aber es ist so, und die kleinen Mengen davon, die Sie Ihrem Körper durch den Verzehr von Obst und Gemüse zuführen, tragen zu der Gesamtmenge an Fett und Eiweiß bei, die Sie täglich aufnehmen. Wenn Sie viele verschiedene grüne Lebensmittel essen, stammen etwa 5 bis 10 % Ihrer Kalorien aus Fett, bevor Sie fettreichere gelbe Nahrungsmittel wie Nüsse, Samen, Avocados, Soja- oder Kokosnussprodukte essen. Werfen Sie einen Blick auf die Tabelle auf Seite 158, um sich einen Überblick über den Makronährstoffgehalt verschiedener vollwertiger pflanzlicher Lebensmittel zu verschaffen.

Wenn Sie auf der Basis dieser Informationen ein Nie-wieder-Diabetes-Standardfrühstück mit 2 großen Bananen, 1 Papaya und 1 Esslöffel gemahlenen Leinsamen zu sich nehmen würden, wären das 4,0 Gramm Fett und 6,7 Gramm Eiweiß. Auch wenn jedes einzelne Nahrungsmittel nur geringe Mengen an Fett und Eiweiß enthält, ergibt die Kombination verschiedener Lebensmittel über einen Zeitraum von 24 Stunden doch eine größere Fett- und Eiweißmenge, als die meisten Menschen vermuten würden. Bitte beachten Sie auch die Unterschiede im Fettgehalt von Lebensmitteln wie Avocados, Walnüssen, Mandeln und Edamamebohnen im Vergleich zu den anderen Nahrungsmitteln in dieser Tabelle. Egal wie Sie die einzelnen Nahrungsmittel miteinander kombinieren: Sie sollten auf jeden Fall möglichst viele grüne und nur geringe Mengen gelber Lebensmittel essen, um Ihre tägliche Gesamtfettmenge nicht zu überschreiten.

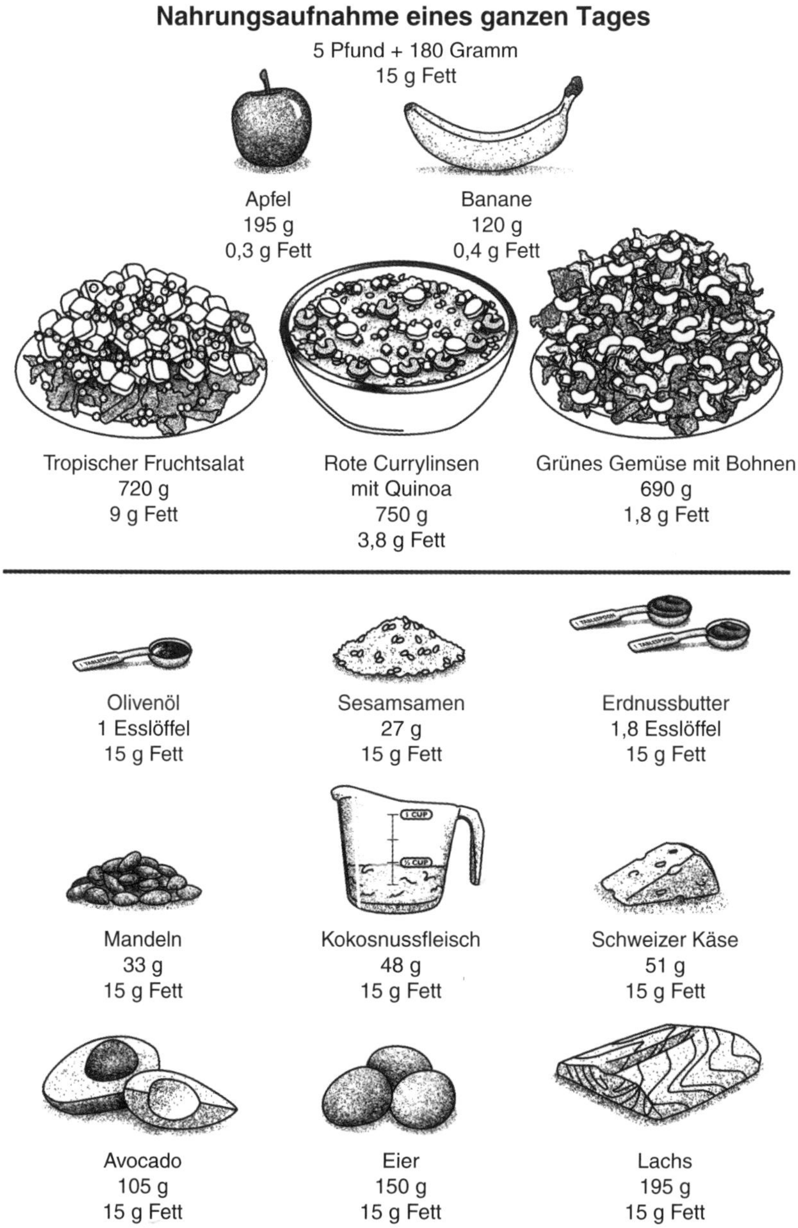

Wenn Sie Ihre Gesamtfettaufnahme beschränken, um Ihre Insulinsensitivität zu verbessern, können Sie entweder eine ganze Tagesportion grüner Lebensmittel (obere Hälfte des Diagramms) oder eine einzelne Portion eines gelben oder roten Lebensmittels (untere Hälfte des Diagramms) essen.

Naturbelassenes Lebensmittel	Kohlenhydra-te (Gramm)	Fett (Gramm)	Eiweiß (Gramm)
Banane (groß)	31	0,4	1,5
Papaya (1/2)	28	0,7	1,2
Butternusskürbis (etwa 135 g)	21,5	0,2	1,8
Süßkartoffel (groß)	31	0,2	2,4
Zucchini (1 Tasse, 140 g)	4,6	0,5	1,8
Tomaten (1 große)	7,1	0,4	1,6
Römersalat (1 Tasse = 50 oder 65 g)	1,5	0,1	0,6
Linsen (1 Tasse)	40	0,8	18
Naturreis (1 Tasse)	52	2,0	5,5
Schwarze Bohnen (1 Tasse)	41	0,9	15,2
Quinoa (1 Tasse)	34,2	3,6	8,1
Avocado (mittelgroß)	11,8	21	2,7
Walnusshälften (3 Esslöffel)	1,3	12,2	2,9
Gehackte Mandeln (3 Esslöffel)	2,2	12,2	5,2
Edamamebohnen (1 Tasse)	5,8	8,1	18,5
Gemahlene Leinsamen (1 Esslöffel)	0,5	1,8	1,5
Gemahlene Chiasamen (1 Esslöffel)	0,6	1,8	1,0

Regel Nr. 4: Obst ist Ihr neuer bester Freund!

Den meisten Diabetikern wird gleich beim Diagnosegespräch empfohlen, auf Obst zu verzichten: Eine Banane oder Mango entspreche ernährungsphysiologisch einem Stück Kuchen, das nichts als „Zucker“ enthalte und das Risiko für eine Gewichtszunahme und eine Verschlechterung ihres Gesundheitszustands erhöhe. Wenn Sie (wie Millionen von Menschen weltweit) an Diabetes leiden, haben Sie vielleicht versucht, Obst zu essen – nur um festzustellen, wie sehr Ihr Blutzuckerspiegel dadurch in die Höhe schießt.

Wie wir in Kapitel 7 beim Thema ketogene Ernährung besprochen haben, stellen die meisten Menschen, die sich fettreich ernähren, fest, dass ihr Blutzucker meistens hervorragend eingestellt ist – doch sobald sie kohlenhydratreiche Lebensmittel wie Obst, stärkereiches Gemüse, Hülsenfrüchte oder Vollkorngetreide essen, steigt ihr Blutzuckerspiegel sofort. Aus biologischer Sicht ist das durchaus plausibel, denn je mehr Fett Sie essen, umso weniger *tolerant* werden Ihre Muskeln und Ihre Leber gegenüber Kohlenhydraten, egal, ob dieses Fett aus tierischen Produkten wie Fleisch, Käse, Fisch und Eiern oder aus pflanzlichen Lebensmitteln wie Avocados, Nüssen, Kernen, Oliven- oder Kokosöl stammt.

Nicht das Obst ist an Ihrem erhöhten Blutzuckerspiegel schuld, sondern die fettreichen Lebensmittel, die Sie *vor* dem Obstverzehr gegessen haben, erschweren es Ihren Muskeln und Ihrer Leber, Glukose effektiv zu verstoffwechseln.

Obwohl Früchte immer wieder als *Einfachzucker* vermarktet werden, handelt es sich dabei in Wirklichkeit um komplexe Nährstoffpakete mit außergewöhnlich hoher Dichte an Mikronährstoffen wie beispielsweise Vitaminen, Antioxidanzien, Wasser, Mineral-, Ballast- und sekundären Pflanzenstoffen. Mikronährstoffe gehören zu den wertvollsten Bestandteilen einer vollwertigen Ernährung. Wenn Sie Ihren Obstverzehr auf ein Minimum beschränken, nimmt Ihr Körper weniger wertvolle, entzündungshemmende Substanzen auf, die für eine optimale physiologische Funktion und Langlebigkeit sämtlicher Gewebe erforderlich sind.

Eine hundertprozentig sichere Strategie zur Erhöhung des Obstverzehrs für Diabetiker

Nun, da Sie wissen, wie positiv Obst sich auf Ihren Stoffwechsel auswirkt, sollten Sie einen Plan entwickeln, wie Sie Ihren Obstkonsum erhöhen können, ohne dass Ihr Blutzuckerspiegel in die Höhe schießt. Das geht folgendermaßen:

Schritt 1: Konzentrieren Sie sich in der ersten Woche des Programms darauf, Ihre Gesamtfettaufnahme zu verringern.

Schritt 2: Erhöhen Sie als *Ersatz* für die fettreichen Lebensmittel, die vorher auf Ihrem Speisezettel gestanden haben, gleichzeitig Ihren Verzehr an Hülsenfrüchten (Bohnen, Linsen und Erbsen). Hülsenfrüchte sättigen sehr stark; also achten Sie darauf, wie Sie sich nach den Mahlzeiten fühlen. Wenn Sie nach dem Essen öfters noch Hunger haben, gönnen Sie sich größere Portionen. Essen Sie jeden Tag mindestens 1 bis 2 Tassen Bohnen, Linsen und/oder Erbsen, um mit unserem Programm die besten Ergebnisse zu erzielen. Wenn Sie aus irgendeinem Grund keine Bohnen essen möchten, können Sie die gleiche Wirkung erzielen, indem Sie zu Ihren neuen kalorienreichen Mahlzeiten aus Obst, stärkereichem Gemüse und Vollkorngetreide nicht-stärkereiches Gemüse oder grünes Gemüse *hinzufügen* (nicht ersetzen). Andernfalls werden Sie wahrscheinlich zu wenig

Kalorien aufnehmen und nach dem Essen noch Hunger haben. Auf dieses Thema werden wir in Kapitel 10 noch näher eingehen.

Schritt 3: Fangen Sie nach vier bis sieben Tagen an, mehr Obst zu essen, und überwachen Sie Ihren Blutzuckerspiegel in den zwei Stunden nach dem Essen, um sicherzugehen, ob er gut eingestellt ist. Durch die Einschränkung Ihrer Gesamtfettaufnahme steigen Ihre Chancen, Ihren Blutzucker stabil zu halten und trotzdem zu jeder Mahlzeit mehrere Stücke Obst genießen zu können.

Schritt 4: Erhöhen Sie Ihren Obstverzehr über einen Zeitraum von zwei bis vier Wochen kontinuierlich auf 5 bis 15 Portionen pro Tag, um Ihre Energie- und Mikronährstoffzufuhr zu optimieren. Wir wissen, dass das ziemlich verlockend klingt; aber nehmen Sie sich Zeit dafür und steigern Sie Ihren Obstkonsum erst dann, wenn Ihre Gesamtfettaufnahme Ihren Tagesgrenzwert nicht mehr überschreitet.

Schritt 5: Seien Sie konsequent! In Ihrem Blutzucker spiegelt sich die *Konsequenz* Ihres Ernährungsverhaltens wider. Versuchen Sie fettreiche Mahlzeiten oder „Schummeltage" zu vermeiden, da Sie wahrscheinlich innerhalb von zwei bis sechs Stunden nach einer fettreichen Mahlzeit einen hohen Blutzuckerspiegel haben werden, vor allem, wenn darin auch Kohlenhydratkalorien enthalten waren. Wenn Sie doch einmal etwas Fettreiches gegessen haben, kehren Sie einfach so schnell wie möglich wieder zum Verzehr „grüner" Lebensmittel zurück und versuchen Sie so konsequent wie möglich zu bleiben, wenn Ihre Insulinsensitivität wieder zunimmt.

Regel Nr. 5: Führen Sie ein Ernährungstagebuch

Es lohnt sich, jeden Tag alles, was Sie essen, in eine Ernährungstagebuch-App einzugeben! Fast alle unsere Klienten, die felsenfest davon überzeugt sind, sich fettarm zu ernähren, stellen dabei fest, dass ihre Gesamtfettaufnahme doch immer noch zu hoch ist, sodass sie ihre Ziele (ihre Insulinsensitivität zu optimieren, abzunehmen, wieder mehr Energie zu haben und ihren Bedarf an oralen Antidiabetika und Insulin zu verringern oder sogar ganz darauf verzichten zu können) damit nicht erreichen können. Eine App zur Protokollierung Ihrer Ernährung erleichtert Ihnen das Leben: Sie nimmt Ihnen komplizierte Berechnungen ab, für die Sie sonst viele mühsame Stunden aufwenden müssten.

Über Ihre Mahlzeiten Buch zu führen, ist besonders hilfreich, wenn Sie sich schnell wirksames Insulin injizieren. In diesem Fall ist es wichtig, den Gesamtkohlenhydratgehalt Ihrer Mahlzeiten und Snacks zu ermitteln (aber nicht unbedingt einzuschränken), denn so können Sie genau vorausberechnen, wie viel Insulin Sie sich zu den Mahlzeiten spritzen müssen.

Es gibt viele Online-Ernährungstagebücher, die es Ihnen einfacher machen als je zuvor, sich Einblick in die Zusammensetzung Ihrer Mahlzeiten zu verschaffen. Um möglichst genaue Daten von Ihrer App zu erhalten, ist es wichtig, dass Sie Ihre Makronährstoffziele auf etwa 70 bis 80 % Ihrer Kalorienaufnahme aus Kohlenhydraten, 10 bis 15 % Ihrer Kalorien aus Fett und 10 bis 15 % Ihrer Kalorien aus Eiweiß einstellen. Sie brauchen diese Werte nicht genau zu erreichen, sollten sie aber als ungefähre Faustregel beachten.

Schauen Sie sich die 24-Stunden-Zusammenfassung Ihrer Ernährungsdaten an, um herauszufinden, ob Ihre Fettaufnahme auch wirklich unter 15 % Ihrer Gesamtkalorien oder unter Ihrem Zielwert in Gramm liegt. Falls in Ihrer Ernährung gelbe oder rote Nahrungsmittel enthalten sein sollten, versuchen Sie diese möglichst ehrlich und genau zu dokumentieren, denn schon kleine Mengen davon können Ihr Makronährstoffprofil drastisch verändern. Es ist wichtig zu visualisieren, wie die Informationen aus Ihrem Ernährungstagebuch mit Ihrem Blutzucker und Ihrem Bedarf an oralen Antidiabetika und Insulin zusammenhängen. So können Sie einen genauen Einblick in die Auswirkungen Ihrer Lebensmittel auf Ihren Gesundheitszustand gewinnen und diese Informationen zur Verbesserung Ihres Lebensstils nutzen.

Führen Sie erst einmal Buch über Ihre bisherige Ernährung

Bevor Sie mit dem Nie-wieder-Diabetes-Programm beginnen, sollten Sie zunächst einmal drei Tage hintereinander über Ihre bisherige Ernährung Buch führen, um sich einen groben Überblick darüber zu verschaffen, was Sie so alles essen. Auch wenn Sie vielleicht schon eine ungefähre Vorstellung davon haben, bietet Ihnen die Visualisierung Ihrer Kost in Form einer Ernährungstagebuch-App wie Cronometer doch einen noch besseren Einblick in Ihre Blutzuckerwerte. Und sobald Sie in das Programm eingestiegen sind, zeigt sie Ihnen auch eindeutig den Unterschied zwischen Ihrer bisherigen und Ihrer jetzigen Ernährung.

Beginnen Sie mit dem Frühstück und tragen Sie sämtliche Mahlzeiten, Snacks und Getränke, die Sie an dem jeweiligen Tag zu sich nehmen, in Ihre App ein. Wenn Sie sich meistens von Fertiggerichten ernähren oder essen gehen, versuchen Sie den Markennamen Ihres Fertiggerichts oder den Namen des Restaurants, in dem Sie gegessen haben, einzugeben. Die meisten Ernährungstagebuch-Softwares beinhalten Hunderttausende von Markenprodukten und Restaurantgerichten; es besteht also eine gute Chance, zu finden, was Sie suchen. Falls nicht, suchen Sie einfach nach einem Artikel mit ähnlichem Nährwertprofil. Machen Sie sich keine Gedanken darüber, ob

Sie Ihre Ernährung an Ihren drei „Probetagen" auch wirklich hundertprozentig richtig eingegeben haben; vorläufig brauchen Sie sich nur einen ungefähren Überblick über Ihre bisherige Ernährung zu verschaffen.

Was sind essenzielle Fettsäuren?

Es ist wichtig, sich ein paar Grundkenntnisse über essenzielle Fettsäuren (EFAs) und fettlösliche Vitamine anzueignen – ein Gebiet, das in den letzten 20 Jahren unnötig verwirrend geworden ist. Es gibt nur zwei EFAs, die Ihr Körper nicht selbst herstellen kann: Alpha-Linolensäure (ALA, Omega-3) und Linolsäure (LA, Omega-6). ALA und LA gelten als *essenziell*, weil der menschliche Körper nicht die nötigen Enzyme zur Bildung dieser beiden Fettsäuren besitzt und wir sie daher über die Nahrung aufnehmen müssen. Wenn Sie ALA und LA zu sich nehmen, wandeln Zellen in vielen Geweben Ihres Körpers diese in längerkettige Fettsäuren um, die entweder entzündungshemmend oder entzündungsfördernd wirken. Fettsäuren des Omega-3-Stoffwechselwegs gelten als entzündungshemmend und Fettsäuren des Omega-6-Wegs als entzündungsfördernd. Über den Omega-6-Stoffwechselweg entstehen essenzielle körpereigene Substanzen namens *Leukotriene* und *Prostaglandine*, die als Reaktion auf Verletzungen gebildet werden. Durch anhaltende Aktivierung des Omega-6-Stoffwechselwegs entsteht jedoch ein chronischer Entzündungszustand, der sich negativ auf Ihren Stoffwechsel auswirkt.

Wie Sie sich wahrscheinlich schon gedacht haben, sollte man die Herstellung entzündungshemmender körpereigener Substanzen nach Möglichkeit unterstützen und die Bildung entzündungsfördernder Substanzen eindämmen. Das ist auch gar nicht so schwierig: Nehmen Sie einfach weniger Omega-6-EFAs und mehr Omega-3-EFAs zu sich, sodass sich das Verhältnis von Omega-6 zu Omega-3 verbessert. Zum Vergleich: In der amerikanischen Standardernährung beträgt das Omega-6-zu-Omega-3-Verhältnis ungefähr 20:1. (Für eine optimale Stoffwechselgesundheit sollte es zwischen 4:1 und 1:1 liegen.)

Es gibt zwei Hauptgründe, warum der Verzehr von zu vielen Omega-6-EFAs problematisch ist. Erstens wandelt Ihr Körper Linolsäure (LA) – wie bereits erwähnt – in verschiedene entzündungsfördernde Omega-6-EFAs um. Untersuchungen zufolge geht eine übermäßige Omega-6-Aufnahme mit chronischen entzündlichen Erkrankungen wie Fettleber, Herz-Kreislauf-Leiden, Fettleibigkeit, entzündlichen Darmerkrankungen, rheumatoider Arthritis und Alzheimer einher. Zweitens laufen die Verlängerungs- und Entsättigungsreaktionen sowohl im Omega-3- als auch im Omega-6-Stoffwechselweg über dieselben Enzyme, sodass diese Enzyme im Omega-6-Weg aktiver werden, wenn Ihr Omega-6-zu-Omega-3-Verhältnis sich erhöht. Dadurch werden in Ihrem Körper mehr entzündungsfördernde Substanzen (AA und DPA) und weniger entzündungshemmende Substanzen (EPA und DHA) gebildet.

Aufgrund dieser Überflutung des Omega-6-Stoffwechselwegs werden Ihre Gewebe in ihrer Fähigkeit beeinträchtigt, zwei wichtige Omega-3-Fettsäuren namens Eicosapentaensäure (EPA) und Docosahexaensäure (DHA) herzustellen. EPA hat sich bei der Vorbeugung und Heilung von Depressionen als wirksam erwiesen, und DHA spielt für eine optimale Funktion von Gehirn und Augen eine wichtige Rolle. Beide Fettsäuren fördern außerdem die Bildung neuer Neuronen im Gehirn, verbessern das Gedächtnis und tragen möglicherweise auch zur Vorbeugung von Demenz und Alzheimer-Krankheit bei.

Es ist sehr wichtig, mit der Nahrung ausreichende Mengen an ALA aufzunehmen, damit Ihr Körper genügend EPA und DHA herstellen kann. Zum Glück gelingt das mit der Nie-wieder-Diabetes-Methode sehr leicht, da alle vollwertigen Nahrungsmittel geringe Mengen an ALA enthalten. Männer sollten 1,6 Gramm, Frauen 1,1 Gramm ALA pro Tag zu sich nehmen. Um ganz sicherzugehen, bieten wir Ihnen eine „EFA-Versicherungspolice“ an: Essen Sie jeden Tag einen Esslöffel frisch gemahlene Leinsamen (1,6 Gramm ALA) oder einen Esslöffel frisch gemahlene Chiasamen (2,5 Gramm ALA); so können Sie sicher sein, Ihren Tagesbedarf an Omega-3-Fettsäuren zu decken. Zerkleinern Sie die Samen nach Möglichkeit erst kurz vor dem Verzehr, weil Ihr Körper die EFAs dann besonders leicht aufnehmen kann; das bietet Ihnen die beste Chance, Ihren Omega-3-Status zu verbessern.

Soll man Nahrungsergänzungsmittel mit essenziellen Fettsäuren einnehmen?

Wie sich gezeigt hat, bringt die Einnahme von EPA- und DHA-Präparaten viele Vorteile. Sie

- senkt das Alzheimer-Risiko
- verbessert Sprachfähigkeit, motorische Fähigkeiten und Konzentrationsvermögen
- lindert depressive und schizophrene Symptome
- wirkt Selbstmorden und Selbstmordgedanken entgegen
- und dämmt aggressives Impulsverhalten und Angstzustände ein.

Wissenschaftler sind sich darüber einig, dass ein gesundes Fettsäureprofil für unseren allgemeinen Gesundheitszustand enorm wichtig ist; und eine fettarme, vollwertige pflanzliche Ernährung ist für die meisten Menschen ein sehr guter Weg zu einem hervorragenden Fettsäureprofil.

Der Verzehr von Omega-3-Fettsäuren aus naturbelassenen Lebensmitteln ist eine sehr wirksame Methode zur Verbesserung Ihres EFA-Status, denn damit lösen Sie beide Probleme auf einmal: Sie nehmen weniger entzündungsfördernde Omega-6-EFAs und mehr entzündungshemmende Omega-3-EFAs auf. Sämtliche Zellen in Ihrem Körper können ALA effektiv in EPA und DHA umwandeln; doch Sie müssen die richtigen Voraussetzungen dafür schaffen, indem Sie Ihre Omega-6-Aufnahme reduzieren.

Es gibt viele wissenschaftliche Fachartikel, die untersuchen, wie sich der EFA-Status durch Einnahme von EPA- und DHA-Präparaten verbessert. Diese Studien wurden jedoch an Probanden mit unterschiedlichem Omega-6-zu-Omega-3-Verhältnis durchgeführt und nicht an Versuchspersonen, die sich an eine *wirklich* fettarme, vollwertige pflanzliche Ernährung mit besserem Omega-6-zu-Omega-3-Verhältnis halten. Daher ist die Spekulation, dass Vegetarier und Veganer ALA nicht effektiv in EPA und DHA umwandeln können, durch die wissenschaftliche Forschung nicht gut validiert.

Die einzige Möglichkeit, Ihren Omega-3-Status eindeutig zu ermitteln, besteht darin, ihn regelmäßig zu untersuchen. So können Sie feststellen, ob Ihre Ernährung Ihnen ein optimales EFA-Profil liefert und wie sie sich auf Ihr Omega-6-zu-Omega-3-Verhältnis auswirkt. Manche Labore bieten Tests an, mit denen Sie Ihr Fettsäureprofil einfach und genau mit einem Bluttest für zu Hause messen. Wenn Sie Ihren Omega-3-Status ungefähr alle vier Monate testen, können Sie Ihre Ernährung anhand dieser Informationen optimieren und feststellen, ob Sie zusätzlich zum Verzehr eines Esslöffels frisch gemahlener Leinsamen oder Chiasamen pro Tag auch noch ein Omega-3-Präparat einnehmen sollten. Wenn Sie sich für die Einnahme eines Omega-3-Nahrungsergänzungsmittels entscheiden, weil Ihr Omega-3-Status zu niedrig ist, empfehlen wir ein Präparat auf Algenbasis zu wählen und sich bei der Dosierung von einem Arzt beraten zu lassen, der sich in Pflanzenheilkunde auskennt.

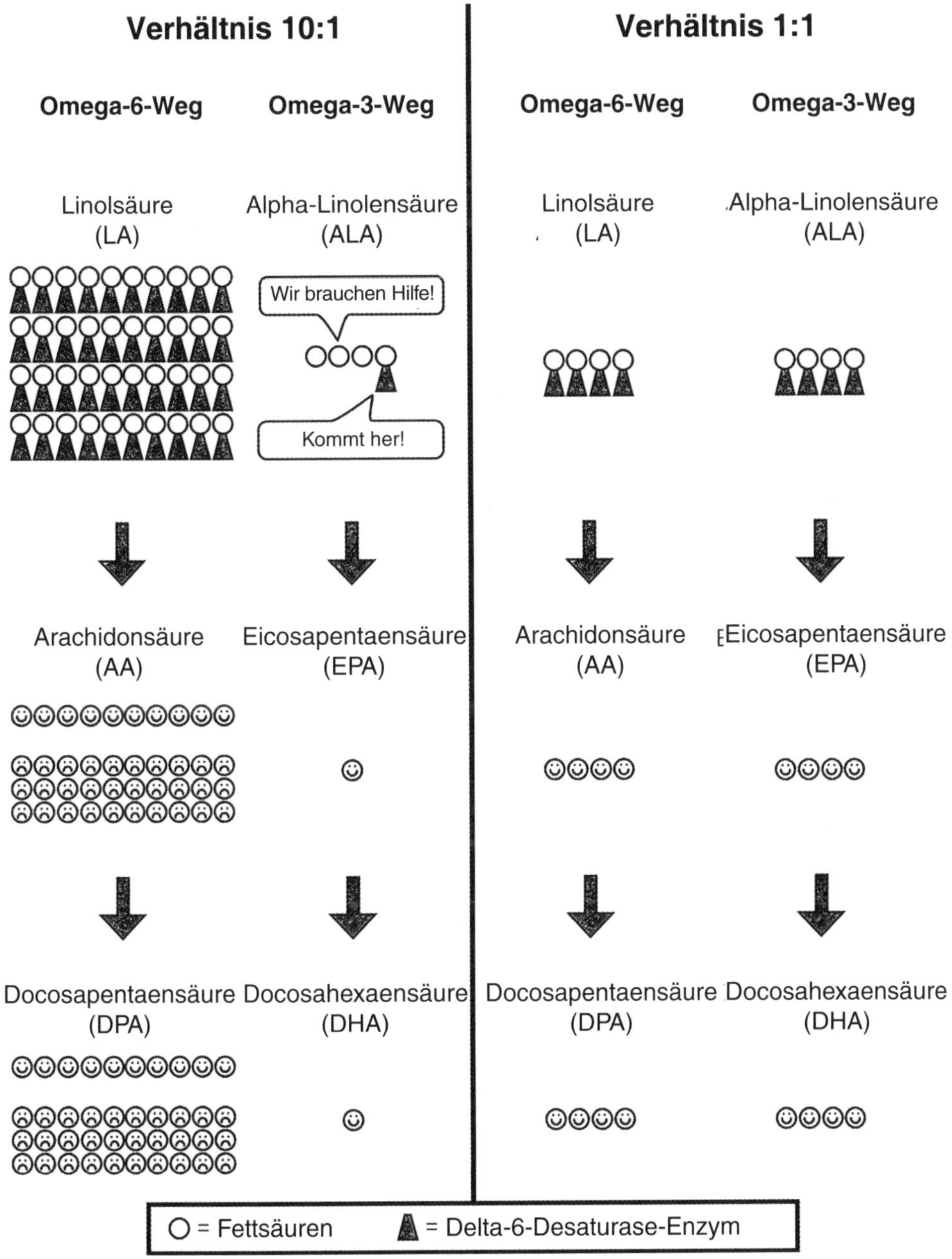

Am besten ist es, dauerhaft ein niedriges Omega-3-zu-Omega-6-Verhältnis zu haben, um Ihre Insulinsensitivität zu optimieren und das Ausmaß an Entzündungsprozessen in Ihrem Körper zu reduzieren. Das ist ein wichtiger Grund, aus dem wir empfehlen, ganz auf den Verzehr von Ölen zu verzichten.

Ergebnisse eines Experiments mit nur zwei Probanden

Auch wenn wir eigentlich Befürworter groß angelegter Studien sind, können auch Experimente mit nur wenigen Versuchspersonen sehr interessante Ergebnisse erbringen. In den Jahren 2017 und 2018 haben wir beide unseren Omega-3-Index getestet und waren angenehm überrascht von den positiven Resultaten, die wir mit der Nie-wieder-Diabetes-Methode erzielt hatten.

Person	Wie viele Jahre hatten wir nach der Nie-wieder-Diabetes-Methode gelebt?	Omega-3-Index	Omega-6-zu-Omega-3-Verhältnis
Robby Barbaro	11	8,28 %	2,2: 1
Cyrus Khambatta	15	7,11 %	3,3: 1

Wie Sie aus der obigen Tabelle ersehen können, lagen unsere Omega-3-Indizes beide oberhalb des 4-Prozent-Schwellenwerts für einen ausgezeichneten Gesundheitszustand, und unser Omega-6-zu-Omega-3-Verhältnis bewegte sich (wie zuvor bereits erwähnt) zwischen 1:1 und 4:1. Diese Werte haben wir erreicht, indem wir nur sehr geringe Mengen an Nüssen, Kernen und Avocados aßen. Wir nahmen dabei keine EPA- und DHA-Nahrungsergänzungsmittel ein. Laut Aussagen medizinischer Experten liegen unsere Omega-3-Indizes höher als bei Menschen, die viele Nüsse und Samen essen oder täglich EPA- und DHA-Präparate einnehmen.

Und was ist mit fettlöslichen Vitaminen?

Fettlösliche Vitamine (A, D, E und K) sind für eine optimale Gewebefunktion unerlässlich. Diese Vitamine sind fettlöslich, weil sie in unserem Körper in fetthaltigen Geweben gespeichert sind und weil er sie in Kombination mit Fett besser aufnehmen kann. Durch den Verzehr „grüner“ Lebensmittel aus unserem Ampelsystem sorgen Sie dafür, dass Ihre Aufnahme sämtlicher fettlöslicher Vitamine Ihrem Bedarf entspricht oder ihn sogar übersteigt.

Vitamin A

Dieses Vitamin spielt für die Zelldifferenzierung, aber auch für die Gesundheit von Augen und Zähnen, Haut und Schleimhäuten sowie für Knochenwachstum, Fortpflanzung und Hormonsynthese eine wichtige Rolle. Es gibt zwei verschiedene Formen von Vitamin A: aktives Vitamin A aus tierischer Nahrung und Provitamin A (Carotinoide aus pflanzlichen Lebensmitteln). Tierisches Vitamin A besitzt keinerlei antioxidative Eigenschaften; bei den Carotinoiden dagegen handelt es sich um Pflanzenfarbstoffe, die vielen Obst- und Gemüsearten ihre charakteristische rote, orange oder gelbe Farbe verleihen und eine starke entzündungshemmende, antioxidative Wirkung haben.

Eine pflanzliche Ernährung liefert mehr als genug Vitamin A; Sie brauchen bei Ihrer Nahrungsaufnahme also nicht extra darauf zu achten. Vitamin-A-Mangelerscheinungen wie beispielsweise Nachtblindheit gibt es heute praktisch nicht mehr. Wenn Sie genügend „grüne" Lebensmittel zu sich nehmen, um Ihren Kalorienbedarf zu decken, sind Sie mehr als ausreichend mit Vitamin A versorgt. Häufige pflanzliche Nahrungsmittel mit hohem Carotinoid-Gehalt sind: Aprikosen, Brokkoli, Cantaloupe-Melonen, grüner Salat und grünes Blattgemüse, Kakis, Kochbananen, Kürbisse, Mangos, Meeresalgen, Mohrrüben, Nektarinen, Papayas, Paprika, Steckrüben, Süßkartoffeln, Tomaten und Trockenpflaumen. Sie können Ihren Tagesbedarf an Vitamin A bereits überschreiten, indem Sie 1 ofengebackene Süßkartoffel, 675 g gekochten Spinat, 350 g gekochten Butternusskürbis oder 1 mittelgroße Mohrrübe essen.

Vitamin D

Vitamin D ist für ein normales Knochenwachstum und einen normalen Knochenumbau dringend notwendig; ein Mangel an diesem Vitamin kann zu Osteopenie und Osteoporose führen. Auch die wichtige Bedeutung von Vitamin D für die Abwehr von Infektionen und den Aufbau eines starken Immunsystems ist wissenschaftlich erwiesen. Außerdem wurde Vitamin-D-Mangel mit Glukosestoffwechselstörungen, Insulinresistenz und einem erhöhten Typ-1- und Typ-2-Diabetes-Risiko in Zusammenhang gebracht.

Wie viel Vitamin D man für einen optimalen Gesundheitszustand braucht, ist eine umstrittene Frage, zu der es viele widersprüchliche Meinungen gibt. In einem Bericht aus dem Jahr 2010 analysierte das Institute of Medicine über 1000 wissenschaftliche Untersuchungen, die sich mit dem Vitamin-D-Stoffwechsel befassen, und stellte fest, dass ein 25-OH-Vitamin-D-Spiegel von 20 ng/ml für eine hervorragende Knochengesundheit ausreicht. Im Lauf der Jahre wurde ausgiebig über diesen Bericht diskutiert: Viele Experten und wissenschaftliche Untersuchungen gehen davon aus, dass ein optimaler Vitamin-D-Spiegel zweieinhalb- bis fünfmal so hoch sein, also zwischen 50 ng/ml und 100 ng/ml liegen sollte.

Zwar ist sich die Wissenschaft darüber einig, dass man seinen Körper am besten durch Sonneneinstrahlung mit Vitamin D versorgen sollte: Untersuchungen zeigen, dass es am günstigsten ist, zwischen zehn Uhr morgens und drei Uhr nachmittags einen möglichst großen Teil seines Körpers der Sonne auszusetzen – und zwar mindestens dreimal pro Woche jeweils 15 bis 30 Minuten lang. Doch in Gegenden, wo die Sonne nicht so oft und intensiv scheint (zum Beispiel in den nördlichen Breitengraden) ist das häufig nicht möglich oder ausreichend.

Unserer Ansicht nach sollten Sie mindestens einen 25-OH-Vitamin-D-Spiegel von 20 ng/ml haben. Wir empfehlen, sich dazu von einem Arzt beraten zu lassen, der sich in Pflanzenheilkunde auskennt; aufgrund von Laboruntersuchungen, Ihrer Krankheitsgeschichte und Ihres jetzigen Gesundheitszustands kann er dann gemeinsam mit Ihnen entscheiden, wie Sie Ihren Vitamin-D-Spiegel – falls erforderlich – durch eine Kombination aus Sonnenexposition und einem Nahrungsergänzungsmittel optimieren können.

Vitamin E

Vitamin E ist eigentlich eine ganze Gruppe von Substanzen mit starker antioxidativer Wirkung, die freie Radikale bekämpfen, das Immunsystem stärken und der Entstehung von Blutgerinnseln vorbeugen. Vitamin E neutralisiert freie Radikale, indem es Elektronen an sie abgibt; seine antioxidative Wirkung lässt sich durch gleichzeitig vorhandenes Vitamin C regenerieren. Zu den Lebensmitteln mit hohem Vitamin-E-Gehalt gehören Avocados, Brokkoli, Brombeeren, grüner Salat und grünes Blattgemüse, Kiwis, Mohrrüben, naturbelassenes Vollkorngetreide, Nüsse, Erdnüsse und Samen. Durch den Verzehr vieler „grüner“ Lebensmittel können Sie auf einfache Weise dafür sorgen, dass Ihre Vitamin-E-Aufnahme die empfohlene Tagesdosis von 15 mg pro Tag erreicht oder sogar überschreitet.

Vitamin K

Vitamin K spielt für die Blutgerinnung bei Verletzungen, für die Anregung des Knochenwachstums, die Einlagerung von Mineralstoffen ins Knochengewebe und die Aufrechterhaltung eines optimalen Kalziumspiegels im Blut eine wichtige Rolle. Es ist auch gar nicht so schwierig, Ihren Vitamin-K-Bedarf zu decken: Sie brauchen dazu nur grünen Salat und grünes Blattgemüse wie beispielsweise rohen oder gekochten Spinat, rohen Grünkohl, Blattkohl, Löwenzahnsalat, Mangold, Rübengrün, Petersilie und anderes Gemüse wie Brokkoli, Rosenkohl, Weißkohl, Blumenkohl, aber auch Weintrauben, Kiwis, Linsen, Kürbisse und grüne Erbsen zu essen. Schon zwei Esslöffel Petersilie, zwei Esslöffel Grünkohl oder zwei Tassen Römersalat reichen aus, um Ihren Tagesbedarf an Vitamin K zu decken.

Kann Ihr Körper genügend fettlösliche Vitamine aufnehmen?

Nun, da Sie die wichtigsten Aufgaben fettlöslicher Vitamine kennen und wissen, wie Sie Ihren Körper durch Sonneneinstrahlung und eine gezielte Ernährung damit versorgen können, bleibt nur noch eine wichtige Frage zu beantworten: Kann Ihr Körper überhaupt genügend fettlösliche Vitamine aufnehmen, wenn Sie eine fettarme, vollwertige pflanzliche Kost zu sich nehmen, bei der höchstens 15 Prozent der Kalorien aus Fett stammen?

Schauen wir uns dazu zunächst einmal die (leider mit Fehlern und Schwächen behafteten) wissenschaftlichen Untersuchungen an, aufgrund derer viele Menschen glauben, fettreiche Lebensmittel wie Avocados, Nüsse und Kerne, Kokosnüsse oder Kokosöl zu sich nehmen zu müssen, damit ihr Körper fettlösliche Vitamine überhaupt aufnehmen kann. In einer Studie hat sich der Betacarotin-Spiegel im Blut der Probanden nicht nachweisbar verändert, nachdem sie nach zwölfstündigem Fasten ein Betacarotin-Präparat eingenommen hatten (und zwar ohne sonstige Nahrungsaufnahme). Nahmen die Versuchspersonen das gleiche Betacarotin-Präparat dagegen zusammen mit einem Drittelliter-Becher Mandeleiscreme ein, der 200 g Fett enthielt, so stieg ihr Betacarotin-Spiegel um das Zweieinhalbfache an. Es stimmt zwar, dass der Körper Betacarotin aus einer fettreicheren Mahlzeit besser aufnehmen kann als aus einer fettfreien; doch auch bei Mahlzeiten aus „grünen" Lebensmitteln liegt Ihre Fettaufnahme normalerweise immer noch zwischen 3 und 10 g pro Mahlzeit, was die Aufnahme von Betacarotin und anderen fettlöslichen Vitaminen deutlich verbessert!

Eine berühmte Studie, die im Jahr 2013 von Forschern der Ohio State University veröffentlicht und von der California Avocado Commission finanziert worden war, hat gezeigt, dass Alphacarotin, Betacarotin, Lutein und Lycopin besser aufgenommen werden, wenn man sie statt mit einer fettarmen oder fettfreien Mahlzeit zusammen mit Salsa oder einem kleinen Salat mit Avocado oder Avocadoöl verzehrt. In dieser Studie enthielt die erste Kontrollmahlzeit insgesamt 0 g Fett aus einer fettfreien Salsa und fettfreiem Brot. Die zweite Kontrollmahlzeit enthielt einen kleinen Salat mit insgesamt 0,7 g Fett. Im Vergleich zu beiden Kontrollmahlzeiten verbesserte der Verzehr von Avocado oder Avocadoöl die Aufnahme fettlöslicher Vitamine signifikant. Allerdings enthielten beide Kontrollmahlzeiten unrealistisch wenig Fett, was die Interpretation der Ergebnisse erschwert. Ein weiterer Fehler im Design dieser Studie war die zweiwöchige Auswaschphase, in der die Teilnehmer Nahrungsmittel mit hohem Carotinoid-Gehalt meiden sollten, was sie in einen unrealistischen Carotinoid-Mangelzustand versetzte. Ohne diesen unrealistischen Mangelzustand, der bei Menschen, die sich nährstoffdicht ernähren, nicht vorkommt, wären die Ergebnisse vielleicht sehr viel weniger drastisch ausgefallen. Solche wissenschaftlichen Untersuchungen sind darauf ausgelegt, zum Nutzen der Industrie bestimmte Ergebnisse zu erzielen, und treffen nicht auf Menschen zu, die auf eine möglichst nährstoffdichte Kost achten.

Manche Forschungsergebnisse deuten darauf hin, dass eine optimale Betacarotin-Aufnahme bereits bei Kindern gewährleistet ist, die nur 5 g Fett pro Tag zu sich nehmen. Eine andere Untersuchung an Kindern hat ergeben, dass entweder 2,4 g Fett pro Mahlzeit oder 21 g Fett pro Tag für eine optimale Verwertung von Vitamin A ausreichen. Untersuchungen an Erwachsenen deuten darauf hin, dass der Verzehr von nur 3 bis 5 g Fett pro Mahlzeit eine optimale Aufnahme von Alphacarotin, Betacarotin und Vitamin E sicherstellt und dass fettreichere Mahlzeiten lediglich die Lutein-Aufnahme verbessern. Wir haben uns große Mühe gegeben, dafür zu sorgen, dass alle Mahlzeiten der Nie-wieder-Diabetes-Methode 3 bis 10 g Fett enthalten; Sie können also beruhigt sein in dem Wissen, dass die Fähigkeit Ihres Körpers zur Aufnahme fettlöslicher Vitamine im Rahmen dieses Programms eingehend berücksichtigt wurde.

Der natürliche Fettgehalt ganzer, naturbelassener Nahrungspflanzen ist für die Aufnahme von Carotinoiden mehr als ausreichend. Und selbst wenn eine bestimmte Mahlzeit oder ein bestimmter Snack nicht genügend Fett enthalten würde, um Carotinoide in Chylomikronenpartikel einzubauen, können diese Carotinoide vorübergehend in Epithelzellen gespeichert werden, bis eine ausreichende Menge an Fett im Rahmen der nächsten Mahlzeit zur Verfügung steht.

Wissenschaftlichen Untersuchungen zufolge gibt es mindestens neun verschiedene Faktoren, die die Aufnahme von Carotinoiden beeinflussen:

- die Art der Carotinoide
- Molekülverknüpfungen
- die Menge der Carotinoide
- die Matrix
- Effektoren
- der Nährstoffstatus
- genetische Faktoren
- wirtsbezogene Faktoren und
- Wechselbeziehungen zwischen diesen verschiedenen Variablen

Wie Sie sich wahrscheinlich denken können, ist die Aufnahme von Carotinoiden aus Ihrer Nahrung ein sehr komplexer Prozess; er hängt von einer ganzen Reihe verschiedener Faktoren ab, die die Wissenschaft vielleicht nie hundertprozentig verstehen wird. Trotzdem deuten Untersuchungen darauf hin, dass das natürlich vorkommende Fett in einer naturbelassenen pflanzlichen Kost für eine optimale Absorption von Carotinoiden ausreicht; und dieses Ziel kann man mit einer fettarmen pflanzlichen Vollwertkost leicht erreichen. Falls Sie trotzdem befürchten, nicht ausreichend mit fettlöslichen Vitaminen versorgt zu sein, sollten Sie bei Ihrem Arzt entsprechende Blutuntersuchungen durchführen lassen.

Vitamin B_{12}

Dabei handelt es sich um ein wasserlösliches Vitamin, das für die Bildung roter Blutkörperchen, die Funktion des Nervensystems und die DNA-Synthese benötigt wird. Zu den Symptomen eines Vitamin-B_{12}-Mangels gehören Anämie, periphere Neuropathie, Konzentrations-, Gedächtnis- und Schlafstörungen, mangelnde Kontrolle über Blasen- und Darmtätigkeit, Appetitmangel, Blähungen und Verstopfung.

Wenn Ihr Vitamin-B_{12}-Spiegel abnimmt, beginnt der Spiegel zweier anderer Substanzen in Ihrem Blut anzusteigen: Methylmalonsäure (MMA) und Homocystein (HC). Zwar kann man auch bei einem normalen Vitamin-B_{12}-Spiegel zu hohe MMA- und HC-Werte haben; doch das kommt ziemlich selten vor. Daher kann eine Messung Ihrer MMA- und HC-Werte für die Früherkennung eines Vitamin-B_{12}-Mangels wichtig sein. Wenn bei Ihnen eines der oben beschriebenen Symptome auftritt, sollten Sie Ihren Arzt bitten, Ihren Vitamin-B_{12}-, MMA- und HC-Spiegel untersuchen zu lassen. Diese drei Werte liefern Informationen, anhand derer Sie und Ihr Arzt dann über das beste weitere Vorgehen entscheiden können.

Das Problem ist, dass unser Körper Vitamin B_{12} nicht selbst herstellen kann. Tiere können das übrigens auch nicht: Vitamin B_{12} wird von Bodenbakterien gebildet, die sich im Körper von Weidetieren ansammeln, welche Gras und andere bodennahe Pflanzen fressen. Wenn Sie tierische Produkte essen, nehmen Sie über diese Lebensmittel Vitamin B_{12} auf, das wiederum durch Bodenbakterien in den Körper der Tiere gelangt ist. Inzwischen ist Ihnen sicherlich klar geworden, warum Ihre Insulinempfindlichkeit sich verbessert und Ihr Risiko für viele chronische Erkrankungen abnimmt, wenn Sie weniger tierische Produkte essen oder ganz darauf verzichten. Wenn Sie sich pflanzlich ernähren, müssen Sie allerdings ein Vitamin-B_{12}-Präparat einnehmen.

Ihr Körper bekommt zwar etwas Vitamin B_{12} aus Lebensmitteln wie Bierhefe oder Hefeflocken (bei denen es sich übrigens um ein „grünes" Würzmittel handelt); trotzdem empfehlen wir die Einnahme eines Nahrungsergänzungsmittels. So gut wie jedes orale Vitamin-B_{12}-Präparat erfüllt seinen Zweck, weil all diese Substanzen in Cobalamin aufgespalten werden, das Ihr Körper dann in seinen Geweben in aktive Formen des Vitamins umwandelt. Ihr Körper braucht 4 bis 7 Mikrogramm (µg) Vitamin B_{12} pro Tag und kann immer nur 1,5 bis 2 µg auf einmal aufnehmen. Die gute Nachricht lautet, dass ungefähr 1 Prozent des Vitamins passiv ins Blut aufgenommen wird. Sie können Ihren Vitamin-B_{12}-Bedarf also leicht decken, indem Sie einmal pro Woche eine 2500-µg-Dosis einnehmen. Wir persönlich nehmen jeden Tag ein flüssiges Vitamin-B_{12}-Präparat mit 2500 µg Methylcobalamin und Adenosylcobalamin ein.

Verlieren Sie die großen Zusammenhänge nicht aus den Augen!

Wenn man anfängt, seine Ernährung umzustellen, kann es leicht passieren, dass man sich in Details verliert, Diagramme studiert, Tabellen mit Mikronährstoffdaten analysiert und sich Sorgen darüber macht, womöglich zu wenig Omega-3-Fettsäuren und fettlösliche Vitamine zu bekommen. Konzentrieren Sie sich lieber auf Ihre Makronährstoffzufuhr, statt sich zu viele Gedanken über die Mikronährstoffe zu machen! Essen Sie möglichst viele grüne Lebensmittel aus unserem Ampelsystem, schränken Sie die Aufnahme gelber Lebensmittel ein und meiden Sie rote Lebensmittel, so gut es geht. Fangen Sie langsam an und verbessern Sie Ihre Ernährungsgewohnheiten jeden Tag ein bisschen, indem Sie kleine, aber nachhaltige Veränderungen daran vornehmen.

Es kann sehr ermüdend sein, seine Aufnahme von Vitaminen, Mineralstoffen, Antioxidanzien und sekundären Pflanzenstoffen genau zu überwachen. Außerdem weiß die Wissenschaft bisher immer noch nicht sehr viel über die komplexen Wechselwirkungen zwischen dem menschlichen Körper und den in Lebensmitteln enthaltenen Nährstoffen. Schließlich besteht Ihr Körper aus Billionen von Zellen, in denen von Sekunde zu Sekunde Tausende von Stoffwechselreaktionen ablaufen; wenn Sie sich zu sehr in solche Details vertiefen, sehen Sie womöglich den Wald vor lauter Bäumen nicht mehr, und das steht Ihrem Fortschritt im Weg. Also konzentrieren Sie sich lieber auf die großen Zusammenhänge und überlassen Sie Ihrem Körper die Aufgabe, die er am besten bewältigen kann: die nährstoffdichtesten, hochwertigsten Lebensmittel zu verstoffwechseln, die die Natur zu bieten hat.

Wie findet man einen in Pflanzenheilkunde bewanderten Arzt?

Falls Ihr Arzt Sie nicht in Ihrer Entscheidung für die Nie-wieder-Diabetes-Methode unterstützt, empfehlen wir Ihnen dringend, sich einen anderen zu suchen. Sie können in der Adressliste auf unserer Website (www.masteringdiabetes.org/bookresources/) nach einem Arzt suchen, der sich in Pflanzenheilkunde auskennt. Erkundigen Sie sich, ob Sie einen persönlichen Termin mit ihm vereinbaren müssen oder ob er auch Telemedizin per Videokonferenz praktiziert (eine wunderbare Alternative, denn dadurch sparen Sie sich den Zeitaufwand für die Fahrt in seine Praxis). Wir arbeiten eng mit einer ganzen Reihe vertrauenswürdiger pflanzenheilkundlich orientierter Ärzte zusammen, die Sie entweder persönlich oder online beraten können.

Was haben Sie in diesem Kapitel gelernt?

- Wie schnell Sie auf eine fettarme, vollwertige pflanzliche Ernährung umsteigen, ist nicht so wichtig. Es kommt viel mehr darauf an, nachhaltige neue Lebensgewohnheiten zu entwickeln und dann so konsequent wie möglich daran festzuhalten.
- Bevor Sie mit unserem Programm beginnen, nehmen Sie sich erst mal ein bisschen Zeit, um Ihre *Gründe* dafür aufzuschreiben. So gewinnen Sie Klarheit darüber, was Sie damit erreichen möchten.
- Führen Sie vor Beginn des Programms drei Tage lang ein Ernährungstagebuch, um sich einen möglichst genauen Eindruck von Ihren bisherigen Essgewohnheiten zu verschaffen.
- Die besten Erfolge werden Sie erzielen, wenn Sie möglichst viele grüne Lebensmittel aus unserem Ampelsystem (einschließlich Obst!) zu sich nehmen, den Verzehr gelber Lebensmittel einschränken und rote Lebensmittel nach Möglichkeit ganz aus Ihrer Ernährung streichen (vor allem tierische Produkte und Öle!).
- Alle vollwertigen, naturbelassenen Lebensmittel enthalten Kohlenhydrate, Eiweiß und Fett.
- Wir empfehlen Ihnen, täglich einen Esslöffel frisch gemahlene Leinsamen oder Chiasamen zu essen. So gehen Sie sicher, Ihrem Körper genügend Omega-3-Fettsäuren zuzuführen.
- Durch die Nie-wieder-Diabetes-Methode wird Ihr Omega-6-zu-Omega-3-Verhältnis wahrscheinlich auf einen Wert zwischen 4:1 und 1:1 sinken. Dadurch werden chronische Entzündungsprozesse eingedämmt, und Ihr Körper produziert mehr EPA und DHA.
- Um Ihren Vitamin-D-Status zu optimieren, sollten Sie mindestens dreimal pro Woche zwischen zehn Uhr morgens und drei Uhr nachmittags jeweils 15 bis 30 Minuten lang einen möglichst großen Teil Ihres Körpers der Sonne aussetzen. Lassen Sie sich von einem pflanzenheilkundlich orientierten Arzt darüber beraten, ob Sie ein Vitamin-D-Präparat einnehmen sollten oder nicht.
- Wenn Sie viele „grüne" Lebensmittel essen, erhält Ihr Körper genügend Nahrungsfett, um fettlösliche Vitamine gut aufnehmen zu können.
- Suchen Sie sich einen Arzt, der eine pflanzliche Ernährung befürwortet! Das erhöht Ihre Erfolgschancen bei unserem Programm.

Literaturangaben zu den über 85 in diesem Kapitel erwähnten wissenschaftlichen Arbeiten finden Sie auf der Webseite www.masteringdiabetes.org/bookinfo

Kapitel 9
Lernen Sie Ihre neuen Bedürfnisse kennen: Diagnostische Blutuntersuchungen und richtiger Umgang mit oralen Antidiabetika

In drei Monaten von langjährigen Diabeteskomplikationen geheilt: Chris' Geschichte

Bei Chris wurde bereits im Alter von zwei Jahren Typ-1-Diabetes diagnostiziert. Seit seiner Diagnose Anfang der 1960er-Jahre hat er die Entwicklung von Blutzuckermessgeräten, Spritzen und Nadeln, Insulin, Insulinpumpen und kontinuierlicher Blutzuckermessung miterlebt. Doch an einem hat sich trotz aller Fortschritte in der Diabetestechnologie nie etwas geändert: nämlich an seinen Ernährungsempfehlungen. 57 Jahre lang befolgte Chris den Rat seiner Ärzte und Diabetesberater, sich kohlenhydratarm, fett- und eiweißreich zu ernähren. Doch als er eines Tages ein Video sah, in dem das Nie-wieder-Diabetes-Team vorgestellt wurde, und erfuhr, dass Insulinresistenz auch bei Typ-1-Diabetikern vorkommt, hatte er das Gefühl, endlich eine Erklärung für die Diabeteskomplikationen gefunden zu haben, unter denen er – zusätzlich zu seinem Übergewicht – schon seit Jahren litt: Arteriosklerose, Bluthochdruck, zu hoher Cholesterinspiegel, rheumatoide Arthritis, Neuropathie, Retinopathie und erektile Dysfunktion. Chris nahm schon seit vielen Jahren insgesamt zwölf Arzneimittel zur Behandlung dieser Diabetes-Folgeerkrankungen ein und litt sowohl unter den Symptomen seiner Krankheiten als auch unter den Nebenwirkungen der Medikamente. Erschwerend kam hinzu, dass sein HbA1c trotz der kohlenhydratarmen Ernährung etwas höher war als sein Zielwert von 6,5 Prozent.

Einen Tag, nachdem er sich dieses Video angeschaut hatte, begann Chris, die Nie-wieder-Diabetes-Methode anzuwenden, in der Hoffnung, dass sein Diabetes sich dadurch bessern würde. Und tatsächlich: Schon bald ging sein Insulinbedarf drastisch zurück, sodass er die Dosis seiner Basal- und Bolusinjektionen senken musste, um keine Unterzuckerungen zu bekommen. Bald verspürte er auch mehr Energie und konnte viel länger Sport treiben als bisher.

Innerhalb von zehn Monaten stellte Chris sein Leben völlig um: Er nahm insgesamt 38 Kilo ab und konnte seinen Basal- und Bolusinsulinbedarf um 50 Prozent, seinen HbA1c von 6,5 auf 4,9 Prozent, seinen Blutdruck auf 118/68 und seinen Gesamtcholesterinspiegel auf 108 mg/dl senken. Mithilfe seines Arztes konnte er außerdem elf Medikamente absetzen (zum Schluss brauchte er nur noch Insulin) und leidet inzwischen nicht mehr unter Bluthochdruck, zu hohem Cholesterinspiegel, Arteriosklerose, Neuropathie, Retinopathie, erektiler Dysfunktion und rheumatoider Arthritis.

Chris hatte sich von mehreren chronischen Erkrankungen selbst heilen können, indem er sich auf die *eigentliche Ursache* der chronischen Entzündung in seinem Körper konzentrierte: die Insulinresistenz. Er wusste nicht einmal, dass all diese verschiedenen Krankheiten miteinander zusammenhingen. Doch durch gezielte Ernährung gelang es ihm, seine Insulinempfindlichkeit zu optimieren, und so besserte sich nicht nur sein Diabetes, sondern auch mehrere andere chronische Erkrankungen bildeten sich zurück (einschließlich seiner rheumatoiden Arthritis, obwohl diese eigentlich als „unheilbar" gilt). Inzwischen fühlt Chris sich wie neugeboren!

Wir hoffen, dass Sie inzwischen ein gutes Gespür für die Philosophie und die Wirksamkeit der Nie-wieder-Diabetes-Methode entwickelt haben und bereit sind, Ihren Gesundheitszustand signifikant zu verbessern – egal unter welcher Diabetesform Sie leiden. Den meisten Menschen bringt die Befolgung der in diesem Buch beschriebenen Prinzipien einen enormen Nutzen; doch bei manchen verbessert sich die Blutzuckereinstellung dadurch nicht, weil die Insulinproduktion ihrer Bauchspeicheldrüse dazu nicht ausreicht. Einer der Hauptgründe für diesen Unterschied liegt darin, dass bei diesen Patienten irrtümlicherweise eine falsche Diabetesform diagnostiziert wurde und die Ärzte ihnen daher unwirksame (und oft unnötige) Medikamente verschrieben haben. In diesem Kapitel erfahren Sie, wie Sie *genau* herausfinden können, unter was für einer Form von Diabetes Sie leiden. Außerdem möchten wir Ihnen einen Einblick in die Wirkungsweise verschiedener oraler und injizierbarer Diabetesmedikamente vermitteln und Ihnen die Werkzeuge an die Hand geben, die Sie brauchen, um Ihre Insulinempfindlichkeit zu verbessern, sodass Sie weniger Medikamente einnehmen müssen. Wir empfehlen Ihnen, sich mit diesen Informationen vertraut zu machen und dann gemeinsam mit Ihrem Arzt wirksame und *risikofreie* Änderungen an Ihrem Lebensstil und Ihrer Medikation vorzunehmen.

Diagnostische Blutuntersuchungen

Wenn Sie Ihre Insulinempfindlichkeit optimieren möchten, empfehlen wir Ihnen dringend, routinemäßig ein paar Biomarker untersuchen zu lassen. Das wird Ihnen ein genaueres Bild Ihrer Stoffwechselgesundheit vermitteln. Ihr HbA1c-Wert ist zwar wichtig, für sich allein betrachtet aber noch kein ausreichender Indikator für Ihre Diabetesgesundheit. In der unten stehenden Tabelle finden Sie fünf wichtige Biomarker, die Sie zur Überwachung Ihrer Stoffwechselgesundheit regelmäßig messen lassen sollten. Außerdem haben wir die Referenzbereiche und auch unsere Empfehlungen dazu vermerkt, wie oft Sie die einzelnen Werte messen lassen sollten. Um mehr darüber zu erfahren, wie Sie den Grad Ihrer Insulinresistenz über einen längeren Zeitraum verfolgen können, werfen Sie doch einmal einen Blick auf unsere Insulinresistenz-Checkliste unter www.masteringdiabetes.org/bookresources/! Dort können Sie sich eine PDF-Datei herunterladen, mit deren Hilfe sich die unten stehenden Biomarker auf einfache Weise dokumentieren lassen.

Biomarker	**Referenzbereich**	**Wie oft messen?**
Blutdruck	höchstens 120/80 mmHg	**Wenn Sie unter Bluthochdruck leiden:** täglich **Wenn Sie nicht unter Bluthochdruck leiden:** alle 6 bis 12 Monate
Idealgewicht	**Frauen:** 105 + 4 Pfund pro 2,5 cm über 1,50 m Körpergröße **Männer:** 115 + 5 Pfund pro 2,5 cm über 1,50 m Körpergröße	Einmal pro Woche bis einmal pro Monat
Blutfettwerte	**Gesamtcholesterin:** unter 150 mg/dl **LDL-Cholesterin:** unter 100 mg/dl **Triglyzeride:** unter 150 mg/dl **HDL-Cholesterin:** mindestens 40 mg/dl (Männer) mindestens 50 mg/dl (Frauen)	Alle 3 Monate
HbA1c	**Nicht insulinpflichtig:** höchstens 5,6 % **Insulinpflichtig:** 5,5–6,5 %	Alle 3 Monate
Nüchternblutzucker	**Nicht insulinpflichtig:** 80–100 mg/dl **Insulinpflichtig:** 80–99 mg/dl	Täglich

Falls bei Ihnen ein Prädiabetes oder Typ-2-Diabetes diagnostiziert wurde und Sie Ihren Blutzucker mithilfe unserer Empfehlungen nach ein bis drei Monaten immer noch nicht richtig einstellen konnten, empfehlen wir zwei Blutuntersuchungen, die Ihnen und Ihrem Arzt ein viel klareres Bild davon vermitteln, was in Ihrem Körper vor sich geht: den C-Peptid-Bluttest und eine Untersuchung auf Diabetes-Antikörper.

C-Peptid-Bluttest

Der C-Peptid-Test ist einer der wichtigsten Bluttests bei Diabetes; nur leider sind viele Ärzte nicht darauf geschult, diesen Test bereits bei der Erstdiagnose durchzuführen. Ein C-Peptid-Test zeigt an, wie viel körpereigenes (selbst produziertes) Insulin Ihre Betazellen zur Einstellung Ihres Blutzuckers bilden können. Zwar kann ein Arzt auch ohne direkte Messung Ihres C-Peptids eine genaue, fundierte Einschätzung darüber abgeben, unter was für einer Diabetesform Sie leiden, doch ein quantitativer Indikator dafür, wie viel Insulin Ihre Betazellen herstellen und in Ihr Blut ausschütten können, bietet Ihnen und Ihrem Arzt einen sehr viel besseren Einblick in Ihre Erkrankung.

Dieser C-Peptid-Test ist so wichtig, dass er über den gesamten Verlauf Ihrer Diabetestherapie entscheiden kann. Das Testergebnis gibt Aufschluss darüber, ob eine Änderung Ihres Lebensstils ausreicht, um Ihren Diabetes in den Griff zu bekommen, oder ob Sie zusätzlich auch noch orale Antidiabetika oder Insulin brauchen. Nach Meinung von Wissenschaftlern eignet sich dieser Test am besten für die Beurteilung Ihrer körpereigenen Insulinausschüttung. Da Typ-1-, LADA-, Typ-2-, Prä- und Schwangerschaftsdiabetes jeweils unterschiedliche Therapien erfordern, ist es sehr wichtig, die richtige Diabetesform zu diagnostizieren: Dadurch kann sich Ihre Behandlungsstrategie völlig verändern; außerdem kann es Ihnen jahrelange Frustration und eine Menge Geld ersparen.

Obwohl die Referenzbereiche für die Nüchtern-C-Peptid-Werte von Labor zu Labor variieren, liegen sie normalerweise zwischen 0,8 und 4,0 ng/ml. Wenn Ihr Nüchtern-C-Peptid einen Wert von 4,0 übersteigt, kann das ein Hinweis darauf sein, dass Ihre Betazellen aufgrund einer starken Insulinresistenz auf Hochtouren arbeiten müssen, um genügend Insulin zu produzieren, und dass eine Erschöpfung der Betazellen sich durch eine Verbesserung Ihrer Insulinempfindlichkeit verhindern ließe. Ein Nüchtern-C-Peptidwert zwischen 3,0 und 4,0 ng/ml zeigt an, dass Ihre Betazellen noch genügend Insulin produzieren können: In diesem Fall könnte man Ihre Insulinresistenz durch eine Verbesserung Ihrer Insulinempfindlichkeit völlig beheben, sodass Sie dann gar keine Diabetesmedikamente mehr brauchen. Ein Nüchtern-C-Peptidwert zwischen 1,5 und 3,0 ng/ml ist ein Zeichen dafür, dass Ihre Insulinproduktion wahrscheinlich ausreicht, um Ihren Prädiabetes oder Typ-2-Diabetes völlig rückgängig zu machen, dass Sie dazu aber unbedingt Ihre Insulinempfindlichkeit optimieren müssen, damit Ihre

Betazellen sich mit der Zeit nicht erschöpfen. Ein Nüchtern-C-Peptidwert unter 1,5 ng/ml bedeutet, dass Ihre Betazellen bereits stark geschädigt sind. Unserer Erfahrung nach brauchen die meisten Patienten aus dieser Kategorie irgendwann Insulin, um ihren Blutzucker richtig einzustellen.

Auch wenn Ihre Betazellen vielleicht nie wieder optimal funktionieren werden, ist die Nie-wieder-Diabetes-Methode doch eine der wirksamsten Maßnahmen, die es gibt, um weiteren Schäden vorzubeugen und die Funktion Ihrer Betazellen vielleicht sogar wiederherzustellen. Nähere Informationen über C-Peptid- und Antikörpertests und die richtige Interpretation der Ergebnisse finden Sie in Anhang A dieses Buches.

Untersuchung auf Diabetes-Antikörper

Der zweite Bluttest, der wertvolle Informationen darüber liefert, unter welcher Diabetesform Sie leiden, ist die *Untersuchung auf Diabetes-Antikörper*: Sie verrät Ihnen, ob Sie unter einem Autoimmundiabetes (Typ 1 oder LADA) oder einem lebensstilbedingten Diabetes (Typ-2-, Prä- oder Schwangerschaftsdiabetes) leiden. Bei dieser Untersuchung wird gemessen, ob Ihr Immunsystem bestimmte Proteine (sogenannte *Antikörper* oder *Autoantikörper*) bildet, die Ihre Betazellen oder das Insulin selbst angreifen. Es gibt fünf verschiedene Antikörper, die in erster Linie für die Zerstörung der Betazellen und des Insulins verantwortlich sind:

Name des Antikörpers	Abkürzung(en)	Funktion
Glutamat-Decarboxylase	GAD, GADA, GAD-65	Greift ein bestimmtes Enzym in den Betazellen der Bauchspeicheldrüse an
Inselzellantikörper	ICA, IZA	Greift bestimmte Proteine in den Betazellen der Bauchspeicheldrüse an
Insulinantikörper	IAA, IAK	Greift das Insulin an
Insel-Antigen-2, Insulinoma-2-assoziierte Autoantikörper	IA-2A	Greift ein bestimmtes Protein in den Betazellen der Bauchspeicheldrüse an
Autoantikörper gegen den Zink-Transporter 8 der Betazellen	ZnT8-Ak, ZnT8A	Greift ein bestimmtes Protein in den Betazellen der Bauchspeicheldrüse an

Auch wenn diese Antikörper jeweils unterschiedliche Zielmoleküle haben, ist ein positiver Test auf mindestens einen Antikörper doch ein starker Hinweis darauf, dass Sie unter einem Autoimmundiabetes (entweder Typ 1 oder LADA) leiden könnten. Eine

Ausnahme von dieser Regel stellen die GAD-Antikörper dar: Bei manchen Menschen fällt der Test auf diese Antikörper positiv aus, obwohl sie keinerlei Symptome einer Blutzuckerinstabilität oder eines Autoimmundiabetes zeigen.

Typ-1-Diabetes tritt normalerweise bei Menschen unter 30 Jahren auf, die auf mindestens einen Antikörper positiv getestet wurden und einen Nüchtern-C-Peptidwert von höchstens 0,2 nmol/l haben. Bei den meisten Patienten, bei denen Typ-1-Diabetes diagnostiziert wird, tritt ein Zustand namens *diabetische Ketoazidose* (DKA) mit extrem hohen Blutzuckerwerten (über 300 mg/dl), übermäßigem Durst, unerklärlichem Gewichtsverlust, häufigem Wasserlassen, Muskelkrämpfen, Müdigkeit und Abgeschlagenheit ein. Da Typ-1-Diabetes durch eine Autoimmunreaktion entsteht, bei der normalerweise mehrere Antikörper die Betazellen oder das Insulin zerstören, kommt es bei Patienten nach einer Typ-1-Diabetes-Diagnose oft innerhalb von einem bis anderthalb Jahren zu einer vollständigen Insulinabhängigkeit. Dies gilt als eine schnell fortschreitende, starke Autoimmunreaktion.

LADA-Diabetes – auch als latenter Autoimmundiabetes bei Erwachsenen (LADA) bezeichnet – tritt im Allgemeinen bei Menschen über 30 Jahren auf, die nur auf einen Antikörper positiv getestet wurden und Nüchtern-C-Peptidwerte über 0,2 nmol/l aufweisen. Obwohl diese Diabetesform nicht so bekannt ist, sind Wissenschaftler der Ansicht, dass weltweit mehr Menschen unter Typ-1,5- als unter Typ-1-Diabetes leiden. Man kann sich den LADA als eine im Erwachsenenalter beginnende, langsam fortschreitende Variante von Typ-1-Diabetes vorstellen, bei der die Bauchspeicheldrüse zwar noch Insulin bilden und ausschütten kann, aber (in den meisten Fällen) ein einzelner Antikörper vorhanden ist, der zu einem langsamen Rückgang der Insulinproduktion führt. Im Gegensatz zu Typ-1-Diabetikern, bei denen sehr schnell eine vollständige Insulinabhängigkeit eintritt, dauert dies bei Patienten mit LADA-Diabetes oft fünf bis zehn Jahre; manche werden niemals völlig insulinabhängig.

Wie der Name schon sagt, weist LADA-Diabetes Merkmale des Typ-1- *und* des Typ-2-Diabetes auf und wird oft als Typ-2-Diabetes fehldiagnostiziert. Daher werden viele LAD-Diabetiker zur Einstellung ihres Blutzuckers mit oralen Antidiabetika behandelt, obwohl diese bei ihnen gar nicht wirken. Die wirksamste Behandlungsmethode bei LADA-Diabetes besteht darin, sich als Ersatz für die unzureichende körpereigene Insulinproduktion Basal- und/oder Bolusinsulin zu injizieren. Ein LADA-Diabetes liegt oft auch bei Patienten vor, bei denen eigentlich Typ-2-Diabetes diagnostiziert wurde, die aber schlank sind und nicht an einem metabolischen Syndrom (Bluthochdruck, zu hohen Cholesterin- oder Triglyzeridwerten und Fettablagerungen im Taillenbereich) leiden – vor allem, wenn sie sich gesund ernähren und körperlich aktiv sind.

Und wie geht es jetzt mit Ihrer Diabetesmedikation weiter?

Wenn Sie anfangen, nach der Nie-wieder-Diabetes-Methode zu leben, und dadurch Ihre Insulinempfindlichkeit zurückgewinnen, wird Ihr Basal- und Bolus-Insulinbedarf vielleicht schnell abnehmen. Sie sollten jetzt also unbedingt Ihren Insulinbedarf neu berechnen, damit Sie sich nicht zu viel Insulin spritzen und womöglich in eine Unterzuckerung hineingeraten. Bei der Umstellung Ihrer Ernährung sollten Sie unbedingt Folgendes beachten:

Wenn Sie Ihre Insulinresistenz durch eine Ernährungsumstellung rückgängig machen, wird Ihr Blutzuckerspiegel vielleicht zunächst einmal schwanken. Konzentrieren Sie sich lieber auf den allgemeinen Trend Ihrer Blutzuckerentwicklung und messen Sie einzelnen Blutzuckerwerten keine zu hohe Bedeutung bei!

Oft ist das Blutzuckermanagement bei der Umstellung auf eine fettarme, vollwertige pflanzliche Ernährung ziemlich unkompliziert; es kann aber auch verwirrend und manchmal sogar ausgesprochen stressig sein. Wir – die Autoren dieses Buches – leiden beide an insulinpflichtigem Diabetes und stellen unseren Blutzuckerspiegel durch Basal- und Bolusinsulin in Kombination mit konsequenter Ernährung ein. Wenn es hart auf hart kommt, denken Sie einfach daran, dass Ihr Körpergewicht, Ihr Energieniveau, Ihr Blutzucker- und Cholesterinspiegel, Ihr Blutdruck, Ihre körperliche Belastbarkeit, Ihre Verdauung, der Zustand Ihrer Haut und Ihre geistige Klarheit sich jetzt alle gleichzeitig verbessern, *weil* Sie etwas für Ihre Insulinempfindlichkeit tun. Versuchen Sie nach Möglichkeit auf all diese Einzelfaktoren zu achten, ohne dabei jedoch das Gesamtbild aus den Augen zu verlieren. Stellen Sie sich auf einen langfristigen Erfolg ein und beobachten Sie die täglichen Veränderungen – aber achten Sie darauf, Ihre langfristigen Ziele dabei nicht aus den Augen zu verlieren!

Überwachen Sie Ihre Blutzuckermuster genauso wie den Aktienmarkt!

Sie sollten in dieser Übergangsphase ebenso agieren wie beim Beobachten des Aktienmarkts: Statt die Kursschwankungen täglich oder gar stündlich zu verfolgen, ist es besser, den allgemeinen Trend Ihrer Blutzuckerentwicklung im Verlauf von Wochen, Monaten und Jahren zu beobachten. So bekommen Sie einen besseren Überblick darüber, wie Ihre Investitionen sich im Lauf der Zeit entwickeln. Es gibt zwar auch Daytrader, die Wertpapiere blitzschnell kaufen und wieder verkaufen, doch das ist ziemlich stressig, und dazu muss man den Markt ständig beobachten. Wir empfehlen eine andere Strategie, denn bei unserem Programm geht es darum, Ihren Lebensstil von Grund auf zu ändern. Zwar ist es für insulinpflichtige Diabetiker normalerweise von Vorteil, ihren Blutzucker stündlich zu überwachen; doch nicht-insulinpflichtige Patienten können die Sache ruhig ein bisschen entspannter angehen und ihre Werte aus der Vogelperspektive betrachten. Egal unter welchem Diabetes Sie leiden – die Beobachtung Ihrer allgemeinen Blutzuckermuster ist eine sehr wirksame Methode: Auf diese Weise brauchen Sie Ihre Werte nicht rund um die Uhr zu überwachen; außerdem erkennen Sie dann sehr viel besser, wie Ihre Lebensstiländerungen sich auf Ihren allgemeinen Gesundheitszustand auswirken.

So berechnen Sie Ihren neuen Basalinsulinbedarf (für insulinpflichtige Diabetiker)

In den ersten Tagen (auf jeden Fall aber in den ersten Monaten) dieses Programms wird Ihr Basalinsulinbedarf wahrscheinlich um 10 bis 60 Prozent abnehmen. Die genaueste Methode zur Neuberechnung Ihres Basalinsulinbedarfs besteht darin, mehrfach 24 Stunden lang intermittierendes Fasten zu praktizieren. Wir sind uns durchaus darüber im Klaren, dass die Aussicht, 24 Stunden lang nichts essen zu dürfen, beängstigend sein kann. Doch wenn Sie Ihre Blutzuckereinstellung optimieren möchten, müssen Sie Ihre Basalinsulindosis (wenn Sie Spritzen oder Pens verwenden) oder Ihre Basalrate (falls Sie eine Insulinpumpe tragen) so genau wie möglich ermitteln.

Profi-Tipp: Passen Sie Ihre Basalinsulinstrategie frühzeitig an!

Viele Diabetiker, die zum ersten Mal feststellen, dass ihre Blutzuckerwerte abnehmen, verändern ihr Kohlenhydrat-Insulin-Verhältnis bei den Mahlzeiten, ohne vorher ihre Basalinsulindosis zu senken. Wir empfehlen eine andere Vorgehensweise: In den ersten Wochen unseres Programms sollten Sie nicht nur Ihre Bolusinsulinstrategie, sondern auch Ihre Basalinsulinstrategie ändern.

Wir haben die Erfahrung gemacht, dass Patienten, die ihre Basalinsulindosis frühzeitig korrigieren, dadurch einem gefährlichen Absinken ihres Blutzuckers vorbeugen können. Sie werden Ihre Basal- und Bolusstrategie wahrscheinlich öfters korrigieren müssen, und dieser ständige Balanceakt kann Wochen oder Monate dauern – je nachdem, wie Ihr Körper darauf reagiert. Das ist auch völlig in Ordnung so, denn dieser Prozess ist immer noch die effizienteste Methode, um Ihren Blutzucker in dieser Umstellungsphase auf unser Programm, in der sich Ihre Insulinempfindlichkeit wahrscheinlich am schnellsten verbessern wird, unter Kontrolle zu halten.

Wir werden in Kapitel 13 noch sehr viel ausführlicher auf das Thema intermittierendes Fasten eingehen – einschließlich der Frage, wie Sie die für sich optimale Fastenform finden. Vorab schon einmal unsere Empfehlungen für ein 24-stündiges intermittierendes Fasten zur Anpassung Ihrer Basalinsulinstrategie:

- Beginnen Sie mindestens drei Stunden nach der letzten Bolusinsulininjektion mit dem 24-stündigen Fasten. Eigentlich empfehlen wir, abends nach dem Abendessen mit dieser Fastenphase zu beginnen, um niedrigen Blutzuckerwerten im Schlaf vorzubeugen. Es ist auch sinnvoll, das Fasten in einer Phase einzuplanen, in der Sie nicht so viel zu tun haben, weil Sie dazu während der Nacht mehrmals geweckt werden müssen.
- Beginnen Sie nur dann mit dem intermittierenden Fasten, wenn Ihr Blutzucker zwischen 80 und 130 mg/dl liegt.
- Kontrollieren und protokollieren Sie Ihren Blutzucker mithilfe des Entscheidungsbaums tagsüber alle zwei Stunden und in der Nacht ungefähr alle drei Stunden (siehe Seite 184–187). Ja, Sie sollten sich nachts mehrmals den Wecker stellen, um Ihre genauen Werte zu messen und aufzuschreiben!
- Während des 24-stündigen Fastens sollten Sie keinen Sport treiben, um einer durch körperliche Aktivität verursachten Unterzuckerung vorzubeugen, die Sie bei der Ermittlung Ihrer Basalinjektionsstrategie aus dem Konzept bringen könnte.
- Verschieben Sie Ihr 24-stündiges Fasten, wenn Sie krank oder im Stress sind, da ein erhöhter Adrenalin- oder Cortisolspiegel oder ein geschwächtes Immunsystem Ihre Messwerte verfälschen könnte.
- Für menstruierende Frauen: Sie sollten sich darüber im Klaren sein, dass Ihre Basalrate in den Tagen vor Beginn Ihrer Periode deutlich höher sein kann. Bei den meisten Frauen ist dieses Zeitfenster kurz: Es fängt etwa drei Tage vor Beginn der Periode an und kann bis zu drei Tage andauern. Sie sollten Ihre Menstruationszyklen genau verfolgen, um zu wissen, wann mit einer stärkeren

Insulinresistenz zu rechnen ist, damit Sie Ihre Basal- und Bolusinsulindosis dementsprechend anpassen können.

Vorgehensweise beim intermittierenden Fasten zur Testung Ihrer Basalinsulindosis (für insulinpflichtige Diabetiker)

- Wenn Ihr Blutzucker während des gesamten 24-Stunden-Zeitraums ungefähr zwischen 80 und 130 mg/dl (4,2–6,8 mmol/l) bleibt, wissen Sie, dass Ihre Basalinsulindosis richtig gewählt ist. Wenn Ihr Blutzucker über diesen Bereich hinaus ansteigt, notieren Sie sich den Wert und setzen Sie Ihre Fastenphase fort. Falls Ihr Blutzucker über 250 mg/dl ansteigt und Sie schnell wirksames Insulin verwenden, sollten Sie das Fasten vielleicht lieber abbrechen und Ihren zu hohen Blutzucker durch eine Insulininjektion korrigieren. Wenn Sie kein schnell wirksames Insulin verwenden, setzen Sie das Fasten bis zum Ende des 24-Stunden-Zeitraums fort.
- Wenn Ihr Blutzucker unter diesen Bereich absinkt, essen Sie ungefähr 15 g Kohlenhydrate, notieren sich den Wert und hören für diesen Tag mit dem Fasten auf. Denn das ist ein Zeichen dafür, dass Ihre Basalinsulindosis zu hoch ist, und wenn Sie weiter fasten, könnte dies zu weiteren Unterzuckerungen führen.
- Wenn Sie eine Insulinpumpe verwenden, empfehlen wir Ihnen, *höchstens* zwei bis drei Basalraten festzulegen. Viele Diabetiker, die eine Insulinpumpe verwenden, programmieren vier bis zehn verschiedene Basalraten in ihre Pumpe ein, um einen 24-Stunden-Zeitraum abzudecken, was die Blutzuckereinstellung erheblich komplizieren kann.

So berechnen Sie Ihren neuen Bolusinsulinbedarf (für insulinpflichtige Diabetiker)

Die Entwicklung der richtigen Bolusinsulinstrategie kann ein spannendes Spiel sein, wenn Sie dabei mit weniger schnell wirksamem Insulin mehr kohlenhydratreiche Lebensmittel essen können. Wie viel Bolusinsulin Sie jeweils benötigen, hängt von vielen verschiedenen Faktoren ab: zum Beispiel vom Grad Ihrer vorherigen körperlichen Aktivität, von Ihrem jetzigen Stressniveau, Ihrem Menstruationszyklus (bei Frauen), der gewählten Injektionsstelle, etwaigen Problemen mit der Insulinabgabe Ihrer Insulinpumpe, dem Timing Ihrer Insulinspritzen, der Höhenlage, in der Sie sich gerade aufhalten, und dem Makronährstoffgehalt Ihrer Ernährung (um nur ein paar Einflussfaktoren zu nennen). Die Auswirkungen dieser verschiedenen Variablen zu verstehen, kann schon eine ziemliche Herausforderung sein – aber wer freut sich nicht über eine spannende Herausforderung?

Wie wir im nächsten Kapitel noch näher erläutern werden, sollten Sie Ihre Essgewohnheiten über drei bis sechs Wochen hinweg langsam ändern. (Planen Sie für die Umstellung jeder Mahlzeit – Frühstück, Mittagessen und Abendessen – ein bis zwei Wochen ein.) Das bedeutet, dass Ihre Fettaufnahme während der Übergangsphase wahrscheinlich zunächst noch über den von uns empfohlenen Richtlinien liegen, aber allmählich abnehmen wird, wenn Sie mehr Mahlzeiten mit grünen Lebensmitteln aus unserem Ampelsystem in Ihren Speiseplan einbauen. Wenn Sie sich während der Übergangszeit an die unten beschriebenen Schritte halten, wird es Ihnen in Zukunft viel leichter fallen, Ihre Bolusdosisstrategie zu optimieren. Berechnen Sie Ihren neuen Bolusinsulinbedarf einfach anhand der folgenden simplen Strategie:

Schritt 1: Werden Sie sehr gut im Berechnen Ihrer Kohlenhydrataufnahme! Schätzen Sie möglichst genau ein, wie viele Gramm Kohlenhydrate Sie pro Mahlzeit zu sich nehmen, damit Sie stets genau wissen, wie viel Insulin Sie brauchen. Eine einfache Strategie dazu besteht darin, *Mahlzeiten einzunehmen, deren Kohlenhydratgehalt Ihnen bereits bekannt ist* und die Sie immer wieder essen können, um Ihren Bolusinsulinbedarf zu testen. Versuchen Sie diese Mahlzeiten so angenehm wie möglich zu gestalten: Sie sollten einfach zuzubereiten sein, sättigen und gut schmecken. In Kapitel 15 finden Sie einige unserer Lieblingsrezepte und Mahlzeitenpläne.

Schritt 2: Füllen Sie *jeden Tag* einen Entscheidungsbaum aus. Im nächsten Abschnitt erfahren Sie, wie man Entscheidungsbäume für die Dokumentation und Interpretation wichtiger Informationen nutzt. Diese Bäume sollen Ihnen die Ursache-Wirkungs-Beziehungen zwischen Kohlenhydrat- und Fettaufnahme, körperlicher Aktivität, Insulindosis und Ihren Blutzuckerwerten verdeutlichen.

Der Entscheidungsbaum

Den meisten Menschen macht es keinen Spaß, aufzuschreiben, was oder wie viel sie gegessen haben, wie hoch ihre Blutzuckerwerte sind, wie viele Medikamente sie eingenommen, wie viel Insulin sie sich gespritzt oder wie viel Sport sie getrieben haben. Warum? Weil es zeitaufwendig ist. Weil man es leicht vergisst. Weil es lästig ist.

Dafür haben wir vollstes Verständnis, denn wir haben uns früher selbst peinlich genau Notizen zu all diesen Dingen gemacht, und das war tatsächlich sehr zeitaufwendig. Aber wir hatten gute Gründe dafür, während des Einstiegs in unser Programm so genau auf jedes Detail zu achten: Schon durch die bloße Dokumentation von Entscheidungen in Bezug auf unseren Diabetes konnten wir viel mehr aus unseren Erfahrungen lernen. Wir haben uns sogar jahrelang Notizen gemacht und jedes kleinste Detail vermerkt, das uns helfen konnte, aus all diesen verschiedenen, sich ständig verändernden Daten und Fakten ein komplexes Puzzle zusammenzusetzen.

Und wir haben dabei beide (unabhängig voneinander) etwas Wichtiges herausgefunden: Je mehr wir uns aufschrieben, umso mehr lernten wir, und je mehr wir lernten, umso weniger mussten wir uns notieren.

Damit Sie die Zusammenhänge zwischen Ihrem Glukosestoffwechsel und Ihren neuen Lebensgewohnheiten erkennen, haben wir einen Entscheidungsbaum entwickelt, mit dessen Hilfe Sie viele verschiedene Faktoren auf übersichtliche Art und Weise verfolgen und dokumentieren können. So können Sie anhand relevanter Informationen jederzeit die richtigen Entscheidungen treffen, um Ihre Blutzuckereinstellung zu verbessern. Vor allem sollen die Entscheidungsbäume Ihnen zeigen, wie Sie während dieser Übergangsphase, in der Ihre Insulinempfindlichkeit sehr rasch zunimmt, Ihre Basal- und Bolusinsulindosis möglichst zeitnah senken, in Absprache mit Ihrem Arzt die Dosis Ihrer oralen Antidiabetika zurückfahren und Ihren Blutzucker im gewünschten Bereich halten können.

Wir empfehlen Ihnen, jeden Tag einen neuen Entscheidungsbaum auszufüllen, um all Ihre täglichen Aktivitäten in chronologischer Reihenfolge zu dokumentieren. In Anhang C dieses Buches finden Sie Beispiele für ausgefüllte Entscheidungsbäume. Auf unserer Webseite (https://www.masteringdiabetes.org/bookresources/) können Sie sich ein Entscheidungsbaum-Formular herunterladen und ausdrucken. Tragen Sie jeden Tag aufs Neue folgende Aktivitäten in Ihre Entscheidungsbäume ein:

- Blutzuckermessungen
- Mahlzeiten oder Snacks
- Einnahme oraler Antidiabetika oder Injektion von Diabetes-Medikamenten
- Basalinsulin-Injektionen
- Bolusinsulin-Injektionen
- Hunger- oder Sättigungsgefühl
- körperliche Aktivität

Beschreiben Sie für jede Mahlzeit so genau wie möglich, was und wie viel Sie gegessen haben. Schreiben Sie nicht einfach „Ich habe zu Mittag gegessen", sondern machen Sie genaue Angaben, zum Beispiel: *Mittagessen: 1 Süßkartoffel, ½ Tasse Quinoa, 2 mittelgroße Tomaten, 1 Tasse gedünsteter Brokkoli.* Je präziser Ihre Angaben sind, umso eher werden Sie herausfinden, warum Ihr Blutzucker vielleicht hier und da Probleme bereitet – denn dann können Sie Ihre Entscheidungsbäume leichter analysieren. Dokumentieren Sie bei jeder Mahlzeit den genauen Kohlenhydrat- und Fettgehalt (in Gramm) anhand einer Ernährungstagebuch-Software; dann werden Sie bald viel besser verstehen, wie die Wahl Ihrer Lebensmittel sich auf Ihre Insulinempfindlichkeit auswirkt.

Entscheidungsbäume für insulinpflichtige Diabetiker

Für Sie besteht das Ziel Ihrer Arbeit mit Entscheidungsbäumen darin, genau herauszufinden, wie viel Basal- und Bolusinsulin Sie jeden Tag brauchen. So können Sie zu einem „intuitiven Esser“ werden: Sie werden Ihr Insulin dann sehr treffsicher dosieren und Ihren Blutzucker gut einstellen können. Und was am allerwichtigsten ist: Der Entscheidungsbaum zeigt Ihnen auch, wie weit Sie Ihre Insulindosis senken sollten, um Ihr Unterzuckerungsrisiko so gering wie möglich zu halten.

Entscheidungsbäume sind für insulinpflichtige Diabetiker unter anderem deshalb so wertvoll, weil sie dann aufgrund ihrer früheren Aufzeichnungen Vorhersagen darüber treffen können, wie viel Insulin sie sich jetzt spritzen müssen; nach der Mahlzeit können sie dann überprüfen, ob ihre Vorhersage richtig war. Der Entscheidungsbaum soll Ihnen Muster im Auf und Ab Ihrer Blutzuckerwerte aufzeigen, damit Sie erkennen, wie Ihre Ernährung, Ihre Medikation und Ihre körperliche Aktivität sich auf Ihre Blutzuckereinstellung auswirken. Betrachten Sie ihn einfach als eine *Methode, um Ihre Blutzuckersituation einzuschätzen und die Richtigkeit Ihrer Einschätzung anschließend zu überprüfen* – ein Werkzeug, mit dessen Hilfe Sie von Augenblick zu Augenblick Entscheidungen treffen können, durch die Ihre Blutzuckereinstellung sich letztendlich verbessern wird, sobald Ihnen wiederkehrende Muster in Ihren Blutzuckerwerten auffallen.

Entscheidungsbäume für nicht-insulinpflichtige Diabetiker

Nicht-insulinpflichtige Diabetiker können mithilfe von Entscheidungsbäumen besser verstehen, wie die Nie-wieder-Diabetes-Methode sich auf ihre Insulinempfindlichkeit auswirkt. Der Entscheidungsbaum liefert Ihnen Erkenntnisse darüber, wie Ihre oralen Antidiabetika und injizierbaren Diabetes-Medikamente, Ihre Ernährung, Ihr Bewegungsverhalten und Ihr Stressniveau sich auf Ihren Blutzuckerspiegel auswirken. Das sind sehr aufschlussreiche Informationen: Sie können Ihnen Einblicke in Blutzuckermuster vermitteln, die Ihnen vorher vielleicht nicht klar waren.

Wie lange soll man mit Entscheidungsbäumen arbeiten?

Wir leben inzwischen schon seit insgesamt 29 Jahren nach der Nie-wieder-Diabetes-Methode und haben im Lauf der Zeit Hunderte von Entscheidungsbäumen ausgefüllt. Uns ist klar, dass es sehr zeitaufwendig und mühsam sein kann, tagtäglich jede Entscheidung genau zu dokumentieren. Doch der Wert dieser Informationen überwiegt den damit einhergehenden Aufwand bei Weitem.

Wir empfehlen Ihnen dringend, unsere Entscheidungsbäume zu nutzen, weil Sie daraus eine Menge lernen können. Vor allem, wenn Sie gerade erst anfangen, Ihren

Lebensstil zu ändern, ist es ungeheuer wichtig, Tag für Tag alle Ereignisse genau zu dokumentieren, denn so können Sie Ursache-Wirkungs-Beziehungen zwischen scheinbar undurchsichtigen Faktoren erkennen. In den ersten 28 Tagen des Programms sollten Sie jeden Tag einen Entscheidungsbaum ausfüllen, um genau zu verfolgen, wie Ihre Insulinempfindlichkeit sich verändert. Danach können Sie die Entscheidungsbäume nach eigenem Ermessen verwenden, wann immer Sie gerne mehr Informationen darüber hätten, welche Faktoren Ihre Blutzuckereinstellung, Ihr Körpergewicht, Ihre Verdauung oder Ihr Energieniveau beeinflussen.

Wenn Sie insulinpflichtig sind, können Sie mithilfe von Entscheidungsbäumen mehr Sicherheit bei Ihrer Insulindosierungsstrategie entwickeln und Ihre Dosis problemlos, präzise und zeitnah anpassen. Wenn Sie nicht insulinpflichtig sind, werden die Entscheidungsbäume Ihnen ein bisschen mehr Unabhängigkeit von oralen Antidiabetika verschaffen. Außerdem lernen Sie dadurch, Ihren HbA1c zuverlässig auf ein nicht-diabetisches Niveau von höchstens 5,6 Prozent zu senken, und Ihre Chancen auf eine völlige Heilung Ihrer Insulinresistenz werden steigen.

Das Ausfüllen von Entscheidungsbäumen ist eine ziemlich aufwendige Angelegenheit; es kostet schon ein bisschen Zeit, sich einen genauen Überblick über seine Blutzuckermuster zu verschaffen. Trotzdem ist das ein notwendiger erster Schritt, um einen ansonsten schwer fassbaren, verwirrenden Prozess *vollständig* unter Kontrolle zu bekommen. Wir haben die Erfahrung gemacht, dass Patienten, die ihre Entscheidungsbäume in dieser ersten Übergangsphase nicht konsequent ausfüllen, verschiedene Aspekte ihrer Blutzuckereinstellung verwirrend finden und darüber frustriert sind. In solchen Situationen schlagen wir den Patienten stets vor, ihre diabetesbezogenen Entscheidungen *Stunde für Stunde* zu dokumentieren: So erkennt man die Ursache(n) für auf den ersten Blick unverständliche Blutzuckermuster mit hundertprozentiger Sicherheit – und zwar normalerweise sogar schon innerhalb weniger Tage. Beispiele für Entscheidungsbäume für insulinpflichtige und nicht-insulinpflichtige Diabetiker finden Sie in Anhang C dieses Buches.

Der richtige Zeitpunkt für Ihre Bolusinsulininjektionen

Wenn Sie Bolusinsulin verwenden, ist das Erlernen des richtigen Timings Ihrer Injektionen für Sie ein lebensverändernder Schritt und eine der wichtigsten Lektionen der Nie-wieder-Diabetes-Methode. Wenn Sie eine kohlenhydratreiche Mahlzeit oder einen kohlenhydratreichen Snack zu sich nehmen möchten, sollte Ihr Blutzucker unter 120 mg/dl liegen (Tendenz: sinkend).

Die Glukose aus kohlenhydratreichen Nahrungsmitteln kann schnell in Ihr Blut übergehen; daher sollte sich das Insulin bereits zu Beginn der Mahlzeit in Ihrem Blut befinden, damit es möglichst zeitnah wirken kann. Das ist besonders wichtig, *weil schnell wirksames Insulin nicht sofort nach der Injektion wirkt*. Schnell wirksame Insuline brauchen normalerweise 15 bis 60 Minuten, um ihre Wirkung zu entfalten; und je insulinresistenter Sie sind, umso länger dauert es, bis Ihr Blutzucker durch die Einwirkung des Insulins zu sinken beginnt. Gleich nach der Insulininjektion etwas zu essen, kann also problematisch sein. Daher sollten Sie vor der Einnahme Ihrer Mahlzeit darauf achten, dass Ihr Blutzuckerspiegel unter 120 mg/dl liegt (Tendenz: sinkend).

Manchmal wird Ihr Blutzuckerspiegel zu dem Zeitpunkt, zu dem Sie gern etwas essen möchten, vielleicht gerade nach oben tendieren. In solchen Fällen warten unsere erfolgreichsten Patienten lieber noch ein bisschen mit ihrer Mahlzeit, berechnen erst mal die ihrer Einschätzung nach adäquate Insulinmenge und spritzen sich das Insulin. Hier ein einfaches Beispiel dazu:

9:00 Uhr morgens: Ihr Blutzucker liegt bei 120 mg/dl. Sie injizieren sich fünf Einheiten für Ihr Frühstück.
9.15 Uhr: Ihr Blutzucker liegt bei 140 mg/dl und ist in den letzten 15 Minuten angestiegen.
9:30 Uhr: Ihr Blutzucker liegt bei 130 mg/dl und tendiert nach unten.
9:45 Uhr: Ihr Blutzucker liegt bei 107 mg/dl, befindet sich also weiterhin im Abwärtstrend. Zeit fürs Frühstück!

In diesem Beispiel befand Ihr Blutzucker sich zum Zeitpunkt der Insulininjektion im Aufwärtstrend, und 15 Minuten später war er um 20 mg/dl gestiegen. Da Sie daraufhin noch 30 Minuten mit dem Essen gewartet haben, sank Ihr Blutzucker schließlich unter 120 mg/dl – zu diesem Zeitpunkt war es sinnvoll, mit dem Essen zu beginnen. Je nachdem, wie hoch Ihr Blutzucker vor dem Essen ansteigt, können Sie sich zusätzlich eventuell noch einen Korrekturbolus spritzen, um sicherzugehen, dass Sie genügend Insulin im Blut haben, um Ihren Blutzucker zu senken und die bevorstehende Mahlzeit vollständig zu verstoffwechseln.

Außerdem sollten Sie beachten, dass die Daten einer kontinuierlichen Blutzuckermessung (CGM) um ungefähr 15 Minuten zeitverzögert sind. Wenn Sie mit dem Essen gewartet haben, bis Ihr CGM „120 mg/dl / Tendenz sinkend" anzeigte, sind Sie jetzt möglicherweise auf dem Weg zu einem niedrigen Blutzuckerwert. Sobald Sie Ihren Körper besser kennengelernt haben, werden Sie wissen, wie lange Sie mit dem Essen warten müssen, und brauchen sich nicht zusätzlich noch in den Finger zu piksen, um zu überprüfen, ob Sie den Zeitpunkt für Ihre Insulininjektion richtig gewählt haben. Trotzdem können wir gar nicht oft genug betonen, wie wichtig es ist, Ihren Blutzucker in der Umstellungsphase auf unser Programm häufig zu kontrollieren, um Erfahrungen für Ihre Insulintiming-Strategie zu sammeln.

Viele insulinpflichtige Diabetiker machen beim Timing ihrer Insulininjektionen Fehler, und das kann sehr frustrierend sein. Viele Patienten nehmen zum Beispiel direkt nach der Insulininjektion eine kohlenhydratreiche Mahlzeit zu sich und sind dann frustriert, wenn ihr Blutzucker daraufhin sehr schnell ansteigt. Durch richtiges Timing Ihrer Insulinspritzen und systematisches Kontrollieren Ihres Blutzuckerspiegels können Sie diesem Problem vorbeugen und Ihren Blutzucker sehr genau einstellen.

Orale und injizierbare Diabetes-Medikamente: ein Überblick

Die Kontrolle Ihres Blutzuckers mit oralen Antidiabetika ist normalerweise die erste Verteidigungslinie, nachdem bei Ihnen ein nicht-insulinpflichtiger Diabetes diagnostiziert wurde. Wie Sie wissen, empfehlen wir, Ihren Diabetes zunächst durch eine gezielte Ernährung einzustellen und erst dann auf pharmazeutische Medikamente zurückzugreifen, wenn Lebensstiländerungen allein nicht mehr ausreichen. Außerdem sollten Sie genau wissen, was diese Arzneimittel in Ihrem Körper bewirken, denn das kann einen enormen Einfluss auf Ihren Diabetes haben. Wenn Sie bereits orale Antidiabetika oder Medikamente gegen andere chronische Erkrankungen einnehmen, empfehlen wir Ihnen, Ihre Behandlung wie verschrieben fortzusetzen und Ihre Medikationsstrategie dann in enger Kooperation mit Ihrem Arzt anzupassen, sobald sich Ihr Gesundheitszustand verbessert.

Die Liste „dem neuesten Stand der medizinischen Forschung entsprechender" Arzneimittel zur Behandlung von Erkrankungen wie Diabetes, Bluthochdruck, zu hohem Cholesterinspiegel, rheumatoider Arthritis, Fibromyalgie und chronischer Niereninsuffizienz scheint von Jahr zu Jahr länger zu werden. Gleichzeitig gibt es immer mehr Rückrufaktionen und Warnhinweise in Beipackzetteln, die auf gefährliche Nebenwirkungen hinweisen. Während der Hauptsendezeit wird man im Fernsehen förmlich mit Werbespots bombardiert, in denen chronisch kranke Menschen Tennis spielen, Kanus rudern, mit ihren Enkelkindern durch den Rasensprenger rennen oder Lebensmittel einkaufen; als Nächstes heißt es: „Fragen Sie Ihren Arzt, ob [Name des Medikaments] für Sie geeignet ist", und dann kommt die Litanei der häufigsten Nebenwirkungen: „Übelkeit, Verstopfung, Durchfall, Pilzinfektionen im Genitalbereich, Knochenbrüche, zu hoher Cholesterinspiegel, Harnwegsinfektionen, Schwellungen, Atem- oder Schluckbeschwerden, allergische Reaktionen, Gelenk- und Muskelschmerzen oder -schwäche, Hautausschlag, Nesselsucht, Infektionen der oberen Atemwege, Halsschmerzen, Kopfschmerzen, Magenschmerzen, Bauchspeicheldrüsenentzündung, Ketoazidose oder Tod."

Oft sind die Nebenwirkungen pharmazeutischer Medikamente schwerwiegender als die Erkrankungen, die man damit zu bekämpfen versucht – die Kosten-Nutzen-Analyse ist also eher ungünstig für Sie. Und was noch schlimmer ist: Ärzte verlassen sich bei der Behandlung chronischer Erkrankungen sehr stark auf pharmazeutische Medikamente, statt ihren Patienten lieber eine Änderung ihrer Lebensweise zu empfehlen. Viele Ärzte wissen gar nicht, dass man Krankheiten wie Diabetes durch Lebensstiländerungen nicht nur besser in den Griff bekommt, sondern oft sogar heilen kann. Doch das ist nicht ihre Schuld; sie haben während ihrer medizinischen Ausbildung eben einfach nicht genug darüber gelernt. Stattdessen wurden sie dazu ausgebildet, pharmazeutische Medikamente als wichtigste Behandlungsstrategie einzusetzen, begleitet von ziemlich allgemein gehaltenen Vorschlägen zu einer gesünderen Ernährung und mehr körperlicher Aktivität.

Die Pharmaindustrie gibt Jahr für Jahr Milliarden für die Entwicklung von Medikamenten aus, die die Blutwerte der Patienten verbessern, aber nichts an den physiologischen Mechanismen verändern, durch die Insulinresistenz und chronische Erkrankungen überhaupt erst entstehen.

In diesem Abschnitt möchten wir Ihnen die Wirkungen und Nebenwirkungen häufig verschriebener Diabetesmedikamente erklären. Die unten stehenden Medikamente sind in der Reihenfolge ihres Risikos aufgelistet, während der Umstellungsphase auf unser Programm Unterzuckerungen zu verursachen.

Bolusinsulin

Bolusinsulin (auch als *schnell oder kurz wirksames Insulin* bezeichnet) soll vor der Nahrungsaufnahme gespritzt werden, um dem nach der Mahlzeit auftretenden Blutzuckeranstieg entgegenzuwirken. Je nach Präparat beginnt das Bolusinsulin innerhalb von 10 bis 60 Minuten nach der Injektion in Ihrem Blut zu wirken und hilft sämtlichen Geweben Ihres Körpers, den Zucker aus dem Blut in die Zellen zu transportieren.

Bolusinsulin ist sehr wirksam: Es senkt Ihren Blutzuckerspiegel viel stärker als Basalinsulin. Daher müssen Sie Ihr Kohlenhydrat-Insulin-Verhältnis für das Frühstück, Mittag- und Abendessen unbedingt genau berechnen, um zu wissen, wie viel Bolusinsulin Sie sich injizieren müssen, damit Ihr Blutzucker in den Stunden nach der Mahlzeit weder zu hoch noch zu niedrig ist.

Häufig verschriebene Präparate: Humalog®, NovoRapid®, Apidra®

Nebenwirkungen: Die wichtigsten Nebenwirkungen einer Bolusinsulintherapie sind leichte oder schwere Hypoglykämien (Unterzuckerungen). Eine leichte Hypoglykämie äußert sich in Schwäche, Schwitzen, Zittern, undeutlicher Sprache, Konzentrationsschwierigkeiten, Herzrasen, Ohnmacht und vermehrtem Appetit; eine schwere Unterzuckerung führt zu Krampfanfällen oder sogar zum Tod.

Manche Menschen reagieren auf bestimmte Insulinpräparate allergisch, was sich in Hautentzündungen und Juckreiz äußert.

Basalinsulin

Basalinsulin wird auch als Hintergrundinsulin oder lang wirksames Insulin bezeichnet. Es kann als Dauerinfusion über eine Insulinpumpe abgegeben oder ein- bis zweimal täglich mit einer Spritze oder einem Pen injiziert werden. Basalinsulininjektionen sind so konzipiert, dass sie über einen Zeitraum von 16 bis 24 Stunden wirken.

Die Betazellen schütten kontinuierlich kleine Mengen Insulin aus, um Ihren Blutzuckerspiegel stets richtig einzustellen, und das Basalinsulin ahmt diese Wirkung nach. Basalinsulin wird nur bei Patienten benötigt, die einen niedrigen C-Peptid-Spiegel haben – entweder infolge einer Schädigung der Betazellen (Prädiabetes und Typ-2-Diabetes) oder einer Zerstörung der Betazellen durch eine Autoimmunreaktion (Typ-1- und LADA-Diabetes).

Ihre Insulinpumpe arbeitet nur mit einem Insulintyp (in der Regel mit schnell oder sehr schnell wirksamem Insulin) und ist mit zwei verschiedenen Funktionen ausgestattet: Sie kann Basalinsulin als Dauerinfusion verabreichen, um die Basalwirkung Ihrer Bauchspeicheldrüse nachzuahmen, oder Sie können sich damit zu den Mahlzeiten eine Bolusinjektion verabreichen.

Basalinsulin kann den Blutzuckerspiegel sehr stark senken. Daher sollten Sie unbedingt in Zusammenarbeit mit Ihrem Arzt die genaue Dosis bestimmen, die Sie brauchen, um Ihren Hintergrundinsulinbedarf zu decken, und zwischendurch immer wieder einmal intermittierendes Fasten praktizieren, um die Bedürfnisse Ihres Körpers so genau wie möglich kennenzulernen.

Häufig verschriebene injizierbare Basalinsuline: Protaphane®, Huminsulin®, Insuman®, Toujeo®, Levemir®, Lantus®

Nebenwirkungen: Nebenwirkungen einer Basalinsulintherapie treten vor allem dann auf, wenn Sie sich zu viel Insulin injizieren oder die bei Ihrer Pumpe eingestellte Basalrate zu hoch ist, was entweder zu einer leichten oder schweren Unterzuckerung führt.

Sulfonylharnstoffe

Sulfonylharnstoffe regen die Betazellen Ihrer Bauchspeicheldrüse zur Insulinausschüttung an und werden häufig zur Behandlung von Typ-2-Diabetes eingesetzt. In den letzten 50 Jahren waren Sulfonylharnstoffe aufgrund ihrer Kosteneffizienz und ihrer wirksamen Blutzuckersenkung die am häufigsten verschriebenen Antidiabetika der Welt.

Häufig verschriebene Wirkstoffe: Glipizid, Glibenclamid (Glyburid),

Carbutamid, Tolbutamid, Glimepirid und Gliquidon

Nebenwirkungen: Obwohl der genaue Wirkmechanismus nicht bekannt ist, weiß man, dass Sulfonylharnstoffe die Betazellen zur Bildung und Ausschüttung von Insulin anregen, die Glukoseabgabe der Leber erhöhen und die Insulinempfindlichkeit ein wenig erhöhen. Da sie die Insulinproduktion direkt stimulieren, können Sulfonylharnstoffe schwerwiegende Nebenwirkungen verursachen, die man nicht ignorieren sollte: zum Beispiel Hypoglykämien, Gewichtszunahme, Übelkeit, Hautreaktionen, Gelbsucht, Hepatitis, Leberversagen und Herzinfarkt.

Außerdem beeinträchtigen Sulfonylharnstoffe die Funktion der noch vorhandenen Betazellen, sodass die Insulinproduktion mit der Zeit immer mehr abnimmt. Das ist eine sehr wichtige Botschaft: Sulfonylharnstoffe können Ihre Betazellen zwar dazu anregen, heute mehr Insulin zu produzieren, aber im Lauf der Zeit Schäden an diesen Zellen verursachen, die schließlich zu einer Beeinträchtigung der Insulinproduktion führen. Und was am allerschlimmsten ist: Eine Studie mit mehr als 5000 Teilnehmern hat gezeigt, dass die Einnahme von Sulfonylharnstoffen über durchschnittlich 4,8 Jahre das Sterberisiko im Vergleich zu Metformin um 70 Prozent erhöhte. Angesichts dieser gravierenden Risiken sprechen Sie bitte vor der Einnahme von Sulfonylharnstoffen unbedingt mit Ihrem Arzt über diese Nebenwirkungen!

Glinide (Meglitinide)

Glinide sind eine Klasse von Diabetes-Medikamenten, die ähnlich wie Sulfonylharnstoffe wirken: Sie regen die Betazellen zur Insulinausschüttung an. Der Hauptunterschied zwischen diesen beiden Wirkstoffklassen besteht darin, dass Glinide die Betazellen jeweils für kürzere Zeiträume zu einer Insulinsekretion stimulieren als Sulfonylharnstoffe; daher sind sie bei der Senkung des Blutzuckerspiegels etwas weniger wirksam, gehen aber mit sehr ähnlichen Nebenwirkungen einher.

Häufig verschriebene Präparate: Nateglinid (STARLIX®), Repaglinid (NovoNorm®)

Nebenwirkungen: Da Glinide die Betazellen Ihrer Bauchspeicheldrüse direkt zur Insulinproduktion anregen, sind Hypoglykämien und Gewichtszunahme die häufigsten Nebenwirkungen, gefolgt von Magen-Darm-Entzündungen.

GLP-1-Rezeptoragonisten (Inkretinmimetika; injizierbare Medikamente)

Glukagon-ähnliche Peptid-1(GLP-1)-Rezeptoragonisten sind eine Medikamentenklasse, die die Funktion der GLP-1-Rezeptoren in Darm, Magen, Bauchspeicheldrüse und Gehirn stimulieren. Immer wenn Sie etwas essen, setzen Ihr Dünn- und Dickdarm

GLP-1 frei, ein Hormon mit vielen Wirkungen: Unter anderem aktiviert es die glatte Muskulatur und fördert so den Transport des Speisebreis durch den Darm. Außerdem hemmt GLP-1 die Ausschüttung von Glukagon, damit Ihre Leber keine Glukose ins Blut abgibt, kommuniziert mit Ihrem Gehirn, um Hungersignale abzuschalten, und regt Ihre Betazellen dazu an, sich zu vermehren und mehr Insulin auszuschütten.

Häufig verschriebene Präparate: Dulaglutid (Trulicity®), Exenatid (Byetta®, Bydureon®), Liraglutid (Victoza®)

Nebenwirkungen: Da GLP-1-Rezeptoragonisten auf Hormone in Ihrem Verdauungssystem wirken, die die Insulinproduktion fördern, verursachen sie gleichzeitig erhebliche Schäden an den Verdauungsorganen. Man weiß, dass diese Medikamente Magen-Darm-Probleme wie Blähungen, Völlegefühl und Durchfall hervorrufen und nachweislich auch das Risiko für Bauchspeicheldrüsenentzündungen und Gallenblasenerkrankungen erhöhen. Sie gelten als weniger bedenkliche Alternative zu den Sulfonylharnstoffen, da ihre Wirkung bei mehreren Geweben gleichzeitig ansetzt. Trotzdem sollten Sie sich genau überlegen, ob die Behandlung mit einem GLP-1-Rezeptoragonisten für Sie sinnvoll ist.

DPP-4-Hemmer (Gliptine)

DPP-4-Hemmer sind eine Klasse von Diabetes-Medikamenten, die dazu beitragen, die Wirkung von GLP-1 (einem Hormon, das dem Insulin bei der Senkung des Blutzuckerspiegels hilft) zu verlängern. Sie können sich das so vorstellen, dass DPP-4-Hemmer zur Erhaltung eines sehr wirksamen Hormons beitragen, das die Insulinausschüttung in den Betazellen fördert, das Tempo verlangsamt, mit der Nahrung aus dem Magen in den Darm übertritt, und den Appetit hemmt.

Häufig verschriebene Präparate: Sitagliptin (JANUVIA®), Sitagliptin + Metformin (Janumet®), Saxagliptin (Onglyza®), Saxagliptin + Metformin (Komboglyze®)

Nebenwirkungen: DPP-4-Hemmer können viele ziemlich unangenehme Nebenwirkungen haben: zum Beispiel ein erhöhtes Risiko für Bauchspeicheldrüsenentzündungen und starke Gelenkschmerzen. Außerdem wurden sie mit einem signifikant erhöhten Herzinsuffizienzrisiko in Verbindung gebracht.

SGLT-2-Hemmer (SGLT-2-Inhibitoren)

Eine nicht-diabetische Niere filtert pro Tag etwa 180 g Glukose aus Ihrem Blut; ein Teil dieser Glukose wird anschließend wieder ins Blut aufgenommen. Da die Nieren ein einfacher Weg sind, über den Glukose aus dem Blut in die Toilette gelangen kann, haben Pharmaunternehmen eine Möglichkeit gefunden, zu verhindern, dass Ihre Nieren die Glukose wieder ins Blut zurückführen, nachdem sie sie herausgefiltert haben. Genau das bewirken SGLT-2-Hemmer: Sie verändern die Funktionsweise der Nieren so, dass mehr von der aus dem Blut gefilterten Glukose in der Toilette landet – mit dem Ergebnis, dass Ihr Blutzuckerspiegel permanent gesenkt wird.

Obwohl dies auf den ersten Blick plausibel erscheinen mag, ist die Liste der Nebenwirkungen dieser Medikamente erschreckend: Sie können sich negativ auf Blase, Genitalien, Knochen, Cholesterin und Blutdruck auswirken. Am wichtigsten ist jedoch, dass SGLT-2-Hemmer auch mit Nierenschäden in Zusammenhang gebracht worden sind. Obwohl diese Arzneimittel Ihren Blutzuckerspiegel wirksam senken, verursachen sie also erhebliche Schäden an verschiedenen Organen und Körpersystemen.

Häufig verschriebene Präparate: Empagliflozin (Jardiance®), Dapagliflozin (Forxiga®)

Nebenwirkungen: Die Liste der Nebenwirkungen von SGLT-2-Hemmern ist ebenso lang wie beängstigend. Zunächst einmal können diese Medikamente sowohl bei Männern als auch bei Frauen Pilzinfektionen im Genitalbereich verursachen; außerdem können sie zu Harnwegsinfektionen führen, das Blasenkrebsrisiko erhöhen, Schwindel und zu niedrigen Blutdruck bewirken und den LDL-Cholesterinspiegel erhöhen. Ferner können SGLT-2-Hemmer (vor allem bei Menschen mit eingeschränkter Nierenfunktion) die Kaliumwerte im Blut senken, Knochenbrüche verursachen und die Knochenmineraldichte verringern. Sogar Ihr Risiko für eine Gliedmaßenamputation kann durch diese Medikamente steigen.

Da die Wirkung von SGLT-2-Hemmern auf die Nieren abzielt, können sie nachweislich akute Nierenschäden verursachen, die mit einer Dialyse behandelt werden müssen. Die amerikanische Gesundheitsbehörde FDA hat bereits im Jahr 2016 vor dieser gefährlichen Nebenwirkung gewarnt; trotzdem werden Typ-2-Diabetiker nach wie vor häufig damit behandelt. In über 50 Prozent der Fälle, die der FDA gemeldet wurden, „traten die akuten Nierenschäden innerhalb eines Monats nach Beginn der Therapie auf, und bei den meisten Patienten verbesserte sich der Zustand nach Absetzen des Medikaments“.

Glitazone (Insulinsensitizer, Thiazolidindione)

Glitazone sind eine häufig verschriebene Klasse von Diabetes-Medikamenten. Sie fördern die Einlagerung von Fettsäuren im Fettgewebe, vergrößern die Fettgewebsmasse und schützen Muskeln, Leber und Betazellen vor den schädlichen metabolischen Auswirkungen überschüssiger Fettsäuren. Einfach ausgedrückt: Glitazone sind Medikamente, die „das Fett dort halten, wo es hingehört“. Außerdem erhöhen sie die Insulinsensitivität von Muskeln und Leber, sodass diese beiden Gewebe Glukose besser aus dem Blut aufnehmen und somit den Blutzuckerspiegel senken können.

Allerdings haben Glitazone auch eine appetitsteigernde Wirkung: Sie wirken direkt auf Rezeptoren im Gehirn, die hungrig machen.

Einziger in Deutschland zugelassener Wirkstoff: Pioglitazon (z. B. Actos®); es gibt auch ein Kombipräparat aus Pioglitazon + Metformin (Competact®)

Nebenwirkungen: Glitazone können eine ganze Reihe unerwünschter Nebenwirkungen wie beispielsweise Gewichtszunahme, Flüssigkeitsansammlungen im Gewebe, vermehrten Appetit, Anstieg des LDL-Cholesterins und Leberfunktionsstörungen verursachen und das Risiko für Schlaganfall und kongestive Herzinsuffizienz erhöhen. Das Herzinsuffizienzrisiko steigt durch die Einnahme von Glitazonen so drastisch an, dass die Europäische Arzneimittelagentur im Jahr 2010 den Vertrieb von Rosiglitazon und die französische Arzneimittelbehörde im Jahr 2011 den Vertrieb von Pioglitazon eingestellt hat. Die USA und Großbritannien zogen bald nach und verboten den Vertrieb von Troglitazon, da dieses Medikament bei manchen Patienten zu Leberfunktionsstörungen und Leberversagen führte.

Alpha-Glukosidasehemmer

Diese oral einzunehmenden Medikamente blockieren Ihre Fähigkeit, Kohlenhydrate aus der Nahrung zu verdauen. Normalerweise werden Kohlenhydrate mithilfe verschiedener Enzyme (sogenannter Glukosidasen) verdaut und durch die Darmwände ins Blut aufgenommen. Alpha-Glukosidasehemmer blockieren die Wirkung dieser Enzyme und die Aufnahme von Kohlenhydraten über den Darm. Diese Medikamente sollte man zu den Mahlzeiten einnehmen.

Häufig verschriebene Präparate: Acarbose (Glucobay®)

Nebenwirkungen: Da Alpha-Glukosidasehemmer in Ihre Verdauung eingreifen, können sie Magen-Darm-Probleme wie Blähungen, Durchfall und einen aufgetriebenen Bauch verursachen. Derzeit laufen klinische Studien zur Untersuchung der mit diesen Medikamenten einhergehenden Herz-Kreislauf-Risiken.

Biguanide

Diese Diabetes-Medikamente, von denen in Deutschland nur der Wirkstoff Metformin zugelassen ist, wirken auf viele Körpergewebe: beispielsweise Leber, Darm und Muskeln. Metformin ist die Erstlinientherapie für Patienten mit Typ-2-Diabetes, Prädiabetes, polyzystischem Ovarialsyndrom und Schwangerschaftsdiabetes.

In der Leber hemmt Metformin die Glukoseproduktion, im Darm reduziert es die Glukoseresorption, und in den Muskeln erhöht es die Glukoseaufnahme, was insgesamt dazu führt, dass dieses Medikament (als Monotherapie eingenommen) Ihren HbA1c um bis zu 1,0 % bis 1,5 Prozent senken kann, ohne eine Gewichtszunahme zu bewirken. Zu den interessantesten Eigenschaften von Metformin gehört, dass dieses Arzneimittel wissenschaftlichen Untersuchungen zufolge – vor allem bei stark übergewichtigen Patienten – das Risiko für Herz-Kreislauf-Erkrankungen senken kann. Daher gilt Metformin als sicherste und wirksamste Erstlinientherapie.

Häufig verschriebene Präparate: Glucophage®, MetfoLiquid GeriaSan® (es gibt auch Kombipräparate aus Metformin und anderen oralen Antidiabetika)

Nebenwirkungen: Bauchschmerzen, Übelkeit, Durchfall, Krämpfe, Vitamin B_{12}-Mangel, Laktazidose

Wie kann man die Dosis oraler und injizierbarer Diabetes-Medikamente gefahrlos senken?

Um auf risikofreie Weise die besten Resultate zu erzielen, empfehlen wir Ihnen und Ihrem Arzt eine vorausschauende Strategie bei der Dosissenkung Ihrer oralen Antidiabetika, denn mit zunehmender Insulinempfindlichkeit werden Sie wahrscheinlich sehr bald weniger Medikamente benötigen. Eine Überdosierung kann zu lebensbedrohlichen Hypoglykämien führen, sodass es eigentlich ungefährlicher ist, einen etwas zu hohen Blutzucker zu haben, als öfters in eine Unterzuckerung zu geraten. Hier unsere Empfehlungen zur Dosissenkung Ihrer oralen Antidiabetika:

- Informieren Sie Ihren Arzt gleich zu Beginn des Programms darüber, dass Sie dabei sind, Ihren Lebensstil zu ändern, und dass die Dosis Ihrer oralen Antidiabetika daher jetzt möglicherweise rasch gesenkt werden muss.
- Wenn Ihr Nüchternblutzucker drei bis sieben Tage hintereinander zwischen 80 und 100 mg/dl liegt oder wenn Ihr Blutzucker zu irgendeinem Zeitpunkt unter 80 mg/dl absinkt, rufen Sie Ihren Arzt an und bitten Sie ihn um sofortige Empfehlungen für eine Senkung Ihrer Medikamentendosis.
- Wenn Ihr Nüchternblutzucker konstant über 100 mg/dl liegt, optimieren Sie Ihren Lebensstil weiter und kontaktieren Sie Ihren Arzt, falls Ihr Nüchternblutzucker an drei bis sieben Tagen hintereinander zwischen 80 und 100 mg/dl liegt oder Ihr Blutzucker zu irgendeinem Zeitpunkt unter 80 mg/dl absinkt.

Warum sind Lebensstiländerungen besser als Medikamente?

Eine der wichtigsten Botschaften dieses Buches lautet, dass Ihr Körper ein unglaublich komplexes biologisches System ist – wie ein Puzzle aus unzähligen, ständig sich in Bewegung befindenden Teilen, vielen Wechselbeziehungen und redundanten

Rückkoppelungsmechanismen. Pharmazeutische Medikamente versuchen einige wenige biologische Reaktionen innerhalb dieses enorm komplexen biologischen Systems zu verändern. Das führt zu einem Welleneffekt, der unerwünschte Nebenwirkungen im ganzen Körper verursacht.

Und genau das ist der Grund, warum alle oben aufgeführten Medikamente eine ganze Reihe von Nebenwirkungen haben – denn obwohl die Wissenschaftler zu wissen glauben, wie man „sichere" Arzneimittel entwickelt, wirken viele Medikamente wie außer Kontrolle geratene Züge, die eine Nebenwirkung nach der anderen hervorrufen und letzten Endes Ihre Lebensqualität beeinträchtigen und Ihr Risiko für weitere chronische Erkrankungen erhöhen.

Denken Sie daran, dass eine Verbesserung von Diabetes-Biomarkern in Laboruntersuchungen langfristig *nicht* unbedingt zu einem besseren Gesundheitszustand führt. Lassen Sie sich nicht täuschen: Pharmazeutische Medikamente können zwar vielleicht dazu beitragen, Ihren Blutzucker besser einzustellen, Ihre Insulinausschüttung zu verbessern, Blutdruck und Cholesterinspiegel zu senken und Schmerzen zu lindern; doch eine intensive medikamentöse blutzuckersenkende Therapie kann Ihr Risiko für Herzinsuffizienz, Leberversagen, Niereninsuffizienz oder Schlaganfall und sogar Ihr Sterberisiko erhöhen. Solche Gefahren sollte man nicht auf die leichte Schulter nehmen!

Pharmazeutische Medikamente sind nicht darauf angelegt, die Grundursache von Diabetes, Herz-Kreislauf-Erkrankungen und vielen anderen chronischen Krankheiten zu behandeln. Sie wurden lediglich zur Linderung der Symptome entwickelt, statt etwas gegen die Ursache zu tun, die diesen Erkrankungen zugrunde liegt.

Daher empfehlen wir Ihnen dringend, alle Möglichkeiten zur Änderung Ihres Lebensstils auszuschöpfen, bevor Sie sich für eine Einnahme von Medikamenten entscheiden. Zu den sinnvollen Lebensstiländerungen gehören:

- eine nährstoffdichte, fettarme, vollwertige pflanzliche Ernährung
- die Einnahme verschiedener pflanzlicher Heilmittel (mehr darüber erfahren Sie in Kapitel 10)
- tägliche körperliche Aktivität
- regelmäßiges intermittierendes Fasten
- und möglichst häufiges Ausfüllen von Entscheidungsbäumen

Langfristig können sich Ihr allgemeiner Gesundheitszustand und Ihre Lebensqualität drastisch verbessern, wenn Sie mit weniger oralen und injizierbaren Medikamenten auskommen. Und wer will das nicht?

Literaturangaben zu den über 50 in diesem Kapitel erwähnten wissenschaftlichen Arbeiten finden Sie auf der Webseite www.masteringdiabetes.org/bookinfo

Kapitel 10
Starker Start in den Tag: Das Frühstück

Lieber vernünftig essen als Medikamente schlucken: Adam

Bei Adam wurde mit zwölf Jahren eine Aufmerksamkeitsdefizit-Hyperaktivitätsstörung (ADHS) diagnostiziert, zu deren Behandlung er während seines gesamten Teenageralters Ritalin einnahm. Als Adam auf die High- school kam, stieg er von Ritalin auf Adderall um (Anm. d. Verlags: Ein amphetaminhaltiges Medikament, das in den USA zur Behandlung von ADHS eingesetzt wird) und wurde schon bald süchtig danach. Im Alter von 20 Jahren wurde Adam zum kriminellen Drogenabhängigen: Er kaufte und verkaufte Adderall auf der Straße und ließ sich von mehreren Ärzten behandeln, von denen ihm jeder ohne Wissen der anderen immer mehr Adderall verschrieb.

Als ihm dieses Medikament einmal ausgegangen war, begann er große Mengen Fastfood in sich hineinzustopfen, um sich über sein niedriges Selbstwertgefühl hinwegzutrösten. Mit 29 Jahren wurde er schwer depressiv und begann unter erektiler Dysfunktion zu leiden. Zu dieser Zeit nahm Adam im Durchschnitt 450 mg Adderall pro Tag ein – das Fünfzehnfache der üblichen Tagesdosis von 30 mg. Er fühlte sich hundeelend, seine Selbstachtung war inzwischen auf dem absoluten Nullpunkt angelangt, und im Alter von 30 Jahren wog er bereits 160 Kilo. Sein Aussehen und seine emotionale Verfassung frustrierten ihn, und sein Lebenswille nahm immer mehr ab. Irgendwann versuchte er sich mit einer Überdosis Schmerzmitteln das Leben zu nehmen, wurde auf dem Fußboden seiner Wohnung ohnmächtig und erwachte ein paar Stunden später, umgeben von leeren Fastfood-Verpackungen, Tablettenfläschchen und dem Geruch seines eigenen Erbrochenen. Da griff er zum Telefonhörer, rief seine Eltern an und sagte nur drei Worte: „Ich brauche Hilfe." Die Eltern kamen sofort, retteten ihn aus seiner Wohnung und brachten ihn in eine Entzugsklinik.

Dort stellten die Ärzte bei ihm Bluthochdruck und Typ-2-Diabetes fest: Sein Nüchternblutzucker lag über 300 mg/dl, sein HbA1c über 9,0 %.

Adams Vater Jim erinnerte ihn an eine Veranstaltung, an der sie vor ungefähr einem Jahr teilgenommen hatten und bei der Rip Esselstyn (der Erfinder der „Engine 2 Diet“) erklärt hatte, wie man die in den westlichen Industrienationen so verbreiteten chronischen Erkrankungen durch eine vollwertige pflanzliche Ernährung heilen kann. Das motivierte Adam: Er begann sich auf die gleiche Weise zu ernähren, und innerhalb von sechs Monaten sank sein Nüchternblutzucker von über 300 mg/dl auf 60 bis 70 mg/dl. Ein Jahr später brauchte er keine Medikamente gegen Typ-2-Diabetes, Bluthochdruck, Schlaflosigkeit, ADHS, Depressionen und Stimmungsschwankungen mehr. Warum war Adam der Umstieg auf eine fettarme, vollwertige pflanzliche Ernährung so leicht gefallen? Weil er sich dabei auf einfache Mahlzeiten mit nur wenigen Zutaten beschränkte.

Trotzdem empfand er diese Umstellung anfangs als unbequem. Doch er lernte, auch Unannehmlichkeiten durchzustehen und sich dadurch nicht aus dem Konzept bringen zu lassen; und bald schon war es für ihn unvorstellbar, sich weiterhin so zu ernähren wie die meisten Amerikaner. Adam überließ nichts dem Zufall und plante selbst seine einfachen Mahlzeiten genau voraus. „Vorbereitung ist noch wichtiger als Motivation“, lautete sein Mantra, das er sich immer wieder vorsagte, um seinem Drang nach impulsivem Verhalten zu widerstehen.

Adam sagt auch oft: „Wenn man sein Leben von Grund auf verändern will, fängt man dabei am besten mit Messer und Gabel an“ – und mit dieser Devise hat er immerhin 85 Kilo (mehr als die Hälfte seines Körpergewichts) abgenommen und Typ-2-Diabetes, Bluthochdruck, erektile Dysfunktion, Schlafstörungen und Depressionen überwunden. Inzwischen hat Adam es sich zur Lebensaufgabe gemacht, anderen Menschen bei der Veränderung ihres Lebens mithilfe der Nie-wieder-Diabetes-Methode zu helfen, und wirkt als einflussreicher Gesundheitscoach beim Total Health Immersion Program of Whole Foods Market und beim Nie-wieder-Diabetes--Coachingprogramm mit. Er hat Tausenden von Menschen bei der Überwindung verschiedener chronischer Erkrankungen geholfen, indem er ihnen das Wissen, das Engagement und das Selbstvertrauen vermittelte, das man braucht, um eine solche Herausforderung mit Bravour zu bestehen.

Wahrscheinlich haben Sie auch schon gehört, dass das Frühstück die wichtigste Mahlzeit des Tages ist. In Wirklichkeit ist natürlich jede Mahlzeit wichtig, und zwar aus verschiedenen Gründen. Doch das Frühstück ist die *erste* Tagesmahlzeit und spielt somit eine besonders wichtige Rolle, weil man damit die richtigen Voraussetzungen für eine hervorragende Blutzuckereinstellung für den Rest des Tages schaffen kann. Die Lebensmittel, die Sie zum Frühstück essen, sollen Ihren Muskeln und Ihrem Gehirn die Energie verleihen, die sie für eine optimale Leistungsfähigkeit brauchen. Kohlenhydratreiche, vollwertige Nahrungsmittel eignen sich am besten dazu, Ihre körperliche und geistige Ausdauer zu optimieren, weil sie äußerst nährstoffdicht sind und leicht verwertbare Energie enthalten. Vor allem, wenn Sie morgens gerne Sport treiben (oder damit anfangen möchten), sollten Sie sich zum Frühstück eine große Portion naturbelassener kohlenhydratreicher Lebensmittel gönnen. Das ist eine sehr einfache Methode, um Ihr morgendliches Training mit Schwung und Energie durchzuhalten.

Viele Menschen essen zum Frühstück jede Menge *raffinierter* Kohlenhydrate: Brot, Müsli und verarbeitete Getreideprodukte wie beispielsweise Instant-Haferflocken oder Grütze. Wie Sie bereits in Kapitel 6 erfahren haben, können diese raffinierten Kohlenhydrate unerwünschte Blutzuckerschwankungen verursachen, vor allem bei gleichbleibend hohem Fettgehalt der Ernährung. In diesem Kapitel erfahren Sie, wie Sie solche Lebensmittel durch andere Optionen ersetzen können, die Ihre Insulinempfindlichkeit schlagartig erhöhen und Ihnen das Gefühl geben werden, jede Menge Energie zu haben.

Selbsttest: Wie stark ist Ihre Insulinresistenz?

Um herauszufinden, wie Ihr ideales Frühstück aussehen sollte, müssen Sie sich zunächst einmal über Ihre derzeitige Insulinresistenz klar werden. Der beste Einstieg dazu ist der unten stehende Selbsttest. Kreuzen Sie bei jeder Frage die zutreffendste Antwort an und errechnen Sie dann Ihre Gesamtpunktzahl.

Wie viel Übergewicht haben Sie Ihrer Meinung nach?

- ❑ Ich bin untergewichtig oder habe mein Idealgewicht = 0 Punkte
- ❑ Ich habe 1–10 Pfund Übergewicht = 5 Punkte
- ❑ Ich habe 10–30 Pfund Übergewicht = 10 Punkte
- ❑ Ich habe 30–50 Pfund Übergewicht = 15 Punkte
- ❑ Ich habe 50–100 Pfund Übergewicht = 20 Punkte
- ❑ Ich habe über 100 Pfund Übergewicht = 25 Punkte

Wie viele Minuten körperliche Aktivität mittlerer oder hoher Intensität praktizieren Sie pro Woche?

Ein körperliches Training mittlerer Intensität erhöht Ihre Herzfrequenz erheblich, ist vom Anstrengungsgrad her mittelschwer und lässt sich mindestens 30 Minuten am Stück durchhalten. Auch hoch intensives Training erhöht Ihre Herzfrequenz sehr stark, ist aber extrem anstrengend und kann nur in Intervallen von 1–5 Minuten praktiziert werden.

- ❑ Ich treibe gar keinen Sport = 25 Punkte
- ❑ Ich praktiziere 1–30 Minuten pro Woche ein körperliches Training mittlerer oder hoher Intensität = 20 Punkte
- ❑ Ich praktiziere 30–60 Minuten pro Woche ein körperliches Training mittlerer oder hoher Intensität = 15 Punkte
- ❑ Ich praktiziere 1–1,5 Stunden pro Woche ein körperliches Training mittlerer oder hoher Intensität = 10 Punkte
- ❑ Ich praktiziere 1,5–3 Stunden pro Woche ein körperliches Training mittlerer oder hoher Intensität = 5 Punkte
- ❑ Ich praktiziere mindestens 3 Stunden pro Woche ein körperliches Training mittlerer oder hoher Intensität = 0 Punkte

Wie viele Portionen Öl und andere fettreiche pflanzliche Lebensmittel nehmen Sie im Rahmen Ihrer jetzigen Ernährung im Durchschnitt pro Tag zu sich?

Eine Portion besteht aus ungefähr 1 Esslöffel Öl jeglicher Art, einer halben Avocado, 45 g Nüssen oder Samen, 1 Esslöffel Nuss- oder Samenbutter, 80 g Kokosnussfleisch oder 5 mittelgroßen Oliven.

- ❑ Meine jetzige Ernährung enthält 0 Portionen Öl und fettreiche pflanzliche Nahrungsmittel pro Tag = 0 Punkte
- ❑ Meine jetzige Ernährung enthält 1 Portion Öl und fettreiche pflanzliche Nahrungsmittel pro Tag = 5 Punkte
- ❑ Meine jetzige Ernährung enthält 2 Portionen Öl und fettreiche pflanzliche Nahrungsmittel pro Tag = 10 Punkte
- ❑ Meine jetzige Ernährung enthält 3 Portionen Öl und fettreiche pflanzliche Nahrungsmittel pro Tag = 15 Punkte
- ❑ Meine jetzige Ernährung enthält 4 Portionen Öl und fettreiche pflanzliche Nahrungsmittel pro Tag = 20 Punkte
- ❑ Meine jetzige Ernährung enthält 5 oder mehr Portionen Öl und fettreiche pflanzliche Nahrungsmittel pro Tag = 25 Punkte

Wie viele Portionen raffinierter kohlenhydrathaltiger Lebensmittel nehmen Sie im Rahmen Ihrer jetzigen Ernährung im Durchschnitt pro Tag zu sich?

1 Portion besteht aus ungefähr 1 Scheibe Brot, 1½ Tassen verarbeiteten Getreideprodukten oder Frühstücksflocken, 5 Kräckern, 2 Keksen oder 1 Tasse handelsüblicher Nudeln.

- ❑ Ich esse keine raffinierten kohlenhydrathaltigen Nahrungsmittel! = 0 Punkte
- ❑ Meine jetzige Ernährung enthält 1 Portion raffinierte kohlenhydrathaltige Nahrungsmittel pro Tag = 5 Punkte
- ❑ Meine jetzige Ernährung enthält 2 Portionen raffinierte kohlenhydrathaltige Nahrungsmittel pro Tag = 10 Punkte
- ❑ Meine jetzige Ernährung enthält 3 Portionen raffinierte kohlenhydrathaltige Nahrungsmittel pro Tag = 15 Punkte
- ❑ Meine jetzige Ernährung enthält 4 Portionen raffinierte kohlenhydrathaltige Nahrungsmittel pro Tag = 20 Punkte
- ❑ Meine jetzige Ernährung enthält 5 oder mehr Portionen raffinierte kohlenhydrathaltige Nahrungsmittel pro Tag = 25 Punkte

Wie viele Portionen rotes Fleisch, Huhn, Fisch, Meeresfrüchte und Eier nehmen Sie im Rahmen Ihrer jetzigen Ernährung im Durchschnitt pro Tag zu sich?

1 Portion entspricht in etwa 120 g rotem Fleisch, 120 g Hühnerfleisch, 90 g Fisch, 90 g Meeresfrüchten oder 1 Ei.

- ❑ Ich esse kein rotes Fleisch, kein Huhn, keinen Fisch, keine Meeresfrüchte und keine Eier! = 0 Punkte
- ❑ Meine jetzige Ernährung enthält 1 Portion rotes Fleisch, Huhn, Fisch, Meeresfrüchte und Eier pro Tag = 5 Punkte
- ❑ Meine jetzige Ernährung enthält 2 Portionen rotes Fleisch, Huhn, Fisch, Meeresfrüchte und Eier pro Tag = 10 Punkte
- ❑ Meine jetzige Ernährung enthält 3 Portionen rotes Fleisch, Huhn, Fisch, Meeresfrüchte und Eier pro Tag = 15 Punkte
- ❑ Meine jetzige Ernährung enthält 4 Portionen rotes Fleisch, Huhn, Fisch, Meeresfrüchte und Eier pro Tag = 20 Punkte
- ❑ Meine jetzige Ernährung enthält 5 oder mehr Portionen rotes Fleisch, Huhn, Fisch, Meeresfrüchte und Eier pro Tag = 25 Punkte

Wie viele Portionen Milchprodukte nehmen Sie im Rahmen Ihrer jetzigen Ernährung im Durchschnitt pro Tag zu sich?

1 Portion entspricht ungefähr 1 Glas Milch, 1 Scheibe Käse, 1 Esslöffel Butter oder ½ Becher Eiscreme.

- ❑ Ich esse keine Milchprodukte! = 0 Punkte
- ❑ Meine jetzige Ernährung enthält 1 Portion Milchprodukte pro Tag = 5 Punkte
- ❑ Meine jetzige Ernährung enthält 2 Portionen Milchprodukte pro Tag = 10 Punkte
- ❑ Meine jetzige Ernährung enthält 3 Portionen Milchprodukte pro Tag = 15 Punkte
- ❑ Meine jetzige Ernährung enthält 4 Portionen Milchprodukte pro Tag = 20 Punkte
- ❑ Meine jetzige Ernährung enthält 5 Portionen Milchprodukte pro Tag = 25 Punkte

Um zu bestimmen, welche der beiden unten stehenden Frühstücksstrategien sich am besten für Sie eignet, berechnen Sie Ihre Gesamtpunktzahl, indem Sie die Punkte, die Sie bei jeder Frage erzielt haben, zusammenzählen und sich dann einfach an die Anleitungen in der unten stehenden Tabelle halten:

Ihre Punktzahl	Ihre derzeitige Insulinresistenz	Wie sollten Sie in die Nie-wieder-Diabetes-Methode einsteigen?
0–20	gering	Mit Frühstücksoption 1 beginnen
25–45	mittelstark	Etwa 1 Woche lang Frühstücksoption 2 essen und dann auf Frühstücksoption 1 umsteigen
50–70	stark	Etwa 2 Wochen lang Frühstücksoption 2 essen und dann auf Frühstücksoption 1 umsteigen
75+	sehr stark	Etwa 4 Wochen lang Frühstücksoption 2 essen und dann auf Frühstücksoption 1 umsteigen

Ideales Frühstück Option Nr. 1: Obstschale mit gemahlenen Chia- oder Leinsamen

Einer der besten Starts in den Morgen ist eine reichliche Portion frisches Obst: Es versorgt Ihren Körper mit leicht verwertbarer Kohlenhydratenergie, die stundenlang anhält und Ihrem Gehirn genau den Brennstoff bietet, den es braucht: Glukose.

Wie Sie bereits in Kapitel 6 erfahren haben, braucht Ihr Körper für die Verstoffwechselung kohlenhydratreicher vollwertiger Nahrungsmittel *nur dann* viel Insulin, wenn Ihre Ernährung insgesamt viel Fett enthält – vor allem bei einem hohen Anteil an gesättigten Fetten. Denken Sie daran, dass Ihre Fähigkeit, kohlenhydratreiche Lebensmittel zu verstoffwechseln, sofort abnimmt, wenn Sie sich fettreich ernähren. Wenn Sie morgens eine fettarme Mahlzeit mit viel Obst zu sich nehmen, ist das ein guter Ersatz für fett- und eiweißreiche Lebensmittel. Frisches Obst enthält ein breites Spektrum an Makronährstoffen (Kohlenhydraten, Fett und Eiweiß) und Mikronährstoffen (Vitaminen, Antioxidanzien, Wasser, Mineral-, Ballast- und sekundären Pflanzenstoffen). Diese vielen Mikronährstoffe erhöhen die Nährstoffdichte einer obstreichen Mahlzeit und tragen dazu bei, einen schnellen Blutzuckeranstieg zu verhindern.

Süßungsmittel wie Haushaltszucker, fruktosereicher Maissirup und Agavendicksaft dagegen führen viel eher zu Blutzuckerspitzen, weil sie Zucker in stark konzentrierter Form ohne schützende Nährstoffe wie Vitamine, Antioxidanzien, Wasser, Mineral-, Ballast- und sekundäre Pflanzenstoffe enthalten. Beim Verzehr von Lebensmitteln, denen diese raffinierten Zucker zugesetzt wurden, kann Ihr Blutzuckerspiegel in die Höhe schnellen, weil die darin enthaltene Glukose nicht durch Ballaststoffe und andere wertvolle Mikronährstoffe ausgeglichen wird, die Sie vor einem Blutzuckeranstieg schützen.

Uns ist bewusst, wie schwierig es sein kann, sich den jahrelangen weitgehenden Verzicht auf Obst wieder abzutrainieren. Wenn Sie sich also damit schwertun, morgens als Erstes eine Obstschale zu essen, dann atmen Sie einmal tief durch und denken Sie an die Tausenden anderen Patienten, die ihre Ernährung auf diese Weise erfolgreich umgestellt haben. Die meisten unserer Klienten sind angenehm überrascht, wenn sie feststellen, dass der Verzehr eines kohlenhydratreichen Frühstücks mit Obst keine Blutzuckerspitzen verursacht, selbst nachdem sie jahrelang einen großen Bogen um Obst gemacht haben. Wenn Sie innerlich bereit sind, ein Frühstück mit viel Obst zu sich zu nehmen, tun Sie dies sieben Tage hintereinander und dokumentieren Sie alle Veränderungen Ihres Blutzuckerspiegels in den ersten ein bis drei Stunden nach dem Frühstück.

Geben Sie folgende frische Zutaten in Ihre Obstschale

- 3 bis 4 Portionen Obst (oder mehr, falls Sie körperlich sehr aktiv sind). Eine Portion Obst besteht aus einer der folgenden Optionen:
  1 ganze Frucht (Banane, Apfel, Orange, Birne, Mango usw.)
  160 g Beeren (Erdbeeren, Blaubeeren, Brombeeren, usw.)
  160 g Weintrauben
  160 g kleine Früchte (Feigen, Kumquats usw.)
- 1 Esslöffel frisch gemahlene Chiasamen oder 1 Esslöffel frisch gemahlene Leinsamen
- Bestreuen Sie Ihre Obstschale mit Gewürzen wie Zimt, Nelken, Muskat, Kardamom oder Kreuzkümmel, um ihr Aroma und ihre antioxidative Wirkung zu verstärken.

Die Bedeutung von glykämischem Index und glykämischer Last

Der glykämische Index (GI) misst, wie schnell ein Lebensmittel Ihren Blutzuckerspiegel erhöht. Es gibt Lebensmittel mit niedrigem GI (höchstens 55), mittlerem GI (56–69) und hohem GI (70–100). Das Lebensmittel mit dem höchsten GI (100) ist reiner Traubenzucker (Glukose). Der glykämische Index eines Lebensmittels variiert je nach der Temperatur, in der man es isst, der Kochmethode, dem Reifegrad und der Sorte (zum Beispiel Süßkartoffel versus weiße Kartoffel).

Bis zu einem gewissen Grad ist der GI für Sie schon ein hilfreiches Kriterium, da der Verzehr grüner Nahrungsmittel mit besonders niedrigem GI aus unserem Ampelsystem (grünem Blattgemüse, grünem Salat, nicht-stärkereichem Gemüse und Hülsenfrüchten) zur Vermeidung von Blutzuckerspitzen beiträgt und Ihr Blutzuckerprofil den ganzen Tag über stabiler hält. Wenn Sie größere Mengen eines Nahrungsmittels mit höherem GI wie beispielsweise Ananas essen, könnte das zu einem stärkeren Blutzuckeranstieg führen als der Verzehr eines Lebensmittels wie beispielsweise Blaubeeren. Dieses Wissen ist während der Umstellungsphase auf unser Programm sehr hilfreich, vor allem, wenn Sie beim Einstieg in das Programm unter einer hohen oder sehr hohen Insulinresistenz leiden; und es kann Ihnen auch als gute Orientierungshilfe dienen, wenn Sie Bolusinsulin verwenden und Ihre Insulindosierungsstrategie dementsprechend anpassen möchten.

Doch trotz seines Nutzens in solchen Situationen kann der GI auch irreführend sein, da er die Nährstoffdichte der Lebensmittel nicht berücksichtigt. Beispielsweise hat ein Snickers-Riegel einen GI von 43 und Erdnussbutter einen GI von 33 – also beide ziemlich niedrig. Doch wie Sie inzwischen wissen, erhöhen beide Lebensmittel Ihre Insulinresistenz und führen beim nächsten Versuch, kohlenhydratreiche Lebensmittel zu essen, zu einem Blutzuckeranstieg nach der Mahlzeit.

Obwohl alle grünen Lebensmittel aus unserem Ampelsystem einen niedrigen oder mittleren glykämischen Index haben (außer Wassermelone mit einem GI von 72), empfehlen wir Ihnen, den GI außer Acht zu lassen. Denn es gibt eine ganze Reihe von Kriterien, die der glykämische Index nicht berücksichtigt:

- Menge oder Art der Makronährstoffe Ihrer Lebensmittel
- andere Nahrungsmittel, die Sie im Rahmen derselben Mahlzeit zu sich nehmen
- die Nährstoffdichte Ihrer Lebensmittel

- den Status Ihrer Darmflora
- und den Grad Ihrer Insulinsensitivität.

Aus all diesen Gründen ist der glykämische Index für Sie nicht sehr hilfreich. Die glykämische Last (GL) beruht auf dem glykämischen Index, berücksichtigt aber auch den Gesamtkohlenhydratgehalt eines Lebensmittels. Je mehr Kohlenhydrate Sie essen, desto höher ist die GL. Es gibt Lebensmittel mit niedriger GL (1–10), mittlerer GL (11–19) und hoher GL (20+).
Doch auch die GL kann irreführend sein. Zum Beispiel hat eine Banane einen niedrigen GI von 47. Wenn Sie zwei mittelgroße Bananen essen würden, wäre die GL mit 29 hoch. Wenn Sie dagegen nur eine Banane äßen, wäre die GL mit 15 mittelhoch. Leider ist die GL ein mit Fehlern und Schwächen behaftetes System, das Ihre Insulinsensitivität und Ihre Verträglichkeit gegenüber kohlenhydratreichen Mahlzeiten nicht berücksichtigt.
Beide glykämischen Bewertungssysteme sind unvollständig und liefern Ihnen nur dann hilfreiche Informationen, wenn Sie insulinresistent sind. Mit zunehmender Insulinempfindlichkeit werden der glykämische Index und die glykämische Last für Sie eher irrelevant. Also wählen Sie Ihre Nahrungsmittel nicht nach ihrem glykämischen Index oder ihrer glykämischen Last aus, sondern essen Sie grüne Nahrungsmittel aus unserem Ampelsystem wie beispielsweise grünes Blattgemüse, grünen Salat, nicht-stärkereiches Gemüse und Hülsenfrüchte: Sie liefern jede Menge Energie aus naturbelassenen kohlenhydratreichen Lebensmitteln und haben eine hohe Nährstoffdichte.

Ideales Frühstück Option Nr. 2: Achten Sie auf die Nährstoffdichte und auf einen hohen Ballaststoffgehalt!

Wenn Sie bei Ihrem Start in unser Programm unter einer mittleren, hohen oder sehr hohen Insulinresistenz leiden, sollten Sie darauf achten, wie viele grüne Nahrungsmittel aus unserem Ampelsystem Sie täglich zu sich nehmen: Je mehr Sie von diesen Lebensmitteln essen, desto höher ist der Gehalt an Ballaststoffen, die dazu beitragen, die Aufnahme von Glukose ins Blut zu verlangsamen, was wiederum unerwünschten Blutzuckerspitzen vorbeugt. Hier unsere Tipps für ein Frühstück mit optimalem Ballaststoffgehalt und optimaler Nährstoffdichte:

Essen Sie Obst in Kombination mit grünem Blattgemüse, grünem Salat und/oder nicht-stärkereichem Gemüse. Wenn Sie unter einer stärkeren Insulinresistenz leiden, sollten Sie Lebensmittel essen, die die Aufnahme von Glukose ins Blut verlangsamen, aber trotzdem Ihren Kalorienbedarf decken. Das können Sie durch den Verzehr von 3 bis 4+ Portionen Obst mit hohem Anteil an grünem Salat und Blattgemüse (Kopfsalat, Spinat, Grünkohl, Rucola usw.) oder nicht-stärkereichem Gemüse (Gurke, Sellerie, Zucchini usw.) erreichen. Eine vollständige Liste von grünen Salat- und Blattgemüsearten und nicht-stärkereichem Gemüse finden Sie in Anhang B dieses Buches.

Essen Sie naturbelassenes Getreide in Kombination mit Obst. Eine Obstschale mit intaktem Vollkorngetreide ist eine weitere gute Frühstücksoption. Ein solches Frühstück besteht aus naturbelassenem Vollkorngetreide wie Quinoa, Wildreis oder Hirse als Basis, gekrönt von Früchten (beispielsweise Beeren, Äpfeln, Pfirsichen oder Birnen). Wir haben festgestellt, dass Haferflocken bei Patienten mit mittlerer, hoher oder sehr hoher Insulinresistenz zu unerwünschten Blutzuckeranstiegen führen können. Intaktes Vollkorngetreide dagegen verzögert das Tempo, mit dem Glukose ins Blut gelangt, was Patienten mit hoher Insulinresistenz vor unerwünschten Blutzuckeranstiegen schützt.

Reichern Sie Ihr Frühstück mit Bohnen, Linsen und Erbsen an. Hülsenfrüchte eignen sich hervorragend als Frühstück, vor allem, wenn Sie beim Einstieg in dieses Programm sehr insulinresistent sind. Denn Hülsenfrüchte haben einen hohen Gehalt an resistenter Stärke, die dazu beiträgt, unerwünschten Blutzuckerspitzen vorzubeugen. Außerdem haben Bohnen, Linsen und Erbsen einen etwas höheren Eiweißgehalt als andere grüne Nahrungsmittel aus unserem Ampelsystem, sodass Sie danach wahrscheinlich über einen längeren Zeitraum satt bleiben werden. Und nicht zuletzt zeichnen Hülsenfrüchte sich durch eine ungeheure Nährstoffdichte aus. Sie tragen nicht nur dazu bei, Ihren Blutzuckerspiegel nach der Mahlzeit flach zu halten, sondern wirken auch einem Blutzuckeranstieg bei der nächsten Mahlzeit entgegen. Dieser „Effekt der zweiten Mahlzeit“ wurde schon von vielen Wissenschaftlern beobachtet und rührt daher, dass „gute“ Darmbakterien kurzkettige Fettsäuren ins Blut abgeben, sodass Ihre Blutzuckerwerte nach der Mahlzeit kaum ansteigen. Die Aufnahme von Hülsenfrüchten in Ihr Frühstück ist also eine hervorragende Möglichkeit, Ihren Blutzuckerspiegel gleich zu Beginn des Tages stundenlang gut einzustellen.

Runden Sie Ihr Frühstück mit frisch gemahlenen Chia- oder Leinsamen und Gewürzen ab. Wir empfehlen Ihnen, zu jeder der beiden oben beschriebenen Frühstücksoptionen 1 Esslöffel frisch gemahlene Leinsamen oder Chiasamen hinzuzufügen, um sicherzugehen, dass Sie Ihrem Körper jeden Tag genügend essenzielle Fettsäuren zuführen. Auch Gewürze wie Zimt, Nelken, Muskat, Kardamom oder Kreuzkümmel können das Aroma und die antioxidative Wirkung Ihres Frühstücks verbessern.

Reichern Sie Ihr Frühstück mit Heilpflanzen an

Außer „grünen" Lebensmitteln gibt es auch noch Heilpflanzen mit messbarer blutzuckersenkender und insulinimitierender Wirkung. Wenn Sie solche Pflanzen in Ihren täglichen Speisezettel aufnehmen, kann sich das sehr positiv auf Ihre Blutzuckereinstellung auswirken; außerdem besitzen diese Pflanzen eine starke antioxidative, blutfettsenkende Wirkung. Zu den bekanntesten Pflanzen bzw. pflanzlichen Substanzen, die den Blutzucker senken, gehören Gurmar *(Gymnema sylvestre)*, Bittergurke, Berberin, Sanddorn, Bockshornklee und Amla.

Amla (auch unter dem Namen Indische Stachelbeere bekannt) ist eine ganz besonders wirksame Heilpflanze, die wir in unser Diabetes-im Griff-Programm aufgenommen haben. Sie ist das Nahrungsmittel mit dem höchsten Antioxidanziengehalt der Welt und verfügt über das 75-Fache der antioxidativen Wirkung von Gojibeeren, das 50-Fache der antioxidativen Wirkung von Blaubeeren und hat eine doppelt so starke antioxidative Wirkung wie frische Kurkuma. Wie man inzwischen weiß, senkt Amla Blutzucker, Cholesterin und Blutdruck wirksamer als manche pharmazeutischen Medikamente: Diese Pflanze gilt als Nahrungsmittel mit der stärksten cholesterinsenkenden Wirkung und eines der wirksamsten antidiabetischen Nahrungsmittel der Welt.

In einer Studie aus dem Jahr 2011 verglichen Wissenschaftler die Auswirkung des Verzehrs von 1, 2 oder 3 g Amlapulver pro Tag auf den Blutzucker- und Cholesterinspiegel mit der Einnahme von Glimepirid, einem häufig verschriebenen Diabetes-Medikament. Sie untersuchten die Wirkung von täglich eingenommenem Amlapulver und Glimepirid bei Menschen mit und ohne Typ-2-Diabetes. Im Vergleich zu den Ausgangswerten führte der tägliche Verzehr von Amla-Fruchtpulver bei allen Probanden nach 21 Tagen zu einer signifikanten Senkung der Blutzuckerwerte.

Alle Dosen reduzierten die Blutzuckerwerte signifikant – und die Einnahme von nur 1 g Amla pro Tag war ebenso wirksam wie Glimepirid. Sowohl die Nüchtern- als auch die postprandialen Blutzuckerwerte (d. h. der Blutzucker nach der Mahlzeit) nahmen innerhalb von drei Wochen signifikant ab.

Außerdem stellten die Wissenschaftler eine signifikante Abnahme der Gesamtcholesterin- und Triglyzeridwerte bei Probanden mit und ohne Typ-2-Diabetes fest, die entweder 2 oder 3 g pro Tag von dem Pulver einnahmen. Das LDL-Cholesterin nahm innerhalb von drei Wochen um über 40 Prozent ab, die Triglyzeridwerte sanken um über 45 Prozent, und der HDL-Cholesterinspiegel stieg um über 25 Prozent an.

Im Jahr 2012 verglichen Forscher in Indien die Wirkung einer 500-mg-Kapsel Amla täglich mit 20 mg Simvastatin, einem der wichtigsten Statine. Sie untersuchten die Wirkung von Amla und Simvastatin bei 60 Patienten mit einem Gesamtcholesterin von über 240 mg/dl und einem LDL-Cholesterin von über 130 mg/dl. 40 der 60 Patienten erhielten eine 500-mg-Kapsel mit reinem Amlapulver; die übrigen 20 Patienten wurden mit 20 mg Simvastatin behandelt. Alle Patienten wurden sechs Wochen lang nachbeobachtet, um die Wirkung der beiden Therapien auf ihre Blutfettwerte und ihren Blutdruck zu ermitteln. Das Fazit: Amla senkte das Gesamtcholesterin und das LDL-Cholesterin und erhöhte das HDL-Cholesterin ebenso wirksam wie Simvastatin. In der Senkung des VLDL-Cholesterins und der Triglyzeride war Simvastatin wirksamer als Amla.

In Anbetracht der Tatsache, dass Statine Ihr Risiko für einen Typ-2-Diabetes erhöhen, ist die Suche nach natürlichen Alternativen zu Statinen eine sehr gute und nachhaltige Entscheidung. Laut einer 2010 im *Lancet* erschienenen Metaanalyse, die 14 klinische Studien mit über 91.000 Probanden auswertete, erhöht die Einnahme von Statinen zur Senkung des Cholesterinspiegels das Typ-2-Diabetes-Risiko um zirka 9 Prozent. In einer weiteren, 2011 in *JAMA: The Journal of the American Medical Association* veröffentlichten Metaanalyse, an der über 32.000 Personen teilnahmen, erhöhte die Einnahme von Statinen das Risiko für die Entstehung eines Typ-2-Diabetes sogar um zirka 12 Prozent.

Da rohes Amla sehr bitter schmeckt, haben wir einen Tee namens *Amla Green* mit extrem hohem Gehalt an Antioxidanzien kreiert, der Tausenden von Menschen bei der Verbesserung ihrer Stoffwechselsituation geholfen hat. Wenn Sie *Amla Green* in Ihre tägliche Ernährung aufnehmen möchten, sollten Sie wissen, dass wir bei Menschen, die zusätzlich zu einer fettarmen, pflanzlichen Vollwerternährung täglich ein bis zwei Gläser von diesem Tee trinken, hervorragende Ergebnisse beobachtet haben. Nähere Informationen finden Sie unter www.amlagreen.com

Was ist mit Gluten?

In den letzten 20 Jahren ist das Wort *Gluten* aufgrund der Zöliakie (einer Autoimmunerkrankung, die bei Menschen mit genetisch bedingter Glutenunverträglichkeit schwere Magen-Darm-Probleme verursacht) in unseren Sprachgebrauch eingegangen. Rund einer von 100 Menschen (1 Prozent) leidet unter Zöliakie; rund einer von 1000 Menschen (0,1 Prozent) könnte an einer Erkrankung leiden, die man als Nicht-Zöliakie-Glutensensitivität (englisch: *non-celiac gluten sensitivity* = NCGS) bezeichnet: einer leichten Glutenunverträglichkeit, die jedoch nicht auf einer Autoimmunreaktion beruht.

Inzwischen erkennt die Wissenschaft Zusammenhänge zwischen Glutenunverträglichkeit und Betazellzerstörung bei Typ-1-Diabetes. Die Auskleidung Ihres Dünndarms besteht aus einer einzelligen Schicht, die man als *Darmschleimhaut* oder *Darmepithel* bezeichnet. Diese Zellen haben die Aufgabe, vollständig verdaute Nährstoffe aufzunehmen und ins Blut abzugeben, damit sie zur Verwendung

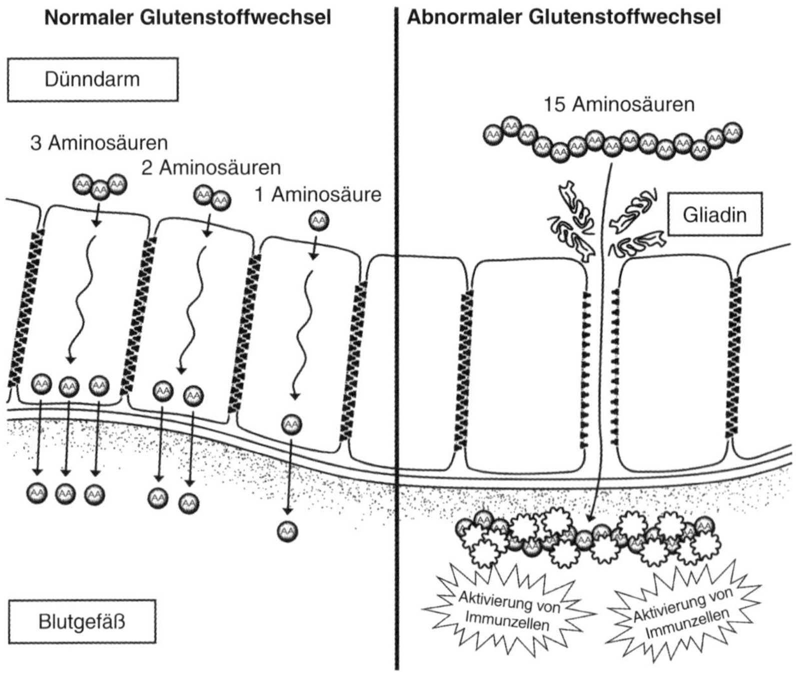

Ihre Darmschleimhaut ist darauf ausgelegt, Aminosäureketten zu resorbieren, die entweder aus einer, zwei oder drei Aminosäuren bestehen. Bei Menschen, die empfindlich auf Gluten reagieren, kann die Gliadinfraktion des Glutens die Darmschleimhautzellen reizen, was wiederum dazu führen kann, dass die „Tight Junctions" auseinanderreißen. Dann können große Eiweißfragmente in Ihr Blut gelangen und eine Immunreaktion auslösen.

oder Speicherung in ihre jeweiligen Zielgewebe transportiert werden können. Ihre Darmepithelzellen bilden eine Schutzbarriere und sind durch bestimmte Eiweiße, die sogenannten Tight Junctions (im Deutschen oft auch als „Schlussleisten" bezeichnet), miteinander verbunden. Sie können sich diese Tight Junctions wie eine Art Zellklebstoff vorstellen, der Ihre Darmepithelzellen fest miteinander verbindet, damit keine Nährstoffe in Ihr Blut gelangen können, ohne zuerst diese Epithelbarriere zu passieren.

Gluten ist ein Oberbegriff für eine Gruppe von Eiweißen, zu denen unter anderem *Gliadin* und *Glutenin* gehören und die in Weizen, Gerste und Roggen vorkommen. Bei Menschen mit genetischer Veranlagung für Autoimmunerkrankungen kann die Gliadinfraktion des Glutens eine ganze Reihe von Reaktionen auslösen, die schließlich zum Abbau dieser so wichtigen Tight Junctions führen, wodurch mikroskopisch kleine Löcher zwischen Ihren Darmschleimhautzellen entstehen. Dann kann Eiweiß aus dem Speisebrei in Ihr Blut gelangen, bevor es vollständig verdaut ist. Ihre Blutzellen erkennen diese Eiweißfragmente als nicht-menschlich (oder körperfremd), was Ihr

Immunsystem wiederum dazu veranlasst, Antikörper dagegen zu bilden, die diese Fragmente zerstören.

Wie Sie bereits in Kapitel 5 erfahren haben, ist *molekulare Mimikry* eine hinterhältige Taktik, die Bakterien und Viren anwenden, um nicht vom menschlichen Immunsystem erkannt zu werden. Wenn Ihr Darm undicht wird und Tausende mikroskopisch kleiner Löcher in der Darmschleimhaut entstehen, können unverdaute Nahrungseiweiße Ihr Immunsystem durcheinanderbringen, sodass es dann irrtümlicherweise auch ähnliche Eiweiße auf menschlichen Zelloberflächen angreift. Bei manchen Menschen löst die Gliadinfraktion des Glutens eine Autoimmunreaktion aus, die zur Zerstörung der insulinproduzierenden Betazellen in der Bauchspeicheldrüse führen kann.

Wenn Ihre Darmschleimhautbarriere nicht mehr intakt ist, gelangen bei jeder Nahrungsaufnahme halbverdaute Eiweiße ins Blut. Das führt zu einem chronischen Entzündungszustand, der entweder Ihr Risiko für die Entstehung einer Autoimmunerkrankung erhöht oder eine bereits bestehende Autoimmunkrankheit verschlimmert. Forscher haben festgestellt, dass bei vielen Typ-1-Diabetikern auch die Darmfunktion gestört ist, was darauf hindeutet, dass eine undichte Darmbarriere tatsächlich eine *Voraussetzung* für die Entstehung von Typ-1-Diabetes sein könne. Die Grafik auf der nächsten Seite vermittelt Ihnen ein besseres Verständnis der Wechselwirkung zwischen Gliadin und den Tight Junctions, die Ihre Darmschleimhautzellen zusammenhalten.

Durch vermehrten Verzehr von frischem Obst, stärkereichem und nicht-stärkereichem Gemüse, Hülsenfrüchten und naturbelassenem, glutenfreiem Vollkorngetreide wie Hafergrütze, Quinoa oder Hirse sind glutenbedingte Entzündungen bei vielen unserer Klienten zurückgegangen, sodass sie jetzt längst nicht mehr so stark unter Blähungen, Durchfällen, Gehirnnebel und Bauchschmerzen leiden, die normalerweise durch eine Glutenempfindlichkeit verursacht werden.

Als einfaches Experiment, um herauszufinden, wie Gluten auf Ihren Körper wirkt, können Sie eine Eliminationsdiät durchführen. Streichen Sie zunächst 30 Tage lang sämtliche Weizen-, Gersten-, Roggen- und Dinkelprodukte aus Ihrer Ernährung und essen Sie stattdessen mehr frisches Obst, stärkereiches Gemüse und Hülsenfrüchte. Nach diesen 30 Tagen nehmen Sie eine einzelne Portion Weizen, Gerste, Roggen oder Dinkel zu sich und beobachten Ihre Symptome im Verlauf der nächsten 24 Stunden. Wenn Sie daraufhin Blähungen, Durchfall, Gehirnnebel oder Bauchschmerzen verspüren, wird diese Reaktion wahrscheinlich sehr stark sein, da sich die Abbauprodukte des Weizens schon seit 30 Tagen nicht mehr in Ihrem Verdauungssystem und Blut befunden haben. Achten Sie auf die sofortigen (0–3 Stunden), mittelfristigen (3–12 Stunden) und Langzeit-Auswirkungen (12–24 Stunden). Wiederholen Sie diesen Test ungefähr dreimal (wobei zwischen den einzelnen Tests jeweils ein bis zwei Tage liegen sollten) und nutzen Sie diese Informationen als Anhaltspunkt für Ihre Entscheidung, ob Sie Weizen-, Gerste-, Roggen- oder Dinkelprodukte in Ihrer Ernährung beibehalten oder künftig doch lieber darauf verzichten möchten. Wenn Sie das Gefühl haben, dass es Ihnen guttäte, auf Gluten zu verzichten, können Sie stattdessen auf glutenfreies, naturbelassenes Vollkorngetreide wie Quinoa, Naturreis, Hafergrütze, Wildreis, Sorghumhirse, Buchweizen, Amaranth oder Hirse umsteigen.

Was ist mit koffeinhaltigen Getränken?

Die Antwort auf die Frage, wie Koffein sich auf Ihre Stoffwechselgesundheit auswirkt, ist zwar schon ein bisschen kompliziert; aber es lohnt sich, etwas tiefer in dieses Thema einzusteigen. Genau wie Kohlenhydrate, Fett und Eiweiß nimmt man auch Koffein nicht in isolierter Form zu sich. Koffein ist in den verschiedensten Getränken – zum Beispiel vielen Tee- und Kaffeesorten, Energydrinks und Limonaden – enthalten, und die Zubereitung koffeinhaltiger Getränke wirkt sich stark auf deren Wirkung in Ihrem Körper aus.

Wir empfehlen Ihnen, völlig auf Limonaden und Energydrinks zu verzichten, und zwar nicht unbedingt wegen des darin enthaltenen Koffeins, sondern weil es sich dabei um stark verarbeitete Produkte handelt, die oft raffinierte Süßungsmittel, Aromastoffe und Elektrolyte enthalten. Limonaden sind stark gesüßte Getränke, die Ihre Leberfunktion beeinträchtigen, Ihre Bauchspeicheldrüse zu übermäßiger Insulinproduktion anregen, zu einer Gewichtszunahme führen und sich negativ auf die Gesundheit von Herz und Kreislauf auswirken. Daten von über 300.000 Studienteilnehmern zeigen, dass Menschen, die besonders viel Limonade trinken, ein um 26 Prozent höheres Typ-2-Diabetes-Risiko haben als Menschen mit geringem Limonadenkonsum. Daten aus der Nurses' Health Study und der Health Professionals Follow-up Study haben ergeben, dass der regelmäßige Konsum mit Zucker gesüßter Limonaden das Risiko für Krebserkrankungen wie Non-Hodgkin-Lymphom und multiples Myelom erhöht. Durch den Verzicht auf Limonaden und Energydrinks können Sie Ihre Blutzuckereinstellung drastisch verbessern und abnehmen, und Ihre Herz-Kreislauf-Gesundheit kann sich sehr rasch verbessern.

Was Kaffee anbelangt, so deuten einige Forschungsergebnisse darauf hin, dass er sich negativ auf den Stoffwechsel auswirkt. So hat sich zum Beispiel gezeigt, dass eine einzige Tasse Kaffee mit 80 mg Koffein die Fähigkeit der Blutgefäße, sich zu erweitern, um bis zu 72 Prozent drastisch senkt – je nachdem, wie viele Tassen man davon trinkt. Außerdem hat man vor Kurzem festgestellt, dass der Konsum von koffeinhaltigem Kaffee bei denselben Versuchspersonen zu einer Abnahme des Insulin- und C-Peptid-Spiegels führte. Beides deutet darauf hin, dass koffeinhaltiger Kaffee sowohl die Herz-Kreislauf-Gesundheit als auch den Glukosestoffwechsel beeinträchtigen kann.

Andererseits zeigen manche Untersuchungen aber auch, dass Kaffee sich positiv auf den Stoffwechsel auswirkt. Wissenschaftler haben herausgefunden, dass der Konsum von koffeinhaltigem Kaffee sowohl bei Männern als auch bei Frauen den Nüchternblutzucker senkt, die Blutzuckereinstellung verbessert und eine Hyperinsulinämie reduziert. Eine andere Gruppe von Wissenschaftlern stellte fest, dass Menschen, die täglich mindestens fünf Tassen koffeinhaltigen Kaffee tranken, im Vergleich zu Personen, die nicht täglich Kaffee tranken, einen um 1,5 Prozent niedrigeren Nüchternblutzucker und einen um 4,3 Prozent niedrigeren Blutzuckerspiegel nach Mahlzeiten hatten. Andere Untersuchungen haben gezeigt, dass Männer, die mindestens fünf Tassen koffeinhaltigen Kaffee pro Tag tranken, ein um 55 Prozent niedrigeres Risiko hatten, an einem Typ-2-Diabetes zu erkranken; bei Frauen, die mindestens fünf Tassen koffeinhaltigen Kaffee pro Tag konsumierten, war dieses Risiko im Vergleich zu Frauen, die höchstens zwei Tassen Kaffee pro Tag tranken, sogar um 73 Prozent niedriger. Außerdem waren Menschen, die mehr koffeinhaltigen Kaffee tranken, insulinempfindlicher. Eine Studie an niederländischen Männern und Frauen ergab, dass diejenigen, die mindestens sieben Tassen koffeinhaltigen Kaffee pro Tag tranken, ein um 31 Prozent niedrigeres Typ-2-Diabetes-Risiko hatten als diejenigen, die höchstens zwei Tassen pro Tag tranken.

Außer Kaffee wurden auch grüner und schwarzer Tee eingehend untersucht, und all diese Untersuchungen zeigen eindeutig, dass koffeinhaltiger Grün- und Schwarztee sich positiv auf die Herz-Kreislauf-Gesundheit auswirkt und die Fähigkeit der Blutgefäße verbessert, sich zu erweitern. Und es gibt unzählige Beweise dafür, dass Grüntee noch gesünder ist als jeder andere Tee: Regelmäßiger Grünteekonsum ist eine sehr gute, einfache Methode, Ihrem Körper mehr Antioxidanzien zuzuführen, Ihre Blutgefäße elastisch zu erhalten und der Entstehung von Arteriosklerose vorzubeugen.

Aufgrund dieser Forschungsergebnisse und unserer Erfahrungen als Gesundheitscoachs möchten wir Ihnen im Hinblick auf koffeinhaltige Getränke Folgendes empfehlen:

- Wenn Sie zurzeit weder Kaffee noch andere koffeinhaltige Getränke trinken, raten wir Ihnen, dabei zu bleiben. Koffein ist für eine Verbesserung Ihrer Blutzuckereinstellung oder Senkung Ihres HbA1c-Werts nicht notwendig. Achten Sie stattdessen lieber auf eine nährstoffdichte Ernährung mit vielen grünen Lebensmitteln aus unserem Ampelsystem.
- Wenn Sie zurzeit koffeinhaltigen Grün- oder Schwarztee oder koffeinfreien Kräutertee trinken, können Sie diese Gewohnheit gerne beibehalten.
- Wenn Sie zurzeit regelmäßig schwarzen Kaffee trinken, versuchen Sie Ihren Kaffee so zuzubereiten, dass dabei möglichst viele Antioxidanzien und Polyphenole erhalten bleiben, um seine positiven Auswirkungen auf Ihren Stoffwechsel zu optimieren. Bewahren Sie Ihre Kaffeebohnen zu diesem Zweck in einem luftdichten Behälter auf, mahlen Sie sie erst kurz vor dem Aufbrühen und verzichten Sie auf die Zugabe von Milch oder Kaffeesahne.

Was ist mit Smoothies?

Viele Menschen trinken morgens lieber einen Smoothie, statt eine Schale Obst zu essen, weil es oft schneller, bequemer und einfacher ist, sich in einem Café oder einer Smoothie-Bar so ein Getränk zu kaufen. Eigentlich könnten Sie die Zutaten aus der Obstschale mit Chia- oder Leinsamen auch einfach in einen Mixer geben und zu einem Frühstückssmoothie verarbeiten. Wir raten Ihnen jedoch aus zwei wichtigen Gründen von so einem „flüssigen Frühstück" ab.

Erstens wird die Kohlenhydratenergie auf diese Weise viel schneller verdaut und vom Dünndarm resorbiert, als wenn Sie die Früchte in ihrem ganzen, naturbelassenen Zustand essen. Zweitens werden die langkettigen Ballaststoffmoleküle der Früchte durch das Pürieren im Mixer teilweise zerkleinert: Wenn Sie einen Smoothie trinken, können Magen und Dünndarm die Kohlenhydratketten also schneller verstoffwechseln, was zu einer sehr raschen Aufnahme von Glukose ins Blut führt.

Zweitens bieten langkettige Ballaststoffmoleküle Billionen von Bakterien in Ihrem Dünn- und Dickdarm Nahrung. Immer wenn Sie ballaststoffreiche Lebensmittel zu sich nehmen, füttern Sie diese Bakterien, die wiederum immunstärkende kurzkettige Fettsäuren in Ihr Blut abgeben. Durch die Verarbeitung langkettiger zu kurzkettigen Ballaststoffmolekülen erhalten Ihre Darmbakterien weniger Nahrung.

Wir haben festgestellt, dass Diabetiker Smoothies nicht gut vertragen, weil ihr Blutzucker in den ein bis drei Stunden danach oft sehr rasch ansteigt. Wir empfehlen daher, Smoothies nur in Maßen zu trinken, vor dem Mixen grünes Gemüse hinzuzufügen oder zusätzlich zu Ihrem Smoothie frisches grünes Gemüse zu essen. Wenn Sie einen Smoothie trinken möchten, tun Sie dies möglichst langsam, um das Risiko eines unerwünscht hohen Blutzuckeranstiegs so gering wie möglich zu halten.

Fehlerbehebung bei zu hohem Blutzucker vor und nach dem Frühstück

Wenn Ihr Nüchternblutzucker zu hoch ist

Haben Sie Geduld und beobachten Sie die Entwicklung Ihres Nüchternblutzuckers in den nächsten Wochen. Wenn Sie Ihr Mittag- und Abendessen umstellen, wird Ihr Nüchternblutzucker wahrscheinlich kontinuierlich abnehmen. Falls Sie schnellere Erfolge erzielen möchten, können Sie das Tempo, in dem Sie Änderungen an Ihrer Ernährung vornehmen, natürlich auch beschleunigen: Fahren Sie den Gesamtfettgehalt

Ihrer Ernährung zunächst 14 Tage hintereinander auf maximal 15 Prozent Ihrer Gesamtkalorien herunter und beobachten Sie vor dem Frühstück, wie sich das auf Ihren Nüchternblutzucker auswirkt.

Wenn Ihr Blutzucker nach dem Frühstück zu hoch ist

In diesem Fall ist es sinnvoll, das Tempo, in dem die Glukose aus dem Frühstück in Ihr Blut gelangt, vorübergehend zu verlangsamen, indem Sie die oben beschriebene Frühstücksoption 2 wählen. Auch eine Begrenzung Ihrer Fettaufnahme auf höchstens 15 Prozent Ihrer Gesamtkalorien trägt zur Senkung des Blutzuckers nach dem Frühstück bei. Dadurch sorgen Sie dafür, dass Ihr Mittag- und Abendessen Ihren Blutzuckerspiegel am nächsten Morgen nicht negativ beeinflusst.

Versuchen Sie Ihre Herzfrequenz vor oder nach dem nächsten Frühstück durch 10- bis 15-minütiges Gehen, Joggen, Radfahren, Krafttraining oder Schwimmen zu erhöhen. Dadurch wird die Glukose schneller zum Zweck der Energiegewinnung verbrannt und von Ihren Geweben verwertet. Kurze Trainingseinheiten sind eine sehr wirksame Methode zur Senkung des Blutzuckers nach Mahlzeiten. Nähere Informationen zum Blutzuckermanagement vor, während und nach körperlicher Aktivität finden Sie in Kapitel 14.

Wenn Sie schnell wirksames Bolusinsulin verwenden, achten Sie auch auf den Zeitpunkt Ihrer Insulininjektion (auf dieses Thema sind wir in Kapitel 9 bereits ausführlich eingegangen), um sicherzugehen, dass Insulin in Ihrem Blut vorhanden und auch wirksam ist. Ein gutes Insulintiming ist eine einfache und wirksame Strategie gegen postprandiale Blutzuckerspitzen.

Wenn Ihr Blutzuckerspiegel nach dem Frühstück zu niedrig ist

Wenn Ihr Blutzuckerspiegel innerhalb von drei Stunden nach dem für Sie optimalen Frühstück zu niedrig ist, so ist das ein starkes Zeichen dafür, dass Ihre Insulinempfindlichkeit und Kohlenhydrattoleranz sich verbessern. Zu niedriger Blutzucker (auch *Hypoglykämie* genannt) geht oft mit Schweißausbrüchen, undeutlicher Sprache, verschwommenem Sehen, Konzentrationsschwierigkeiten und Schwindel einher. Von einer Hypoglykämie spricht man, wenn der Blutzucker unter 70 mg/dl sinkt; das kann eine lebensbedrohliche Situation sein. Daher ist es wichtig, stets genau darauf zu achten, wie Sie sich fühlen, um Ihr Risiko für einen solchen Notfall möglichst gering zu halten.

Falls Sie insulinpflichtig sind, können Sie mit Entscheidungsbäumen arbeiten, um die Insulindosis, die Sie sich zum Frühstück injizieren, zu senken. Wenn Sie ein blutzuckersenkendes orales Antidiabetikum einnehmen, bitten Sie Ihren Arzt, Sie bei der Dosissenkung zu beraten, damit Sie nicht in eine gefährliche Unterzuckerung hineingeraten.

Wenn Sie nach ein bis zwei Stunden schon wieder Hunger bekommen

Da Ihr Körper Obst schnell verdauen kann, werden Sie nach dem Frühstück vielleicht schon nach ein paar Stunden wieder Hunger haben – und daran ist auch gar nichts Schlimmes. Vergrößern Sie Ihre Frühstücksportion dann einfach oder nehmen Sie am Vormittag ein zweites Frühstück zu sich. Normalerweise lässt sich dieses Problem schnell lösen, indem Sie Ihr Frühstück mit mehr Obst, Bohnen, Erbsen, Linsen oder naturbelassenem Vollkorngetreide anreichern.

Viele Menschen, die auf eine pflanzliche Ernährung umsteigen, bekommen während dieser Umstellung auf größere Lebensmittelmengen mit geringerer Kaloriendichte ziemlich oft Hunger. Um den ganzen Tag über satt zu bleiben, dürfen Sie ruhig reichlich grüne Lebensmittel aus unserem Ampelsystem zu sich nehmen. Manche Menschen gewöhnen sich an, alle zwei bis drei Stunden ganze frische Früchte zu essen oder bei Hunger zwischen den Mahlzeiten einen Imbiss aus ganzen Früchten einzunehmen. Essen Sie davon, so viel Sie wollen, um stets satt zu bleiben!

Woran merkt man, wann es Zeit für die Umstellung der nächsten Mahlzeit ist?

Wenn Sie Ihre Mahlzeiten eine nach der anderen umstellen, geben Sie Ihren Muskeln, Ihrer Leber und Ihrem Herz-Kreislauf-System Zeit, sich an diese Veränderungen zu gewöhnen; und dann werden Sie sich damit auch nicht überfordert fühlen. Doch wenn Sie mit den Ergebnissen, die Sie durch die Änderung Ihres Frühstücks erzielt haben, zufrieden sind, werfen Sie ruhig einmal einen Blick auf die unten stehende Liste, um herauszufinden, ob Sie schon für eine Umstellung Ihres Mittagessens bereit sind. Normalerweise empfehlen wir, diese Umstellung in Angriff zu nehmen, sobald Sie Folgendes erreicht zu haben glauben:

- Sie haben an mindestens sieben aufeinanderfolgenden Tagen eine der beiden obigen Frühstücksoptionen gegessen.
- Sie wissen, wie viel Sie essen müssen, um drei bis vier Stunden lang (oder bis zum Mittagessen) satt zu bleiben.

- Sie haben die Logistik der Morgenstunden gemeistert und wissen, wie und wann Sie sich im Rahmen Ihres täglichen „Morgenprogramms" Ihr Frühstück zubereiten sollten.
- Wenn Sie insulinpflichtig sind, wissen Sie, wie viel Bolusinsulin Sie sich spritzen müssen, um nach Mahlzeiten (in den zwei bis drei Stunden nach dem Essen) einen gleichbleibenden Blutzuckerspiegel zwischen 80 und 140 mg/dl zu haben.

Sobald Sie diese vier Voraussetzungen erfüllen, ist es an der Zeit, die Umstellung Ihres Mittagessens (unserer Lieblingsmahlzeit) in Angriff zu nehmen!

Literaturangaben zu den über 45 in diesem Kapitel erwähnten wissenschaftlichen Arbeiten finden Sie auf der Webseite www.masteringdiabetes.org/bookinfo

Kapitel 11
Jetzt kommen Sie so richtig in Schwung: das Mittagessen

Fettleber, Adipositas und Typ-2-Diabetes besiegt: Rajs Geschichte

Raj war sein Leben lang Vegetarier gewesen. Im Jahr 2008, auf dem Höhepunkt seiner Karriere an der Wall Street, fühlte er sich gesundheitlich topfit. Doch irgendwann beschloss er, seiner Arbeit oberste Priorität einzuräumen, und infolgedessen seine Gesundheit zu vernachlässigen. Da begann ihn der Stress seiner hektischen beruflichen Tätigkeit aufzureiben. Nachdem er seinen Job an der Wall Street aufgegeben hatte, wurde er Unternehmer. Das war noch stressiger, und es fiel ihm jetzt noch schwerer, zu einer ausgewogenen Work-Life-Balance zu finden. Raj musste immer sehr lange arbeiten und versuchte sich mit fettreichem „Trostessen" aus stark verarbeiteten, ungesunden Lebensmitteln über den vermehrten Stress hinwegzuhelfen. Mit der Zeit stieg sein Gewicht von 85 kg auf 132 kg und spürte, wie er allmählich immer unbeweglicher wurde. Eines Tages stellte sein Arzt bei einer Routineuntersuchung fest, dass er an einer Fettleber litt. Da wurde Raj klar, dass er etwas an seiner Lebensweise ändern musste, und zwar sofort.

Er hatte bereits mit veganer Ernährung, einer kohlenhydratarmen Diät und Saftfasten abzunehmen versucht; doch irgendwie schien alles nichts zu helfen. Trotz seiner Bemühungen wurde bei Raj im Dezember 2016 Typ-2-Diabetes diagnostiziert. Eines Tages hörte er, wie seine beiden Söhne sich beim Basketballspielen über ihn unterhielten.

„Du brauchst Papa gar nicht erst zu fragen, ob er mitmachen will", sagte der jüngere Sohn. „Der ist viel zu faul und zu übergewichtig, um noch Basketball mit uns zu spielen." Diese Bemerkung hätte ihm fast das Herz gebrochen, denn jetzt wurde ihm klar, dass er im Alter von 39 Jahren nicht nur auf dem besten Weg war, seine Gesundheit zu verlieren, sondern auch seine Familie.

Raj begann darüber zu recherchieren, wie man Typ-2-Diabetes und eine vergrößerte Leber durch Lebensstiländerungen heilen kann, obwohl man ihm gesagt hatte, dass beide Erkrankungen irreversibel seien; das Beste, was er sich erhoffen könne, sei, sie durch eine medikamentöse Therapie halbwegs in den Griff zu bekommen. Doch eine innere Stimme sagte Raj, dass er sowohl seine Fettleberkrankheit als auch seinen Typ-2-Diabetes durch eine gezielte Ernährung rückgängig machen konnte; also versuchte er herauszufinden, wie sich das so schnell wie möglich erreichen ließ. Irgendwann stieß er im Rahmen seiner Recherchen auf den Dokumentarfilm *What the Health*, in dem unter anderem auch Dr. Neal Barnard zu Wort kommt und in dem erklärt wird, wie man Typ-2-Diabetes durch eine fettarme, vollwertige pflanzliche Ernährung heilen kann. Daraufhin tippte Raj sofort den Suchbegriff „Diabetes heilen" bei YouTube ein und entdeckte das Nie-wieder-Diabetes-Coachingprogramm.

Im März 2018 meldete Raj sich zu diesem Programm an und strich viele Lebensmittel aus seiner Ernährung, die er bis dahin für gesund gehalten hatte – vor allem Ghee, Käse, Avocados und Olivenöl. Als Ersatz dafür begann er sich mehr pflanzlich zu ernähren und Sport zu treiben. Er staunte darüber, wie einfach das war – trotz seines hektischen Terminplans und seiner extrem anspruchsvollen Arbeit. Schon nach einem halben Jahr hatte Raj 32 Kilo abgenommen, und sein HbA1c war auf einen nicht-diabetischen Wert von 5,2 Prozent gesunken. Sein Nüchternblutzucker normalisierte sich, sein Cholesterinspiegel sank auf 149 mg/dl, und seine Fettleber bildete sich zurück. Nachdem Raj sich 16 Monate lang an die Nie-wieder-Diabetes-Methode gehalten hat, wiegt er inzwischen wieder 85 Kilo und hat mehr Muskeln als je zuvor. Er isst gerne vier bis fünf Früchte zum Frühstück und einen Salat aus Kartoffeln oder Bohnen zum Mittagessen; und es macht ihm ungeheuren Spaß, populäre indische Gerichte so „umzustricken", dass sie sich ausschließlich mit vollwertigen, naturbelassenen Lebensmitteln zubereiten lassen. Inzwischen hat Raj auch wieder guten Kontakt zu seiner Familie und kann nach Herzenslust mit seinen Kindern spielen. Und was am allerwichtigsten ist: Er hat jetzt ein so großes Selbstwertgefühl und ist so glücklich und zufrieden wie schon seit Jahren nicht mehr. Dafür ist Raj unendlich dankbar.

Herzlichen Glückwunsch! Sie sind nun bereit für den nächsten Schritt in unserem Nie-wieder-Diabetes-Programm: die optimale Gestaltung Ihres Mittagessens. Das mag zwar ganz einfach klingen und ist es eigentlich auch; trotzdem erfordert die Planung Ihres Mittagessens differenziertere Überlegungen als die bisherigen Maßnahmen. Bis jetzt haben wir Ihre Vorgaben sehr einfach gehalten: Essen Sie aus unserem Ampelsystem so viele grüne Lebensmittel, wie Sie möchten, nehmen Sie möglichst wenig gelbe Nahrungsmittel zu sich und verzichten Sie auf rote Nahrungsmittel, so gut es geht. Diese Empfehlungen gelten zwar auch für das Mittagessen; doch jetzt werden wir uns noch ein bisschen mehr auf die Details konzentrieren und Ihnen ein noch fundierteres Verständnis dafür vermitteln, wie Ihr „perfektes" Mittagessen aussehen sollte, um Ihre Insulinempfindlichkeit zu optimieren.

Eine Umstellung Ihres Mittagessens ist aus verschiedenen Gründen wichtig – vor allem aber, weil Sie diese Mahlzeit mitten am Tag zu sich nehmen, also zu einer Zeit, in der Sie geistig und körperlich am aktivsten sind. In diesem Kapitel werden wir genau darauf eingehen, wie eine Mahlzeit beschaffen sein muss, um Ihnen lang anhaltende Energie zu liefern – egal, was an Ihrem Tag gerade passiert. Nach einem optimalen Mittagessen werden Sie sich hoffentlich folgendermaßen fühlen:

1. Sie haben jede Menge Energie und bleiben mindestens drei bis vier Stunden satt.
2. Sie sind den ganzen Nachmittag über wach, konzentriert und voller Energie und erleben kein „Mittagstief".
3. Sie haben mehr Schwung und Energie in der Tagesmitte.

Worin besteht das Erfolgsrezept, um diese drei Ziele zu erreichen? Um jede Menge Energie zu haben und gleichzeitig Ihren Blutzucker gut einstellen zu können, sollten Sie *kaloriendichte* grüne Lebensmittel aus unserem Ampelsystem wählen.

Kaloriendichte: Nie wieder Hunger haben ...

Ein wichtiger Vorteil der Diabetes-im Griff-Methode besteht darin, dass Sie nicht zu hungern brauchen, um Ihre Insulinempfindlichkeit zu verbessern. Und Sie müssen auch keine Kalorien zählen oder genau auf Ihre Portionsgrößen achten, um Ihre Gesundheit wieder in den Griff zu bekommen und Ihr Idealgewicht zu erreichen. Auch wenn das vielleicht verrückt klingt: Sie dürfen tatsächlich so viele kohlenhydratreiche Lebensmittel essen, bis Sie satt sind. Und sobald Sie die Prinzipien der Kaloriendichte verstanden haben, wird es Ihnen praktisch mühelos gelingen, dieses Sättigungsgefühl zu erreichen.

Zunächst einmal wollen wir definieren, was Kaloriendichte überhaupt ist: Damit ist *die Anzahl der Kalorien* gemeint, *die in einer bestimmten gewichtsmäßigen Portion eines Lebensmittels enthalten sind.* Normalerweise wird sie in *Kalorien pro Pfund der essbaren Bestandteile eines Lebensmittels* angegeben. Die Kaloriendichte häufiger Lebensmittel umfasst ein breites Spektrum – von 60 bis 4010 Kalorien pro Pfund. In der unten stehenden Tabelle finden Sie Beispiele für die große Spannweite verschiedener Kaloriendichte bei Lebensmitteln:

Grüne Lebensmittel (Kalorien pro Pfund)	Gelbe Lebensmittel (Kalorien pro Pfund)	Rote Lebensmittel (Kalorien pro Pfund)
Kopfsalat: 60	Naturreisnudeln: 550	Garnelen: 540
Brokkoli: 150	Avocados: 730	Steak: 730
Bananen: 400	Datteln: 1050	Huhn: 790
Süßkartoffeln: 410	Glutenfreies Brot: 1100	Lachs: 830
Naturreis: 560	Getrocknete Feigen: 1130	Doppelkekse: 2140
Schwarze Bohnen: 600	Mandeln: 2630	Olivenöl: 4010

Wenn Sie hauptsächlich grüne Lebensmittel aus unserem Ampelsystem essen, werden Sie nicht nur leichter abnehmen, sich von Ihrer Insulinresistenz heilen, immer satt sein, Ihre sportliche Leistung verbessern und Ihre Erholungsphase nach dem Training verkürzen; grüne Lebensmittel haben auch die niedrigste Kaloriendichte. Bei unseren Empfehlungen dazu, *wie viel* Sie von diesen grünen Lebensmitteln essen dürfen, stützen wir uns auf die Forschungsarbeiten von Dr. Barbara Rolls, Professorin für Ernährungswissenschaften an der Pennsylvania State University, einer Kapazität auf dem Gebiet der Kaloriendichte.

Zum Mittagessen dürfen Sie so viele grüne Lebensmittel mit höchstens 700 Kalorien pro Pfund essen, wie Sie möchten. Mit gelben Lebensmitteln sollten Sie sparsam umgehen. Von den roten Lebensmitteln sollten Sie möglichst wenig essen oder ganz darauf verzichten.

Aufgrund unserer persönlichen Erfahrung, der Erfahrung unserer Kollegen, unserer Erfahrungen mit Klienten und wissenschaftlicher Untersuchungen an den gesündesten, langlebigsten Nationen der Welt wissen wir, wovon der langfristige Erfolg einer fettarmen, vollwertigen pflanzlichen Ernährung abhängt: Die Mahlzeiten sollten in erster Linie aus kaloriendichten, naturbelassenen pflanzlichen Nahrungsmitteln bestehen.

Und nun wollen wir uns die obige Tabelle noch einmal anschauen. Dabei werden Sie feststellen, dass es im Hinblick auf die Kaloriendichte Überschneidungen zwischen grünen, gelben und roten Lebensmitteln gibt. Das können Sie übrigens auch aus der Grafik auf der nächsten Seite ersehen:

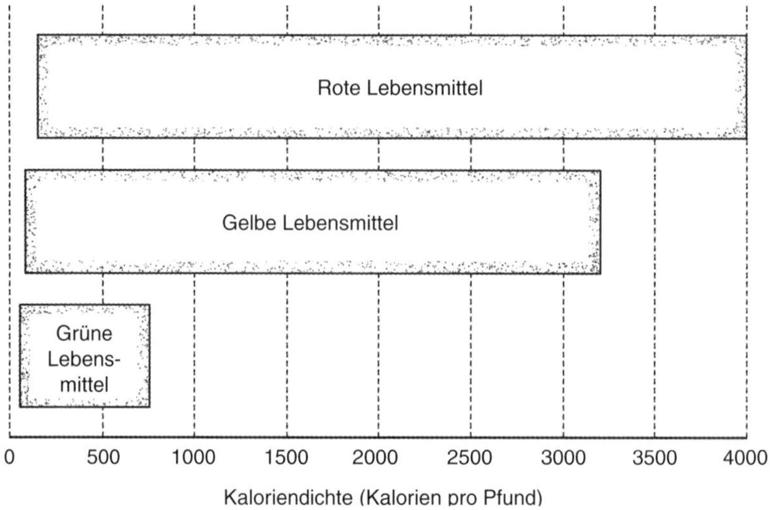

Hinsichtlich der Kaloriendichte gibt es zwischen grünen, gelben und roten Lebensmitteln starke Überschneidungen. Wir empfehlen Ihnen, möglichst viele kaloriendichtere grüne Lebensmittel zu essen, damit Sie immer jede Menge Energie haben, satt und insulinempfindlich bleiben.

Eigentlich könnten Sie, wenn Sie kaloriendichtere grüne Lebensmittel essen, auch die entsprechende Kalorienmenge aus gelben oder roten Lebensmitteln mit ähnlicher Kaloriendichte zu sich nehmen. Aus der Perspektive der Kaloriendichte mag das auch problemlos möglich sein; doch da Sie wissen, dass gelbe und rote Lebensmittel die Insulinresistenz erhöhen, ist es keine optimale Strategie. Wenn es Ihnen nur um eine Gewichtsabnahme ginge – kein Problem: Man kann auch mit einer Ernährung abnehmen, die kleine Mengen roter Lebensmittel enthält. Wenn es jedoch darum geht, Ihre Insulinempfindlichkeit zu optimieren, wirken rote Lebensmittel sich selbst in geringen Mengen sehr negativ auf Ihren Blutzuckerspiegel und Ihren Bedarf an Diabetes-Medikamenten aus. Wenn Sie dagegen in erster Linie grüne Lebensmittel aus unserem Ampelsystem essen, haben Sie die besten Chancen, abzunehmen und *gleichzeitig* auch Ihre Insulinresistenz zu überwinden.

Solange Sie eine große Vielfalt an Obst, stärkereichem Gemüse, Bohnen, Linsen, Erbsen, naturbelassenem Vollkorngetreide, nicht-stärkereichem Gemüse, grünem Gemüse, grünen Salaten und Pilzen essen, können Sie sich ruhig große Portionen gönnen: Denn damit tun Sie etwas für eine gute Stoffwechseleinstellung und sind gleichzeitig auf dem besten Weg zu Ihrem Idealgewicht. Grüne Lebensmittel liegen nicht nur am weitesten unten auf der Kaloriendichte-Skala, sondern haben, wie Sie bereits in Kapitel 6 erfahren haben, auch die größte Nährstoffdichte, weil sie viele verschiedene Vitamine, Mineralstoffe, Antioxidanzien und sekundäre Pflanzenstoffe mit stark entzündungshemmenden Eigenschaften enthalten. Das ist eine sehr gute Nachricht für Sie, denn je mehr grüne Lebensmittel Sie als Ersatz für gelbe und rote Nahrungsmittel essen, mit umso größerer Wahrscheinlichkeit können Sie Ihre Stoffwechselsituation optimieren, weil dann alle Gewebe Ihres Körpers mit hochwertigen Mikronährstoffen versorgt werden.

Mehr essen – weniger wiegen

Wissenschaftlichen Untersuchungen zufolge nehmen die meisten Menschen (mit sehr geringen Schwankungen) tagtäglich in etwa das gleiche Gewicht an Nahrungsmitteln zu sich: Wir essen ungefähr drei bis fünf Pfund pro Tag, egal, ob es sich dabei um Lebensmittel mit niedriger, mittlerer oder hoher Kaloriendichte handelt. Wenn Sie sich also von grünen Lebensmitteln mit niedriger Kaloriendichte ernähren, werden Sie bis zu dem Zeitpunkt, an dem Sie satt sind, wesentlich weniger Kalorien zu sich genommen haben als beim Verzehr von gelben oder roten Lebensmitteln.

Einfach ausgedrückt: Wenn Ihr Verdauungssystem jeden Tag das gleiche Gewicht an Nahrungsmitteln bewältigen kann, ist es für Sie günstiger, Ihre Verdauungsorgane mit Lebensmitteln niedriger Kaloriendichte zu befüllen: So können Sie am leichtesten abnehmen und gleichzeitig Ihre Insulinempfindlichkeit erhöhen. Wenn Sie dagegen Ihr jetziges Körpergewicht halten oder zunehmen möchten, sollten Sie sich hauptsächlich von den kaloriendichtesten grünen Lebensmitteln ernähren, die es gibt, zum Beispiel von süßem Obst, stärkereichem Gemüse, Hülsenfrüchten und naturbelassenen Vollkornprodukten.

Viele wissenschaftliche Untersuchungen zeigen: Wenn man sich von Lebensmitteln mit niedriger Kaloriendichte ernährt, kann man mehr essen und wiegt trotzdem weniger. Kaum zu glauben, aber wahr!

Diese Untersuchungen zeigen, dass Sie durch den Verzehr von Lebensmitteln mit niedriger Kaloriendichte bis zu 2000 Kalorien pro Tag einsparen können – und Sie werden dabei wahrscheinlich genauso satt sein wie beim Verzehr von Nahrungsmitteln mit hoher Kaloriendichte. Wie kann das sein? Ganz einfach: Solange Sie ungefähr das gleiche *Gewicht* an Nahrung pro Tag zu sich nehmen, erkennt Ihr Verdauungssystem den Unterschied zwischen einer Ernährung mit niedriger und hoher Kaloriendichte nicht; doch der Verzehr von ballaststoffreichen, hochwertigen pflanzlichen Lebensmitteln wirkt sich sehr viel positiver auf Ihren Stoffwechsel aus.

Was macht eigentlich satt?

Haben Sie sich auch schon einmal die Frage gestellt: „Welche Bestandteile meiner Mahlzeiten machen mich satt?“ Na, dann willkommen im Club! Das menschliche Verdauungssystem ist ungeheuer komplex und steht in ständiger Kommunikation mit Ihrem Gehirn, um Ihren Appetit zu steuern und zu regulieren, wie schnell der Speisebrei durch Ihren Magen, Dünndarm und Dickdarm transportiert wird. Ihr Verdauungstrakt ist ein sehr komplexes, raffiniertes System mit vielen hochsensiblen Nervenzellen, die Kohlenhydrate, Fette, Eiweiße und andere Nährstoffe, aber auch Salz, Veränderungen des pH-Werts und die mechanische Dehnung der Verdauungsorgane an verschiedenen Stellen wahrnehmen.

Immer wenn Sie etwas essen, kommunizieren diese Nervenzellen mit Ihrem Gehirn, um zeitnah darüber zu entscheiden, wann Sie mit dem Essen beginnen, wann Sie Ihr Esstempo verlangsamen und wann Sie ganz damit aufhören sollten. Nerven in Ihrem Magen und Dünndarm schütten den Botenstoff *Serotonin* aus, der nicht nur Glücksgefühle vermittelt, sondern auch für den Transport teilweise verdauter Nahrung durch den Dünndarm sorgt und Ihrem Magen signalisiert, erst noch zu warten, bevor er weitere Nahrung in den Darm abgibt. Sie können sich dieses Serotonin wie eine Ampel vorstellen, die ständig von Grün auf Rot wechselt, um Ihre Magenentleerung zu steuern.

Einer der wichtigsten Faktoren, der Ihrem Gehirn sagt, wann es sein Hungersignal verlangsamen oder ganz abschalten soll, ist die *Masse des Speisebreis* in Ihrem Verdauungstrakt – eine Kombination aus Wasser und Ballaststoffen, die Platz in Ihrem Verdauungssystem einnimmt und Magen, Dünndarm und Dickdarm mechanisch dehnt. Nach Meinung von Wissenschaftlern ist diese Masse der wichtigste Faktor, der darüber entscheidet, wie satt man sich nach einer Mahlzeit fühlt, denn Masse ist das wirksamste Sättigungssignal.

Die Masse des Speisebreis dehnt nicht nur Ihren Magen und Dünndarm im oberen Bereich des Verdauungssystems; die Ballaststoffe aus Ihrer Nahrung stehen, wie man inzwischen weiß, auch in einer interessanten Interaktion mit Dickdarm und Gehirn. Wenn Sie ballaststoffreiche Lebensmittel essen, fermentieren Bakterien in Ihrer Darmflora diese zu kurzkettigen Fettsäuren. (Auf dieses Thema sind wir in Kapitel 5 und 7 bereits eingegangen.) Diese kurzkettigen Fettsäuren stärken nicht nur Ihr Immunsystem, bekämpfen Infektionen, verbessern die Insulinsignalwege und fördern die Insulinempfindlichkeit: Sie kommunizieren auch mit Ihrem Gehirn, um die Menge Ihrer Nahrungsaufnahme zu regulieren. Über eine Kombination aus elektrischen Nervensignalen, von den Verdauungsorganen hergestellten Hormonen und kurzkettigen Fettsäuren, die durch den Verzehr von Ballaststoffen im Dickdarm entstehen, kann Ihr Verdauungssystem mit Ihrem Gehirn kommunizieren.

Viele Menschen, die sich kohlenhydratarm oder ketogen (also ballaststoffarm) ernähren, haben ziemlich oft Hunger. Es ist nicht immer leicht vorherzusagen, wie eine ballaststoffarme Kost sich auf den Appetit auswirkt; doch immer mehr wissenschaftliche Untersuchungen zeigen, dass ballaststoffarme Diäten den Kommunikationsprozess zwischen Verdauungssystem und Gehirn unterbrechen können, was zu vermehrtem Appetit und einer Gewichtszunahme führt. Vielleicht hatten Sie auch schon einmal das Gefühl, ständig hungrig zu sein, egal wie viel Sie essen? Das könnte daran liegen, dass Sie sich kohlenhydratarm oder ketogen ernähren. Wissenschaftler haben festgestellt, dass Sie (und Ihre Darmbakterien) sich sehr viel satter fühlen, wenn Sie Ihre Mahlzeiten mit mehr ballaststoffreichen Lebensmitteln anreichern und Ihre gesamte Ballaststoffaufnahme deutlich steigern.

Andererseits berichten aber auch viele Menschen, dass eine kohlenhydratarme oder ketogene Kost ihren Appetit *unterdrückt*: Sie haben dann plötzlich weniger Hunger als früher und nehmen insgesamt weniger Kalorien zu sich, was zu einer raschen Gewichtsabnahme führen kann.

Das Trinken von Wasser vor einer Mahlzeit bewirkt übrigens nicht das gleiche Sättigungsgefühl wie der Verzehr von Lebensmitteln mit hohem Wassergehalt. Am besten ist es, Lebensmittel zu essen, die einen hohen Gehalt an Wasser *und* Ballaststoffen haben! Das ist die beste Garantie für ein starkes Sättigungsgefühl. Und jetzt kommt die gute Nachricht: Alle grünen Lebensmittel aus unserem Ampelsystem enthalten sowohl Ballaststoffe als auch Wasser, sodass Sie kein zusätzliches Wasser trinken müssen, um einen Fülleffekt zu erzielen. Eine Tabelle mit dem Wassergehalt verschiedener pflanzlicher Nahrungsmittel finden Sie in Kapitel 6.

Auch wenn dieses Konzept Ihnen anfangs ungewohnt erscheinen mag, ist es eigentlich doch recht einfach zu verstehen, wie das Volumen des Speisebreis sich auf Ihr Verdauungssystem und Ihr Gehirn auswirkt. Die Abbildungen auf den folgenden Seiten veranschaulichen den drastischen Gewichtsunterschied zwischen Lebensmitteln, die auf der Kaloriendichteskala unten und oben liegen. Bei der Betrachtung der unten stehenden Vergleiche brauchen Sie sich jeweils nur eine ganz einfache Frage zu stellen: *Welches dieser beiden Lebensmittel würde mich wohl mehr sättigen?*

Olivenöl oder Herzhafte Süßkartoffel-Kürbis-Suppe?

In diesem Vergleich haben 3½ Esslöffel Olivenöl die gleiche Kalorienzahl wie eine Portion Herzhafte Süßkartoffel-Kürbis-Suppe (das Suppenrezept finden Sie in Kapitel 15). Das Olivenöl enthält weder Wasser noch Ballaststoffe, während die Suppe 23 g Ballaststoffe pro Portion liefert und einen hohen Wassergehalt hat. Obwohl beide Nahrungsmittel gleich viele Kalorien enthalten, sättigt die Suppe viel stärker als die kleine Portion Olivenöl.

Beide Lebensmittel haben ca. 420 Kalorien

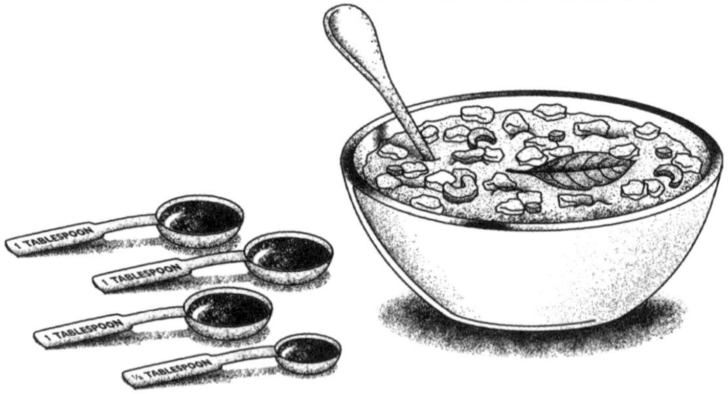

3½ Esslöffel Olivenöl **oder** 1 Portion Herzhafte Süßkartoffel-Kürbis-Suppe

Doppelkekse oder Cantaloupe-Melone?

Was würde Sie Ihrer Meinung nach mehr sättigen: zwei Doppelkekse oder 480 g gewürfelte Cantaloupe-Melone? Beide liefern ungefähr 110 Kalorien. Trotzdem würden nur sehr wenige Menschen von nur zwei Doppelkeksen satt werden; wenn Sie sich also für die Cantaloupe-Melone entschieden haben, war das genau richtig. Zwar sind beide Nahrungsmittel fettarm, aber die Cantaloupe-Melone sättigt wesentlich stärker und nachhaltiger und enthält außerdem mehr Wasser und Ballaststoffe als die Doppelkekse mit der gleichen Kalorienmenge.

Beide Lebensmittel haben ca. 110 Kalorien

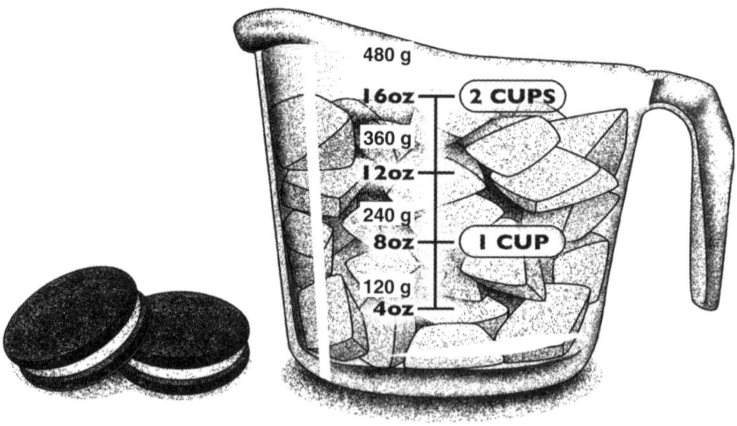

2 Doppelkekse **oder** 480 g gewürfelte Cantaloupe-Melone

Erdnussbutter oder Ofenkartoffel?

Wonach wären Sie satter: nach dem Verzehr von drei Esslöffeln Erdnussbutter oder einer großen Ofenkartoffel? Beide liefern ungefähr 110 Kalorien. Aber Erdnussbutter ist kaloriendichter und enthält bei gleichem Kaloriengehalt viel weniger Wasser: Die Ofenkartoffel enthält 224 g Wasser und 6,5 g Ballaststoffe, während die Erdnussbutter weniger als 1 g Wasser und 2,5 g Ballaststoffe liefert. Beide Lebensmittel sind nährstoffdicht; aber wenn Sie die Ofenkartoffel essen, nehmen Sie ein größeres Volumen an Nahrung zu sich, werden satter und tun gleichzeitig auch noch etwas für Ihre Insulinempfindlichkeit.

Beide Lebensmittel haben ca. 110 Kalorien

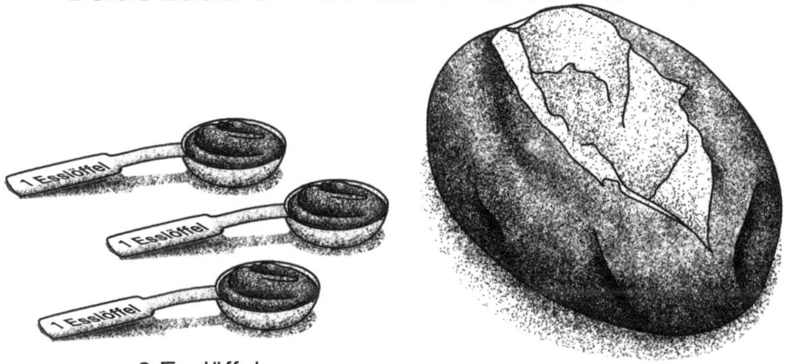

3 Esslöffel Erdnussbutter **oder** 1 große Ofenkartoffel

Getrocknete oder ganze Aprikosen?

Wonach würden Sie sich Ihrer Meinung nach satter fühlen: nach dem Verzehr von 80 g getrockneten Aprikosen oder neun ganzen Aprikosen? Beide liefern ungefähr 150 Kalorien. Und es handelt sich dabei auch um die gleiche Frucht; der einzige Unterschied besteht darin, dass getrocknete Aprikosen wesentlich weniger Wasser enthalten als ganze. Trockenfrüchte dienen vielen Menschen als beliebter Nachmittagssnack für den kleinen Hunger zwischen Mittag- und Abendessen. Aber wenn Sie die entsprechende Kalorienmenge in Form ganzer Aprikosen zu sich nehmen, bleiben Sie länger satt, weil ganze Früchte aufgrund ihres höheren Wassergehalts mehr Platz in Ihrem Verdauungssystem einnehmen und ein stärkeres Signal an Ihr Gehirn senden, mit dem Essen aufzuhören.

Beide Lebensmittel haben ca. 150 Kalorien

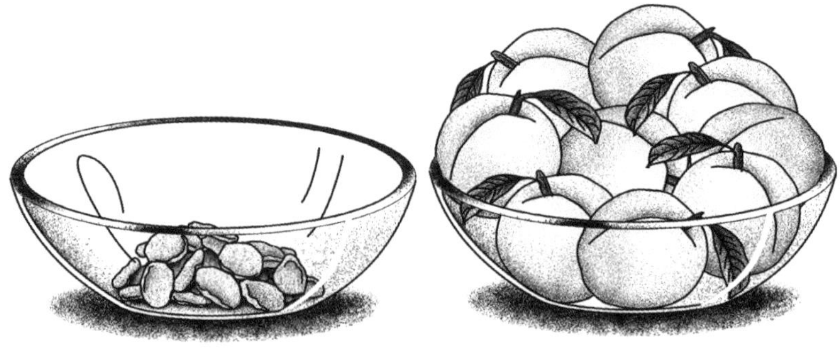

80 g getrocknete Aprikosen **oder** 9 ganze Aprikosen

Das optimale Mittagessen

Um mit unserem Programm die besten Erfolge zu erzielen, wählen Sie als Basis für Ihr Mittagessen ein paar kaloriendichte grüne Zutaten aus unserem Ampelsystem aus und fügen Sie dann noch einige weniger kaloriendichte, nicht-stärkereiche Gemüsearten hinzu, um Ihrem Essen mehr Geschmack und eine angenehme Konsistenz zu verleihen. Folgende kaloriendichte Lebensmittel eignen sich hervorragend für das Mittagessen:

- **Obst:** Kochbananen, Bananen, Kakis, Feigen, Papayas oder Mangos
- **Stärkereiche Gemüsearten:** Kartoffeln, Süßkartoffeln, Butternusskürbis oder Mais
- **Hülsenfrüchte:** Bohnen, Linsen oder Erbsen (alle Arten)
- **Naturbelassenes Vollkorngetreide:** Naturreis, Quinoa, Hirse, Amaranth, Farro (also Urgetreide wie Dinkel, Emmer oder Einkorn) oder Gerste
- **Pasta-Alternativen aus kaum verarbeiteten Lebensmitteln:** Pasta aus Kichererbsen, Quinoa, schwarzen Bohnen, Mungbohnen, Naturreis oder Linsen

Das Wunderbare ist, dass man fast alle Gerichte, die Sie früher gerne zu Mittag gegessen haben (zum Beispiel Sandwiches, Burger, Tacos, Eintöpfe, Sushi, Lasagne, ja sogar Eis), so umgestalten kann, dass sie hauptsächlich grüne Lebensmittel aus unserem Ampelsystem enthalten. Beispiele für einige unserer Lieblingsmittagessen dieser Art stellen wir Ihnen in Kapitel 15 vor. Weitere Rezepte finden Sie auf unserer Webseite unter www.masteringdiabetes.org/recipes

Rezeptfreie Zubereitung von Mittagsmahlzeiten

In Kapitel 15 werden Sie eine große Auswahl bewährter, leckerer Rezepte kennenlernen. Aber wir haben uns auch große Mühe gegeben, die Kunst der rezeptfreien Zubereitung von Mahlzeiten zu perfektionieren. Diese Gerichte werden Ihnen auf den ersten Blick vielleicht ein bisschen zu einfach erscheinen, können Ihnen aber viel Zeit sparen: Der Zubereitungsprozess wird einfacher, und sie wirken sich trotzdem nicht negativ auf Ihre Insulinempfindlichkeit aus. Wir bereiten unser Mittagessen schon seit insgesamt über 29 Jahren fast immer rezeptfrei zu – weil diese Mahlzeiten sättigen, köstlich schmecken und sehr viel Energie liefern. Auch online haben wir Rückmeldungen Tausender von Menschen erhalten, die sagen, dass sie „rezeptfreie Mahlzeiten“ lieben, weil das eine so effiziente Vorgehensweise ist und man bei der Zubereitung kaum nachzudenken braucht.

Zuallererst sollten Sie sich fragen: „Habe ich eher Lust auf etwas Süßes oder etwas Herzhaftes?“ Wenn Sie Appetit auf ein Gericht mit viel Obst haben, wählen Sie zwei bis fünf Früchte, schälen Sie sie nach Bedarf und geben Sie sie in eine Schüssel. Sie können auch grünen Salat oder grünes Gemüse (beispielsweise Rucola oder Spinat) hinzufügen: Solche Lebensmittel verlangsamen die Aufnahme von Glukose aus dem Essen und können zu einer guten Blutzuckereinstellung nach den Mahlzeiten beitragen. Und dann greifen Sie einfach zur Gabel und langen kräftig zu; oder wenn Sie Lust auf ein etwas raffinierteres Aroma haben, reichern Sie Ihr Essen mit Gewürzen wie Zimt, Kardamom, Carobpulver oder Gewürznelken an.

Falls Sie Appetit auf ein herzhaftes Mittagessen haben, wählen Sie zunächst ein paar kaloriendichte Zutaten als Grundlage: zum Beispiel Kartoffeln (alle Sorten oder Farben), Kürbis (alle Sorten), Süßkartoffeln, Mais, Bohnen (alle Sorten), Linsen (alle Sorten), grüne Erbsen oder naturbelassenes Vollkorngetreide wie Reis (alle Sorten), Quinoa oder Hirse. Als Nächstes geben Sie weniger kaloriendichte Gemüsearten wie beispielsweise Artischocken, Blumenkohl, Zwiebeln, Pilze, Auberginen, Tomaten, Okra, Spargel, Gurken, Zucchini, Radieschen, Yambohnen, Blumenkohl, Brokkoli oder Rote Bete hinein. Auch hier gilt: Wenn Sie Lust auf etwas Besonderes haben, fügen Sie Gewürze oder Kräuter wie Kreuzkümmel, Paprikapulver, Currypulver, schwarzen oder roten Pfeffer, Thymian, Oregano oder Salbei hinzu, um Ihrem Gericht das gewünschte Aroma zu verleihen.

Pasta-Alternativen aus kaum verarbeiteten Lebensmitteln

Wie Sie inzwischen wissen, halten wir sehr viel davon, statt verarbeiteter Getreideprodukte naturbelassenes Vollkorngetreide zu essen. Das ist sehr viel gesünder, weil es nährstoffdicht ist und wertvolle Vitamine, Antioxidanzien, Mineral-, Ballast- und sekundäre Pflanzenstoffe enthält, die sich positiv auf die Aufnahme und den

Transport von Nährstoffen auswirken. Aber denken Sie daran, dass die Bezeichnung *Vollkorn* auf verpackten Lebensmitteln nicht viel zu bedeuten hat (Anm. d. Verlags: Der Begriff Vollkorn ist in Deutschland geschützt. Bei Broten und Gebäck mit dieser Bezeichnung müssen mind. 90 % Vollkornmehl enthalten sein)! Daher empfehlen wir stattdessen den Verzehr von Pasta-Alternativen aus kaum verarbeiteten Lebensmitteln.

Einer der Hauptgründe, warum Pasta-Alternativen bei uns zur Kategorie der gelben Lebensmittel gehören, besteht darin, dass sie beim Kochen Wasser aufnehmen und dadurch weniger kaloriendicht werden; aber sie liefern trotzdem immer noch Vitamine, Antioxidanzien, Wasser, Mineral-, Ballast- und sekundäre Pflanzenstoffe. Zum Glück gibt es jetzt im Lebensmittelhandel viele Pasta-Alternativen aus Kichererbsen, Quinoa, schwarzen Bohnen, Mungbohnen, Sojabohnen, Naturreis oder Linsen. Strenggenommen handelt es sich dabei zwar immer noch um verarbeitete Lebensmittel; aber sie sind viel weniger stark verarbeitet als die handelsüblichen Teigwaren aus Weizen.

Dressings, Soßen und Würzmittel

Auch mit Dressings, Soßen und Würzmitteln können Sie einem Gericht aus grünen Lebensmitteln mehr Aroma verleihen. Oft werden Soßen aus „gelben" Lebensmitteln wie Nüssen, Samen, Kokosnussfleisch und Avocados hergestellt; doch solange Sie sie sparsam verwenden, können Sie Ihr Essen ruhig damit würzen. Und vergessen Sie nicht, dass Öl ein „rotes" Lebensmittel ist! Um Ihre Insulinempfindlichkeit zu optimieren, sollten Sie also lieber ganz darauf verzichten. Auch ohne Öl kann man köstliche Soßen zubereiten; und wenn Sie sich erst einmal an ölfreie Mahlzeiten gewöhnt haben, werden Sie das Aroma ölhaltiger Soßen oder Dressings vielleicht als zu stark empfinden. Beispiele für Würzmittel und -soßen, die uns persönlich gut schmecken, sind Kokos-Aminos, scharfe Soße, Senf, Apfelessig, Balsamicoessig, Hefeflocken und ölfreier Hummus. Obwohl verarbeitete Kokosnussprodukte in unserem Ampelsystem eigentlich als rote Lebensmittel gelten, empfehlen wir Kokos-Aminos, weil dieses sehr geschmacksintensive Gewürz nur in kleinen Mengen verwendet wird, also nicht mit viel Fett oder vielen Kalorien zu Buche schlägt.

Für die Beschaffung von Würzmitteln und -soßen gibt es zwei Möglichkeiten:

- Stellen Sie sie selbst aus naturbelassenen Zutaten her. Selbst gemachte Würzmittel halten sich im Kühlschrank viele Tage, im Gefrierschrank sogar monatelang.
- Kaufen Sie abgepackte Würzmittel und -soßen, die aus grünen und gelben Lebensmitteln unseres Ampelsystems bestehen (ohne Zusatz von Zucker, Öl oder Salz).
- Eine Liste von Würzmitteln, die im Rahmen unseres Programms „erlaubt" sind, finden Sie auf unserer Webseite (www.masteringdiabetes.org/bookresources).

Auf alle Fälle sollten Sie auf Produkte verzichten, die mit Natrium, raffiniertem Zucker, Öl und schädlichen Lebensmittelzusatzstoffen angereichert sind, wie man sie in vielen verpackten Gewürzmischungen und -soßen findet.

Machen Sie es sich in der Küche so einfach wie möglich: Lebensmitteleinkauf – Mahlzeitenplanung – Kochen auf Vorrat

Wir garantieren Ihnen, dass Ihnen das Nie-wieder-Diabetes-Programm irgendwann zur zweiten Natur und zu einem ganz normalen Bestandteil Ihres Alltagslebens werden wird. Natürlich geht das nicht von heute auf morgen, doch wahrscheinlich werden Sie viel schneller mit dieser Methode zurechtkommen, als Sie vielleicht denken, ohne sich große Mühe geben und allzu viel nachzudenken oder vorausplanen zu müssen.

Vor allem das *Kochen auf Vorrat* kann Ihnen viel Zeit und Frustration ersparen. Betrachten Sie die Zubereitung größerer Portionen als Chance, Ihr Leben zu vereinfachen. Dabei geht es darum, innerhalb kurzer Zeit große Mengen verschiedener Gerichte zu kochen, sie im Kühl- oder Gefrierschrank zu lagern und diese Speisen dann zu essen oder für unterwegs mitzunehmen, wenn Sie eine für das Diabetes-im-Griff-Programm geeignete Mahlzeit brauchen und gerade nicht viel Zeit haben.

Vorteile des Kochens auf Vorrat

- **Sie sparen Geld.** Sie können entweder große Packungen ungekochter, naturbelassener Vollkorngetreide, Bohnen oder Linsen im Abfüllbereich des Supermarkts oder die gleichen Zutaten vorgekocht in der Tiefkühlabteilung kaufen. Das ist sehr viel billiger, als im Restaurant oder Café zu essen oder sich sein Mittagessen bei einem Lieferanten zu bestellen.
- **Sie haben immer etwas zu essen parat.** Vorgekochte Mahlzeiten aus Lebensmitteln wie Reis, Bohnen und Kartoffeln halten sich im Kühlschrank ca. 3 Tage und in der Tiefkühltruhe monatelang. Eine solche selbst gekochte Mahlzeit können Sie innerhalb von ein paar Minuten auftauen oder aufwärmen – ein großer Vorteil, vor allem, wenn man wenig Zeit hat oder gerade einmal nicht zum Einkaufen gekommen ist. Außerdem kann man solche Mahlzeiten auch in Vesperboxen zur Arbeit oder auf Reisen mitnehmen.
- **Es vereinfacht eine gesunde Ernährung.** Auf diese Weise werden Sie nicht nur immer etwas zu essen haben, sondern es wird auch immer etwas *Gesundes* sein. Wenn Sie Ihre Lieblingsgerichte aus grünen Lebensmitteln auf Vorrat zubereiten, werden Sie garantiert nie auf irgendeinen ungesunden Imbiss aus verarbeiteten

Lebensmitteln zurückgreifen müssen, weil Sie gerade Hunger haben und nichts anderes da ist! Nehmen Sie einfach ein vorgekochtes Mittagessen in einem Plastik- oder Glasbehälter mit zur Arbeit – das ist die einfachste Methode, sich von weniger gesunden Lebensmitteln und Gerichten am Arbeitsplatz unabhängig zu machen. Mit ein bisschen Vorbereitung ist es genauso einfach, eine vorgefertigte Mahlzeit aus dem Kühlschrank zu holen wie aus dem Automaten. Und genau das ist das Gute an dieser Methode.

- **Sie sparen Zeit.** Wir wissen, dass es sich nach viel Arbeit anhört, Lebensmittel einzukaufen und auf Vorrat zu kochen. Doch in Wirklichkeit sparen Sie durch das Vorkochen eine Menge Zeit. Wenn Sie größere Mengen auf einmal zubereiten, müssen Sie nicht mehrmals pro Woche kochen und anschließend die Küche putzen. Wenn Sie viel zu tun haben, kann das Vorkochen die Zeit, die Sie in der Küche verbringen, drastisch verkürzen, zumal Sie dadurch allmählich auch Übung bekommen und dann viel schneller und effizienter arbeiten können.

Welche Gerichte eignen sich zum Vorkochen oder für die Zubereitung auf Vorrat?

- **Obst:** Die meisten Früchte isst man am besten frisch und braucht sie daher nicht im Voraus zuzubereiten. Es gibt aber auch ein paar Früchte, die man klein schneiden kann und die im Kühlschrank in speziellen Behältern tagelang frisch bleiben, zum Beispiel Jackfrucht, Granatapfel, Ananas, Papaya, Cantaloupe-, Honig- und Wassermelone.
- **Stärkereiches Gemüse:** Grundsätzlich kann man jedes stärkereiche Gemüse vorkochen und im Kühl- oder Gefrierschrank aufbewahren, zum Beispiel Kartoffeln, Süßkartoffeln und Butternusskürbis.
- **Bohnen, Erbsen und Linsen:** Hülsenfrüchte eignen sich wegen ihrer langen Garzeit besonders gut zum Vorkochen größerer Portionen. Wir empfehlen getrocknete Hülsenfrüchte; wenn Sie wenig Zeit haben, können Sie aber auch ölfreie natriumarme Bohnenkonserven, vakuumverpackte Linsen oder Tiefkühlerbsen kaufen.
- **Naturbelassenes Vollkorngetreide:** Zu jeder Mahlzeit naturbelassenes Getreide wie Naturreis, Quinoa, Hirse oder Farro (also Urgetreide wie Dinkel, Emmer oder Einkorn) zu kochen, kann zeitaufwendig sein; wenn Sie diese Getreide zu Beginn der Woche in größeren Mengen vorkochen, sparen Sie sehr viel Zeit.
- **Nicht-stärkereiches Gemüse:** Schneiden Sie nicht-stärkereiche Gemüsearten wie Zwiebeln, Paprika, Mohrrüben, Brokkoli, Blumenkohl, Gurken und Zucchini

zu Beginn der Woche klein und bewahren Sie sie in separaten Behältern im Kühlschrank auf! Wenn es Zeit zum Essen ist, können Sie sie roh in Salate geben oder je nach Belieben kochen, dünsten, grillen oder backen.

- **Grüner Salat und grünes Gemüse:** Putzen Sie gleich größere Mengen an grünem Salat und grünem Gemüse wie Rucola, Mangold oder Grünkohl und bewahren Sie sie im Kühlschrank in Plastiktüten auf, die Sie zum Aufsaugen überschüssiger Feuchtigkeit mit trockenen Papiertüchern auskleiden sollten. In vielen Lebensmittelgeschäften gibt es vorgewaschene grüne Salate und Gemüse in Plastikbehältern oder -tüten zu kaufen. Auch das ist eine große Zeitersparnis: Wenn es Zeit zum Essen ist, brauchen Sie die vorgewaschenen Lebensmittel nur noch aus dem Kühlschrank zu nehmen und roh oder gekocht zu genießen.
- **Kräuter und Gewürze:** Wenn Sie frische Kräuter verwenden möchten, sollten Sie die Stiele abschneiden und die entstielten Kräuter oder Gewürze dann in einem Beutel oder Behälter im Kühlschrank aufbewahren. Aber verbrauchen Sie sie möglichst schnell, denn frische Kräuter halten sich nicht lange! Auch durch den Kauf bereits geschälter Knoblauchzehen kann man viel Zeit sparen.
- **Fertiggerichte, Soßen und Gewürze:** Außer häufig verwendeten Grundnahrungsmitteln kann man zum Beispiel auch Hummus, Tomatensoße, Dressings, Suppen oder Brühen auf Vorrat zubereiten – selbst gemacht schmecken sie wahrscheinlich sehr viel besser als aus dem Supermarkt!

Tipps fürs Vorkochen

Der Schlüssel zum Erfolg besteht darin, einen Zeitpunkt fürs Vorkochen zu finden, der gut in Ihren Terminplan passt. Erstellen Sie eine Liste sämtlicher Mahlzeiten, die Sie in den nächsten fünf bis sieben Tagen essen möchten. (Kleiner Tipp: Machen Sie sich die Sache so einfach wie möglich und nehmen Sie sich zum Vorkochen immer nur drei bis fünf Gerichte auf einmal vor.) Als Nächstes stellen Sie eine Liste aller Zutaten auf, die Sie für die Zubereitung dieser Mahlzeiten brauchen, und kaufen diese im Lebensmittelgeschäft oder bei einem Lieferservice.

Versuchen Sie beim Vorkochen Multitasking zu betreiben: Während Sie Brokkoli und Blumenkohl im selben Topf dämpfen, können Sie in einem anderen Topf gleichzeitig Süßkartoffeln kochen. In einem dritten Topf kochen Sie Bohnen, Quinoa oder Naturreis und stellen sich für jeden einzelnen Topf einen Timer. Während der Garzeit schneiden Sie Obst und nicht-stärkereiches Gemüse klein und verpacken es in separate Plastiktüten. Sie werden staunen, wie viel Sie in 60 bis 90 Minuten erledigen können – vor allem, wenn Sie ein bisschen mehr Übung haben!

Man kann übrigens auch während des Schlafens kochen. Wenn Sie einen Schongarer besitzen, geben Sie vor dem Zubettgehen Reis, Bohnen, Kürbis, Kartoffeln oder die Zutaten für eine ganze Mahlzeit (beispielsweise eine Suppe oder ein Chiligericht) in den Garer. Am nächsten Morgen portionieren Sie das vorgekochte Essen und lagern es im Kühl- oder Gefrierschrank.

Versuchen Sie vorgekochte Gerichte in ungefähr gleichen Mahlzeitenportionen im Kühlschrank aufzubewahren oder einzufrieren! Das kann Ihnen das Leben sehr erleichtern. Denn auf diese Weise lässt sich der Kohlenhydratgehalt Ihrer Mahlzeiten leichter berechnen, was sehr hilfreich ist, wenn Sie schnell wirksames Insulin verwenden: Teilen Sie einfach den Gesamtkohlenhydratgehalt eines Rezepts durch die Anzahl gleich großer Behälter, und schon sind Sie über den Kohlenhydratgehalt jeder Einzelportion im Bilde.

Kluge Mahlzeitenplanung

Nun, da Sie genau wissen, welche Lebensmittel sich am besten fürs Frühstück und Mittagessen eignen, ist es an der Zeit, richtig in die Nie-wieder-Diabetes-Methode einzusteigen. Die Mahlzeitenplanung ist ein guter Start in dieses Programm: Sie hilft Ihnen nicht nur, Ihr Leben zu organisieren und mit System einzukaufen, sondern Sie können sich auf diese Weise auch leichter an Ihre gesunden Ernährungsvorsätze halten. Es gibt verschiedene Arten der Mahlzeitenplanung (in unterschiedlichen Schwierigkeitsgraden); doch der Zweck ist immer der gleiche. Die Planung soll Ihnen bei der Beantwortung zweier Fragen helfen:

1. Wissen Sie, welche Zutaten Sie für die kommende Woche einkaufen müssen?
2. Haben Sie eine ungefähre Vorstellung davon, was Sie in den nächsten sieben Tagen zu jeder Mahlzeit essen wollen (einschließlich der Restaurants oder Cafés, die Sie in der kommenden Woche besuchen möchten)?

Überlegen Sie sich einmal, wie viel Denkarbeit Sie zurzeit in die Planung Ihrer Mahlzeiten stecken. Wahrscheinlich denken Sie nicht allzu viel darüber nach, was oder wo Sie essen werden. Vielleicht haben Sie ein paar Lieblingsgerichte und Lieblingsrestaurants und decken mit dieser Kombination einen Großteil Ihrer Mahlzeiten ab. Auch wenn Ihnen die Planung Ihrer Mahlzeiten und das Vorkochen anfangs vielleicht ziemlich arbeitsintensiv erscheint – keine Sorge: Wir werden Ihnen bei der Umstellung auf diesen neuen Lebensstil helfen, sodass Sie nicht allzu viel über Ihr Ernährungs-Ökosystem nachzudenken brauchen. Dieser Gewöhnungsprozess gelingt natürlich nicht von heute auf morgen. Doch im Lauf der nächsten Wochen bis Monate werden Sie wahrscheinlich Gerichte und

Lebensmittelkombinationen finden, die Ihnen schmecken; und vielleicht werden Sie auch feststellen, dass Sie oft immer wieder auf die gleichen Speisen und Lebensmittel zurückgreifen.

Wie jede neue Gewohnheit erfordert auch die Essensplanung Zeit: Es wird schon ein bisschen dauern, bis sie Ihnen zur zweiten Natur geworden ist. Bis dahin empfehlen wir Ihnen dringend, Ihren Essensplan für jede Woche schriftlich festzuhalten. Ziehen Sie auf einem Blatt Papier neben jedem Wochentag Spalten für Ihr Frühstück und Mittagessen (und später – wenn wir so weit sind – auch fürs Abendessen) und tragen Sie mit Bleistift ein, was Sie zu diesen Mahlzeiten essen möchten. Das müssen keine komplizierten Gerichte sein; es kann auch etwas ganz Einfaches sein, zum Beispiel „Bananen, Mangos und frisch gemahlene Chiasamen“ oder „Quinoa, Tomaten, Gurken und Limettensaft“. Denken Sie auch daran, alle Mahlzeiten in Ihren Essensplan einzutragen, die Sie im Restaurant oder Café einnehmen werden, einschließlich der Termine für gemeinsames Frühstück, Mittag- oder Abendessen mit Freunden. Wenn Sie sich alles, was Sie essen möchten, genau notieren, wird es Ihnen leichter fallen, sich anschließend auch an diesen Essensplan zu halten – egal wie viel Sie zu tun haben. Außerdem können Sie auf diese Weise von vornherein alle Hindernisse überdenken, die Ihr Programm durcheinanderbringen könnten, und werden auch immer genau wissen, was Sie im Lebensmittelladen oder Supermarkt alles kaufen müssen.

Einkaufen wie ein Profi

Schon ein paar einfache Einkaufstipps und -tricks können Ihnen den Einstieg in die Nie-wieder-Diabetes-Methode sehr erleichtern. Wir wissen, dass viele Menschen sich damit anfangs überfordert fühlen und dass die Suche nach neuen Produkten im Lebensmittelgeschäft sehr mühsam sein kann. Mithilfe der unten stehenden Informationen können Sie effizient einkaufen lernen und eine Menge Zeit und Geld sparen. Glauben Sie uns: Die Mühe des Einkaufens lohnt sich!

Zunächst einmal sollten Sie sich darüber im Klaren sein, dass Sie, wenn Sie sich nach der Nie-wieder-Diabetes-Methode ernähren, von nun an wahrscheinlich sehr viel mehr Lebensmittel in Ihrem Einkaufswagen haben werden. Denn wenn Sie mehr Nahrungsmittel mit hohem Ballaststoff- und Wassergehalt essen, nimmt die Kaloriendichte Ihrer Lebensmittel automatisch ab. Zum Glück sind Obst, Gemüse, Hülsenfrüchte und naturbelassene Vollkorngetreide wesentlich billiger als tierische Produkte, sodass Sie wahrscheinlich nicht mehr Geld ausgeben müssen, auch wenn Sie größere Lebensmittelmengen kaufen. (Vielleicht kommt Sie das Einkaufen jetzt sogar billiger.) Als allgemeine Faustregel gilt: Wenn Sie die Menge der Lebensmittel in Ihrem Einkaufswagen per Augenmaß eingeschätzt haben und glauben, genug Obst und Gemüse gekauft zu haben, legen Sie noch ungefähr 50 Prozent mehr in den Wagen!

Auch wenn Ihnen das verschwenderisch erscheinen mag: Die Menge der Lebensmittel, die Sie im Rahmen unseres Programms zu sich nehmen, wird drastisch ansteigen.

Sie können auch Geld sparen, indem Sie Lebensmittel en gros im Großhandel oder Einkaufsgemeinschaften erwerben. Dort gibt es nicht nur unverpackte Lebensmittel wie Bohnen und Vollkorngetreide in größeren Mengen zu kaufen, sondern Sie finden auch eine große Auswahl an Frischwaren und können sich mit Ihrem Lieblings-Tiefkühlobst und -gemüse eindecken. Andere gute Möglichkeiten (auch für die Beschaffung von exotischen Früchten) sind Bauern-, Asia- oder Latino-Märkte. Suchen Sie nach solchen Märkten in Ihrer Region, um mehr Auswahl zu haben; oft spart man dabei gleichzeitig auch noch Geld.

Einkaufsvorschläge für „grüne" Lebensmittel

- **Frisches Obst und Tiefkühl-Obst:** Denken Sie daran, dass Obst eine niedrige Kaloriendichte hat! Sie müssen also viel davon essen, um satt zu werden. Wenn Sie Obst auf dem Markt kaufen, decken Sie sich mit *richtig großen* Vorräten davon ein. Wenn Sie uns zu Hause besuchten, würden Sie Regale mit großen Mengen an Obst der Saison vorfinden. Es ist wichtig, Ihren Vorrat an frischem Obst regelmäßig aufzufüllen und Obst in verschiedenen Reifegraden zu lagern. Auf diese Weise können Sie einige Früchte heute, einige morgen und den Rest in ein paar Tagen essen. Kaufen Sie regelmäßig Ihr Lieblingsobst auf dem Markt, aber probieren Sie auch immer wieder einmal neue Früchte aus, die Sie interessant finden: zum Beispiel Bananen, Kiwis, Mangos, Nektarinen, Cantaloupe-Melonen, Papayas, Orangen, Äpfel, Kakis, Feigen und Birnen. Versuchen Sie auch neue Sorten bereits bekannter Früchte: Statt immer nur Fuji-Äpfel zu kaufen, greifen Sie ruhig auch einmal zu Honey Crisp, Gala oder Braeburn – manche Äpfel sind süßer, andere haben ein herberes Aroma, und jede Sorte hat eine andere Konsistenz.

  Auch ungesüßtes Tiefkühlobst ist eine hervorragende, oft sogar kostengünstigere Alternative. Häufig werden solche Früchte reif gepflückt und dann schockgefrostet – ein Vorgang, bei dem viele wertvolle Nährstoffe erhalten bleiben. Tiefkühlbeeren sind das ganze Jahr über erhältlich und verderben nicht so schnell wie frische Beeren. Füllen Sie Ihre Tiefkühltruhe mit Ihren Lieblingsfrüchten wie beispielsweise Mangos, Kirschen, Pfirsichen, Ananas und gefrorenen Beerenmischungen und studieren Sie das Etikett, um sicherzugehen, dass dem Produkt kein Zucker zugesetzt wurde.
- **Frisches oder tiefgekühltes stärkereiches Gemüse:** Stärkereiches Gemüse gehört zu den Grundnahrungsmitteln des Nie-wieder-Diabetes-Programms und hält sich roh mehrere Wochen lang auf der Küchenanrichte oder im Kühlschrank. In vielen Lebensmittelgeschäften gibt es auch vorgeschnittenes stärkereiches Gemüse

(frisch oder tiefgekühlt), zum Beispiel Süßkartoffeln, Kartoffeln und Kürbisse. Wenn Sie solches Gemüse in der Tiefkühlabteilung Ihres Lebensmittelladens kaufen, sparen Sie eine Menge Zeit beim Vorkochen.

- **Bohnen, Linsen und Erbsen (getrocknet oder aus der Dose):** Hülsenfrüchte sind eine weitere Lebensmittelkategorie, die Sie in großen Mengen einkaufen sollten, vor allem, weil man sie lange lagern kann. Wenn Sie Sonderangebote entdecken, legen Sie sich am besten gleich einen größeren Vorrat davon an! Sie können sie entweder im Abfüllbereich des Lebensmittelgeschäfts kaufen oder zu Dosenkonserven greifen, um noch mehr Zeit zu sparen. Denken Sie daran: Bohnen, Linsen und Erbsen aus der Dose *ohne Salzzusatz* sind gesünder für Herz und Kreislauf!
- **Naturbelassenes Vollkorngetreide (und Teigwaren):** Naturbelassenes Getreide ist eine weitere große Lebensmittelkategorie, die man in großen Mengen auf Vorrat kaufen sollte. Es gibt viele naturbelassene Vollkornprodukte, die sich in luftdichten Behältern im Schrank oder in der Speisekammer gut lagern lassen: zum Beispiel Buchweizen, Dinkel, Farro, Naturreis, Hirse, Roggen, Sorghumhirse, Amaranth, Teff, Buchweizen und Bulgur. Falls Sie Zeit sparen möchten: In der Tiefkühlabteilung findet man manchmal vorgekochtes Vollkorngetreide, vor allem Naturreis und Quinoa. Probieren Sie verschiedene Getreidearten aus, um herauszufinden, was Ihnen am besten schmeckt.
- **Grünes Blattgemüse und grüner Salat (frisch oder tiefgekühlt):** Wie bereits erwähnt, sind grüner Salat und grünes Blattgemüse eine große Bereicherung für Ihre Mahlzeiten, weil sie das Tempo, in dem Glukose ins Blut übergeht, verlangsamen und außerdem eine sehr hohe Nährstoffdichte haben. Sie lassen sich gut im Kühlschrank lagern; aber auch in der Tiefkühlabteilung Ihres Lebensmittelgeschäfts werden Sie eine große Auswahl solcher Produkte finden. Man kann nie zu viel grünen Salat und grünes Gemüse auf seinem Speiseplan haben, also decken Sie sich am besten gleich mit großen Vorräten ein!
- **Nicht-stärkereiches Gemüse (frisch oder tiefgekühlt):** Nicht nur Tiefkühlobst, sondern auch Tiefkühlgemüse können wir uneingeschränkt empfehlen. Solches Gemüse wird normalerweise kurz nach der Ernte schockgefrostet, um seinen Nährwert zu erhalten. In der Obst- und Gemüseabteilung Ihres Lebensmittelgeschäfts oder auf dem Bauernmarkt Ihrer Region werden Sie eine große Auswahl an frischem nicht-stärkereichem Gemüse finden, das Sie innerhalb der nächsten Woche verbrauchen können; Sie können Mais, Brokkoli, Blumenkohl, Blumenkohlreis, grüne Bohnen, Erbsen und Mohrrüben aber auch in der Tiefkühlabteilung kaufen.
- **Kräuter und Gewürze:** Eine große Auswahl an Kräutern und Gewürzen finden Sie in Ihrem Lebensmittelgeschäft oder auf dem Bauernmarkt. Kaufen Sie erst einmal ein paar Kräuter und Gewürze, von denen Sie wissen, dass sie Ihnen schmecken,

und erweitern Sie Ihr Repertoire dann allmählich. Frische Kräuter halten sich auf der Küchenanrichte oder im Kühlschrank nur ungefähr eine Woche lang, während getrocknete Kräuter und Gewürze monate- bis jahrelang haltbar sind. Zu unseren Favoriten gehören Kreuzkümmel, Paprika, Currypulver, schwarzer, roter und Cayennepfeffer, Zimt, Kardamom und Gewürznelken. Experimentieren Sie ruhig mit neuen Kräutern und Gewürzen, wann immer sich die Gelegenheit dazu bietet – sie sind eine wunderbare Möglichkeit, jedem Gericht einen ganz besonderen Touch zu verleihen!

Ist es wirklich so wichtig, Bioprodukte zu kaufen?

Wir werden oft gefragt, ob es wichtig ist, statt Produkten aus konventionellem Anbau Bio-Lebensmittel zu kaufen. Tatsächlich sind Bio-Produkte fast immer vorzuziehen, weil beim Anbau solcher Nahrungspflanzen weniger Chemikalien eingesetzt werden – und das ist natürlich gesünder. Eine hervorragende Online-Informationsquelle, die wir Ihnen empfehlen können, ist die Liste der „Dirty Dozen“ und „Clean Fifteen“ der US-amerikanischen Environmental Working Group (EWG): Jedes Jahr führt die EWG eine umfassende Analyse aller Obst- und Gemüsearten in den USA durch, um zu ermitteln, welche Lebensmittel die höchsten bzw. niedrigsten Pestizidrückstände aufweisen. Die Liste der „Dirty Dozen“ umfasst zwölf der am stärksten mit Pestiziden belasteten Obst- und Gemüsearten; die „Clean Fifteen“ sind eine Liste der 15 am wenigsten belasteten Früchte und Gemüse (Anm. d. Verlags: Nicht komplett eins zu eins für Deutschland anwendbar, aber eine sehr gute Orientierungshilfe). Falls Sie vorhaben, Bio-Produkte zu kaufen, werfen Sie vorher erst einmal einen Blick auf diese beiden Listen und diversifizieren Sie Ihr Kaufverhalten dann so weit, wie Ihr Budget und Ihr geistiges Fassungsvermögen es zulassen. Ob Bio oder nicht – wenn Sie im Lebensmittelgeschäft einkaufen, empfehlen wir Ihnen, Ihre Produkte auf jeden Fall vor dem Verzehr zu waschen, um sie von ungesunden Substanzen zu reinigen, mit denen sie während des Transports und Vertriebsprozesses in Kontakt gekommen sein könnten.

Zu Beginn Ihrer Einstiegsphase in unser Programm sollten Sie sich in erster Linie auf den Verzehr pflanzlicher Lebensmittel konzentrieren und nicht so sehr darauf achten, woher sie stammen. Zuallererst einmal sollten Sie einen Weg finden, möglichst viele grüne Lebensmittel aus unserem Ampelsystem in Ihre Ernährung einzubauen. Das ist das Wichtigste, was Sie während der

Einstiegsphase tun können – egal ob es sich dabei um Bio-Lebensmittel oder Produkte aus konventionellem Anbau handelt. Im Lauf der Zeit – wenn Sie sich allmählich an eine vegetarische Ernährung und den Einkauf entsprechender Lebensmittel gewöhnt haben –, können Sie immer noch darauf achten, mehr Bio-Produkte zu kaufen.

Sobald Sie den Verzehr „grüner" Lebensmittel zu sämtlichen Mahlzeiten als einfach, natürlich und angenehm empfinden, können Sie darüber nachdenken, weitere Bio-Lebensmittel in Ihr Programm aufzunehmen. Bio-Produkte sind oft teurer als Lebensmittel aus konventionellem Anbau. (Und zwar aus gutem Grund – ökologischer, verantwortungsbewusster Anbau kostet eben mehr Arbeit!) Wenn Sie mehr solcher Lebensmittel in Ihren Speisezettel aufnehmen möchten, versuchen Sie einen Weg zu finden, der Ihrem Budget entspricht. Kaufen Sie Früchte und Gemüse, die besonders stark mit Pestiziden belastet sind, in Bio-Qualität und orientieren Sie sich dabei an den EWG-Empfehlungen.

Später könnten Sie vielleicht auch dazu übergehen, Ihre Lebensmittel auf einem Bauernmarkt Ihrer Region zu kaufen: Dort finden Sie am ehesten Obst- und Gemüsearten, die ohne Chemikalien und mit landwirtschaftlichen Methoden angebaut wurden, welche nicht nur den Boden verbessern, sondern gleichzeitig auch den Nährstoffgehalt der Lebensmittel erhöhen.

Fertigprodukte und -gerichte

Wenn Sie auf der Suche nach Fertigprodukten sind, die nur aus „grünen" Lebensmitteln bestehen, sind Ihre Möglichkeiten leider ziemlich begrenzt. Verpackte pflanzliche Lebensmittel sind im Lebensmittelhandel mittlerweile immer häufiger zu finden; sie enthalten aber oft künstliche Süßungsmittel, pflanzliche Öle, Mononatriumglutamat (MNG), künstliche Farbstoffe, Texturgeber und Konservierungsstoffe, die Ihre Fortschritte bei unserem Programm verlangsamen oder vielleicht sogar ganz zum Stillstand bringen können.

Wenn Sie mehr verarbeitete Lebensmittel in Ihr Programm aufnehmen möchten, können Sie natürlich gerne auf einige im Handel erhältliche Fertigprodukte und -gerichte zurückgreifen, auch wenn Sie auf diese Weise vielleicht keine so schnellen Fortschritte bei unserem Programm machen werden. Schließlich sind wir nicht die Lebensmittelpolizei. Als Coachs können wir Ihnen lediglich aufzeigen, was für

Konsequenzen Ihre Entscheidungen für Ihre Insulinempfindlichkeit haben, und Ihnen erklären, welche Ernährung für einen gesunden Stoffwechsel am besten ist – Bissen für Bissen. Mit welcher Sorgfalt und Konsequenz Sie die Änderung Ihres Lebensstils angehen, ist Ihre ganz persönliche Entscheidung, und wir sind dazu da, Sie dabei zu unterstützen, so gut wir können.

Betrachten Sie diese Übergangsphase nicht als Selbstbeurteilungs-, sondern als Selbsterkenntnisprozess. Denken Sie über Ihr Leben nach und finden Sie heraus, wie stark Sie sich für dieses Programm engagieren möchten. Wenn Ihnen Kochen zu zeitaufwendig ist oder Sie lieber ins Fastfood-Restaurant gehen, können abgepackte Lebensmittel oder Fertiggerichte, die vielleicht nicht nur optimale Zutaten enthalten, so lange eine gute Übergangslösung sein, bis Sie die Nie-wieder-Diabetes-Methode vollständig beherrschen. Wenn Sie jedoch unbedingt von Ihrer Insulinresistenz geheilt werden und Ihr Risiko für chronische Erkrankungen so gering wie möglich halten möchten, empfehlen wir Ihnen dringend, Ihr Essen selbst zuzubereiten, statt auf Fertigprodukte oder -gerichte zurückzugreifen.

Eine vollständige Liste verpackter Lebensmittel und Fertiggerichte, deren Verzehr wir (in kleinen Mengen) empfehlen können, finden Sie unter www.masteringdiabetes.org/bookresources

Was haben Sie in diesem Kapitel gelernt?

Ein nährstoffreiches Mittagessen zu sich zu nehmen, ist gar nicht so schwierig. Sie werden staunen, wie schmackhaft und sättigend einfache Gerichte aus nur wenigen Zutaten sein können! Egal ob Sie sich für ein rezeptfreies Mittagessen entscheiden oder ein Rezept aus unserer Sammlung oder von woanders her verwenden – das Grundprinzip ist stets dasselbe: Bauen Sie Ihr Mittagessen auf einer kaloriendichten Basis auf und reichern Sie es dann mit weniger kaloriendichten Zutaten an, um Ihre Mahlzeiten wohlschmeckend und abwechslungsreich zu gestalten.

Woran merkt man, wann es Zeit für die Umstellung der nächsten Mahlzeit ist?

Wie immer empfehlen wir Ihnen, diesen Umstellungsprozess Schritt für Schritt anzugehen. Überlegen Sie sich zunächst einmal ein paar Mittagsgerichte, die Sie gerne essen, bevor Sie sich um das Abendessen kümmern. Auf diese Weise lernen Sie mit neuen Nahrungsmitteln zu experimentieren und diesen Prozess zu genießen, und entwickeln einfache Strategien zur Stabilisierung Ihres Blutzuckerspiegels. Wir empfehlen, mit der Umstellung Ihres Abendessens zu beginnen, sobald Sie Folgendes erreicht zu haben glauben:

- Sie haben an mindestens sieben aufeinanderfolgenden Tagen ein fettarmes, vollwertiges pflanzliches Mittagessen zu sich genommen.
- Sie wissen, wie viel Sie essen müssen, um drei bis vier Stunden (bis zum Nachmittag) satt zu bleiben.
- Wenn Sie insulinpflichtig sind, wissen Sie, wie viel Bolusinsulin Sie sich spritzen müssen, um Ihren Blutzucker nach dem Essen zwischen 80 und 140 mg/dl zu halten.

Sobald Sie diese drei Voraussetzungen erfüllen, ist es an der Zeit, die Umstellung Ihres Abendessens (der abwechslungsreichsten Mahlzeit) in Angriff zu nehmen!

Literaturangaben zu den über 10 in diesem Kapitel erwähnten wissenschaftlichen Arbeiten finden Sie auf der Webseite www.masteringdiabetes.org/bookinfo

Kapitel 12
Entwicklung einer Routine: das Abendessen

Ernährungsumstellung ist gar nicht so schwierig: Teas Geschichte

Tea kochte gerne raffinierte Mahlzeiten für sich und ihren Mann; doch nachdem die beiden jahrelang diese üppigen Schlemmermenüs genossen hatten, wurde bei ihr im Jahr 2007 ein Prädiabetes festgestellt. Fünf Jahre später erhielt sie die Diagnose Typ-2-Diabetes, konnte ihren HbA1c jedoch durch Einnahme von Metformin bei 7,2 Prozent halten. Doch obwohl Teas HbA1c so ziemlich „im grünen Bereich" war, entwickelte sie mit der Zeit Nervenschäden in den Füßen, chronische Kopfschmerzen, eine Gallenblasenentzündung und Säurereflux. Sie schlief schlecht, nahm zu, fühlte sich schlapp und energielos und wie „benebelt" im Kopf. Tea begriff zwar nicht ganz, woher diese Probleme kamen, meinte aber, dass sie etwas mit der allgemein üblichen Typ-2-Diabetes-Therapie zu tun haben könnten.

Da ihr Gesundheitszustand sich rapide verschlechterte, begann sie nach alternativen Behandlungsmethoden zu suchen: Sie wollte von ihrem Typ-2-Diabetes *geheilt* werden. Eines Morgens spürte sie ihre Füße bei ihrem täglichen Spaziergang kaum noch, weil ihre periphere Neuropathie ihr so sehr zu schaffen machte. Da beschloss sie, ihre Gesundheit selbst in die Hand zu nehmen – und zufälligerweise empfahl ein Freund ihr ausgerechnet zu diesem Zeitpunkt das Nie-wieder-Diabetes-Coachingprogramm. Tea meldete sich sofort dazu an, weil eine innere Stimme ihr sagte, dass ihr allgemeiner Gesundheitszustand sich durch eine Ernährung mit mehr Obst und Gemüse erheblich verbessern könnte.

Bereits zwei Wochen nach Beginn einer der Nie-wieder-Diabetes-Methode folgenden Ernährungsweise verschwanden ihre Kopfschmerzen. Auch der Gehirnnebel und der Säurereflux gingen zurück. Je länger sie nach diesem Programm lebte, umso positiver wirkte es sich auf ihren Gesundheitszustand aus: Ihre Blutfettwerte verbesserten sich deutlich, ihr Blutdruck nahm ab, und ihr HbA1c sank um 1,7 Prozent. Innerhalb von wenigen Monaten lernte Tea, ihre bisherigen Mahlzeiten durch köstliche, sättigende Gerichte mit grünen Lebensmitteln aus unserem Ampelsystem zu ersetzen. Sie gewöhnte sich schnell daran, Bohnen, Gemüse und Reis mit ölfreien Soßen und Dressings vorzukochen und portionsweise einzufrieren, sodass sie bei Bedarf stets eine einfache, schmackhafte Mahlzeit parat hatte.

Innerhalb von neun Monaten nahm Tea 37,5 Kilo ab, und ihr HbA1c sank von 7,2 auf 5,0 Prozent. Ihr LDL-Cholesterinspiegel ging von 400 auf 127 mg/dl zurück, ihre Triglyzeridwerte nahmen von 593 auf 136 mg/dl und ihr Blutdruck von 122/80 auf 112/72 mmHg ab. Aber nicht nur ihre Laborwerte wurden besser; auch ihre Neuropathie hat sich seitdem nicht mehr weiter verschlechtert, und sie kann jetzt wieder lange Strecken gehen. Tea hat ihren Typ-2-Diabetes und ihre periphere Neuropathie in den Griff bekommen, leidet nicht mehr unter Säurereflux und Gehirnnebel, ist nicht mehr süchtig nach bestimmten Lebensmitteln, und auch ihr Metformin konnte sie inzwischen vollständig absetzen. Ihr Arzt kann dieses Wunder immer noch nicht fassen, und sie selbst ist sehr glücklich darüber, endlich wieder gesund zu sein.

Nun wollen wir einen weiteren großen Schritt vorwärts machen und ein nährstoffdichtes, fettarmes, vollwertiges vegetarisches Abendessen in Ihr Programm aufnehmen. In unserer typischen westlichen Ernährung ist das Abendessen normalerweise die größte Mahlzeit des Tages und enthält kalorien-, eiweiß- und fettreiche Lebensmittel wie Huhn, Steak, Fisch, Lamm, Schweinefleisch und Käse. Wir dagegen empfehlen, zum Ausklang des Tages lieber eine leichtere Mahlzeit einzunehmen, vor allem, wenn Sie in den Abendstunden meistens auf dem Sofa sitzen, weil Sie Ihren Körper jetzt auf den Schlaf einstimmen möchten, und somit einen sehr viel geringeren Energiebedarf haben als tagsüber. Sie dürfen sich zwar auch zum Abendessen große Portionen gönnen; doch im Vergleich zum Mittagessen empfehlen wir statt eiweiß- und fettreicher Lebensmittel jetzt mehr grünen Salat, grünes Blattgemüse und nicht-stärkereiche Gemüsearten.

Sie werden feststellen, dass das optimale Abendessen große Ähnlichkeit mit dem optimalen Mittagessen hat – allerdings mit einem kleinen und doch wichtigen Unterschied: Auch beim Abendessen spielen kaloriendichte Lebensmittel die Hauptrolle; doch statt nicht-stärkereiches Gemüse nur als Beilage zu genießen, sollten Sie es jetzt in sehr viel größeren Mengen zu sich nehmen. Größere Portionen an grünem Blattgemüse und nicht-stärkereichem Gemüse sind eine einfache, aber wirksame Ergänzung zu Ihrer Abendmahlzeit; denn diese Gemüsearten sind nicht nur kalorienarm, sondern haben gleichzeitig auch einen hohen Gehalt an entzündungshemmenden Mikronährstoffen und halten Ihren Blutzucker die ganze Nacht über stabil. Auch Hülsenfrüchte sind eine hervorragende Ergänzung zum Abendessen, denn der Effekt der zweiten Mahlzeit trägt dazu bei, dass Ihr Nüchternblutzucker nicht zu sehr ansteigt.

Nach diesem Schema können Sie eine fast unendliche Vielfalt an Abendmahlzeiten zubereiten: zum Beispiel Bohnen- und Vollkornburger, Tacos, Wraps, Sushi, Chilis, Suppen, Currys, Pizza, Eintöpfe, Salate und vieles andere mehr. Beim Abendessen sind Ihrer Kreativität keine Grenzen gesetzt! Um Ihnen den Einstieg zu erleichtern, haben wir in Kapitel 15 ein paar Rezeptvorschläge für empfehlenswerte Abendmahlzeiten zusammengestellt. Viele weitere Abendessensrezepte finden Sie auf unserer Webseite unter www.masteringdiabetes.org/recipes

Das Problem mit der Entscheidungsmüdigkeit

Haben Sie auch schon einmal folgendes Szenario erlebt? Nach einem langen Tag bei der Arbeit oder an der Uni kommen Sie abends nach Hause und haben einen Riesenhunger. Doch obwohl Sie den Tag mit den besten Vorsätzen begonnen haben, sind Sie jetzt total kaputt und haben einfach nicht mehr die Kraft, sich etwas zum Essen zu machen. Also setzen Sie sich auf die Couch, atmen einmal tief durch und greifen dann zum Computer oder Telefon, um bei Ihrem Lieblingsrestaurant ein Gericht zum Mitnehmen zu bestellen – in dem Wissen, dass die Mahlzeit, die Sie gleich zu sich nehmen werden, zwar ein bequemes „Trostessen", aber alles andere als gesund ist, weil sie kaum wertvolle Nährstoffe enthält.

Kennen Sie solche Situationen? Wir schon! Nach einem anstrengenden Arbeits- oder Studientag leiden die meisten Menschen unter *Entscheidungsmüdigkeit* – einem geistigen und emotionalen Zustand, in dem es einem ungeheuer schwerfällt, Entscheidungen zu treffen. Entscheidungsmüdigkeit ist ein sehr häufiger psychischer Zustand, in den wir am Ende des Tages oft verfallen, weil das Gehirn zu diesem Zeitpunkt bereits viele Entscheidungen treffen musste und dementsprechend ausgepowert ist. Wissenschaftlichen Untersuchungen zufolge fällen Richter am Ende eines Tages, der sie geistig sehr ausgelaugt hat, mit höherer Wahrscheinlichkeit Fehlentscheidungen. Auch Kraftfahrer treffen abends risikoreichere Entscheidungen als morgens, und Sportler machen am Ende eines Spiels mehr Fehler als am Anfang. Auch viele Kunden im Supermarkt sind anfällig für diese lähmende Entscheidungsmüdigkeit, und Lebensmittelhändler machen sich diesen Effekt zunutze, indem sie auf dem Weg zur Kasse ungesunde Snacks aus stark verarbeiteten Lebensmitteln aufstellen, um die

Kunden in einer Situation, in der sie müde sind und höchstwahrscheinlich die falschen Kaufentscheidungen treffen werden, in Versuchung zu führen.

Da Entscheidungsmüdigkeit sich negativ auf Ihre Lebensmittelauswahl auswirken kann, sollten Sie sich nach Möglichkeit schon lange vorher Gedanken über Ihr Abendessen machen. Bereiten Sie am besten Ihr ganzes Abendessen oder zumindest den größten Teil davon schon vor Ihrer Heimkehr von der Arbeit oder der Universität zu, um abends keine große geistige Energie mehr dafür investieren zu müssen. Genau deshalb befürworten wir das Vorkochen größerer Essensportionen am Wochenende: So können Sie wichtige Entscheidungen auf einen Zeitpunkt verlagern, zu dem Ihr Gehirn wahrscheinlich besser dazu in der Lage ist.

Essen im Restaurant oder Café

In einer idealen Welt würde jeder Mensch sich sein Abendessen selbst zubereiten; denn nur dann weiß man genau, was für Zutaten es enthält. Und in einer solchen Welt gäbe es auch Restaurants, die köstliche Mahlzeiten aus „grünen“ Lebensmitteln anbieten. Doch leider gibt es heutzutage immer mehr Restaurants und Cafés, die kaum oder gar keine stoffwechselgesunden Gerichte auf der Speisekarte haben. Daher sollten Sie Restaurantbesuche genau vorausplanen, damit sie Ihre Strategie zur Verbesserung Ihrer Insulinempfindlichkeit nicht durchkreuzen.

Soziale Anlässe mit Familie, Freunden und Kollegen gehören sicherlich zu den schwierigsten Situationen für Menschen, die sich an die Nie-wieder-Diabetes-Methode halten. Ihre Außenwelt kann Sie sehr leicht von Ihrem gesunden Lebensstil abbringen, also sollten Sie sich für solche Fälle von vornherein einen „Schlachtplan“ zurechtlegen. Keine Sorge: Insulinempfindlichkeit und Geselligkeit lassen sich durchaus miteinander vereinbaren! Aufgrund unserer persönlichen Erfahrungen haben wir ein paar Strategien entwickelt, mit denen sich solche Situationen sehr leicht meistern lassen.

Strategie Nr. 1: Schon vorher zu Abend essen

Das ist eine der effektivsten Methoden, geselliges Beisammensein mit Familie, Freunden oder Kollegen im Restaurant zu genießen, ohne dass Ihre Insulinempfindlichkeit darunter leidet: Nehmen Sie bereits eine kaloriendichte Mahlzeit zu sich, *bevor* Sie das Haus verlassen! Denn wenn Sie nicht mehr so viel Hunger haben, werden Sie die Gerichte auf der Speisekarte weniger verlockend finden.

Bei diesem „Im-Voraus-Essen“ kommt es vor allem darauf an, kaloriendichte, sättigende Lebensmittel zu wählen. Denn wenn Sie hungrig oder unterzuckert sind, wird es Ihnen schwerer fallen, bei der Bestellung eine vernünftige Entscheidung zu treffen, weil schon der bloße Gedanke an Essen Ihr logisches Denken außer Kraft setzt. Wenn Sie sich vor dem Restaurantbesuch bereits satt gegessen haben, können Sie anschließend logischere, besser durchdachte Entscheidungen treffen und die Speisekarte in aller Ruhe nach Gerichten durchsuchen, die nicht zu viel Salz, Öl oder Zucker und auch keine Soßen mit versteckten „roten" Lebensmitteln enthalten. Das ist übrigens unsere Lieblingsstrategie für Restaurant- und Cafébesuche, die wir Ihnen gleich aus mehreren Gründen wärmstens empfehlen:

- Auf diese Weise behalten Sie die Kontrolle über das Geschehen; denn wenn Ihr Hunger nicht mehr so groß ist, werden Sie es sich wahrscheinlich eher zutrauen, Gerichte mit „grünen" Lebensmitteln auszuwählen.
- Die meisten Restaurants bieten nicht genügend fettarme, vollwertige pflanzliche Gerichte in Portionen an, von denen man wirklich satt wird; und die Bestellung einer zweiten oder dritten Portion kann teuer werden. Wenn Sie bereits vor dem Restaurantbesuch etwas essen, sind Sie für die nächsten Stunden gesättigt, ohne viel Geld ausgeben zu müssen.
- Und wenn Sie schon etwas gegessen haben, ist auch die Gefahr, kleine Snacks wie Brot oder Chips zu essen (die viele Restaurants als Appetizer vor dem Essen servieren), nicht so groß. Denn wenn man keinen großen Hunger hat, erscheinen einem solche ungesunden Snacks ohne wertvolle Inhaltsstoffe weniger verlockend und man kann ihnen *sehr viel* leichter widerstehen.

Strategie Nr. 2: Im Restaurant „grüne" Lebensmittel bestellen

Im Voraus zu essen, ist zwar eine sehr erfolgversprechende Strategie, aber manchmal ist das vielleicht aus irgendwelchen Gründen nicht möglich oder unpraktisch. Außerdem müssen Sie ohnehin lernen, was es beim Bestellen von Mahlzeiten außer Haus zu beachten gilt, um langfristig für solche unvermeidlichen Situationen gewappnet zu sein.

In den meisten Gaststätten stehen vielleicht gar keine Gerichte auf der Speisekarte, die nur grüne Lebensmittel aus unserem Ampelsystem enthalten. Die meisten Restaurants verwenden aber hier und da grüne Lebensmittel als *Zutaten* für verschiedene Gerichte – und das kann Ihnen schon eine sehr große Hilfe sein. Vielleicht finden Sie auf der Speisekarte das eine oder andere Gericht, das in erster Linie grüne Lebensmittel enthält, sodass nur kleine Änderungen daran vorgenommen werden müssen. Also suchen Sie sich irgendein passendes Gericht als kaloriendichte Basis aus und bestellen Sie dazu Beilagen wie beispielsweise gedünstetes Gemüse oder Salat. Sie können sich auch Ihre eigene Soße in einer auslaufsicheren Plastikbox mitbringen. (Auf den ersten Blick mag Ihren Freunden und Kollegen das merkwürdig erscheinen; doch später werden sie es vielleicht sogar für eine gute Idee halten!) Egal ob Sie sich in einem Gourmetrestaurant befinden, das an solche Sonderwünsche gewöhnt ist, oder in einem Schnellrestaurant, das Nachos und Burger serviert: *Planung* und *Kommunikation* sind stets der Schlüssel zum Erfolg.

Restaurantbesuche richtig planen

Das Erste, worüber Sie nachdenken sollten, wenn Sie außer Haus essen möchten, ist die *Wahl des Restaurants*. Am besten eignen sich Gaststätten, die mehrere vegetarische Gerichte auf der Speisekarte haben. Grundsätzlich kann man sich zwar fast überall ein Gericht bestellen, das zur Diabetes-im Griff-Methode passt; doch unserer Erfahrung nach bieten thailändische, vietnamesische und japanische Restaurants normalerweise sehr viele vegetarische Gerichte an. Falls es so etwas in Ihrer Stadt oder Wohngegend nicht gibt, wählen Sie ein Restaurant mit Salatbüfett. Paradoxerweise haben Steakhäuser oft „All-you-can-eat"-Salatbüfetts und bieten auch meistens Ofenkartoffeln ohne weitere Zutaten und gedünstetes Gemüse der Saison an; also halten Sie Ausschau nach einem Restaurant in Ihrer Gegend, das irgendein kaloriendichtes Gericht mit viel Gemüse auf der Speisekarte hat.

Zweitens müssen Sie sich natürlich auch überlegen, *was* Sie essen sollten. Sie brauchen nur ein paar Minuten lang im Internet zu recherchieren, um Ihre Bestellung im Restaurant Ihrer Wahl vorauszuplanen. Schauen Sie sich einfach die Speisekarte auf der Webseite der Gaststätte an oder rufen Sie vorher an, um mit dem Wirt oder Geschäftsführer zu sprechen, und erkundigen Sie sich höflich, ob man Ihnen ein Gericht aus „grünen" Lebensmitteln ohne Zusatz von Öl oder Salz anbieten kann.

Konzentrieren Sie sich bei der Auswahl weniger auf die Gerichte, sondern mehr auf die Zutaten und Beilagen, die auf der Speisekarte stehen. So können Sie verschiedene Zutaten auswählen und um die Zubereitung eines Gerichts bitten, das diese Zutaten enthält. Halten Sie Ausschau nach Zutaten wie Kartoffeln, Kürbis, Mais, Bohnen, Linsen, Quinoa, Naturreis, Haferflocken oder Obst und bestellen Sie dann Beilagen aus grünem Blattgemüse, Salat und nicht-stärkereichem Gemüse mit Kräutern und Gewürzen. Betrachten Sie die Speisekarte als Buch mit dem Titel „Ihre ganz persönliche Abenteuerreise" und stellen Sie auf kreative Weise eigene Gerichte zusammen, die sich positiv auf Ihren Stoffwechsel auswirken, indem Sie Zutaten aus verschiedenen Gerichten zu etwas Neuem kombinieren. Mit dieser Strategie können Sie auswärts essen, ohne Ihrer Insulinempfindlichkeit zu schaden – und das macht sogar Spaß!

- **Wie findet man stärkereiches Gemüse?** Solches Gemüse ist in Restaurants und Cafés ziemlich leicht zu finden, da Kartoffeln, Süßkartoffeln, Kürbis, Mais und Wurzelgemüse in vielen Länderküchen Grundnahrungsmittel darstellen. Die meisten Gaststätten bieten solche Zutaten in verschiedenen Zubereitungen an.

Wenn zu einem Gericht Röstkartoffeln als Beilage angeboten werden, fragen Sie den Kellner, ob er Ihnen die Kartoffeln auch gedünstet, gebacken oder gegrillt (ohne Käse, Sahne, Öl oder Butter) servieren kann. Das Gleiche gilt für Lebensmittel wie Kürbis und Süßkartoffeln, die ebenfalls auf sehr unterschiedliche Weise zubereitet werden können. Und sagen Sie dem Kellner unbedingt auch, dass Sie Ihr stärkereiches Gemüse ohne Öl, Käse oder Butter haben möchten! Wenn Sie sich an diese einfache Strategie halten, schaden Sie Ihrer Insulinempfindlichkeit nicht und ersparen sich viele Tage voller Frustration. Je mehr Sie sich darin üben, in einem Restaurant zu sagen, was Sie möchten, umso leichter wird es Ihnen mit der Zeit fallen, ein für Sie passendes Gericht zu bestellen.

- **Wie findet man Bohnen, Erbsen und Linsen?** Auch Hülsenfrüchte sind sehr gesunde kaloriendichte Lebensmittel, die man auf vielen Speisekarten findet – vor allem in Restaurants und Cafés, die mexikanische, indische, mediterrane, afrikanische oder lateinamerikanische Gerichte anbieten. Gehen Sie einfach genauso vor wie bei der Bestellung von stärkereichem Gemüse: Fragen Sie den Kellner, ob man Ihnen die Hülsenfrüchte ohne Öl, Butter, Ghee oder Schmalz zubereiten kann. Hülsenfrüchte sind eine beliebte Zutat zu Currys, Suppen und Dips; also suchen Sie auf der Speisekarte nach Eintöpfen oder Chilis, die Kichererbsen, Linsen, Bohnen oder Erbsen und Reis, geröstetes Gemüse und Vollkorngetreide enthalten.
- **Wie findet man Vollkorngetreide?** Naturreis, schwarzer Reis und Quinoa sind in Restaurants mit asiatischer, mexikanischer, mediterraner oder nahöstlicher Küche leicht zu finden. Aber erkundigen Sie sich unbedingt, ob bei der Zubereitung Öl oder Fischfond verwendet wird! Falls ja, bitten Sie den Kellner höflich, Ihnen eine öl- und fischfondfreie Variante des betreffenden Gerichts zuzubereiten.
- **Wie findet man grünen Salat und grünes Blattgemüse?** Römersalat, Eisbergsalat, Kopfsalat, Rucola, Spinat, Grünkohl, Mangold oder Ähnliches werden Sie wahrscheinlich auf fast jeder Speisekarte finden, vor allem unter der Rubrik „Salate“. Falls der Salat ein Dressing mit Öl, Käse, Speck oder vielen Nüssen und Samen enthält, bitten Sie den Kellner oder Küchenchef, Ihnen den Salat ohne diese Zutaten anzurichten und stattdessen lieber mehr Gemüse (zum Beispiel grüne Bohnen, Tomaten, Gurken, Paprika, Mais, Erbsen, Mohrrüben, Rote Bete, Blumenkohl oder Brokkoli) hineinzugeben. Lassen Sie sich Essig und Öl separat dazu reichen und verzichten Sie dann einfach auf das Öl; oder fragen Sie nach Apfelessig, Balsamicoessig, Rotweinessig, Zitronen- oder Limettenscheiben.
- **Wie findet man nicht-stärkereiches Gemüse?** Meistens ist es gar nicht schwierig, nicht-stärkereiche Gemüsearten wie Artischocken, Mohrrüben, Blumenkohl, Brokkoli, Zwiebeln, Pilze, Auberginen, Tomaten, Okra, Spargel, Gurken, Zucchini oder Radieschen auf der Speisekarte eines Restaurants zu finden. Normalerweise werden sie als Beilagen angeboten oder als Zutaten in anderen Gerichten

verwendet. Bitten Sie darum, Ihnen diese Gemüse roh, leicht gedünstet oder gebacken (ohne Öl) zu servieren.

- **Wie findet man Obst?** In einem Restaurant oder Café Obst zu bestellen, kann problematisch sein, weil es dort meist entweder nur in kleinen Mengen oder unreif serviert wird. Cafés, die Smoothies oder Obstschalen auf der Speisekarte haben, bilden eine Ausnahme von dieser Regel und eignen sich für Sie sehr gut als Speiselokal. Wenn Sie ein Café oder Restaurant finden, in dem es gutes Obst gibt, sagen Sie unbedingt Bescheid, dass Sie gern eine größere Menge davon essen möchten, damit der Koch weiß, wie viel er zubereiten muss, damit Sie satt werden. Und wenn Sie ein Restaurant mit einem Büfett entdecken, das Früchte wie Orangen, Melonen, Trauben oder Äpfel enthält, ist das für Sie eine wunderbare Gelegenheit, sich eine leckere, sättigende Obstmahlzeit zu gönnen.
- **Wie findet man Kräuter und Gewürze?** Cyrus reichert sein Abendessen am liebsten mit verschiedenen Gewürzen an, weil sie so aromatisch sind und einem Gericht eine ganz andere Note verleihen können. Zu seinen Favoriten gehören Kreuzkümmel, Cayennepfeffer, rote Paprikaflocken, schwarzer Pfeffer, Thymian, Oregano, Curry- und Paprikapulver, Zimt und Kardamom. Außerdem mögen wir beide gern frische Kräuter wie Korianderkraut, Basilikum, Minze, Thymian, Rosmarin und Oregano. Verzichten Sie nach Möglichkeit auf Fertiggewürzmischungen, denen oft Salz zugesetzt wird. Im Restaurant können Sie den Kellner fragen, ob es in der Küche Kräuter und Gewürze gibt, mit denen der Koch Ihr Gericht anreichern kann. Sie können auch eigene getrocknete Kräuter und Gewürze in einer Plastiktüte mitbringen – ein einfacher Trick, durch den Ihr Essen bestimmt sehr viel schmackhafter wird!

Wie man höflich kommuniziert und peinliche Situationen vermeidet

Wie Sie sehen, gibt es in vielen Restaurants und Cafés grüne Lebensmittel aus unserem Ampelsystem; Sie müssen also nur ein bisschen „Sherlock Holmes" spielen, um sie auf der Speisekarte zu entdecken, und dann genau erklären, wie sie zubereitet werden sollen. Dazu möchten wir Ihnen nun ein paar einfache, manchmal auch humorvolle, aber stets erfolgreiche Kommunikationsstrategien vermitteln, die Ihnen helfen werden, bei Restaurantbesuchen satt zu werden und glücklich und gesund zu bleiben. Vielleicht müssen Sie diese Strategien erst einmal einüben – vor allem, wenn Sie sich an öffentlichen Orten eher unwohl fühlen oder leicht in Verlegenheit geraten. Wir staunen immer wieder darüber, wie hilfsbereit Kellner sind und welche Mühe sie sich geben, ihren Gästen jeden Wunsch zu erfüllen.

Im Lauf der Jahre haben wir herausgefunden, wie man seine Wünsche auf höfliche, unaufdringliche Weise formuliert. Fangen Sie Ihren Kellner irgendwo unterwegs (*nicht* an Ihrem Tisch) ab und erklären Sie ihm den Grund für Ihre Sonderwünsche. So können Sie unter vier Augen mit ihm über Ihre Präferenzen sprechen, ohne dass die anderen Personen am Tisch das Gespräch mithören, was zu unnötigen Fragen führen oder Ihnen peinlich sein könnte. Wenn Sie dem Kellner erklären, dass Sie Diabetiker sind und sich gerade nach einem neuen Diabetes-Programm ernähren, wird er Ihre Extrawünsche wahrscheinlich nicht persönlich nehmen oder als Kritik an dem in seinem Restaurant angebotenen Essen auffassen. Die meisten Kellner werden Verständnis dafür haben, dass Sie etwas für Ihre Gesundheit tun möchten, und Sie dabei unterstützen, so gut sie können.

So geht man am besten vor, um peinliche Situationen von vornherein zu vermeiden:

- **Schritt 1:** Verlassen Sie den Tisch, bevor der Kellner Ihre Bestellung entgegengenommen hat, und tun Sie so, als würden Sie auf die Toilette gehen.
- **Schritt 2:** Fangen Sie Ihren Kellner unauffällig irgendwo ab und sagen Sie: „Tut mir leid, ich bin Diabetiker und muss mich daher ein bisschen anders ernähren als andere Menschen. Vielleicht können Sie mir helfen, aus den Zutaten auf der Speisekarte ein spezielles Gericht für mich zusammenzustellen?“ Wenn Sie ihm erklären, dass Ihre Sonderwünsche auf eine Erkrankung zurückzuführen sind, wird er wahrscheinlich nicht in die Defensive gehen, sondern Ihnen helfen wollen. Und wenn Sie ihn höflich bitten, wird er bestimmt nicht Nein sagen.
- **Schritt 3:** Erklären Sie dem Kellner, dass Sie sich vegetarisch ernähren. Da es immer mehr Vegetarier gibt, wird er das wahrscheinlich nachvollziehen können. Als Nächstes beschreiben Sie ihm genau, was Sie essen möchten. Zu diesem Zeitpunkt werden Sie der Speisekarte bereits entnommen haben, welche Zutaten für Sie infrage kommen. Jedes Restaurant möchte seinen Gästen ein schönes kulinarisches Erlebnis bieten; schließlich handelt es sich bei der Gastronomie um ein Dienstleistungsgewerbe, und die Mitarbeiter werden (in Form von Trinkgeld) belohnt, wenn ihre Gäste sich wohlfühlen. Unserer Erfahrung nach freuen Kellner sich sogar über eine interessante Herausforderung: Denn dadurch wird ihre Arbeit abwechslungsreicher; außerdem tut es ihnen gut, jemandem helfen zu können. Sie können stattdessen aber auch Folgendes sagen oder Ihre Erklärung nach eigenem Ermessen umformulieren:
  - „Ich bin Diabetiker und probiere gerade ein neues Ernährungsprogramm aus, um meine Blutzuckerwerte zu verbessern. Wenn ich ein ganz einfaches Gericht bestellen könnte, würde mir das sehr weiterhelfen.“
  - „Ich esse keine Milchprodukte. Könnten Sie versuchen, mir dieses Gericht ohne Käse, Butter und Sahnesoße zuzubereiten?“

    - „Ich esse gern gedünstetes Gemüse ohne irgendetwas dazu und habe gesehen, dass Sie sehr viel Gemüse auf der Speisekarte haben. Ich hätte gern ein Gericht mit [gewünschtes Gemüse aufzählen]. Je größer die Gemüseplatte ist, umso besser!"
    - „Öl bekommt mir gar nicht. Deshalb wäre ich Ihnen wirklich dankbar, wenn Sie das Dressing weglassen oder in einem Extra-Schälchen servieren könnten."
- **Schritt 4:** Wiederholen Sie noch einmal genau, was Sie wollen. Je klarer Sie sich dabei ausdrücken können, umso besser. Fragen Sie nach Gerichten wie einem Salat mit gedünstetem Gemüse, Bohnen oder Kartoffeln; einer Gemüse- oder Bohnensuppe ohne Öl; oder einem gehäuften Teller mit Kartoffeln und Gemüse (ohne Öl gekocht). Meistens wird der Kellner oder Küchenchef Sie daraufhin sogar mit einer ganz besonders originellen, kreativen Präsentation Ihrer Bestellung beeindrucken. Bringen Sie am besten Ihre eigenen Würzsoßen oder Gewürzmischungen mit oder beträufeln Sie Ihr Essen mit Zitronen- oder Limettensaft oder Essig.
- **Schritt 5:** Danken Sie dem Kellner herzlich für seine Hilfe und seine besondere Aufmerksamkeit. Mit einem strahlenden Lächeln oder einem freundlichen Schlag auf die Schulter können Sie eine ungezwungene, kameradschaftliche Atmosphäre schaffen.
- **Schritt 6:** Wenn der Kellner an Ihren Tisch kommt und die Bestellungen der anderen Gäste aufnimmt, haben Sie bereits bestellt und brauchen keine Angst vor einem womöglich peinlichen Gespräch im Beisein anderer Menschen zu haben.

Ein bisschen Humor verbessert die Atmosphäre

Eine der wichtigsten Strategien bei sozialen Anlässen, bei denen es um Essen geht, ist Humor. Wer sich selbst nicht zu ernst nimmt und bereit ist, in heiterem, ungezwungenem Ton über seine Essenspräferenzen zu reden, wirkt sympathisch. Also versuchen Sie dem Kellner zu vermitteln, dass Sie Ihre Bestellung individuell gestalten möchten, und machen Sie einen kleinen Scherz darüber, warum Sie vegetarisches Essen bevorzugen. Versuchen Sie es bei Ihrem nächsten Restaurantbesuch doch einmal mit einer der folgenden Formulierungen und beobachten Sie, wie der Kellner darauf reagiert:

- „Ich bin wie ein Affe – ich esse am liebsten Obst und Gemüse. Solange Sie mir das vorsetzen, bin ich wunschlos glücklich!"
- „Ich versuche gerade einen Weltrekord in der Verbesserung meiner Insulinempfindlichkeit aufzustellen. Fettes Essen würde alle meine Träume und Hoffnungen zunichtemachen. Vielleicht können Sie mir helfen?"

- „Wenn ich fetthaltige Speisen esse, werde ich immer furchtbar wütend und fange an, alles kurz und klein zu schlagen. Das möchte ich Ihnen doch lieber ersparen ...“

Und wenn man zum Abendessen eingeladen ist?

Angenommen, Sie sind zusammen mit ein paar Freunden zum Abendessen eingeladen. Früher haben Sie bei solchen Anlässen vielleicht einfach alles gegessen, was Ihnen vorgesetzt wurde, doch nun, da Sie sich nach der Nie-wieder-Diabetes-Methode ernähren, werden Sie das wahrscheinlich nicht mehr wollen. Natürlich macht der Gedanke, bei einer Einladung zum Abendessen oder Potluck mit Sonderwünschen anzukommen, Sie nervös; doch keine Sorge: Es gibt durchaus Möglichkeiten, auf unkomplizierte, amüsante Weise mit solchen Situationen umzugehen.

Wie gesagt: Wenn Sie außer Haus essen möchten, ist Vorausplanung das Wichtigste, was Sie tun können. Ebenso wie Sie Ihr Schicksal selbst in die Hand nehmen können, indem Sie bereits vor dem Restaurantbesuch etwas essen oder dem Kellner Ihre Sonderwünsche mitteilen, empfehlen wir Ihnen, zu Ihrer Einladung ein Nie-wieder-Diabetes-taugliches Gericht mitzubringen und so viel davon zuzubereiten, dass auch die anderen Gäste mitessen können. Dazu sollten Sie sich aber einige Zeit (normalerweise zwei bis sieben Tage) im Voraus mit dem Gastgeber abstimmen, damit dieser sein Menü dementsprechend planen kann. Fragen Sie, ob er damit einverstanden ist, wenn Sie ein Gericht zum Teilen mit den anderen Gästen mitbringen, oder ob Sie ihm bei der Zubereitung eines für Sie geeigneten Essens helfen können. Sie können bei dieser Gelegenheit ruhig auch erwähnen, dass Sie Diabetiker sind und daher ganz besonders auf Ihre Gesundheit achten müssen, oder Ihren Wunsch mit einer der folgenden Aussagen erklären:

- „Ich ernähre mich seit einiger Zeit vegetarisch, weil das besser für meinen Diabetes ist. Deshalb würde ich gerne ein vegetarisches Gericht zubereiten und zu eurer Party mitbringen, wenn ihr damit einverstanden seid.“
- „Vielleicht werdet ihr mich jetzt für ziemlich durchgeknallt halten, aber ich ernähre mich gerade nach einem besonderen Programm. Die Ärzte, die dieses Programm entwickelt haben, sagen, dass mein Diabetes sich dadurch garantiert bessern wird, also möchte ich mich unbedingt daran halten.“
- „Seit einiger Zeit esse ich so viel Grünzeug wie ein Elefant! Ich weiß, es klingt verrückt – aber die Entwickler dieses Programms haben mir zugesichert, dass es gegen meinen Diabetes hilft, und bisher bin ich von den Erfolgen ganz begeistert.“

Wenn Sie Ihrem Gastgeber erklären, dass Sie nicht das Gleiche essen können wie die anderen, könnte er sich dadurch in die Defensive gedrängt fühlen. So etwas kann leicht zu peinlichen Verstimmungen führen; also versuchen Sie Formulierungen wie „Ihr kocht mit zu viel Öl/Fett/Salz" zu vermeiden. Sagen Sie lieber, was Sie essen möchten, statt darauf einzugehen, was Sie *nicht* essen möchten. Wenn Sie ihm erklären, dass Sie Diabetiker sind und sich gerade nach einem neuen Diabetes-Therapieprogramm ernähren, wird er sich wahrscheinlich nicht angegriffen fühlen. Versuchen Sie ihm Ihre Liebe und Wertschätzung zu vermitteln; dieses Gespräch soll sich nicht nach einem Wettbewerb darüber anhören, wer das gesündere Essen zubereitet! Die meisten Menschen sind sehr entgegenkommend, vor allem, wenn man sie auf freundliche, authentische Art und Weise um etwas bittet.

Falls Ihr Gastgeber darauf bestehen sollte, alle Gerichte selbst zuzubereiten, fragen Sie ihn, ob er bereit wäre, ein bestimmtes Rezept, das Sie ihm vorher übermitteln, in sein Menü aufzunehmen. Erklären Sie ihm, dass er auf gar keinen Fall von diesem Rezept abweichen oder improvisieren sollte – schon etwas so Einfaches wie die Verwendung von Parmesankäse oder die Zubereitung einer Vinaigrette mit Öl wäre für Ihre Gesundheit ein Problem.

Und wenn man Sie ins Kreuzverhör nimmt?

Wenn Sie bei sozialen Anlässen etwas anderes essen als die übrigen Gäste, wird man Ihnen vielleicht viele Fragen zu Ihrer Ernährung stellen. Oft steckt gar keine böse Absicht dahinter, sondern Ihre Mitmenschen interessieren sich wirklich für Ihre Essensgewohnheiten; doch daraus können manchmal peinliche Kreuzverhöre entstehen. Oft ufern solche Gespräche aus; man kommt vom Hundertsten ins Tausendste, und wenn Sie nicht darauf vorbereitet sind, werden Sie vielleicht das Gefühl haben, Ihren Standpunkt verteidigen zu müssen, statt ein Gespräch zu führen, das von beiderseitiger Neugier und Begeisterung geprägt ist. Viele unserer Klienten bekommen bei solchen Gesprächen folgende Fragen zu hören:

- Woher bekommt Ihr Körper denn genügend Eiweiß, wenn Sie kein Fleisch essen?
- Essen Sie denn nicht zu viele Kohlenhydrate? Das ist doch ungesund für Diabetiker.
- Aber Obst enthält doch viel Zucker. Ist das für Diabetiker nicht schädlich?
- Was ist mit Kalzium? Woher bekommen Sie Ihr Kalzium, wenn Sie keine Milch trinken?
- Und wie steht es mit gesunden Fetten? Man soll doch viele Nüsse und Samen essen!

Wenn Sie unerwartet in so ein Kreuzverhör hineingeraten, atmen Sie erst einmal tief durch und sagen Sie so etwas Ähnliches wie: „Grundsätzlich spreche ich gerne über meine Ernährung; aber vielleicht habe ich im Moment nicht alle Antworten parat." Und dann versuchen Sie Ihre Erfahrungen auf möglichst authentische Art und Weise zu beschreiben, zum Beispiel mit folgenden Worten: „Ich arbeite mit dieser Methode, um mich von meiner Insulinresistenz zu heilen und meinen Blutzucker besser in den Griff zu bekommen." Wenn Sie sich dank diesem Programm bereits wohler fühlen oder Ihre Blutzuckerwerte sich verbessert haben, berichten Sie den anderen von Ihren Erfahrungen. Falls sich bei Ihnen im Hinblick auf Ihr Befinden oder Ihre Blutzuckereinstellung noch nichts verändert haben sollte, können Sie sagen: „Ich hoffe, mit diesem Programm Folgendes [beschreiben Sie Ihre Ziele] zu erreichen" und erklären, warum Sie damit begonnen haben.

Denken Sie daran: Sie sind nicht dazu verpflichtet, Fragen zu beantworten (vor allem, wenn Sie diese als bedrohlich empfinden oder negative Werturteile herauszuhören glauben). Weisen Sie Ihre Gesprächspartner ruhig darauf hin, dass Sie gerade etwas Neues ausprobieren – eine Art Experiment. Und dann verweisen Sie sie einfach auf dieses Buch, in das über 800 wissenschaftliche Untersuchungen eingegangen sind. Oder erwähnen Sie unsere Webseite und fordern Sie sie auf, unseren evidenzbasierten Blog zu lesen, sich unseren Podcast anhören, an unserer alljährlichen Online-Gipfelkonferenz teilzunehmen, unsere Beiträge auf Instagram und Facebook oder die Videos auf unserem YouTube-Kanal anzuschauen, falls sie an näheren Informationen interessiert sind. Manchmal werden die Leute Sie vielleicht auch mit unangenehmen Fragen bombardieren, ohne sich dessen bewusst zu sein. Also danken Sie ihnen für ihre Besorgnis und erklären Sie ihnen freundlich, dass Ihr Programm auf fast 100 Jahre zurückreichenden evidenzbasierten wissenschaftlichen Untersuchungen beruht, auch wenn es der gängigen Meinung zum Thema Diabetes zu widersprechen scheint.

Und denken Sie immer daran: Solange Sie auf die wissenschaftlichen Untersuchungsergebnisse vertrauen, die der Nie-wieder-Diabetes-Methode zugrunde liegen, ist es eigentlich ganz egal, was andere Menschen davon halten. Sie treffen Ihre eigenen Entscheidungen; und die Erfolge, die Sie damit erreichen, werden für sich selbst sprechen. Auch wenn Ihre Mitmenschen es noch so gut meinen: Ihr Engagement für dieses Programm ist Ihre ganz persönliche Entscheidung – unabhängig von der Meinung anderer Leute.

Woher wissen Sie, wann es Zeit für den nächsten Schritt (intermittierendes Fasten) ist?

Inzwischen verfügen Sie über das nötige Wissen, um jeden Tag zu allen drei Mahlzeiten – Frühstück, Mittag- und Abendessen – die richtigen Ernährungsentscheidungen zu treffen. Nun können Sie anfangen, mit dem letzten Schritt in Ihrem täglichen Essensplan zu experimentieren: intermittierendem Fasten (auch als Intervallfasten bezeichnet). Durch diese neue Lebensgewohnheit werden Ihre Insulinempfindlichkeit und Ihr Stoffwechsel sich noch weiter verbessern. Wir empfehlen Ihnen, mit intermittierendem Fasten zu beginnen, sobald Sie Folgendes erreicht zu haben glauben:

- Sie haben an mindestens sieben aufeinanderfolgenden Tagen ein fettarmes, vollwertiges pflanzliches Frühstück, Mittag- und Abendessen zu sich genommen.
- Sie wissen, was Sie sich im Restaurant oder Café bestellen müssen, und haben keine Probleme damit, anderen Menschen Ihre Bedürfnisse auf respektvolle, unaufdringliche Art und Weise zu vermitteln.
- Wenn Sie insulinpflichtig sind, wissen Sie, wie viel Bolusinsulin Sie sich spritzen müssen, um Ihren Blutzucker nach dem Essen zwischen 80 und 140 mg/dl zu halten.

Wenn Sie diese drei Voraussetzungen erfüllen, ist jetzt genau der richtige Zeitpunkt, um mit dem intermittierenden Fasten zu beginnen und herauszufinden, warum eine der wirksamsten Methoden zur Verbesserung Ihres Stoffwechsels darin besteht, eine Zeit lang *gar nichts zu essen.*

Kapitel 13
Intermittierendes Fasten zur Gewichtsabnahme und Verbesserung der Insulinempfindlichkeit

Leben auf der Überholspur: Erica

Bei Erica wurde im Alter von elf Jahren Typ-1-Diabetes festgestellt, und sie gab sich große Mühe, ihren Blutzucker mit Basal- und Bolusinsulin und durch eine Einschränkung ihres Kohlenhydratkonsums in den Griff zu bekommen. Doch mit der Zeit fühlte sie sich immer müder und abgeschlagener, nahm zu, und ihr Blutzucker ließ sich kaum noch richtig einstellen. Im Oktober 2015 musste sie sich bereits 21 Einheiten Basalinsulin und Mahlzeiteninsulin in einem Kohlenhydrat-Insulin-Verhältnis von 6:1 injizieren – zwei Anzeichen für eine starke Insulinresistenz. Außerdem war ihr HbA1c auf 7,7 Prozent gestiegen, und es frustrierte sie immer mehr, dass sie ihren Blutzucker offenbar gar nicht mehr richtig in den Griff bekam.

Zuerst war Erica eher skeptisch im Hinblick auf das Nie-wieder-Diabetes-Programm und glaubte nicht daran, dass es ihr zu einer besseren Blutzuckereinstellung verhelfen könnte, da diese Methode allem widersprach, was man ihr beigebracht hatte. Doch bereits eine Woche nach ihrem Einstieg in das Coachingprogramm waren ihre Blutzuckerwerte viel stabiler. Schon in den ersten 30 Tagen nahm Erica sechseinhalb Kilo ab, brauchte um 50 Prozent weniger Basalinsulin, und ihr Kohlenhydrat-Insulin-Verhältnis stieg von 6:1 auf 11:1. Außerdem hatte sie jetzt auch wieder viel mehr Energie. Bald begann Erica einmal pro Woche 24 Stunden lang zu fasten, um ihre Insulinempfindlichkeit noch weiter zu verbessern. Innerhalb von sechs Monaten hatte sie zum ersten Mal seit sechs Jahren wieder eine regelmäßige Menstruation und schöpfte Hoffnung, vielleicht doch irgendwann schwanger werden zu können. Bis Mai 2017 hatte sie 17 Kilo abgenommen, ihr Kohlenhydrat-Insulin-Verhältnis (von 6:1 auf 36:1) versechsfacht und wurde zum ersten Mal schwanger.

Während der Schwangerschaft empfahl der Arzt ihr weniger Kohlenhydrate zu essen, damit ihre hervorragende Blutzuckereinstellung sich nicht verschlechterte, und rechnete damit, dass ihre Basalrate sich von 11 auf 44 Einheiten pro Tag vervierfachen würde. Doch Erica hielt sich weiterhin an ihre fettarme, vollwertige pflanzliche Kost, weil sie wusste, dass ihre Insulinempfindlichkeit sich dadurch optimieren ließ – und tatsächlich: Dank dieser Ernährung stieg ihre Basalrate nur um 3 Einheiten (von 11 auf 14 Einheiten) pro Tag.

Zum Zeitpunkt der Entbindung lag ihr Kohlenhydrat-Insulin-Verhältnis bei 6:1, was ihren Arzt sehr überraschte, da dieses Verhältnis bei schwangeren Typ-1-Diabetikerinnen normalerweise etwa 1:1 beträgt. Während ihrer ganzen Schwangerschaft aß Erica jede Menge Mangos, Papayas, Ananas, Kakis, Tomaten, Bohnen, Linsen, Tempeh, Tofu, Kartoffeln, Kürbis und Mais. Ihr Sohn Eli kam im Februar 2018 zur Welt und ernährt sich inzwischen genauso wie seine Mutter. Bei der Entbindung war ihr HbA1c von 7,7 auf 6,3 Prozent gesunken, und die Krankenschwester staunte über ihren für eine Frau sehr niedrigen Blutdruck von 100/70.

Inzwischen – über zwei Jahre nach ihrem Einstieg in das Nie-wieder-Diabetes-Programm, in dessen Rahmen sie auch einmal pro Woche intermittierendes Fasten praktiziert – hat Erica eine bessere Stoffwechseleinstellung als je zuvor und bemüht sich, diese wichtige Erkenntnis auch an andere Menschen weiterzugeben: „Ich bin jetzt ein ganz anderer Mensch. Wenn mein Arzt auf meinen kontinuierlichen Blutzuckermonitor schaut, lache ich mir immer schon vorher ins Fäustchen, denn die Werte sind so, als ob ich gar keinen Diabetes hätte. Dieses Programm ist die erste Methode, die bei mir gut funktioniert – und das seit meinem zwölften Lebensjahr. Das ist eine ziemlich lange Zeit, und ich bin sehr froh darüber, diesen neuen Lebensstil entdeckt zu haben."

Wenn wir unsere Klienten fragen: „Wann haben Sie das letzte Mal 24 Stunden lang gefastet?", antworten die meisten: „Noch nie." Viele erklären uns dann zum Beispiel „Ich dachte, Fasten sei ungesund für mich, weil es meinen Stoffwechsel verlangsamt" oder „Ich kann nicht 24 Stunden fasten – das ist zu lang". Das Problem ist nur: Keine dieser Aussagen trifft zu.

Über zwei Millionen Jahre lang waren unsere Vorfahren in erster Linie *Jäger und Sammler*. Meistens hatten sie alle Hände voll damit zu tun, kalorienarme Nahrungsmittel wie Wildgetreide, Wurzeln und Beeren zu sammeln, und nach einer erfolgreichen Jagd kamen sie hin und wieder in den Genuss eines kalorienreichen

Festmahls. Eigentlich waren diese Menschen also eher *Sammler und Jäger*, da sie hauptsächlich Nahrungspflanzen sammelten und nur ab und zu auf die Jagd gingen. Da Nahrung häufig knapp war, mussten unsere Vorfahren oft längere Zeit fasten – manchmal bis zu zehn Tage hintereinander.

Durch dieses Muster abwechselnden Fastens und Schlemmens (Wechsel zwischen hoher und niedriger Kalorienaufnahme) fanden bei diesen Menschen verschiedene biochemische Anpassungen statt. Das war ein ganz natürlicher Selektionsprozess: Diejenigen, die eine unregelmäßige Nahrungszufuhr verkraften konnten, überlebten. Wissenschaftler sind der Meinung, dass sich auf diese Weise im Lauf der Zeit Stoffwechselanpassungen im Genmaterial des modernen Menschen verankert haben, die ein regelmäßiges intermittierendes Fasten ermöglichen. Daher sind wir heute nicht nur in der Lage, über längere Zeit zu fasten, sondern das tut unserem Stoffwechsel sogar gut.

Versetzen wir uns nun einmal in die 1930er-Jahre zurück. Clive McCay und seine Kollegen waren die Ersten, die in einem Forschungslabor an der Cornell University feststellten, dass Laborratten bei eingeschränkter Kalorienaufnahme länger lebten als Ratten, die rund um die Uhr fressen durften. Damals ahnten McCay und seine Kollegen noch nichts davon, dass diese einfache Beobachtung eine ganze Flut wissenschaftlicher Untersuchungen auslösen sollte. So kam man im Lauf der Zeit dahinter, auf welche biologischen Mechanismen der verlangsamte Alterungsprozess, die höhere Lebenserwartung, die bessere Gedächtnisleistung und die Gewichtsabnahme bei eingeschränkter Kalorienaufnahme zurückzuführen sind und warum dadurch gleichzeitig auch das Risiko für chronische Stoffwechselerkrankungen wie Herz-Kreislauf-Probleme, Krebs und Typ-2-Diabetes abnimmt. Obwohl die ersten Beobachtungen dieser Art sich auf Experimente mit Labornagetieren beschränkten, zeigte sich später bei fast allen bisher untersuchten Lebewesen (Hefepilzen, Würmern, Fliegen, Mäusen, Ratten und seit Kurzem auch Affen), dass eine Kalorieneinschränkung die Lebenserwartung erhöht und das Auftreten vieler altersbedingter Krankheiten hinauszögert.

Tausende von Forscherteams haben sich seither mit den Vorteilen der Kalorienrestriktion beschäftigt und zu erklären versucht, warum der Stoffwechsel vieler Lebewesen so sehr von einer eingeschränkten Kalorienaufnahme profitiert. Später gingen Cyrus und seine Kollegen noch einen Schritt weiter: Sie untersuchten, welche zellulären Mechanismen bei einer Kalorienrestriktion das Risiko für Krebs und Typ-2-Diabetes senken, und stellten fest, dass eine Einschränkung der Kalorienzufuhr um durchschnittlich 25 Prozent (im Vergleich zu Kontrollgruppen, die so viele Kalorien zu sich nehmen durften, wie sie wollten) zu einer messbaren Abnahme der Insulinproduktion und des Nüchternblutzuckerspiegels, postprandialen Blutzuckers und Körpergewichts führte. Noch unglaublicher war die Erkenntnis, dass schon eine eingeschränkte Kalorienzufuhr über *wenige Tage* die Insulinempfindlichkeit signifikant erhöhte. Außerdem entdeckten Cyrus und seine Kollegen, dass eine nimmt das Körpergewicht ab, es werden weniger entzündungsfördernde Zytokine und weniger Wachstumsfaktoren gebildet, die DNA-Reparaturprozesse verbessern sich, der oxidative Stress und die Zellreplikationsrate verringern sich. Schon in den 1940er-Jahren stellten Wissenschaftler fest, dass Anzahl und Größe von Tumoren sich durch eine negative Energiebilanz stark reduzieren lassen, und seitdem sind immer mehr wissenschaftliche Beweise dafür hinzugekommen.

Forschungsarbeiten aus Cyrus' Labor an der University of California in Berkeley haben gezeigt, dass *eine negative Kalorienbilanz die allgemeine Zellproliferationsrate senkt*: Das bedeutet, dass die Zellen in allen Geweben sich langsamer replizieren, was wiederum die Entstehung von Krebszellen verlangsamt. Da Übergewicht die allgemeine Zellproliferationsrate und somit auch das Risiko für die Entstehung vieler Krebsarten drastisch erhöht, ist die Gewichtsabnahme, zu der es durch eine negative Kalorienbilanz naturgemäß kommt, eine der wirksamsten Möglichkeiten, Krebs vorzubeugen bzw. zu heilen.

Egal wie man es dreht und wendet: Eine negative Kalorienbilanz ist nicht nur gesund, sondern *ganz hervorragend* für Sie. Die nächste wichtige Frage lautet also nun: *Wie kann man eine negative Energiebilanz herbeiführen?*

Wählen Sie Ihre persönliche „Überholspur"

„Das mit der negativen Kalorienbilanz hört sich ja ganz gut an", werden Sie jetzt vielleicht denken, „aber ohne Essen komme ich im Alltag nicht zurecht". Das stimmt: Im realen Leben kann es schon ziemlich schwierig sein, seine Kalorienaufnahme tagtäglich einzuschränken. Außerdem kann eine ständige Kalorienrestriktion Sie in Ihrem Alltagsleben körperlich, emotional und geistig einschränken und auf lange Sicht sicherlich auch Ihre Lebensqualität beeinträchtigen. Um dieses Problem zu lösen, haben Forscherteams verschiedene Formen intermittierenden Fastens entwickelt, die sich gut ins tägliche Leben der Menschen integrieren lassen.

Es gibt unendlich viele Varianten dieser Fastenform. Geben Sie einfach einmal den Begriff „Intervallfasten" oder „intermittierendes Fasten" in Ihre Suchmaschine ein, und Sie werden diverse Methoden entdecken, die jeweils unterschiedliche Vor- und Nachteile haben. Der Trick besteht darin, eine Intervallfastenstrategie zu finden, die gut zu Ihrem Lebensstil passt. Die gängigsten Methoden sind:

- **Tägliches 16:8-Intervallfasten:** Jeden Tag 16 Stunden lang fasten und innerhalb eines Zeitfensters von acht Stunden essen.
- **Tägliches 20:4-Intervallfasten:** Jeden Tag 20 Stunden lang fasten und innerhalb eines Zeitfensters von vier Stunden essen.

- **Tägliche Kalorieneinschränkung um 25 Prozent:** Nehmen Sie jeden Tag um 25 Prozent weniger Kalorien zu sich.
- **Alternate-Day-Fasting:** Abwechselnd 24 Stunden essen und 24 Stunden fasten.
- **Einmal wöchentliches 24-Stunden-Intervallfasten:** Fasten Sie einmal pro Woche 24 Stunden lang, und zwar immer am selben Wochentag.

Wenn Sie insulinpflichtig sind, finden Sie in Kapitel 9 nähere Informationen darüber, wie Sie das intermittierende Fasten zur Berechnung Ihres neuen Basalinsulinbedarfs nutzen können. Wenn Sie orale Antidiabetika einnehmen oder sich kein Insulin, sondern andere injizierbare Anti-Diabetes-Medikamente spritzen, sollten Sie unbedingt mit Ihrem Arzt besprechen, wie Sie Ihre Medikation während des Fastens anpassen oder modifizieren können. Viele orale Antidiabetika sollen zum Essen eingenommen werden, um unerwünschte Nebenwirkungen im Verdauungssystem (beispielsweise Übelkeit, Erbrechen, Durchfall, Blähungen, Völlegefühl, Verstopfung und Bauchschmerzen oder -krämpfen) entgegenzuwirken. Wenn Sie Ihre Fastenstrategie und Ihre Medikation mit Ihrem Arzt besprechen, können Sie ohne jedes Risiko regelmäßig fasten. Wenn Sie sich normalerweise zu den Mahlzeiten Bolusinsulin injizieren, werden Sie das während des Fastens wahrscheinlich nicht brauchen. Vor dem ersten intermittierenden Fasten sollten Sie gemeinsam mit Ihrem Arzt eine Bolusinsulinstrategie entwickeln.

Probieren Sie ruhig alle oben beschriebene Fastenvarianten aus! Nach unserer persönlichen Erfahrung und der Meinung unserer Klienten sind das **einmal wöchentliche 24-Stunden-Intervallfasten** und das **tägliche 16:8-Intervallfasten** die wirksamsten Methoden, die man auch am ehesten langfristig durchhalten kann.

Einmal wöchentliches 24-Stunden-Intervallfasten

Wählen Sie dafür einen Wochentag, an dem Sie problemlos den größten Teil des Tages ohne Nahrung auskommen können – am besten einen Tag, den Sie hauptsächlich sitzend verbringen können. Außerdem empfehlen wir, bereits nach dem Abendessen des vorherigen Tages mit Ihrer Fastenphase zu beginnen, damit Sie beim Aufwachen am nächsten Morgen nicht ausgehungert und den ganzen Tag über voll funktionsfähig sind. Auf diese Weise beginnen und beenden Sie Ihre Fastenphase am Abend, und die ganze Schlafenszeit zählt zu Ihrer Fastenzeit – was bedeutet, dass Sie in Wirklichkeit nur zwei Mahlzeiten auslassen. So ein 24-Stunden-Fasten würde folgendermaßen aussehen:

Beispiel für einen Fastentag: Donnerstag

Mittwoch, 18 Uhr: Nehmen Sie Ihre letzte Tagesmahlzeit zu sich. Trinken Sie 500 bis 750 ml Wasser.

Mittwoch, 20.00 Uhr: Beginnen Sie mit dem 24-stündigen intermittierenden Fasten.

Mittwoch, 22.00 Uhr: Gehen Sie schlafen.

Donnerstag, 8 Uhr: Trinken Sie 500 bis 750 ml Wasser oder 250 bis 500 ml Grüntee.

Donnerstag, 12 Uhr: Trinken Sie 500 bis 750 ml Wasser oder 250 bis 500 ml Grüntee.

Donnerstag, 15 Uhr: Trinken Sie 500 bis 750 ml Wasser oder 250 bis 500 ml Grüntee.

Donnerstag, 20 Uhr: Nehmen Sie ein nicht zu umfangreiches Abendessen mit vielen kohlenhydratreichen, naturbelassenen Lebensmitteln (Obst, stärkereichem Gemüse, Bohnen, Linsen, Erbsen oder Vollkorngetreide und viel nicht-stärkereichem Gemüse, Pilzen, Blattgemüse und/oder grünem Salat) ein. Falls Ihr Blutzuckerspiegel nach dem Abendessen zu hoch sein sollte, erhöhen Sie beim nächsten Mal den Anteil an nicht-stärkereichem Gemüse, Pilzen, Blattgemüse und grünem Salat.

Freitag, 7 Uhr: Wiederaufnahme des normalen Verzehrs von grünen Lebensmitteln aus unserem Ampelsystem.

Tipps und Strategien zur Erleichterung des intermittierenden Fastens

- Trinken Sie viel, um einer Dehydrierung vorzubeugen, Ihren Magen vorübergehend zu dehnen und auf diese Weise ein ähnliches Völlegefühl zu erzeugen wie nach dem Essen. Denn wenn Ihre Magenwände sich dehnen, sendet der Magen ein Signal zur Eindämmung des Hungergefühls ans Gehirn. Während des Fastens dürfen Sie so viel Wasser trinken, wie Sie möchten (ruhig auch mehr als oben angegeben).
- Grüntee ist für das Fasten zwar nicht unbedingt notwendig, kann es Ihnen aber erleichtern. Viele Menschen berichten, dass grüner Tee eine appetithemmende Wirkung hat. Außerdem hat er einen extrem hohen Gehalt an Antioxidanzien.
- Achten Sie auf die Signale Ihres Körpers! Sind Sie während des Fastens innerlich angespannt oder frustriert, oder verdirbt es Ihnen die Laune? Das ist völlig normal, wenn man nicht daran gewöhnt ist, zu fasten oder Mahlzeiten auszulassen.

Denken Sie einfach daran, dass es Ihnen bald wieder besser gehen wird, und versuchen Sie sich innerlich zu entspannen. Atmen Sie ein paarmal tief durch und lernen Sie etwas aus dieser Erfahrung.

- Lenken Sie Ihren Geist durch Aktivitäten vom Fasten oder von Ihrem Hungergefühl ab. Lesen Sie ein Buch oder eine Zeitschrift, schauen Sie sich einen Film an, machen Sie einen Spaziergang oder gehen Sie irgendeiner Beschäftigung nach, die Ihnen hilft, sich auf etwas anderes als das Fasten zu konzentrieren.
- Für das abendliche „Fastenbrechen" sollten Sie ein Gericht aus fettarmen, vollwertigen pflanzlichen Lebensmitteln im Haus haben. So wappnen Sie sich gegen die Versuchung, fett- und eiweißreiche verarbeitete Lebensmittel zu essen.

Einmal wöchentliches modifiziertes 24-Stunden-Intervallfasten

Manchen Menschen fällt es sehr schwer, 24 Stunden lang zu fasten. Vor allem bei Diabetikern kann langes Fasten das Unterzuckerungsrisiko erhöhen, während andere in solchen Situationen leicht Hunger bekommen und wütend werden. Falls das auf Sie zutrifft, ist ein modifiziertes 24-Stunden-Intervallfasten für Sie die beste Methode, um die Vorteile des intermittierenden Fastens risikofrei nutzen zu können. Wenn Sie in eine der unten stehenden Kategorien fallen, könnte ein modifiziertes 24-Stunden-Intervallfasten genau das Richtige für Sie sein:

- Sie sind Typ-1-Diabetiker und haben den Verdacht, dass Ihre Basalinsulinstrategie bei Ihnen zu Unterzuckerungen führen könnte.
- Sie neigen zu Unterzuckerungen.
- Sie haben während des Fastens mit starken Konzentrationsstörungen zu kämpfen.
- Wenn Sie Hunger haben, leiden Sie unter heftigen Stimmungsschwankungen oder werden wütend.

Warum fällt es manchen Menschen so schwer, ein echtes 24-Stunden-Intervallfasten durchzuführen? Ganz einfach: Wenn man seinem Körper über längere Zeit keine Kalorien zuführt und in der Leber nur wenig Glykogen gespeichert ist, kann dem Gehirn Glukose entzogen werden. Das kann zu schnellen Stimmungsschwankungen, Frust, Wut, Konzentrationsunfähigkeit, zittrigen Händen, Schweißausbrüchen in den Handflächen oder auf der Stirn und undeutlicher Sprache führen.

Der Hauptunterschied zwischen echtem und modifiziertem Intervallfasten besteht in der Anzahl der Kalorien, die Sie innerhalb von 24 Stunden zu sich nehmen, und den Zeitabständen zwischen den Snacks. Beim echten intermittierenden Fasten nehmen Sie zu den Mahlzeiten null Kalorien zu sich; beim modifizierten Intervallfasten sind ein paar Snacks mit jeweils 100 bis 200 Kalorien erlaubt. Doch selbst bei einer geringen

Kalorienzufuhr kann Ihnen das Intervallfasten immer noch enorme gesundheitliche Vorteile bringen. Hier ein Beispiel für ein modifiziertes 24-Stunden-Intervallfasten:

Beispiel für einen Fastentag: Donnerstag

Mittwoch, 18 Uhr: Nehmen Sie Ihre letzte Tagesmahlzeit zu sich und trinken Sie 500 bis 750 ml Wasser.
Mittwoch, 20.00 Uhr: Beginnen Sie mit dem modifizierten 24-stündigen intermittierenden Fasten.
Mittwoch, 22.00 Uhr: Gehen Sie schlafen. Gute Nacht!
Donnerstag, 8 Uhr: Trinken Sie 500 bis 750 ml Wasser, 250 bis 500 ml Grüntee oder 250 ml Saft aus nicht-stärkereichem Gemüse.
Donnerstag, 12 Uhr: Trinken Sie 500 bis 750 ml Wasser oder 250 bis 500 ml Grüntee.
Donnerstag, 15 Uhr: Trinken Sie 500 bis 750 ml Wasser und nehmen Sie einen kleinen Snack zu sich (Beispiele siehe unten).
Donnerstag, 18 Uhr: Nehmen Sie vor dem Zubettgehen ein kleines Abendessen mit vielen kohlenhydratreichen, naturbelassenen Lebensmitteln aus Obst, stärkereichem Gemüse, Bohnen, Linsen, Erbsen oder Vollkorngetreide und viel nicht-stärkereichem Gemüse, Pilzen, Blattgemüse und/oder grünem Salat ein.
Freitag, 7 Uhr: Beginnen Sie wieder mit Ihrem normalen Essensplan.

Beispiele für Snacks während des modifizierten Intervallfastens

Hier ein paar Vorschläge für Snacks, die Sie während des modifizierten 24-Stunden-Intervallfastens zu sich nehmen dürfen. Beschränken Sie sich nach Möglichkeit auf kleine Snacks und widerstehen Sie der Versuchung, größere Portionen zu essen!

- 250 ml Saft aus nicht-stärkereichem Gemüse, den Sie aus einer beliebigen Kombination aus Tomaten, Roten Beten, Sellerie, Mohrrüben, Gurken, Minze, Petersilie, Rucola oder Grünkohl zubereiten können
- 1 bis 2 Stücke Ihres Lieblingsobsts (Banane, Apfel, Birne, Kaki, Orange, eine Handvoll Beeren usw.)
- 1 bis 2 Handvoll Ihres nicht-stärkereichen Lieblingsgemüses (Blumenkohl, Tomaten, Mohrrüben, Brokkoli, Rosenkohl, Okra usw.)
- Ein kleiner Salat, der höchstens 1 bis 2 Handvoll nicht-stärkereiches Gemüse enthält

Tägliches 16:8-Intervallfasten

Eine zweite sehr wirksame Variante des intermittierenden Fastens, die vielen Menschen leichter fällt als das 24-Stunden-Intervallfasten, ist das **tägliche 16:8-Intervallfasten.** Viele Menschen halten diese Variante für einfacher, weil man dabei nur auf eine Mahlzeit pro Tag (Frühstück oder Abendessen) verzichten muss. Sie ist unsere Lieblingsmethode, und wir haben die Erfahrung gemacht, dass tägliches 16:8-Intervallfasten vielen unserer Klienten hilft, ihre Insulinempfindlichkeit zu erhöhen und schneller abzunehmen. Im Gegensatz zum **einmal wöchentlichen 24-Stunden-Intervallfasten** brauchen Sie beim täglichen 16:8-Intervallfasten nur eine Mahlzeit pro Tag auszulassen. Außerdem sollten Sie sich dabei konsequent an Ihre tägliche körperliche Aktivität halten. Und genau das ist das Allerbeste daran: Beim 16:8-Intervallfasten können Sie während Ihres achtstündigen Essenszeitfensters Sport treiben!

Unten finden Sie zwei 16:8-Intervallfastenvarianten: Bei der ersten verzichtet man aufs Frühstück, bei der zweiten aufs Abendessen.

Variante Nr. 1: Tägliches 16:8-Intervallfasten ohne Frühstück

Tägliches Fasten-Zeitfenster: 20 Uhr abends – 12 Uhr mittags
Mittwoch, 18 Uhr: Nehmen Sie ein Abendessen aus „grünen" Lebensmitteln zu sich.
Mittwoch, 20 Uhr: Essen Sie ab jetzt nichts mehr. *Ihr Fasten-Zeitfenster beginnt.*
Mittwoch, 22 Uhr: Gehen Sie schlafen.
Donnerstag, 8 Uhr: Das Frühstück weglassen. Trinken Sie 500 bis 750 ml Wasser oder 250 bis 500 ml grünen Tee.
Donnerstag, 12 Uhr: *Ihr Essens-Zeitfenster beginnt.* Nehmen Sie ein Mittagessen aus „grünen" Lebensmitteln zu sich.
Donnerstag, 15 Uhr: Wenn Sie Hunger haben, gönnen Sie sich einen Snack.
Donnerstag, 16 Uhr: Treiben Sie 30 bis 60 Minuten lang Sport.
Donnerstag, 18 Uhr: Nehmen Sie ein Abendessen aus „grünen" Lebensmitteln zu sich.
Donnerstag, 20 Uhr: Essen Sie ab jetzt nichts mehr. *Ihr Fasten-Zeitfenster beginnt.*
Donnerstag, 22 Uhr: Gehen Sie schlafen.
Freitag, 8 Uhr: Das Frühstück weglassen. Trinken Sie 500 bis 750 ml Wasser oder 250 bis 500 ml grünen Tee.

Um dauerhaften Nutzen aus diesem intermittierenden Fasten zu ziehen, praktizieren Sie es jeden Tag (oder so lange, bis Sie Ihr Idealgewicht erreicht haben).

Variante Nr. 2: Tägliches 16:8-Intervallfasten ohne Abendessen

Tägliches Fasten-Zeitfenster: 16 Uhr nachmittags – 8 Uhr morgens
Mittwoch, 8 Uhr: *Ihr Essenszeitfenster beginnt.* Nehmen Sie ein Frühstück aus „grünen" Lebensmitteln zu sich.
Mittwoch, 11 Uhr: Treiben Sie 30 bis 60 Minuten lang Sport.
Mittwoch, 12 Uhr: Nehmen Sie ein Mittagessen aus „grünen" Lebensmitteln zu sich.
Mittwoch, 15 Uhr: Wenn Sie Hunger haben, gönnen Sie sich einen Snack.
Mittwoch, 16 Uhr: Essen Sie ab jetzt nichts mehr. *Ihr Fasten-Zeitfenster beginnt.*
Mittwoch, 22 Uhr: Gehen Sie schlafen.
Donnerstag, 8 Uhr: *Ihr Essenszeitfenster beginnt.* Nehmen Sie ein Frühstück aus „grünen" Lebensmitteln zu sich.
Und so weiter ...

Wie Sie sehen, gibt es jeden Tag ein achtstündiges Zeitfenster, in dem Sie zwei oder drei Mahlzeiten einnehmen können – unabhängig davon, ob Sie lieber aufs Frühstück oder aufs Abendessen verzichten möchten. Oft ist es gar nicht so einfach, innerhalb dieses Acht-Stunden-Zeitfenster genug Essen für einen ganzen Tag zu sich zu nehmen; also widerstehen Sie der Versuchung, sich mit Essen vollzustopfen in dem Wissen, dass Sie in den nächsten 16 Stunden fasten müssen! Hören Sie lieber auf zu essen, wenn Sie sich angenehm satt fühlen. Dann werden Sie wahrscheinlich schneller abnehmen, weil Sie während dieses 24-Stunden-Zeitraums weniger Kalorien zu sich nehmen.

Intermittierendes Fasten bei Untergewicht

Wenn Sie zunehmen möchten, um Ihr Idealgewicht zu erreichen, wird das intermittierende Fasten wahrscheinlich ein Problem für Sie sein. In diesem Fall empfehlen wir, erst dann mit dem Fasten zu beginnen, wenn Sie Ihr Idealgewicht erreicht haben. Danach können Sie entweder einmal wöchentliches 24-Stunden-Intervallfasten oder tägliches 16:8-Intervallfasten praktizieren. Dabei sollten Sie aber darauf achten, nicht wieder abzunehmen. Sie sollten Ihre Gesamtkalorienzufuhr also nicht verringern, sondern während Ihres Essenszeitfensters unbedingt genügend Kalorien zu sich nehmen! Probieren Sie einfach die Fastenvariante aus, die Sie am meisten anspricht, und versuchen Sie dann durch Experimentieren herauszufinden, wie viel Sie während des Essenszeitfensters zu sich nehmen müssen, um Ihr Gewicht zu halten. Wahrscheinlich wird Ihnen das beim 16:8-Intervallfasten schwerer fallen als beim einmal wöchentlichen 24-Stunden-Intervallfasten.

Hunger kann verschiedene Ursachen haben

Mal ganz ehrlich: Wir essen, wenn wir uns einsam fühlen. Oder traurig. Oder frustriert. Oder wütend. Oder glücklich. Oder durcheinander. Oder aufgeregt. Menschen sind nun einmal gefühlsbetonte Lebewesen, und als Reaktion auf Emotionen greift man nur allzu gern zu etwas Essbarem. In unserer heutigen Welt, in der es uns an nichts fehlt, ist Essen eine natürliche Reaktion auf positive ebenso wie negative Lebenssituationen. Doch dieser enge Zusammenhang zwischen emotionaler Verfassung und Nahrungsaufnahme kann leider leicht zu einer übermäßigen Kalorienzufuhr führen.

Einer der wichtigsten Grundsätze – und Vorteile – der Nie-wieder-Diabetes-Methode besteht darin, dass man sich dabei immer satt essen kann. Trotzdem sollten Sie nicht nur darauf achten, *was* Sie essen, sondern auch, *wann* Sie essen. Den geeigneten Zeitpunkt zum Essen zu erkennen, wird Ihnen leichter fallen, wenn Sie wissen, wie „richtiger" Hunger sich anfühlt. Außerdem ist das ein wichtiger Schritt zur allmählichen Verbesserung Ihrer Insulinempfindlichkeit. Zum Glück haben Sie jetzt eine gute Gelegenheit, herauszufinden, wie echter Hunger sich anfühlt: nämlich beim intermittierenden Fasten. Wir haben festgestellt, dass es zwei verschiedene Arten von Hunger gibt, auf die Menschen mit Essen reagieren, und dass es ihnen oft schwerfällt, zwischen diesen beiden Arten zu unterscheiden.

Physischen Hunger verspüren Sie, wenn Ihr Gehirn, Ihre Muskeln und inneren Organe sich in einem Zustand des Energiemangels befinden. Dieser Hunger stellt sich nach einem anstrengenden Training ein oder wenn man sich körperlich oder geistig stark verausgabt hat und hochwertigen Brennstoff braucht, um sein Energiereservoir wieder aufzufüllen. Das ist ein Hunger, den man nicht nur im Magen, sondern auch in den Muskeln und im Gehirn spürt. Physischer Hunger ist ein Signal dafür, dass Sie jetzt ein fettarmes, vollwertiges pflanzliches Gericht zu sich nehmen sollten, um Ihrem Körper genügend Energie für Reparatur und Wachstum und zum Ausgleich des Energiemangels in Ihren Geweben zu liefern.

Emotionalen Hunger dagegen verspüren Sie, wenn eine bestimmte Situation oder ein bestimmter Denkprozess in Ihnen ein Verlangen nach Essen weckt. Im Gegensatz zum physischen Hunger hat man dabei das Gefühl, wirklich hungrig zu sein, *obwohl* man nur einen geringen oder gar keinen biologischen Bedarf an Brennstoff hat. Wenn Sie schon einmal jemanden beim Essen beobachtet haben und dabei plötzlich selbst Hunger bekamen, war das emotionaler Hunger. Oder vielleicht haben Sie auch schon einmal beim Blick auf die Uhr emotionalen Hunger verspürt, weil Sie dachten: *Jetzt ist es sechs Uhr – da esse ich normalerweise immer zu Abend.* Oder Sie waren bei Freunden zu Besuch, man hat Ihnen einen Vorspeisenteller vorgesetzt, und Sie bekamen Hunger, nur weil Sie andere Gäste essen sahen. Auch das ist emotionaler Hunger.

Wenn Sie zwischen diesen beiden Arten von Hunger unterscheiden lernen, kann sich das sehr positiv auf Ihren Gesundheitszustand auswirken. Regelmäßiges intermittierendes

Fasten ist eine einfache Strategie, die Sie für diesen wichtigen Unterschied sensibilisieren kann. Sie können sich intermittierendes Fasten wie ein Experiment vorstellen, bei dem Sie eine Zeit lang nichts essen, das Ihrem Herz-Kreislauf-System, Ihren Muskeln, Ihrer Leber, Ihrem Gehirn und Ihren Verdauungsorganen enorme Vorteile bringt und Ihnen gleichzeitig hilft, den Unterschied zwischen echtem und situationsbedingtem Hunger zu erkennen. Schon allein aufgrund dieser Vorteile für Ihre körperliche und emotionale Gesundheit lohnt sich das Experiment. Beim intermittierenden Fasten handelt es sich also um ein weiteres wichtiges Instrument, das Sie in Ihren Werkzeugkasten zur Verbesserung Ihrer Insulinempfindlichkeit aufnehmen sollten und durch das sich außerdem auch Ihr allgemeiner Gesundheitszustand verbessern wird.

Woran merkt man, wann es Zeit für den nächsten Schritt in unserem Programm ist?

Wenn Sie es schon einmal mit intermittierendem Fasten versucht und festgestellt haben, wie positiv sich das auf Ihren Appetit, Ihren Insulinbedarf, Ihre Stimmung, Ihre Verdauungsfunktion, Ihren Blutzucker und Ihr allgemeines Energieniveau auswirkt, ist es an der Zeit, das letzte Instrument in Ihren Werkzeugkasten zur Verbesserung Ihrer Insulinempfindlichkeit zu integrieren: regelmäßige Bewegung. Im nächsten Kapitel geht es darum, welche Vorteile körperliche Aktivität bringt und wie sie sich auf Ihre Insulinempfindlichkeit auswirkt. Außerdem werden wir Ihnen auch ein paar Praxistipps für den Beginn bzw. die Optimierung Ihres Trainingsprogramms geben. Wir empfehlen Ihnen, diesen letzten Schritt in Angriff zu nehmen, sobald Sie Folgendes erreicht haben:

- Sie haben entweder zweimal 24-Stunden-Intervallfasten oder zweimal modifiziertes 24-Stunden-Intervallfasten oder an sieben aufeinanderfolgenden Tagen 16:8-Intervallfasten praktiziert und wissen, wie sich das auf Ihren Diabetes auswirkt.
- Wenn Sie insulinpflichtig sind, wissen Sie, wie viel Basal- und Bolusinsulin Sie sich spritzen müssen, um an Fastentagen nicht in eine Unterzuckerung zu geraten.

Sobald Sie diese Voraussetzungen erfüllen, ist es an der Zeit, mit regelmäßiger körperlicher Aktivität zu beginnen, um Ihre Insulinempfindlichkeit, für die Sie inzwischen schon so viel getan haben, noch weiter zu verbessern.

Literaturangaben zu den über 50 in diesem Kapitel erwähnten wissenschaftlichen Arbeiten finden Sie auf der Webseite www.masteringdiabetes.org/bookinfo

Kapitel 14
Körperliche Aktivität verbessert die Insulinempfindlichkeit

Der Marathon-Mann: Pauls Geschichte

Paul leidet seit seinem sechsten Lebensjahr unter Typ-1-Diabetes und Zöliakie – und ist trotzdem Leistungssportler und Lauftrainer. Mit über vierzig begann Paul sich allerdings Sorgen um seine Gesundheit zu machen, weil er zugenommen hatte und sein HbA1c mit 7,1 Prozent zu hoch war. Außerdem litt er unter einem zu hohen Cholesterinspiegel und Bluthochdruck und hatte auch manchmal so ein komisches Kribbeln in den Füßen. Obwohl er regelmäßig für seine Halbmarathons trainierte und sich streng an eine kohlenhydratarme Ernährung hielt, stellten sich bei ihm trotz des vielen Sports doch allmählich die üblichen Diabeteskomplikationen ein. Irgendwann war er so weit, dass er fast zwei Monate brauchte, um sich richtig von einem Halbmarathon zu erholen. Da wusste er, dass er etwas an seinem Leben ändern musste, und meldete sich zum Nie-wieder-Diabetes-Coachingprogramm an.

Statt seinen Kohlenhydratkonsum wie bisher auf 50 Gramm pro Tag zu beschränken und seinen Körper mit möglichst viel Eiweiß zu versorgen, begann Paul jetzt 400 Gramm Kohlenhydrate pro Tag zu essen und auf Fleisch, Geflügel, Fisch, Milch und Eier zu verzichten. Schon nach ein paar Wochen hatte er sehr viel mehr Energie. Auch seine Blutzuckereinstellung verbesserte sich sehr, als er weniger Fett und mehr pflanzliche Lebensmittel zu sich nahm. Paul fühlte sich jetzt so fit, dass er sich etwas vornahm, wovor wahrscheinlich die meisten Menschen zurückschrecken würden: Er beschloss, innerhalb von 365 Tagen 40 Halbmarathons zu laufen – zur Feier seines „40-jährigen Jubiläums“ als Typ-1-Diabetiker. Und tatsächlich: Zwischen März 2016 und März 2017 nahm Paul an 40 Halbmarathons auf der ganzen Welt teil – das waren im Durchschnitt drei Halbmarathons pro Monat.

Statt sich Gedanken darüber zu machen, ob er auch wirklich genügend Eiweiß zu sich nahm, achtete Paul jetzt darauf, seine ermüdeten Muskeln nach dem Training mit leicht verwertbaren Kohlenhydratkalorien aus Obst, stärkereichem Gemüse und Hülsenfrüchten wieder auf Vordermann zu bringen. Um sich für sein Training und seine Wettkämpfe fit zu machen, aß Paul große Schüsseln Obst, damit seine Glykogenspeicher in Muskeln und Leber sich nicht erschöpften. Schon nach kurzer Zeit hatte sein durchschnittlicher Nüchternblutzucker von 126 auf 94 mg/dl und sein HbA1c von 7,1 auf 6,8 Prozent abgenommen. Sein Gesamtcholesterin sank von 201 auf 147 mg/dl, sein Blutdruck von 140/80 auf 126/80 mmHg, und er nahm siebeneinhalb Kilo ab, ohne etwas dafür tun zu müssen. Inzwischen ist das Kribbeln in seinen Füßen verschwunden, und er leidet auch nicht mehr unter lähmender Müdigkeit und Erschöpfung nach dem Training. Da sein Stoffwechsel sich so sehr verbessert hat, macht ihm das Laufen jetzt noch mehr Spaß als vorher, und auch seine 40 Halbmarathons hat er innerhalb von zwölf Monaten erfolgreich absolviert.

Zwar verbessert eine fettarme, vollwertige pflanzliche Ernährung die Insulinempfindlichkeit mehr als alles andere. Aber Sie sollten trotzdem wissen, was für enorme Vorteile regelmäßige Bewegung bringt, und wir möchten Ihnen auch eine Strategie zur Integration körperlicher Aktivität in Ihr Anti-Diabetes-Programm vermitteln, um Ihre Insulinsensitivität noch weiter zu verbessern und Ihr langfristiges Risiko für die Entstehung chronischer Diabetes-Folgeerkrankungen zu senken. Da tägliche Bewegung sich so positiv auf die Insulinempfindlichkeit auswirkt, sollten Sie sich unbedingt an diese Empfehlungen halten: Dadurch werden Ihr Bedarf an oralen Antidiabetika und Insulin, Ihr Nüchternblutzucker und Ihr postprandialer Blutzucker, Ihr Gesamtcholesterin und LDL-Cholesterin noch weiter abnehmen; Ihr HDL-Cholesterinspiegel wird steigen, und der Gesundheitszustand Ihrer Blutgefäße wird sich verbessern.

Mitochondrien: die Kraftwerke Ihrer Zellen

Wahrscheinlich hat man Ihnen gesagt, dass es „gut für Sie" ist, sich täglich zu bewegen, und dass sich Ihr allgemeiner Gesundheitszustand dadurch verbessern wird: Blutzuckerwerte, Schlaf, Stimmung. Wer Sport treibt, leidet seltener unter Depressionen, hat eine höhere Knochendichte und mehr Lust auf Sex, nimmt ab, und die Lebensqualität steigt. Leider geben viele Menschen – egal ob sie unter Diabetes leiden oder nicht – sich trotzdem keine Mühe, regelmäßiger körperlicher Aktivität einen Platz in ihrem Leben einzuräumen. Unserer Erfahrung nach muss man den Menschen klarmachen, *warum* Bewegung sich so positiv auf ihre Insulinempfindlichkeit auswirkt: Wenn sie das begriffen haben, fangen sie mit sehr viel höherer Wahrscheinlichkeit an, regelmäßig Sport zu treiben.

Daher wollen wir Ihnen nun zunächst einmal erklären, wie Ihre *Mitochondrien* funktionieren. Das sind sogenannte Zellorganellen – „Mini-Organe" in Ihren Zellen, ohne die kein Mensch überleben kann. Alle Zellen Ihres Körpers (außer den roten Blutkörperchen) enthalten Mitochondrien. Dort werden Glukose, Fettsäuren und Aminosäuren verbrannt, um Energie zu gewinnen. Wie viele Mitochondrien eine Zelle enthält, hängt vom Zelltyp ab: Skelettmuskel-, Herzmuskel-, Haut-, Leber-, Sperma-, Nervenzellen und insulinproduzierende Betazellen haben jeweils eine unterschiedliche Mitochondriendichte. Eine Zelle kann nur 100, aber auch bis zu 5000 Mitochondrien enthalten. Diese „Zellkraftwerke" verwerten die energiehaltigen Bestandteile von Glukose, Fett- und Aminosäuren und stellen daraus eine sehr energiereiche chemische Verbindung namens ATP her, mit deren Hilfe Tausende verschiedener Reaktionen in Ihren Zellen ablaufen – auch so komplexe Prozesse wie Eiweißsynthese, Nährstoffaufnahme, Zellreplikation und Zelltod.

Wie bereits in Kapitel 6 besprochen, ist Ihre Leber eines der fleißigsten und am meisten unterschätzten Organe, die es gibt: Dort laufen mehr Stoffwechselprozesse ab als in jedem anderen Gewebe. Sie können sich Ihre Leber wie einen unermüdlichen Supercomputer vorstellen, der Ihre gesamte Stoffwechselmaschinerie in Gang hält, indem er von Sekunde zu Sekunde Tausende chemischer Reaktionen gleichzeitig ablaufen lässt, koordiniert und kontrolliert. Daher ist es für einen langfristigen guten Gesundheitszustand sehr wichtig, Ihre Leber in Topform zu erhalten.

Milliarden von Mitochondrien in Ihrer Leber liefern den Treibstoff für viele lebenswichtige Stoffwechselprozesse. Vor allem aber stellen die 1000 bis 2000 Mitochondrien, die dicht an dicht in jeder Leberzelle sitzen, viel ATP her, das gebraucht wird, um eine Fülle wichtiger Entscheidungen zu treffen, zum Beispiel:

- wie viel Glukose in Ihrer Leber gespeichert und wie viel ins Blut abgegeben werden soll
- welche Hormone hergestellt werden müssen
- welche Brennstoffe abgebaut oder gespeichert werden sollen
- welche DNA kopiert werden muss
- welche Zellen zerstört und welche Vitamine gespeichert werden sollen
- welche Fettsäuren und Triglyzeride in Lipoproteinpartikel „verpackt" werden sollen
- welche Eiweiße abgebaut und welche Aminosäuren umgewandelt werden müssen.

Auch die Zellen in Ihrem Muskelgewebe enthalten besonders viele Mitochondrien. Bei nicht fettleibigen Menschen machen die Muskeln 40 bis 50 Prozent der Gesamtkörpermasse aus, und jede Muskelzelle enthält Tausende von Mitochondrien. Muskelmitochondrien sind hauptsächlich für die Herstellung von ATP verantwortlich, das reguliert, wie Nährstoffe in die Zellen hinein- und wieder hinaustransportiert werden, und für die Kontraktion und Entspannung von Muskelfasern bei körperlicher Aktivität zuständig ist. Wenn Sie körperlich aktiv sind, können diese Mitochondrien die ATP-Produktionsrate um das bis zu 100-Fache steigern.

Mitochondrien spielen aber auch für die Insulinausschüttung eine wichtige Rolle. Jede insulinproduzierende Betazelle enthält Hunderte bis Tausende von Mitochondrien, die innerhalb von Sekundenbruchteilen entscheiden müssen, wie viel Insulin hergestellt und ins Blut abgegeben werden soll. Betazellen haben eine sehr schwierige Aufgabe zu bewältigen: Denn sie bilden nicht nur Insulin, sondern sind auch für die Herstellung der *richtigen Insulinmenge* verantwortlich. Zu viel Insulin kann zu einer lebensbedrohlichen Unterzuckerung führen; schütten die Betazellen dagegen zu wenig Insulin aus, so steigt der Blutzuckerspiegel zu sehr an. Wenn diese Mitochondrien in ihrer Funktion beeinträchtigt sind, erhöht sich Ihr Risiko für chronische Erkrankungen.

Funktionsstörungen der Mitochondrien und Insulinresistenz: das Henne-Ei-Problem

In miteinander vernetzten biologischen Systemen müssen Billionen von Mitochondrien auf Hochtouren arbeiten. Wenn diese Mitochondrien *in ihrer Funktion beeinträchtigt werden*, hat das weitreichende und sehr schädliche Auswirkungen: Denn dadurch wird auch die Funktion von Gehirn-, Muskel-, Leber- und Betazellen und vielen anderen Zelltypen in Mitleidenschaft gezogen. Trotzdem ist der Zusammenhang zwischen Insulinresistenz und mitochondrialer Dysfunktion ein klassisches Henne-Ei-Problem: Man weiß, dass eine Dysfunktion der Mitochondrien zu Insulinresistenz führt; andererseits haben Wissenschaftler aber auch festgestellt, dass Insulinresistenz zu Funktionsstörungen der Mitochondrien führen kann. Und man ist sich nach wie vor nicht sicher, *was zuerst vorlag*.

Wenn man wüsste, dass Insulinresistenz zu einer mitochondrialen Dysfunktion führt, könnten Wissenschaftler Ernährungs- oder Trainingsstrategien entwickeln, um zu verhindern, dass die Mitochondrien in ihrer Funktion beeinträchtigt werden. Im umgekehrten Fall (wenn eine mitochondriale Dysfunktion zu Insulinresistenz führt), könnte man diesem Problem vorbeugen, indem man dafür sorgt, dass die Mitochondrien in einwandfreiem Zustand bleiben. Tatsächlich trifft jedoch beides zu: Insulinresistenz und mitochondriale Dysfunktion sind so untrennbar miteinander verbunden wie zwei Seiten einer Medaille. Da eine Dysfunktion der Mitochondrien bei der Entstehung von Insulinresistenz eine sehr wichtige Rolle spielt (und umgekehrt), ist es nahezu unmöglich, beides voneinander zu trennen. Doch unabhängig von der Henne-Ei-Frage hat dieser enge Zusammenhang auch einen unbestreitbaren Vorteil: Wenn man etwas für die Verbesserung des einen Faktors tut, verbessert sich dadurch automatisch auch der andere.

Eine Lebensstiländerung, durch die sich die Funktion Ihrer Mitochondrien verbessert, kann auch Ihre Insulinempfindlichkeit erhöhen. Ebenso kann sich durch eine Erhöhung der Insulinempfindlichkeit durch gesunde Ernährung und körperliche Aktivität die Mitochondrienfunktion verbessern.

In den letzten 15 Jahren haben wissenschaftliche Untersuchungen gezeigt, dass Typ-2-Diabetiker zu wenige Mitochondrien im Muskelgewebe haben, die außerdem auch noch weniger funktionsfähig sind. Das ist ein großes Problem: Denn die Muskeln von Typ-2-Diabetikern enthalten, wie gesagt, nicht nur weniger Mitochondrien, sondern diese Mitochondrien können den Brennstoff, der ihnen zur Verfügung steht, auch nicht so effizient nutzen. Aber zum Glück gibt es auch eine gute Nachricht: Bewegung ist die wirksamste Methode, um mehr Mitochondrien im Muskelgewebe zu bilden. Wenn Ihre Muskeln sich (zum Beispiel durch Bewegung beim Sport oder Training) häufig kontrahieren, erhöhen die Muskelfasern als Reaktion darauf die Anzahl ihrer Mitochondrien, sodass diese bei der nächsten körperlichen Aktivität mehr Brennstoff verwerten und mehr Sauerstoff verarbeiten können. Dadurch verbessern sich Ausdauer und Kraft der Muskulatur: Sie kann dann besser arbeiten. Doch leider trifft auch das Gegenteil zu: Sportphysiologen wissen bereits seit Jahrzehnten, dass die Anzahl der Muskelmitochondrien – und damit auch Ausdauer, Kraft und Arbeitsleistung der Muskulatur – durch eine sitzende Lebensweise abnehmen kann.

Einer der Hauptgründe, warum Mitochondrien in ihrer Funktion beeinträchtigt werden können, besteht darin, dass sie große Mengen an freien Radikalen produzieren (das sind die instabilen Moleküle, die schwere Zellschäden verursachen und von denen Sie bereits in Kapitel 6 erfahren haben): Wenn in den Mitochondrien viele freie Radikale entstehen, werden Zellmembranen, Eiweiße und DNA geschädigt. Vor allem die Zellen in Leber, Muskeln und Bauchspeicheldrüse können durch freie Radikale sehr leicht Schaden nehmen, wenn bei Ihnen aufgrund einer zu fettreichen Ernährung eine Insulinresistenz entsteht.

Viele wissenschaftliche Untersuchungen haben gezeigt, dass die Mitochondrien ihre Produktion freier Radikale *erhöhen*, wenn sich durch eine zu fettreiche Ernährung überschüssige Fettsäuren in den Muskel- und Leberzellen ansammeln.

Aber wie kann das passieren? Befürworter kohlenhydratarmer Ernährungsformen werden Ihnen sagen, dass eine fettreiche Kost die Funktionsfähigkeit der Mitochondrien verbessert und Entzündungsprozesse im ganzen Körper eindämmt und dass Sie dadurch zu einer „Fettverbrennungsmaschine" werden. Das hört sich zwar wunderbar an; doch ein genauerer Blick auf die Ergebnisse seriöser wissenschaftlicher Untersuchungen zeigt, dass schon eine geringfügige Erhöhung der Blutfette nicht nur zu einer Insulinresistenz in der Muskulatur führt, sondern auch die Genexpression wichtiger mitochondrialer Proteine verändert. Das beeinträchtigt die Mitochondrienfunktion und führt zu einer Abnahme der ATP-Syntheserate. Durch eine Erhöhung des Nahrungsfettgehalts von 35 auf 50 Prozent (zu der es bei einer kohlenhydratarmen Ernährung sehr leicht kommen kann) nimmt die Expression sämtlicher Gene ab, die an der Mitochondrienatmung beteiligt sind – also genau der Gene, die die Mitochondrien brauchen, um aus verschiedenen Brennstoffen in den Zellen ATP herzustellen. Das bedeutet, dass Leber und Muskeln bei Menschen, die sich fettreich und kohlenhydratarm ernähren, oft mehr freie Radikale bilden, sodass das Entzündungsniveau in den Zellen drastisch ansteigt und die Funktion von Billionen von Muskelmitochondrien beeinträchtigt wird – ein Prozess, von dem man zunächst gar nichts bemerkt.

Körperliche Aktivität und Insulin

Regelmäßige Bewegung kann nicht nur der Entstehung chronischer Erkrankungen vorbeugen oder diese rückgängig machen. Der wichtigste Vorteil regelmäßiger körperlicher Aktivität bei Diabetes besteht darin, dass sie quasi als *Insulinersatz* fungiert. Egal ob Sie sich Insulin injizieren oder nicht: Tägliche Bewegung kann dazu führen, dass Sie sehr viel weniger Insulin für Ihre Blutzuckereinstellung brauchen.

Wenn Sie Ihre Muskeln beim Training Hunderte oder Tausende Male hintereinander kontrahieren und wieder dehnen, zwingen Sie sie dazu, den Treibstoff in ihren Speichertanks zu verbrauchen – unter anderem auch Glykogen und Triglyzeride (die Speicherform von Fettsäuren). Art, Dauer und Intensität Ihres Trainings haben starke Auswirkungen darauf, wie viel Glukose und wie viele Fettsäuren zur Energiegewinnung verbrannt werden.

Bei allen Formen körperlicher Aktivität werden sowohl Glukose als auch Fettsäuren verbrannt, denn Ihre Muskeln oxidieren immer mehrere Brennstoffe gleichzeitig. Glukose wird vorzugsweise bei kurzer körperlicher Aktivität mit höherer Intensität verbrannt, Fettsäuren eher bei länger andauerndem, weniger intensivem Training. Daher sollten Sie sich unbedingt an folgende Strategien halten, um Ihre Insulinempfindlichkeit durch Sport zu optimieren:

- Kombinieren Sie Herz-Kreislauf- und Krafttraining miteinander.
- Trainieren Sie so intensiv, dass es Ihnen schwerfallen würde, dabei mit jemandem zu reden oder Ihr Lieblingslied zu singen.

- Machen Sie nach Möglichkeit Übungen, bei denen große Muskelgruppen beansprucht werden: vordere Oberschenkelmuskeln (Quadrizeps), hintere Oberschenkelmuskeln, Gesäßmuskeln (Gluteus), Körpermitte (gerade und schräge Bauchmuskulatur), obere Rückenmuskulatur (Latissiumus dorsi), Brustmuskulatur (Pectoralis), Bizeps und Schultern (Deltoideus).

Und jetzt geht's los!

Sie sind nun an einem entscheidenden Punkt unseres Programms angelangt: Sie haben sich mit den wissenschaftlichen Erkenntnissen darüber auseinandergesetzt, warum Bewegung bei Insulinresistenz so wichtig ist. Aber jetzt steht immer noch die Frage im Raum: Wie soll ich damit anfangen? Und das ist wirklich eine *sehr gute* Frage. Wir wissen, dass es nicht unbedingt immer leicht ist, Sport zu treiben. Viele Menschen haben sich schon seit Jahren nicht mehr regelmäßig bewegt. Vielleicht mussten Sie Ihr Trainingsprogramm aufgrund diabetesbedingter Schmerzen und Beschwerden abbrechen oder hatten einfach nicht mehr die Kraft dazu. Deshalb werden wir Ihr körperliches Training nun ganz langsam und schrittweise angehen: Genau wie Sie lernen mussten, neue Lebensmittel in Ihren Speisezettel aufzunehmen, indem Sie eine Mahlzeit nach der anderen umstellten, starten wir jetzt auch Schritt für Schritt in Ihr Bewegungsprogramm. Hier fünf einfache erste Schritte:

Schritt Nr. 1: sich ein Ziel setzen

Eine der einfachsten Strategien, um bei den ersten Gehversuchen auf dem Weg zu einem neuen Trainingsprogramm nicht die Motivation zu verlieren, besteht darin, sich ein Ziel zu setzen. Wenn Sie zum ersten Mal in Ihrem Leben Sport treiben oder gerade erst wieder damit anfangen, nachdem Sie es eine Zeit lang „schleifen lassen" haben, könnten Sie sich als einfaches und doch sehr effektives Ziel vornehmen, sich mindestens drei Stunden pro Woche zu bewegen. Das sind 30 Minuten pro Tag an sechs Tagen in der Woche.

Ihr körperliches Training auf diese Weise in kleine „Häppchen" zu unterteilen, ist eine einfache Strategie, mit der man Sport zu einer leicht umsetzbaren Gewohnheit machen und dann auch konsequent dabei bleiben kann. Denken Sie daran: Bei der Entwicklung neuer Lebensgewohnheiten ist Konsequenz Ihr wichtigster Verbündeter! Und gerade körperliche Aktivität kann sich sehr positiv auf Ihre Insulinempfindlichkeit und auf die Gesundheit von Herz, Gefäßen, Leber und Muskeln auswirken. Konsequente Lebensstiländerungen sind gerade auch für insulinpflichtige Diabetiker sehr wichtig, weil sie dazu beitragen, ihr Kohlenhydrat-Insulin-Verhältnis stabil und berechenbar zu halten.

Um den größtmöglichen Nutzen aus Ihrem Training zu ziehen, sollten Sie sich dabei so schnell bewegen, dass Sie nicht mehr in der Lage sind, nebenher noch ein Gespräch zu führen oder Ihr Lieblingslied zu singen. Entgegen der landläufigen Meinung müssen Sie jedoch nicht unbedingt mit hoher Intensität trainieren, um Ihre Insulinempfindlichkeit zu verbessern. Sich in einem Tempo zu bewegen, das Gespräche erschwert, ist eine sehr einfache Methode, um sicherzugehen, dass Sie hart genug trainieren und dass Ihr Stoffwechsel auch wirklich von jeder Trainingssitzung profitiert.

Wenn Sie dieses Ziel einen Monat lang erreicht haben (oder wenn Sie ohnehin bereits regelmäßig körperlich aktiv sind und mindestens drei Stunden pro Woche trainieren), sind Sie auf einem sehr guten Weg. Machen Sie weiter so! Sie können Ihre Trainingszeit jederzeit erhöhen oder die Intensität Ihrer Trainingssitzungen alle paar Wochen steigern. Doch auch wenn Sie „nur" drei Stunden pro Woche Sport treiben, werden Sie damit große Erfolge erzielen, vor allem, wenn Sie dabei sowohl Herz-Kreislauf- als auch Krafttraining praktizieren. Wenn Sie ein Mensch sind, dem Bewegung großen Spaß macht, sollten Sie Ihre Muskulatur immer wieder aufs Neue fordern, indem Sie Ihr Trainingsprogramm abwechslungsreich gestalten.

Schritt Nr. 2: Werden Sie sich darüber klar, welche körperliche Aktivität Ihnen Freude macht

Es gibt nur ein einziges Trainingsprogramm, das wirklich etwas bringt: nämlich dasjenige, an das *Sie sich auch tatsächlich halten*. Also wählen Sie ein Programm aus, das Ihnen Freude bereitet! Sonst werden Sie Ihr Bewegungsprogramm wahrscheinlich bald wieder vernachlässigen. Und denken Sie auch daran, dass es zwei verschiedene Trainingsformen gibt, die unterschiedliche Auswirkungen auf Ihren Körper haben: Herz-Kreislauf- und Krafttraining.

Herz-Kreislauf-Training verbessert Ihre Insulinempfindlichkeit am stärksten und kann Ihren Blutzucker schon innerhalb von 15 bis 30 Minuten kontinuierlicher körperlicher Aktivität senken. Dieser Effekt kann nach Ihrer Trainingssitzung noch 24 bis 48 Stunden anhalten. Herz-Kreislauf-Training umfasst Bewegungen, die Ihre Herzfrequenz erhöhen, und kann über längere Zeit ununterbrochen durchgeführt werden. Beispiele für diese Trainingsform sind Walking, Joggen, Laufen, Schwimmen, Wandern, Radfahren, Seilspringen, Skilanglauf, Schneeschuhwandern, Zumba, Tanzen, Fußball, Basketball, Rugby, Racquetball, Squash, Wassergymnastik und Tennis.

Krafttraining verbessert die Insulinempfindlichkeit nicht so stark, hat aber dafür eine länger anhaltende Wirkung: Es senkt Ihren Insulinbedarf für ca. 24 bis 72 Stunden nach dem Training. Beispiele dafür sind Gewichtheben, Calisthenics,

Kettlebell-Training, Pilates, Power-Yoga und Übungen, bei denen man das eigene Körpergewicht als Trainingswiderstand nutzt (Klimmzüge, Liegestütze, Ausfallschritte, Air Squats und Planks).

Beim **Kombinationstraining** werden Herz-Kreislauf- und Krafttraining miteinander kombiniert. Das wirkt sich am positivsten auf Ihre Insulinempfindlichkeit aus, weil Glukose und Insulin dadurch besser in die Blutgefäße hinein- und wieder hinaustransportiert werden können und außerdem Muskelgewebe repariert wird, sodass es wieder mehr Glukose aufnehmen kann. Beispiele für Kombinationstraining sind: Zirkeltraining, CrossFit, Boxen, Kickboxen, Gymnastik und Rudern. Um die Vorteile beider Trainingsformen zu nutzen, führen Sie am besten entweder Trainingssitzungen durch, die alle beide Formen beinhalten, oder versuchen Sie innerhalb eines Zeitraums von sieben Tagen im Verhältnis 50:50 Herz-Kreislauf- und Krafttraining zu praktizieren. So können Sie sich die positiven Auswirkungen beider Trainingsformen zunutze machen und sowohl Muskelausdauer als auch Muskelkraft aufbauen.

Um sich über Ihre Vorlieben in puncto Sport klar zu werden, sollten Sie sich zunächst einmal folgende Fragen beantworten:

- Was sind Ihre drei Lieblingssportarten oder -trainingsformen?
- Welche drei Sportarten oder Trainingsformen machen Ihnen am wenigsten Spaß?
- Mit wie vielen Menschen praktizieren Sie Ihre drei Lieblingssportarten oder -trainingsformen gerne (0, 1, 2, 3 oder mehr)?
- Welches ist Ihre bevorzugte Tageszeit für jede Ihrer drei Lieblingssportarten oder -trainingsformen?

Sobald Sie sich diese vier Fragen beantwortet haben, gestalten Sie Ihr Trainingsprogramm einfach so, wie es Ihnen am interessantesten erscheint. Aber versuchen Sie sich vorher wirklich genau über Ihre Vorlieben klarzuwerden, denn umso größer sind Ihre Chancen, ein Programm zu entwickeln, das Ihnen auch wirklich Spaß macht!

Ein einfaches und wirksames Instrument, das Sie beim Training einsetzen können, ist Musik: Musik motiviert Sie dazu, sich beim Trainieren wirklich anzustrengen, und lenkt Sie von etwaigen unangenehmen Empfindungen ab. Stellen Sie eine Playlist mit Ihren Lieblingssongs zusammen, die genauso lange dauert wie Ihre Trainingssitzung, und Sie werden spüren, wie sehr Musik Sie dazu motiviert, sich zu bewegen!

Schritt Nr. 3: Finden Sie einen Partner oder eine Gruppe zum Trainieren

Verantwortung ist ein weiterer starker Motivationsfaktor. Deshalb empfehlen wir Ihnen, Ihr neues Trainingsprogramm zusammen mit Freunden, Kollegen oder Familienmitgliedern zu praktizieren. Denn eine Gruppe unterstützt Sie nicht nur bei Ihrem Training – Sie fühlen sich dadurch auch eher in der Verantwortung, es regelmäßig zu praktizieren. Wenn Sie gern zusammen mit jemand anderem oder in einer kleinen Gruppe trainieren, dann tun Sie sich mit diesen Leuten zusammen und einigen Sie sich auf einen gemeinsamen Trainingskalender.

Wenn Sie lieber alleine trainieren möchten, können Sie sich trotzdem von den Mitgliedern Ihrer Gruppe bei der Stange halten lassen: Entwickeln Sie einfach ein System wechselseitiger Kontrolle, bei dem Sie einander mitteilen, wann Sie eine Trainingssitzung absolviert haben, oder informieren Sie sich gegenseitig über Ihren wöchentlichen Trainingsplan. Vergessen Sie nicht, auch von Ihren Zielen und Fortschritten zu berichten! Wenn Ihre Gruppe Ihnen zur Erreichung solcher Meilensteine (Gewichtsabnahme, geringerer Insulinbedarf oder einfach nur die Tatsache, dass Sie um den Block joggen können, ohne zwischendurch verschnaufen zu müssen) gratuliert, ist das eine wunderbare Motivation: So werden Sie bei Ihrem Training mehr Fortschritte machen und gleichzeitig auch noch stolz auf sich sein.

Eine weitere gute Möglichkeit, Verantwortung für das eigene Training zu zeigen, ist die Teilnahme an einem Kurs. Sie können auch in eine Fitnessgruppe oder einen Sportverein eintreten. Wenn Sie sich in Fitnessstudios wohlfühlen, fragen Sie nach dem Stundenplan für Gruppenkurse und probieren Sie verschiedene Kurse aus, bis Sie einen gefunden haben, der Ihnen Spaß macht. Sie können auch im Internet nach Geh- oder Laufgruppen, Schwimmkursen, Wandergruppen, Tanz- oder Kampfsportkursen, Boxstudios, Radsportgruppen, Step-Aerobic-, Aquajogging-, Yoga- oder Pilates-Kursen in Ihrer Gegend suchen. Ein Personal Trainer ist ebenfalls eine große Hilfe: Er kann Ihnen beibringen, wie man sich effizient und risikofrei bewegt, und Sie gleichzeitig motivieren, inspirieren und Ihnen natürlich auch dabei helfen, Ihr Trainingsprogramm konsequent durchzuziehen.

Schritt Nr. 4: Planen Sie Ihr Trainingsprogramm

Der nächste Schritt dieses Prozesses besteht darin, Ihr Trainingsprogramm zu planen – und zwar so, dass es für Sie *sichtbar* ist. Verlassen Sie sich nicht darauf, Ihren Trainingsplan im Kopf zu behalten! Denn dabei besteht leider die Gefahr, dass man sich zu viel vornimmt und sein Training dann vergisst oder tausend Ausreden dafür findet, sich nicht daran zu halten. Ein *sichtbarer* Trainingsplan – egal ob digital, auf einem Whiteboard, in einem Papierkalender oder irgendwo anders – ist eine viel bessere Garantie dafür, dass Sie sich Ihre Trainingstermine gut merken können und sich dann auch daran halten werden. Auch wenn Ihnen das vielleicht nicht so wichtig erscheint – glauben Sie uns: Wenn Sie bei der Stange bleiben möchten, sollten Sie Ihre Trainingssitzungen *genau planen*.

Schritt Nr. 5: Langsam anfangen und konsequent dabeibleiben

Das Wichtigste beim Training ist Konsequenz und Regelmäßigkeit. Erst wenn Sie diese beiden Ziele erreicht haben, können Sie darüber nachdenken, die Intensität und Dauer Ihrer Trainingssitzungen zu steigern. Gehen Sie die Sache ruhig langsam an und intensivieren Sie Ihr Training ganz allmählich. Falls Sie bisher noch keinen Sport getrieben haben, sollten Sie unbedingt vorher mit Ihrem Arzt sprechen, um gemeinsam mit ihm eine für Ihren Körper geeignete Trainingsform zu finden.

Wenn Sie anfangs zum Beispiel nur an zwei Tagen pro Woche Sport treiben, ist das völlig in Ordnung! Beginnen Sie in der ersten Woche mit zwei Tagen und fügen Sie dann jede Woche einen Tag hinzu, bis Sie in Woche 5 bei sechs oder sieben Trainingstagen angelangt sind. Dann halten Sie dieses Schema ein paar Monate lang konsequent durch und achten darauf, wie viel wohler Sie sich jetzt in körperlicher, geistiger und emotionaler Hinsicht fühlen! Sobald Sie das Gefühl haben, bereit dafür zu sein, erhöhen Sie die Intensität Ihrer Trainingssitzungen ganz langsam und allmählich.

Wenn Sie ein erfahrener Sportler sind oder bereits ein festes Trainingsprogramm haben, halten Sie sich weiterhin konsequent an diesen Plan und erhöhen Sie Trainingshäufigkeit, -intensität und -volumen, falls das notwendig sein sollte, um Ihre Ziele für einen Wettlauf, Ausdauer- oder sonstigen Wettkampf zu erreichen.

Die richtige Blutzuckereinstellung vor, während und nach dem Training

Zu Beginn des Trainings muss Ihr Blutzucker in einem ungefährlichen Bereich liegen. Tun Sie Ihr Möglichstes, um auch während des Trainings und danach in diesem Bereich zu bleiben. Außerdem sollten Sie in der Lage sein, Ihre Leistung während des Trainings zu optimieren. Um dieses Ziel zu erreichen, orientieren Sie sich bitte an den folgenden Anleitungen, in denen genau erklärt wird, worauf man vor, während und nach dem Training achten sollte.

Vor dem Training

Wie Sie Ihren Blutzuckerspiegel kontrollieren können

Normalerweise wird Ihr Blutzuckerspiegel während des Trainings sinken. Daher sollten Sie ihn vorher erhöhen. Um Ihren optimalen Blutzuckerbereich vor dem Training zu ermitteln, müssen Sie schon ein bisschen experimentieren, da er von der Art, Dauer und Intensität Ihres persönlichen Trainingsprogramms abhängt.

Wenn Sie insulinpflichtig sind: Für insulinpflichtige Diabetiker ist eine Blutzuckermessung vor dem Training der einfachste Weg, um einer Unterzuckerung vorzubeugen. Zu Beginn Ihres Trainingsprogramms sollte Ihr Blutzucker vor dem Sport zwischen 150 und 160 mg/dl liegen; sobald Sie genauer wissen, wie Ihr Blutzuckerspiegel sich während des Trainings verändert, können Sie diesen Wert dementsprechend korrigieren. Falls Sie befürchten, dass eine Erhöhung Ihres Blutzuckers vor dem Training Ihr Risiko für Diabeteskomplikationen erhöhen könnte, denken Sie daran, dass die positiven Auswirkungen dieses Trainings auf Gehirn, Herz, Blutgefäße, Muskeln und Verdauungsorgane die Risiken eines vorübergehend zu hohen Blutzuckerspiegels *bei Weitem* überwiegen.

Wahrscheinlich werden Sie erst mal ein bisschen herumexperimentieren müssen, um Ihren Blutzucker vor dem Training zwischen 150 und 160 mg/dl zu halten und zu verhindern, dass er während des Trainings zu rapide absinkt. Manche Patienten können dieses Ziel mit einer Senkung der Bolusinsulindosis bei der Mahlzeit vor ihrem Training sehr gut erreichen; bei Insulinpumpenträgern funktioniert eine Senkung der Bolusinsulindosis um 30 Prozent und der Basalinsulinrate um 25 Prozent gut. Führen Sie ungefähr zwei Wochen lang genau Buch über Ihre Blutzuckerwerte und Ihren Insulinbedarf vor, während und nach dem Training; dann werden Sie genau wissen, wie Sie sich verhalten müssen.

Wenn Sie morgens Sport treiben möchten, empfehlen wir Ihnen dringend, vor dem Training ein kleines Frühstück zu sich zu nehmen und sich eine geringe Dosis Bolusinsulin zu injizieren. Denn wenn man sich als insulinpflichtiger Diabetiker morgens ohne Bolusinsulin im Blut körperlich betätigt, führt das oft zu einem starken Blutzuckeranstieg. Wenn Sie dagegen 30 bis 60 Minuten vor dem Sport eine kleine Essensportion zu sich nehmen und sich Bolusinsulin spritzen, lässt sich Ihr Blutzucker während und nach dem Training viel besser einstellen.

Wenn Sie nicht insulinpflichtig sind: In diesem Fall brauchen Sie Ihren Blutzuckerspiegel vor dem Sport nicht zu erhöhen. Leber und Bauchspeicheldrüse sind in ihrer Aktivität fein aufeinander abgestimmt und können Ihren Blutzucker mithilfe Ihres körpereigenen Insulins und Glukagons während des Trainings in vernünftigen Grenzen halten, sodass Ihr Risiko für eine Unterzuckerung ziemlich gering ist. Falls Sie sich trotzdem Sorgen darüber machen sollten, achten Sie darauf, mit einem Blutzucker von 110 bis 130 mg/dl in Ihr Training zu starten; so können Sie einem zu niedrigen Blutzuckerspiegel während des Trainings mit Sicherheit vorbeugen.

Was sollte man vor dem Training essen?

Ihre Muskeln können 1200 bis 2000 Kalorien Glukose in Form von Glykogen (einer leicht verfügbaren und schnell verbrennbaren Speicherform von Glukose) speichern. Wenn Ihre Muskeln Glykogen als Brennstoff nutzen, werden je nach Bedarf einzelne Glukoseeinheiten aus den Glykogenspeichern entnommen. Sobald ein Glukosemolekül aus den Glykogengranula freigesetzt wird, durchläuft es eine Reihe chemischer Reaktionen und gelangt schließlich in die Mitochondrien, wo es zum Zweck der ATP-Produktion verbrannt wird.

Wie viel Glykogen Sie in Ihren Muskeln speichern, hängt von Ihrer Ernährung und Ihrem Bewegungsverhalten ab. Sporttrainer und -coachs wissen, wie wichtig Glykogen für die sportliche Leistung ist, und empfehlen ihren Athleten daher, vor einem Wettkampf „Carboloading" zu praktizieren, um die Glykogenspeicher in ihrer Muskulatur vorübergehend zu vergrößern. Zwar können Ihre Glykogenspeicher durch eine Mahlzeit mit vielen Kohlenhydraten vorübergehend zunehmen; doch diese Zunahme fällt bei einer einzigen kohlenhydratreichen Mahlzeit kaum ins Gewicht – es müssen schon mehrere sein.

Aber zum Glück betreiben Sie bei einer Ernährung mit vielen kohlenhydratreichen, vollwertigen Lebensmitteln und niedrigem Fett- und Eiweißgehalt ja bei jeder Mahlzeit Carboloading; dadurch erhalten Ihre Muskeln den Impuls, ihre Glykogenspeicher immer mehr zu vergrößern. Das wiederum gibt Ihnen das Gefühl, den ganzen Tag über (und auch während des Trainings) mehr Energie zu haben. Häufige Mahlzeiten mit hohem Kaloriengehalt aus naturbelassenen kohlenhydratreichen Lebensmitteln vergrößern Ihre Glykogenspeicher; häufige Mahlzeiten mit niedrigem Kohlenhydratgehalt lassen sie mit der Zeit schrumpfen und führen dazu, dass Ihre Muskeln während des Trainings mehr Eiweiß abbauen. Auch direkt vor dem Training sollten Sie am besten Nahrungsmittel mit hohem Kohlenhydratgehalt essen: Obst wie Bananen, Äpfel, Orangen, Birnen, Mangos oder Papayas, stärkereiches Gemüse wie Kartoffeln, Süßkartoffeln, Kürbis und Mais oder Vollkorngetreide wie Quinoa oder Naturreis. Da Früchte Ihr Verdauungssystem schneller durchlaufen als Vollkorngetreide und stärkereiches Gemüse, empfehlen wir, vor dem Training Mahlzeiten mit besonders hohem Obstanteil zu essen.

Eine weitere sehr wertvolle Ergänzung zu den Mahlzeiten vor dem Training sind nitratreiche Gemüsearten wie Rote Bete, Spinat, Rucola und Mangold. Überzeugenden neueren wissenschaftlichen Untersuchungen zufolge hat der Verzehr von ein bis zwei Portionen nitratreichem Gemüse ein bis zwei Stunden vor dem Training eine äußerst positive Wirkung auf sämtliche Blutgefäße: Die Nitratverbindungen durchlaufen eine Reihe komplexer Reaktionen mit Enzymen in Dünndarm und Mund, die zu einer vermehrten Produktion von Stickstoffmonoxid (NO) führen. Dieses Gas trägt dazu bei, die Wände Ihrer Blutgefäße zu entspannen, und verbessert die Sauerstoffversorgung Ihrer Muskulatur. Dadurch können Sie mit weniger „gefühlter" Anstrengung mehr Muskelarbeit leisten. Tatsächlich betreiben viele Profisportler heutzutage „Rote-Bete-Doping“, um sich einen Wettbewerbsvorteil gegenüber ihren Konkurrenten zu verschaffen.

Eine weitere Möglichkeit besteht darin, vor dem Training zu fasten. Manche Menschen ziehen diese Variante vor, weil sie das Gefühl haben, mit unbelastetem Verdauungssystem bessere Leistungen erbringen zu können. Wir nehmen etwa ein bis zwei Stunden vor einer Trainingssitzung gern eine kleine oder mittelgroße Mahlzeit mit zwei bis fünf Portionen Obst zu uns und spritzen uns dazu eine um 30 bis 50 Prozent niedrigere Bolusinsulindosis als sonst. Experimentieren Sie ruhig ein bisschen herum, um herauszufinden, welche Strategie Ihnen die nötige Energie fürs Training gibt und gleichzeitig Ihren Blutzucker stabil hält!

Während des Trainings

Wie Sie Ihren Blutzucker steuern können

Wenn Sie sich Ihr Insulin elektronisch gesteuert über eine Insulinpumpe verabreichen, ist es gar nicht so einfach zu entscheiden, ob Sie die Insulinpumpe beim Sport tragen und eine niedrigere Basalrate eingeben oder die Pumpe lieber entfernen sollen. Wir haben viele Sportler mit Typ-1-Diabetes beraten (und sind auch selbst Sportler), und wir haben die Erfahrung gemacht, dass die beste Insulinpumpenstrategie von verschiedenen Faktoren abhängt. Wenn Sie sich konsequent an eine fettarme, vollwertige pflanzliche Ernährung halten, sind die beiden wichtigsten Faktoren, die Sie berücksichtigen sollten, (a) die Dauer Ihrer körperlichen Aktivität und (b) die Intensität Ihres Trainings.

Wenn Sie bis zu 1 Stunde lang Sport treiben möchten, brauchen Sie während des Trainings wahrscheinlich kein Basalinsulin. Dann sollten Sie Ihre Insulinpumpe abnehmen, weil das Basalinsulin durch Ihre körperliche Aktivität ersetzt wird.

Wenn Sie 1 bis 2 Stunden lang Sport treiben, brauchen Sie vielleicht nach der ersten Stunde Basalinsulin, damit Ihr Blutzucker nicht unnötig hoch ansteigt. Denn obwohl Sport ein guter Ersatz für Insulin ist, steigt der Blutzucker bei manchen Diabetikern gegen Ende einer längeren Trainingseinheit doch allmählich an. Wenn das bei Ihnen der Fall ist, müssen Sie Ihre Insulinpumpe dann vielleicht doch wieder nutzen und sich eine Basal- oder Bolusinjektion verabreichen, um einer Unterzuckerung nach dem Training vorzubeugen.

Die Intensität Ihres Trainings ist ein weiteres wichtiges Kriterium für die Entscheidung, ob Sie währenddessen Basalinsulin benötigen oder nicht. Normalerweise gilt: Je intensiver Ihre sportliche Aktivität, mit umso höherer Wahrscheinlichkeit werden Sie während der Trainingssitzung oder danach einen hohen Blutzuckerspiegel haben, und zwar aus einem ganz einfachen Grund: Körperliche Aktivität mit maximaler Anstrengung regt die Nebennieren zur Ausschüttung der Stresshormone Cortisol und Adrenalin an, die der Leber signalisieren, schnell Glukose ins Blut abzugeben. Sie können sich Cortisol und Adrenalin als rasch wirksame chemische Signale vorstellen, die dafür sorgen, dass Ihr Blutzuckerspiegel bei intensiver körperlicher Aktivität hoch genug bleibt.

Wenn Sie mit hoher Intensität trainieren möchten, sollten Sie beobachten, wie Ihr Blutzucker im Verlauf der Trainingssitzung reagiert. Manche Sportler können ihren Blutzucker auch ohne Basalinsulin gut einstellen; andere brauchen eine kleine Dosis Basalinsulin, um einem zu hohen Blutzuckeranstieg vorzubeugen. Sobald Sie mehr Erfahrung mit intensivem Training haben, werden Sie schon herausfinden, welche Strategie für Sie am sinnvollsten ist.

Wenn Sie mit niedriger oder mittlerer Intensität trainieren, schütten Ihre Nebennieren nur kleine Mengen Cortisol und Adrenalin aus, die Ihre Blutzuckereinstellung nicht so stark beeinflussen. Das macht Ihnen das Leben wesentlich leichter, da die Stresshormone in dieser niedrigen Dosis wahrscheinlich gar keine Auswirkungen auf Ihr Blutzuckerprofil haben.

Was sollte man während des Trainings essen?

Im Idealfall (wenn Sie ein bis zwei Stunden vor dem Training etwas gegessen haben, um Ihre Glykogenspeicher aufzufüllen) stehen Ihre Chancen gut, dass Sie eine bis anderthalb Stunden lang trainieren können, ohne etwas zu essen, und nur Wasser zu trinken brauchen, um Ihren Körper mit ausreichend Flüssigkeit zu versorgen. Wenn Ihnen jedoch schwindelig wird, Sie sich benommen fühlen oder gar ohnmächtig werden oder wenn Ihr Blutzucker sich in Richtung Unterzuckerung bewegt, müssen Sie während des Trainings vielleicht doch eine Kleinigkeit essen.

Als kleiner Snack während des Trainings eignet sich am besten Obst, da es leicht verdaulich ist, keine Zubereitung erfordert und zur Erhöhung Ihres Blutzuckers während des Trainings beitragen kann. Wir empfehlen, stets ein paar Portionen Obst (zum Beispiel Bananen, Kochbananen, Datteln, Trauben oder Orangen) in Ihrer Sporttasche oder Ihrem Rucksack zu haben. Diese Früchte erhöhen den Blutzuckerspiegel und belasten das Verdauungssystem nicht, sodass Sie problemlos weitertrainieren können. Sobald Sie etwas mehr sportliche Erfahrung haben, werden Sie wissen, welche Früchte Ihnen beim Training besonders guttun und wie viel Sie davon essen müssen, um Ihr Energieniveau aufrechtzuerhalten.

Was tun bei Unterzuckerungen während des Trainings?

Wenn Sie während des Trainings feststellen, dass Ihr Blutzucker zu stark absinkt und eine Unterzuckerung droht, sollten Sie Folgendes tun:

1. Legen Sie eine kurze Pause ein, um Ihre Herzfrequenz vorübergehend zu senken.
2. Essen Sie 1 bis 2 Früchte (zum Beispiel Bananen, Datteln, Trauben, Äpfel, Pfirsiche oder Nektarinen).

3. Warten Sie 5 bis 15 Minuten.
4. Messen Sie Ihren Blutzucker: Er sollte zwischen 120 und 150 mg/dl liegen.
5. Trainieren Sie weiter, bis Ihre Sitzung abgeschlossen ist. (Falls Ihnen schwindelig wird oder Sie sich benommen fühlen, brechen Sie das Training ab.)

Nach dem Training

Wie Sie Ihren Blutzucker nach dem Sport kontrollieren

Wie bereits besprochen, bewirken körperliche Aktivität und Insulin genau das Gleiche: Beide führen dazu, dass Glukose und Fettsäuren aus dem Blut in Ihre Zellen gelangen. (Insulin transportiert zwar auch Aminosäuren aus dem Blut ins Gewebe; doch da Aminosäuren beim Training nur selten als Energiequelle genutzt werden, beschränken wir uns bei diesem Vergleich zwischen Insulin und Training auf Glukose und Fettsäuren.)

Beim Sport werden Glukose und Fettsäuren aus dem Blut in die arbeitenden Muskeln transportiert, sodass die Muskeln beide Brennstoffe sofort zur Energiegewinnung nutzen können. Insulin transportiert Glukose und Fettsäuren in sämtliche Gewebe Ihres Körpers, wo sie entweder zur sofortigen Energiegewinnung verbrannt oder zur späteren Verwertung gespeichert werden. Sowohl Insulin als auch Sport bewirken also, dass Glukose und Fettsäuren aus dem Blut in Ihre Zellen gelangen, sodass Ihr Blutzucker- und Triglyzeridspiegel sinkt. Es bringt Ihrem ganzen Stoffwechsel enorme Vorteile, Bewegung als Insulinersatz zu nutzen. Einer dieser Vorteile besteht darin, dass Ihre Muskeln schon nach einer einzigen Trainingssitzung ein bis drei Tage lang Hunger auf Glukose (und übrigens auch auf kleine Mengen an Fettsäuren) haben, sodass Ihr Insulinbedarf drastisch sinkt.

Nachbrennphase 1: Körperliche Aktivität hat jedoch eine nachhaltigere Wirkung als Insulin, denn Glukose und Fettsäuren werden nicht nur während des Trainings, sondern auch noch viele Stunden danach in die Zellen transportiert, was zu einem *Nachbrenneffekt* führt, der je nach Dauer und Intensität der Trainingssitzung 24 bis 72 Stunden anhalten kann. In den ersten Stunden nach dem Training befinden sich die Muskeln in *Nachbrennphase 1*: Jetzt sind sie am insulinempfindlichsten. In dieser Phase können Ihre Muskeln entweder ganz ohne Insulin oder mithilfe nur geringer Insulinmengen Glukose aus dem Blut aufnehmen. Denn jetzt haben Ihre Muskeln einen „Riesenhunger" auf Glukose und verändern daher ein paar biochemische Wege, sodass die Glukose bereits unter Verwendung sehr kleiner Insulinmengen in die Zellen gelangen kann. Nutzen Sie die Nachbrennphase 1 als optimales Zeitfenster, um kohlenhydratreiche Mahlzeiten zu sich zu nehmen, da Ihre Muskeln jetzt – wie gesagt – mithilfe von nur wenig Insulin sehr viel Glukose aufnehmen können.

Nachbrennphase 2: In dieser Phase ist Ihre Insulinempfindlichkeit zwar immer noch höher als vor dem Training, sinkt aber nun allmählich in Richtung des Niveaus ab, auf dem sie sich vor dem Sport befunden hat. Ungefähr ein bis drei Stunden nach der Trainingssitzung beginnt Ihr Insulinbedarf wieder zu steigen, da die Muskeln jetzt wieder in ihren normalen biochemischen Zustand zurückkehren. Im Vergleich zur hohen Insulinempfindlichkeit in Phase 1 ist der Nachbrenneffekt in Phase 2 nicht mehr ganz so stark, aber Ihre Insulinempfindlichkeit wird trotzdem noch sehr viel höher sein als vor dem Training. Ihre Muskeln können jetzt also immer noch sehr viel Glukose aufnehmen und brauchen dafür weniger Insulin als sonst, weil ihre Insulinempfindlichkeit sich durch das Training erhöht hat. Die Grafik auf der nächsten Seite zeigt, wie sich der Nachbrenneffekt in Phase 1 und 2 auf Ihre Insulinempfindlichkeit auswirkt.

Der Grad Ihrer Insulinempfindlichkeit nach dem Training hängt von verschiedenen Faktoren ab; die beiden wichtigsten Kriterien sind der Zeitpunkt und die Zusammensetzung Ihrer Nahrung. Wie Sie aus der Grafik ersehen können, beginnt Ihre Insulinempfindlichkeit ab dem Zeitpunkt, an dem Sie mit dem Training aufhören, abzunehmen und fällt in Phase 1 zunächst sehr schnell und dann in Phase 2 weniger schnell ab. Durch eine fettarme, vollwertige pflanzliche Ernährung erhöht sich nicht nur Ihre Insulinempfindlichkeit zu Beginn des Trainings, sondern auch der Spitzenwert Ihrer Insulinempfindlichkeit und das Tempo, in dem Ihre Insulinempfindlichkeit zum Ausgangswert zurückkehrt.

Eine nährstoffarme Ernährung lässt sich durch körperliche Aktivität nicht ausgleichen!

Auch wenn Bewegung eine sehr wirksame Methode zur Erhöhung der Insulinempfindlichkeit ist, sollten Sie sich Folgendes klarmachen:

Egal, was Sie vielleicht über das Thema gehört oder gelesen haben – häufiges, lang andauerndes oder intensives Training verbessert Ihre Insulinempfindlichkeit *nicht so stark* wie eine fettarme, vollwertige pflanzliche Ernährung.

Viele Diabetiker versuchen eine nährstoffarme Ernährung *auszugleichen*, indem sie oft, über lange Zeiträume oder sehr intensiv Sport treiben, weil sie glauben, dass die Muskelarbeit während des Sports die negativen Auswirkungen einer ungesunden Ernährung wettmacht. Aber das funktioniert nicht. Auch wenn Bewegung sich sehr positiv auf Ihre Insulinempfindlichkeit auswirkt, ist eine qualitativ hochwertige Ernährung doch die wichtigste Voraussetzung für einen langfristigen gesunden Stoffwechsel.

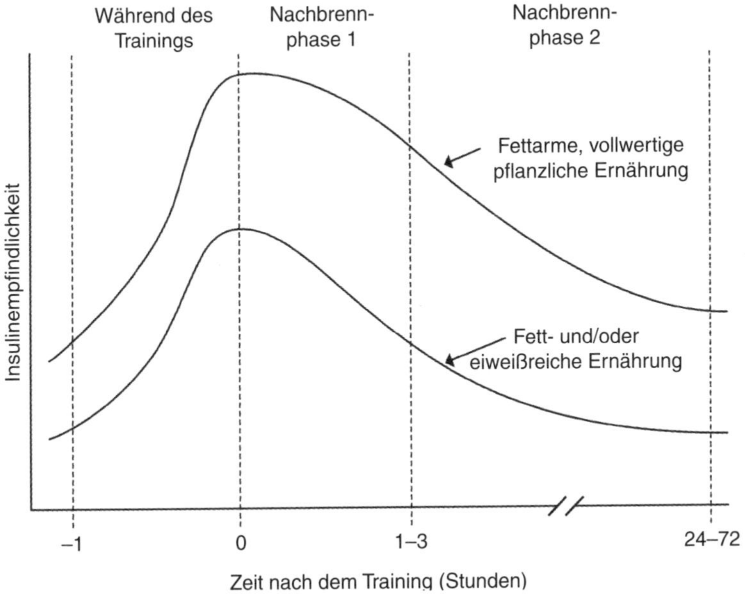

Ihre Insulinempfindlichkeit nimmt ab, sobald Sie aufhören zu trainieren; doch durch eine fettarme, vollwertige pflanzliche Ernährung erhöht sich Ihre Insulinempfindlichkeit vor dem Training, und auch der Spitzenwert Ihrer Insulinempfindlichkeit steigt an.

Wissenschaftler der Universität Washington haben eine Studie zu dieser Fragestellung durchgeführt. In dieser Studie verglichen sie Veganer mit sitzender Lebensweise, die sich kalorien- und eiweißarm ernährten, mit Spitzen-Dauerläufern, die sich auf typisch amerikanische Art und Weise ernährten, um herauszufinden, welche Gruppe das gesündere Herz-Kreislauf-Profil hatte. Die meisten Menschen würden wahrscheinlich darauf wetten, dass die Spitzensportler bei diesem Vergleich besser abgeschnitten haben; doch diese Studie kam zu einem ganz anderen, verblüffenden Ergebnis: Die Probanden, die sich kalorien- und eiweißarm und zu 100 Prozent pflanzlich ernährten, hatten ein niedrigeres Gesamtcholesterin, niedrigeres LDL-Cholesterin, niedrigere Triglyzeridwerte und einen niedrigeren Blutdruck als die Sportler, die 21 Jahre lang über 4000 Kilometer pro Jahr gelaufen waren! Die Veganer trainierten zwar nicht regelmäßig, aber ihr Herz-Kreislauf-System und ihr Stoffwechsel waren trotzdem messbar gesünder als bei den Dauerläufern, obwohl diese um fünf Prozent schlanker waren.

Was sollte man nach dem Training essen?

Das Zeitfenster von ein bis drei Stunden nach dem Training ist die beste Möglichkeit, Ihre Glykogenspeicher in Leber und Muskeln wiederaufzufüllen. Jetzt sollten Sie eine kohlenhydratreiche, vollwertige, nährstoffdichte pflanzliche Mahlzeit mit hohem Gehalt an Mikronährstoffen (vor allem Antioxidanzien) zu sich nehmen. Das bringt Ihnen gerade in dieser Phase enorme Vorteile, da entzündungshemmende Mikronährstoffe die Reparatur von Muskelgewebe beschleunigen und zur Behebung oxidativer Schäden an den Blutgefäßen beitragen. Dadurch werden quasi alle Gewebe (Leber, Gehirn, Nieren usw.) mit entzündungshemmenden Substanzen überschwemmt, und Entzündungsprozesse im ganzen Körper werden eingedämmt.

Das Schöne an der Nie-wieder-Diabetes-Methode ist, dass alle grünen Lebensmittel aus unserem Ampelsystem sich hervorragend zum Essen nach dem Training eignen. Halten Sie sich jetzt vor allem an nährstoff- und kaloriendichte Lebensmittel wie frisches Obst, alle Arten von Bohnen und Linsen, grüne Erbsen, Quinoa, Naturreis, Hirse, Farro, Süßkartoffeln, violette Kartoffeln, Butternusskürbis, Eichelkürbis und Mais. Zusätzlich können Sie jetzt auch Lebensmittel mit niedriger Kaloriendichte wie beispielsweise Tomaten, Gurken, Grünkohl, Spinat, Rucola, Zwiebeln, Pilze, Brokkoli oder Blumenkohl essen. Und denken Sie auch daran, Ihre Mahlzeiten nach dem Training mit Gewürzen wie Kurkuma und Ingwer aufzuwerten, um deren entzündungshemmende Wirkung zu erhöhen! Es gibt wirklich nahezu unendliche Möglichkeiten; also nehmen Sie sich ruhig etwas Zeit, um drei bis vier nährstoffdichte Mahlzeiten aus diesen entzündungshemmenden Lebensmitteln zusammenzustellen, die Sie nach dem Training essen können – Ihre Muskeln werden es Ihnen danken!

Woran merken Sie, ob Sie alle Strategien zur Optimierung Ihrer Insulinempfindlichkeit ausgeschöpft haben?

Wenn Sie zusätzlich zu regelmäßigem intermittierendem Fasten und einer fettarmen, vollwertigen pflanzlichen Ernährung jede Woche drei Stunden Sport treiben, sind Sie auf einem sehr guten Weg, denn das sind die drei wichtigsten Instrumente zur Optimierung Ihrer Insulinempfindlichkeit. Solche Lebensgewohnheiten eignet man sich nicht von heute auf morgen an; also nehmen Sie sich ruhig Zeit, um sich daran zu gewöhnen, damit zu experimentieren und so konsequent wie möglich daran festzuhalten. Häufige körperliche Aktivität ist eine ungeheuer wirksame Methode zur Erhöhung Ihrer Insulinempfindlichkeit; also achten Sie darauf, ein Trainingsprogramm zu entwickeln, das Ihnen wirklich Spaß macht und das Sie als echte Bereicherung empfinden!

Wenn Sie folgende Ziele erreicht haben, wissen Sie, dass Sie alle Strategien zur Optimierung Ihrer Insulinempfindlichkeit voll und ganz ausgeschöpft haben:

- **Strategie Nr. 1:** Sie essen jeden Tag „grüne" Lebensmittel zum Frühstück, Mittag- und Abendessen und wissen auch, wie viel Sie zu jeder Mahlzeit essen müssen, um drei bis vier Stunden lang satt zu bleiben.
- **Strategie Nr. 2:** Wenn Sie insulinpflichtig sind, wissen Sie, wie viel Bolusinsulin Sie sich spritzen müssen, um Ihren Blutzucker nach dem Essen zwischen 80 und 140 mg/dl zu halten.
- **Strategie Nr. 3:** Sie haben inzwischen mindestens zehnmal intermittierendes Fasten praktiziert und haben eine gute Vorstellung davon, wie Ihr Körper auf 16:8-Intervallfasten (unsere Lieblingsmethode) oder einmal wöchentliches 24-Stunden-Intervallfasten reagiert.
- **Strategie Nr. 4:** Sie haben Bewegung zu einem festen Bestandteil Ihres Tagesablaufs gemacht und treiben an sechs bis sieben Tagen pro Woche mindestens 30 Minuten lang in zügigem Tempo Sport.
- **Strategie Nr. 5:** Sie arbeiten eng mit Ihrem Arzt oder Diabetesberaterteam zusammen, um Ihre Dosis an oralen Antidiabetika, Insulin und anderen injizierbaren Medikamenten an Ihre zunehmende Insulinempfindlichkeit anzupassen.

Wenn Sie diese Strategien erfolgreich in Ihr Alltagsleben integrieren, werden Sie hoffentlich spüren, wie viel Ihnen das bringt, und von den wirksamsten natürlichen Methoden zur Verbesserung der Insulinempfindlichkeit profitieren, die es gibt. Wenn Sie sich zusätzlich auch noch von unserem Trainer-Expertenteam schulen oder beraten lassen oder sich einer wachsenden Online-Gemeinschaft gleichgesinnter Menschen anschließen möchten, die ebenfalls daran arbeiten, durch gezielte Ernährung gegen ihre Insulinresistenz anzukämpfen, dann besuchen Sie http://www.masteringdiabetes.org/coaching/ und melden Sie sich noch heute zu unserem Programm an! Unsere Online-Community hat inzwischen schon das Leben Tausender von Menschen auf der ganzen Welt verändert. Holen Sie sich in dieser Gemeinschaft die Informationen, die Motivation und die tägliche Unterstützung, die man braucht, um seine Lebensweise dauerhaft zu verändern und von innen heraus etwas für seine Gesundheit zu tun. Wir hoffen, Sie bald in unserer Community begrüßen zu dürfen!

Literaturangaben zu den über 65 in diesem Kapitel erwähnten wissenschaftlichen Arbeiten finden Sie auf der Webseite www.masteringdiabetes.org/bookinfo

Kapitel 15
Essenspläne und Rezepte

Und nun kommt der spannendste Teil unseres Nie-wieder-Diabetes-Programms: Jetzt können Sie die gesündesten Lebensmittel der Welt, die die Insulinempfindlichkeit am meisten verbessern, in Ihren Speiseplan einbauen. Wir wissen, dass manchen Menschen der endgültige Umstieg auf unverarbeitete, naturbelassene pflanzliche Lebensmittel Kopfzerbrechen bereitet, weil sie befürchten, dann nur noch Mohrrüben und Brokkoli essen zu dürfen. Doch davor brauchen Sie bei der Nie-wieder-Diabetes-Methode keine Angst zu haben. Wir freuen uns immer auf unsere Mahlzeiten, denn sie sind nicht nur nährstoffdicht, sondern auch ausgesprochen lecker und sättigend – sogar *sehr* sättigend. In diesem Teil unseres Buches finden Sie 30 Rezepte für Frühstück, Mittag- und Abendessen und zwei Drei-Wochen-Essenspläne, die Ihnen einen mühelosen Einstieg in das Nie-wieder-Diabetes-Programm ermöglichen sollen.

Wir finden es sehr wichtig, dass Sie sich wirklich für Ihre neue Ernährung begeistern, denn nur dann werden Sie auch langfristig Freude am Nie-wieder-Diabetes-Lebensstil gewinnen. Sie sollen sich auf jede Ihrer Mahlzeiten genauso freuen wie wir! Wie Sie inzwischen wissen, sind die Rezepte in diesem Buch fett- und salzarm, d. h. ihnen wird kein Salz zugesetzt. (Hoher Salzgehalt => mehr Appetit => Gewichtszunahme => erhöhtes Typ-2-Diabetesrisiko.) Unser leckerer Burger aus Kichererbsen und Naturreis schmeckt also schon ein bisschen anders als die Gerichte, an die Sie gewöhnt sind; man kann ihn zum Beispiel nicht mit einem doppelten Cheeseburger mit Speck vergleichen. Doch sobald Sie anfangen, stark gesalzene, fettreiche, verarbeitete Lebensmittel aus Ihrem Speisezettel zu streichen oder den Verzehr solcher Produkte zumindest stark einzuschränken und stattdessen mehr nährstoffdichte, „grüne" pflanzliche Nahrungsmittel zu essen, werden Ihre Geschmacksknospen sich dadurch in einer Weise verändern, die Sie im Augenblick noch gar nicht voraussehen können. Je mehr sich Ihre Geschmacksknospen verändern, umso leckerer und raffinierter wird Ihnen das Aroma einfacher, naturbelassener pflanzlicher Produkte erscheinen; und dann werden Sie wahrscheinlich auch Appetit darauf bekommen. Natürlich kann das ein Weilchen dauern – je nachdem, wie konsequent Sie Ihren Verzehr von „gelben" Lebensmitteln einschränken und auf „rote" Lebensmittel völlig verzichten. Sie können Ihr Essen auch leicht salzen, falls Ihnen das die Übergangsphase erleichtert. Haben Sie Geduld mit sich – sobald Sie die Nie-wieder-Diabetes-Methode konsequenter praktizieren, werden die im Rahmen dieses Programms erlaubten Nahrungsmittel und Gerichte an Ihrem Gaumen zu köstlichem Leben erwachen!

Die Rezepte in diesem Buch decken nur einen Bruchteil der vielen interessanten Speisen ab, die man aus „grünen" Lebensmitteln zubereiten kann. Sie sind jedoch eine gute Starthilfe, da sie aus einfachen Lebensmittelkombinationen bestehen. Auch die Zubereitung ist nicht schwierig. Experimentieren Sie im Lauf der Zeit ruhig ein bisschen mit diesen Rezepten herum! Sie können zum Beispiel Zutaten, die Sie nicht mögen, durch andere ersetzen oder neue Zutaten ausprobieren. Die Rezepte unseres Programms lassen sich maßgeschneidert an die individuellen Vorlieben des Nutzers anpassen; wir haben sie bewusst so konzipiert, dass viele „grüne" Zutaten durch andere ausgetauscht werden können. Sobald Sie sich ein bisschen an die Zubereitung von Mahlzeiten aus „grünen" Lebensmitteln gewöhnt haben, können Sie also ruhig eigene Wege gehen und etwas experimentierfreudiger werden! Es gibt unendlich viele nährstoffdichte Gerichte – sowohl für Naschkatzen als auch für Menschen, die es lieber ein bisschen herzhafter mögen.

Ölfreie Garmethoden

Die wichtigsten Garmethoden, die im Rahmen des Nie-wieder-Diabetes-Programms zum Einsatz kommen, sind: **kurz anbraten, unter Rühren anbraten („Rührbraten"), dämpfen, kochen, braten** und **backen** – alles ohne Öl. Denn wie Sie ja inzwischen wissen, sind Öle „rote" Lebensmittel, auf die man lieber verzichten sollte. Wahrscheinlich denken Sie jetzt, dass es bei diesen Garmethoden (mit Ausnahme von Kochen oder Dämpfen) ohne eine Pfanne voll heißem Öl ziemlich schwierig ist, Gerichte mit leckerem Aroma und angenehmer Konsistenz auf den Tisch zu zaubern. Dabei stimmt das gar nicht! Wenn Sie statt Öl etwas Flüssigkeit (beispielsweise Brühe oder Wasser) verwenden, können Sie Ihren Gerichten trotzdem einen leckeren Bräunungseffekt verleihen. Wir kochen sehr gerne mit Flüssigkeit, weil dadurch die Entstehung der zuvor bereits erwähnten sogenannten AGEs eingedämmt wird. Endprodukte fortgeschrittener Glykierung (AGEs) bilden sich beim Garen mit hohen Temperaturen in feuchtigkeitsarmer Umgebung (d. h. bei kurzem Anbraten, Rührbraten und Braten) und fördern die Entstehung von Arteriosklerose, Neuropathien, Entzündungsprozessen, Endothelschäden und Nierenerkrankungen.

Zum Glück ist es gar nicht so schwierig, Gerichte zuzubereiten, die gesund und trotzdem lecker sind und auch satt machen. Hier unsere Lieblings-Zubereitungsmethoden, die von unseren guten Freunden bei „Forks Over Knives" perfektioniert worden sind:

Kurzes Anbraten und Rührbraten ohne Öl

Wenn Ihre Pfannengerichte schön braun werden und lecker schmecken sollen, sollten Sie sie unter Verwendung einer aromatischen Flüssigkeit bei hoher Temperatur garen und das Essen in der Pfanne häufig wenden, damit es nicht anbrennt.

Und so wird es gemacht:

1. Erhitzen Sie eine trockene Pfanne bei mittlerer bis hoher Hitze, bis sie rauchend heiß ist.
2. Geben Sie Gemüse, Kräuter und Gewürze (Knoblauch, Ingwer, Zwiebel) und das übrige Gargut hinein.
3. Warten Sie, bis die Zutaten etwas Feuchtigkeit abgegeben haben. Sie sollten gerade so lange am Pfannenboden haften, bis sie gebräunt sind, aber nicht anbrennen.
4. Sobald die Feuchtigkeit verdunstet, fangen Sie an, die Pfanne zu schwenken oder die Zutaten in der Pfanne mit einem Spatel oder Löffel zu wenden, damit sie nicht anbrennen.
5. Sobald alle Zutaten leicht gebräunt sind, geben Sie etwas Gemüsebrühe, Saft, Essig oder Kokoswasser in die Pfanne. Dadurch lösen sich die Zutaten vom Pfannenboden; außerdem lassen sich dann auch die köstlich braunen Stückchen, die am Boden angebacken sind, leichter lösen.
6. Braten Sie die Zutaten so lange weiter, bis sie die gewünschte Garstufe erreicht haben.

Backen und Braten

Das funktioniert im Prinzip genauso wie kurzes Anbraten oder Rührbraten; doch dabei werden die Zutaten im Backofen gegart. Der größte Unterschied besteht darin, dass sie im Ofen schneller austrocknen, sodass Sie mehr Flüssigkeit in die Pfanne geben müssen.

Und so wird es gemacht:

1. Heizen Sie den Ofen auf 200 bis 230 °C vor. (Nähere Angaben dazu finden Sie in den jeweiligen Rezepten.)
2. Vermischen Sie Ihr Gemüse mit so viel Brühe, Saft, Essig, Kokoswasser oder irgendeiner anderen aromatischen Flüssigkeit, dass es leicht bedeckt ist.

3. Verteilen Sie das Gemüse in einer einzelnen Schicht auf einem mit Backpapier oder einer Silikon-Backmatte ausgelegten Backblech. (So bleiben keine Speisereste am Backblech kleben, und es lässt sich hinterher leichter reinigen.) Legen Sie die Gemüsestücke im Abstand von mindestens 2,5 bis 5 cm voneinander aus, damit sie richtig braun werden; andernfalls wird das Gemüse einfach nur gedämpft.
4. Backen Sie das Gemüse so lange, bis es an der Unterseite braun ist und sich leicht vom Backblech lösen lässt. Dann vermischen Sie alle Zutaten gründlich miteinander und backen sie so lange weiter, bis sie zart und karamellisiert sind. Falls nötig, geben Sie noch ein bisschen mehr Flüssigkeit dazu, um am Blech angebackenes Gemüse zu lösen.

Küchengeräte und -utensilien

Da Sie mit unserer Methode langfristig Erfolg haben sollen, haben wir einfache, schnelle und unkomplizierte Rezepte für Sie zusammengestellt. Wir möchten, dass Sie ohne komplizierte Zubereitungstechniken oder teures Zubehör innerhalb kurzer Zeit köstliche Mahlzeiten mit hoher Nährstoffdichte zubereiten können. Zwar gibt es unzählige Küchengeräte und -utensilien, die Sie kaufen könnten, um die Essenszubereitung zu vereinfachen (und das dürfen Sie natürlich auch gerne tun!); aber wir möchten, dass Sie zunächst einmal die einfachsten Grundlagen erlernen. Ein scharfes Messer, ein preisgünstiger Mixer und/oder Pürierstab und ein bis zwei Rührschüsseln reichen vorerst völlig aus.

Zeitsparende, gesunde Zubereitungsmethoden

Uns ist klar, dass es Ihnen auf den ersten Blick vielleicht komisch vorkommen wird, Speisen ohne Verwendung von Salz, Öl und Zucker zuzubereiten. Doch mit ein paar neuen, einfachen Kochtechniken wird es Ihnen im Handumdrehen gelingen, leckere, sättigende Mahlzeiten auf den Tisch zu zaubern.

Daher haben wir zunächst einmal eine Tabelle für Sie zusammengestellt, mit deren Hilfe Sie Ihren Gerichten zusätzliches Aroma und eine appetitanregende Konsistenz verleihen können. Zutaten wie Essig, Saft aus Zitrusfrüchten, Sojasoße oder Liquid Aminos und Miso kann man als Salzersatz verwenden; mit Gemüsebrühen oder Tomatensaft kann man Soßen und Eintöpfe genauso gut verfeinern wie mit einem Spritzer Sahne; und Brühen oder Wasser eignen sich sehr gut als Öl-Ersatz. Aber denken Sie daran, dass Flüssigkeiten aus der Rubrik der „gelben“ Lebensmittel aufgrund ihres hohen Natrium- oder Zuckergehalts etwas problematisch sein können! Gemüsebrühe, Miso-Produkte, Liquid Aminos, Kokos-Aminos und Sojasoße haben einen besonders hohen Natriumgehalt; also verwenden Sie diese Würzmittel so sparsam wie möglich. In vielen vegetarischen Gerichten wird Ahornsirup als Süßungsmittel verwendet; daher haben wir ihn auf unsere Liste „gelber“ Lebensmittel gesetzt. Denn obwohl reiner Ahornsirup ein naturbelassenes Süßungsmittel ist, können schon kleine Mengen davon Ihren Blutzucker blitzschnell in die Höhe schießen lassen.

Grün	Gelb	Rot
Wasser Essig Tomatensaft Zitronen- oder Limettensaft Selbst gemachte Gemüsebrühe (ohne Salzzusatz)	Natriumarme oder -reiche Gemüsebrühe Miso-Produkte Liquid Aminos oder Kokos-Aminos Sojasoße (Tamari) Ahornsirup	Pflanzen- oder Samenöle Butter und Ghee Milch Fleischbrühen Kaffeesahne oder Kaffeeweißer (milchhaltige oder milchfreie Produkte) Alkohol

Nährstoffprofil

Sie werden feststellen, dass bei jedem unserer Rezepte ein Nährstoffprofil mit Energie- (Kalorien), Fett-, Eiweiß-, Gesamtkohlenhydrat-[1] und Ballaststoffgehalt angegeben ist. Aber Sie können sich ohnehin darauf verlassen, dass jedes Rezept in diesem Buch Ihren Nährstoffbedarf mehr als ausreichend deckt; Sie brauchen sich also nicht den Kopf über Ihre Versorgung mit einzelnen Nährstoffen zu zerbrechen. Die Lebensmittel, die wir im Rahmen unseres Nie-wieder-Diabetes-Programms empfehlen, reichen aus, um eine optimale Nährstoffversorgung sicherzustellen; *allerdings müssen Sie natürlich auch genügend essen, um Ihren Energiebedarf zu decken, und dürfen Ihre Nahrungsaufnahme nicht einschränken, wie Sie es früher vielleicht getan haben*!

1 Bitte beachten Sie, dass wir bei jedem Rezept den *Gesamt*kohlenhydrat- und nicht den *Netto*kohlenhydratgehalt angeben. Wenn Sie Bolusinsulin verwenden, können Sie Ihr Kohlenhydrat-Insulin-Verhältnis entweder anhand Ihrer Gesamt- oder Nettokohlenhydrataufnahme berechnen – beides ist richtig. Wählen Sie einfach die Vorgehensweise, die bei Ihnen am besten funktioniert, und bleiben Sie dann auch dabei, um konstante, optimale Ergebnisse zu erzielen.

Ein Essensplan, mit dem Sie Erfolg haben werden

Wir halten uns für mitfühlende, verständnisvolle Coachs; aber man muss sich schon konsequent an unsere Methode halten, um damit etwas zu erreichen. Also achten Sie darauf, sich realistische Ziele zu setzen, die Ihrem Engagement für unser Programm entsprechen. Vielleicht möchten Sie dieses Programm nicht buchstabengetreu befolgen – und dagegen ist auch gar nichts einzuwenden. Doch wenn Sie damit nicht die gewünschten Erfolge erzielen, sollten Sie Ihr Engagement für die vier Bausteine der Nie-wieder-Diabetes-Methode (fettarme, vollwertige pflanzliche Ernährung; intermittierendes Fasten; tägliche körperliche Aktivität; Ausfüllen von Entscheidungsbäumen) vielleicht doch noch einmal ein bisschen genauer überprüfen.

Eines können wir Ihnen mit hundertprozentiger Sicherheit garantieren: Wenn Sie sich an einen der beiden in diesem Kapitel beschriebenen Drei-Wochen-Pläne halten, wird Ihre Insulinempfindlichkeit sich mit ziemlicher Sicherheit verbessern. Wenn Sie sich Insulin spritzen, werden Sie für den Verzehr von mehr Kohlenhydraten jetzt vermutlich weniger Insulin brauchen. Wenn Sie nicht insulinpflichtig sind, werden Sie nun wahrscheinlich bessere Nüchtern- und postprandiale Blutzuckerwerte haben, obwohl Sie mehr kohlenhydratreiche Lebensmittel essen. Falls Sie einzelne Zutaten unserer Rezepte gegen andere austauschen möchten, brauchen Sie nur darauf zu achten, dass auch diese Zutaten aus der Rubrik der „grünen" Lebensmittel (siehe Anhang B) stammen.

Auf den folgenden Seiten finden Sie zwei verschiedene Essenspläne. Wenn Ihre derzeitige Insulinresistenz (nach den Ergebnissen des Selbsttests in Kapitel 10) nur gering oder mittelstark ausgeprägt ist, sollten Sie es mit dem ersten Essensplan versuchen. Wenn Ihre Insulinresistenz eher stark oder sehr stark ist, empfehlen wir Ihnen Essensplan Nr. 2, um zu hohen Blutzuckerwerten während der Umstellung auf unser Programm vorzubeugen. Wir möchten, dass Sie mit diesem Programm Erfolg haben, und hoffen, dass die Befolgung eines erprobten, bewährten Essensplans Ihnen das Leben erleichtern wird. Glauben Sie uns: Es gibt kaum etwas, was man nicht drei Wochen lang durchhalten kann – vor allem, wenn der Diabetes sich dadurch spürbar bessert!

Essensplan Nr. 1: Bei geringer oder mittelstarker Insulinresistenz

Woche 1 (nur Frühstück)

	Frühstück	Mittagessen	Abendessen
Tag 1	Robbys leckeres Radikalfänger-Frühstück	Bleibt unverändert*	Bleibt unverändert*
Tag 2	Erfrischende Obstschale	Bleibt unverändert*	Bleibt unverändert*
Tag 3	Cyrus' Quinoa-Special	Bleibt unverändert*	Bleibt unverändert*
Tag 4	Obstschale für Naschkatzen	Bleibt unverändert*	Bleibt unverändert*
Tag 5	Exotischer Fruchtsalat	Bleibt unverändert*	Bleibt unverändert*
Tag 6	Mexikanische Frühstückspfanne mit Bohnen	Bleibt unverändert*	Bleibt unverändert*
Tag 7	Früchte der Saison	Bleibt unverändert*	Bleibt unverändert*

* Wir empfehlen zwar, die Veränderungen an Ihrer Ernährung schrittweise vorzunehmen und zuerst das Frühstück, dann das Mittagessen und dann das Abendessen durch Gerichte zu ersetzen, die im Rahmen des Nie-wieder-Diabetes-Programms „erlaubt" sind. Doch selbst wenn Sie sich noch in der Frühstücksphase befinden, können Sie trotzdem schon anfangen, auch Ihre anderen beiden Mahlzeiten so zu modifizieren, dass sie mehr „grüne" und weniger „gelbe" und „rote" Lebensmittel enthalten. Vielleicht finden Sie bereits in Woche 1 und 2 Möglichkeiten dazu, obwohl Sie zu diesem Zeitpunkt noch nicht alle drei Mahlzeiten umgestellt haben. Schon der Ersatz eines einzigen „gelben" oder „roten" durch ein „grünes" Lebensmittel kann sich kurz- und langfristig enorm positiv auf Ihre Insulinempfindlichkeit auswirken!

Woche 2 (Frühstück und Mittagessen)

	Frühstück	Mittagessen	Abendessen
Tag 8	Obstschale für Naschkatzen	Rote Currylinsen auf Quinoa-Bett	Bleibt unverändert*
Tag 9	Robbys leckeres Radikalfänger-Frühstück	Herzhafte Süßkartoffel-Kürbis-Suppe	Bleibt unverändert*
Tag 10	Früchte der Saison	Kichererbsen-Kartoffel-Curry	Bleibt unverändert*

	Frühstück	Mittagessen	Abendessen
Tag 11	Erfrischende Obstschale	Kichererbsen-Kartoffel-Curry (Reste vom Vortag)	Bleibt unverändert*
Tag 12	Cyrus' Quinoa-Special	Herbstlicher Apfelsalat	Bleibt unverändert*
Tag 13	Exotischer Fruchtsalat	Marinara-Zoodeln mit Kichererbsen	Bleibt unverändert*
Tag 14	Mexikanische Frühstückspfanne mit Bohnen	Mexikanischer Grünkohlsalat mit Korianderkraut-Limetten-Dressing	Bleibt unverändert*

Woche 3 (Frühstück, Mittag- und Abendessen)

	Frühstück	Mittagessen	Abendessen
Tag 15	Früchte der Saison	Kichererbsen-Kartoffel-Curry	Linsen-Dal auf Blumenkohlreis
Tag 16	Erfrischende Obstschale	Gebackene Süßkartoffeln	Power-Salat mit Mango-Soße
Tag 17	Robbys leckeres Radikalfänger-Frühstück	Gebackene Süßkartoffeln (Reste vom Vortag)	Salat mit Champignons, Zitrusfrüchten und Rucola
Tag 18	Cyrus' Quinoa-Special	Herbstlicher Apfelsalat	Gebackenes Wurzelgemüse mit Zuchtchampignons
Tag 19	Exotischer Fruchtsalat	Einfacher Pilaw mit Naturreis und Pilzen	Zitrus-Mais-Mohrrüben-Salat
Tag 20	Mexikanische Frühstückspfanne mit Bohnen	Einfacher Pilaw mit Naturreis und Pilzen (Reste vom Vortag)	Mandarinen-Sesam-Salat
Tag 21	Obstschale für Naschkatzen	Mediterraner Linsen-Tomaten-Salat	Pad-Thai-Zoodeln mit Ingwer-Soße

Essensplan Nr. 2: Bei starker oder sehr starker Insulinresistenz

Woche 1 (nur Frühstück)

	Frühstück	Mittagessen	Abendessen
Tag 1	Rührei aus Kichererbsen	Bleibt unverändert*	Bleibt unverändert*
Tag 2	Frühstücksschale mit Grünkohl und Linsen	Bleibt unverändert*	Bleibt unverändert*
Tag 3	Mexikanische Frühstückspfanne mit Bohnen	Bleibt unverändert*	Bleibt unverändert*
Tag 4	Frühstückspfanne „quer durch den Garten"	Bleibt unverändert*	Bleibt unverändert*
Tag 5	Frühstücks-„Rührei" mit Blumenkohl	Bleibt unverändert*	Bleibt unverändert*
Tag 6	Mexikanische Frühstückspfanne mit Bohnen	Bleibt unverändert*	Bleibt unverändert*
Tag 7	Cyrus' Quinoa-Special	Bleibt unverändert*	Bleibt unverändert*

Woche 2 (Frühstück und Mittagessen)

	Frühstück	Mittagessen	Abendessen
Tag 8	Frühstücksschale mit Grünkohl und Linsen	Rote Currylinsen auf Quinoa-Bett	Bleibt unverändert*
Tag 9	Frühstücks-„Rührei" mit Blumenkohl	Herzhafte Süßkartoffel-Kürbis-Suppe	Bleibt unverändert*
Tag 10	Rührei aus Kichererbsen	Kichererbsen-Kartoffel-Curry	Bleibt unverändert*
Tag 11	Frühstückspfanne „quer durch den Garten"	Kichererbsen-Kartoffel-Curry (Reste vom Vortag)	Bleibt unverändert*
Tag 12	Cyrus' Quinoa-Special	Herbstlicher Apfelsalat	Bleibt unverändert*
Tag 13	Mexikanische Frühstückspfanne mit Bohnen	Marinara-Zoodeln mit Kichererbsen	Bleibt unverändert*
Tag 14	Mexikanische Frühstückspfanne mit Bohnen	Mexikanischer Grünkohlsalat mit Korianderkraut-Limetten-Dressing	Bleibt unverändert*

Woche 3 (Frühstück, Mittag- und Abendessen)

	Frühstück	**Mittagessen**	**Abendessen**
Tag 15	Mexikanische Frühstückspfanne mit Bohnen	Kolumbianischer schwarzer Bohneneintopf	Linsen-Dal auf Blumenkohlreis
Tag 16	Rührei aus Kichererbsen	Gebackene Süßkartoffeln	Power-Salat mit Mango-Soße
Tag 17	Mexikanische Frühstückspfanne mit Bohnen	Gebackene Süßkartoffeln (Reste vom Vortag)	Salat mit Champignons, Zitrusfrüchten und Rucola
Tag 18	Cyrus' Quinoa-Special	Herbstlicher Apfelsalat	Gebackenes Wurzelgemüse mit Zuchtchampignons
Tag 19	Frühstücks-„Rührei" mit Blumenkohl	Einfacher Pilaw mit Naturreis und Pilzen	Zitrus-Mais-Mohrrüben-Salat
Tag 20	Frühstücksschale mit Grünkohl und Linsen	Einfacher Pilaw mit Naturreis und Pilzen (Reste vom Vortag)	Mandarinen-Sesam-Salat
Tag 21	Frühstückspfanne „quer durch den Garten"	Mediterraner Linsen-Tomaten-Salat	Pad-Thai-Zoodeln mit Ingwer-Soße

Rezepte

Frühstück

Erfrischende Obstschale

1 PORTION
Energiegehalt: 586 Kalorien
Fettgehalt: 6 g
Eiweißgehalt: 9 g
Gesamtkohlenhydratgehalt: 141 g
Ballaststoffgehalt: 26 g

1 Papaya
1 Mango
1 mittelgroße Birne, entkernt und gewürfelt
1 mittelgroße Gurke, gewürfelt
50 g Blaubeeren
1 Esslöffel frisch gemahlene Chiasamen
1 Esslöffel frische Minzblätter, grob gehackt

Die Papaya längs halbieren. Die schwarzen Kerne mit einem Teelöffel herausschaben und entsorgen. Mit einem scharfen kleinen Messer das Fruchtfleisch von der Schale schneiden. Die Schale wegwerfen und das Fleisch in Stücke schneiden. Die Papayastücke in eine große Schüssel geben und beiseitestellen.

Die Mango mit dem kleinen Messer vorsichtig schälen, das Fruchtfleisch vom Kern schneiden und den Kern wegwerfen. Die Mango in Stücke schneiden und in die Schüssel mit der Papaya geben. Birne, Gurke, Blaubeeren, Chiasamen und Minze vorsichtig unterheben.

Robbys leckeres Radikalfänger-Frühstück

1 PORTION
Energiegehalt: 582 Kalorien
Fettgehalt: 7,5 g
Eiweißgehalt: 11 g
Gesamtkohlenhydratgehalt: 135 g
Ballaststoffgehalt: 34 g

30 g Blattspinat (aus der Packung)
320 g Erdbeeren, entstielt, halbiert und gewaschen
160 g Blaubeeren, gewaschen
125 g Brombeeren, gewaschen
2 Äpfel (alle Sorten), entkernt und grob gehackt
1 große Orange, geschält und grob gehackt
1 Esslöffel frisch gemahlene Leinsamen

Eine große Schüssel mit den Spinatblättern auslegen. Beeren, Äpfel und Orangen darüberschichten und mit den Leinsamen bestreuen.

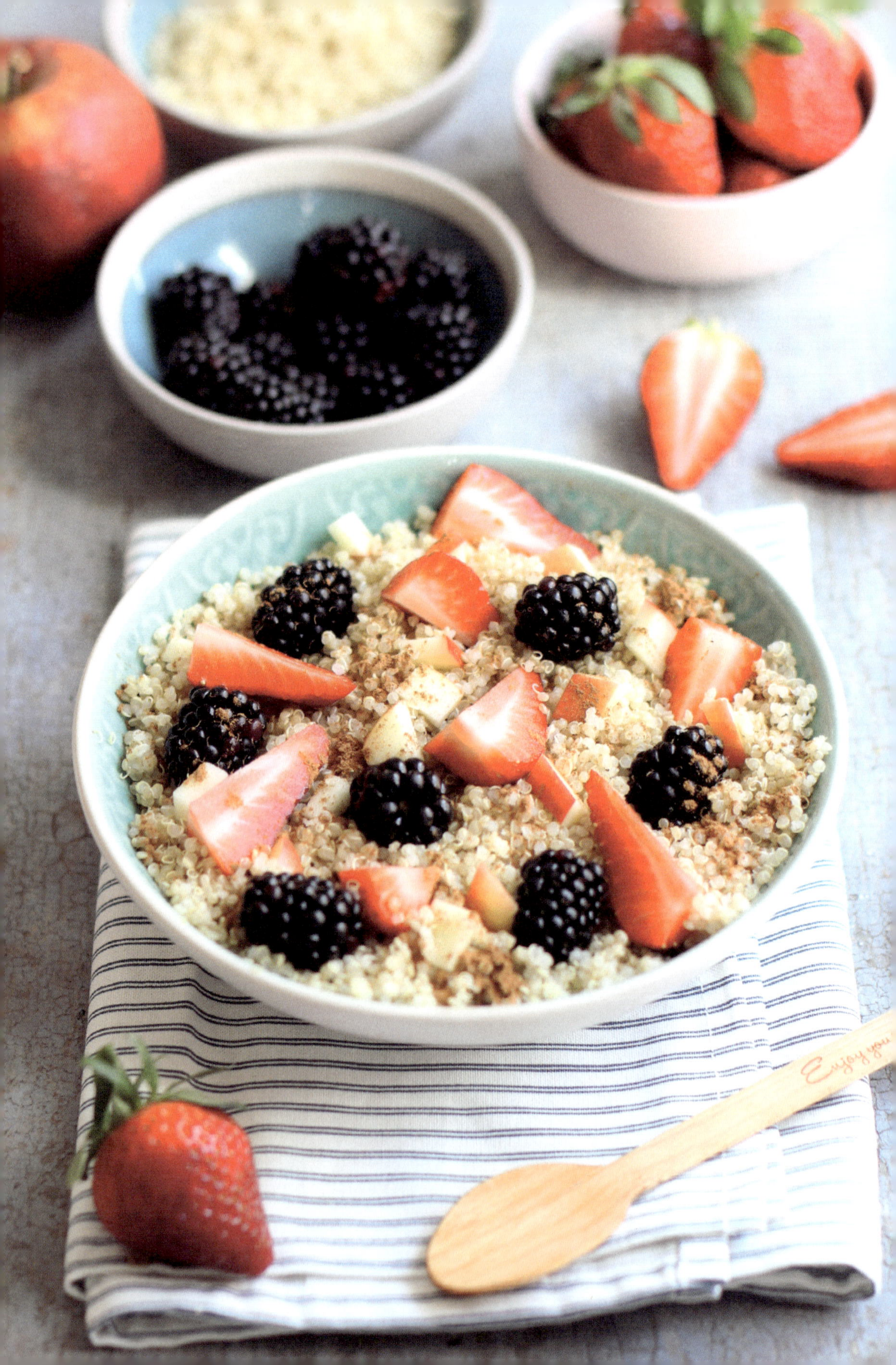
Enjoy you

Cyrus' Quinoa-Special

1 PORTION
Energiegehalt: 555 Kalorien
Fettgehalt: 9,6 g
Eiweißgehalt: 17 g
Gesamtkohlenhydratgehalt: 107 g
Ballaststoffgehalt: 23 g

90 g Quinoa, ungekocht (alle Sorten)
1 mittelgroßer Apfel (alle Sorten), gewaschen, entkernt und gewürfelt
125 g Brombeeren, gewaschen
160 g Erdbeeren, gewaschen, entstielt und geviertelt
1 Esslöffel frisch gemahlene Leinsamen
Zimt- oder Kardamompulver nach Geschmack

Die Quinoa zusammen mit 250 ml Wasser in einem mittelgroßen Kochtopf zum Kochen bringen, dann die Hitze herunterschalten und 10 bis 15 Minuten ohne Deckel köcheln lassen, bis die Flüssigkeit verdampft ist. Den Topf vom Herd nehmen, zudecken und die Quinoa 10 Minuten quellen lassen. Mit einer Gabel auflockern und beiseitestellen. (Sie können die Quinoa schon bis zu fünf Tage im Voraus kochen und im Kühlschrank aufbewahren.)

Eine große Schüssel mit der Quinoa auslegen und das Obst darauf verteilen. Mit Leinsamen und Gewürzen bestreuen.

Exotischer Fruchtsalat

1 PORTION
Energiegehalt: 517 Kalorien
Fettgehalt: 9 g
Eiweißgehalt: 16 g
Gesamtkohlenhydratgehalt: 103 g
Ballaststoffgehalt: 22 g

200 g gewürfelte Papaya
200 g gewürfelte Mango
185 g gekochte Kichererbsen, abgegossen und abgespült
20 g gehackter Römersalat
1 Esslöffel frisch gemahlene Chiasamen
Kreuzkümmel, gemahlen, nach Geschmack
Currypulver nach Geschmack
Frisch gepresster Zitronensaft nach Geschmack

Alle Zutaten in eine große Schüssel geben und mit den Gewürzen bestreuen. Die Schüssel schwenken, damit sich die Zutaten miteinander vermischen, den Salat mit Zitronensaft abschmecken und je nach Belieben noch mehr von den Gewürzen dazugeben.

Obstschale für Naschkatzen

1 PORTION
Energiegehalt: 632 Kalorien
Fettgehalt: 4,6 g
Eiweißgehalt: 7 g
Gesamtkohlenhydratgehalt: 158 g
Ballaststoffgehalt: 25 g

2 mittelgroße Birnen, gewaschen, entkernt und gehackt
20 g grüner Salat (alle Sorten), gewaschen und gehackt
1 mittelgroße Banane, mit der Gabel zerdrückt
100 g gehackte Mango
3 Medjool-Datteln
1 Esslöffel frisch gemahlene Chiasamen

Birnen, Salat, Banane und Mango in eine große Schüssel geben.

Die Datteln bis zum Kern längs halbieren und auseinanderziehen; die Kerne herausdrücken und wegwerfen. Die Datteln in die Schüssel geben und alle Zutaten mit den Chiasamen vermischen.

Mexikanische Frühstückspfanne mit Bohnen

1 PORTION
Energiegehalt: 366 Kalorien
Fettgehalt: 4,8 g
Eiweißgehalt: 18 g
Gesamtkohlenhydratgehalt: 67 g
Ballaststoffgehalt: 23 g

1 mittelgroße Küchenzwiebel, gewürfelt
4 Knoblauchzehen, gehackt
1 Teelöffel Kreuzkümmel, gemahlen
Schale und Saft von 1 Zitrone
165 g natriumarme schwarze Bohnen aus der Dose, abgegossen und abgespült
Frisch gemahlener schwarzer Pfeffer nach Geschmack
5 Strauchtomaten, halbiert
1 Esslöffel frisches Korianderkraut, gehackt
1 Esslöffel frisch gemahlene Leinsamen
1 Zitrone, geviertelt

Die Zwiebel in einer mittelgroßen Pfanne mit 2 Esslöffeln Wasser bei mittlerer Hitze 2 bis 4 Minuten lang andünsten, bis sie braun wird. Knoblauch, Kreuzkümmel, Zitronenschale und -saft dazugeben und das Ganze ca. 1 Minute kochen lassen, bis Knoblauch und Kreuzkümmel ihren Duft entfalten. Die Pfanne vom Herd nehmen.

Die Bohnen einrühren und gründlich mit den anderen Zutaten vermischen. Die Frühstückspfanne mit einer Prise schwarzem Pfeffer würzen und mit Strauchtomaten, Korianderkraut, Leinsamen und Zitronenspalten garnieren.

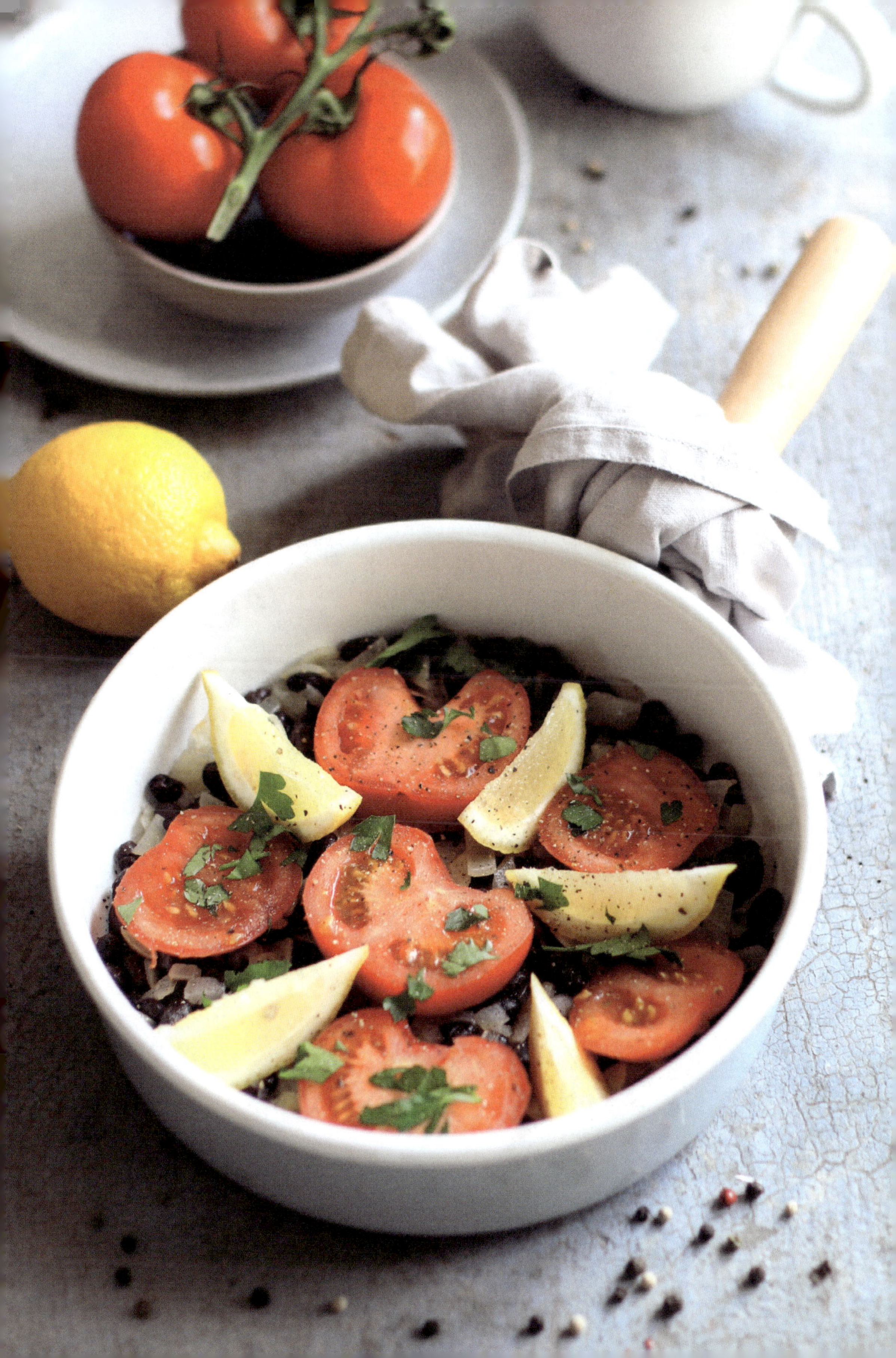

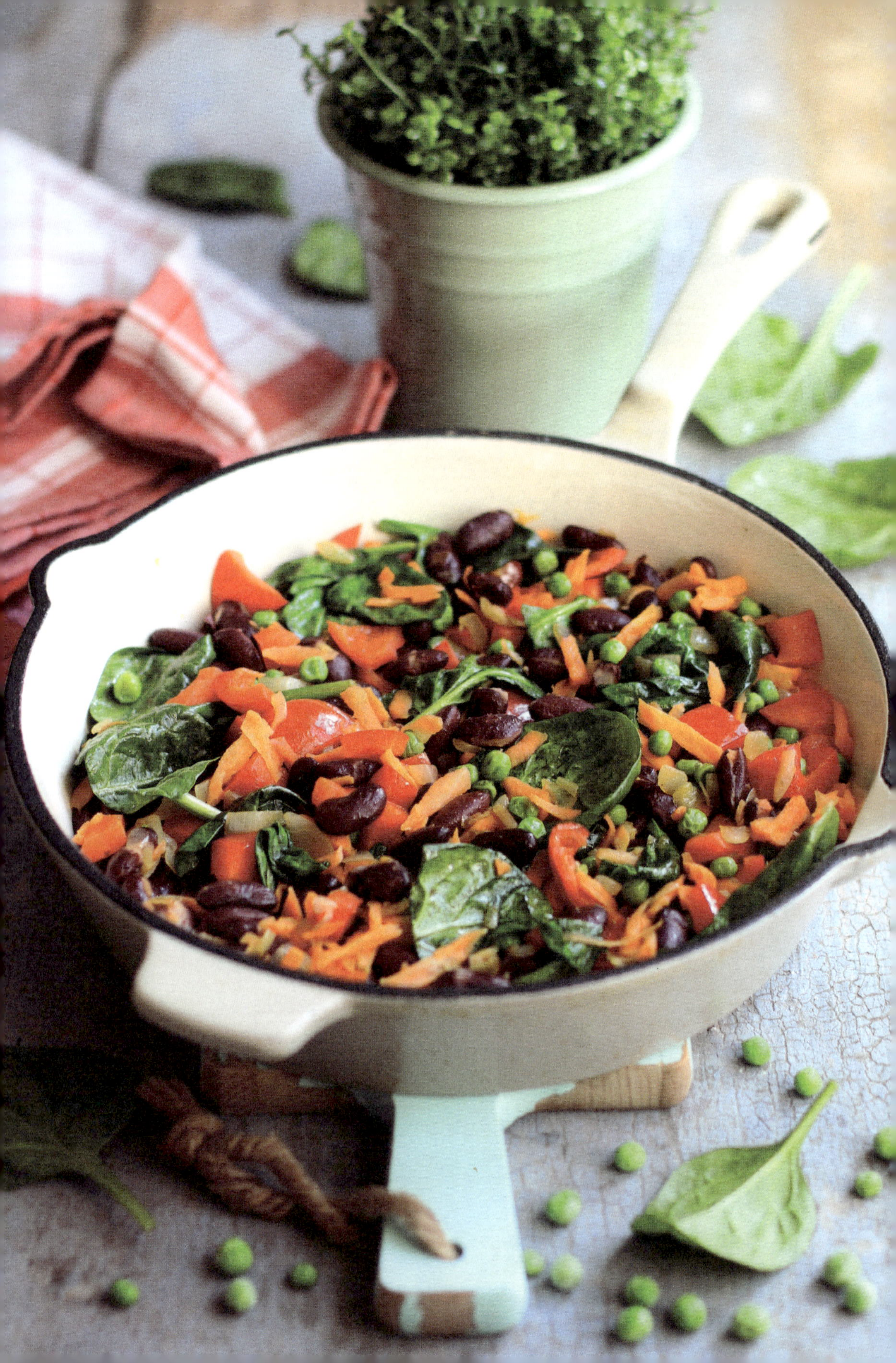

Frühstückspfanne „quer durch den Garten“

1 PORTION
Energiegehalt: 553 Kalorien
Fettgehalt: 5,9 g
Eiweißgehalt: 33 g
Gesamtkohlenhydratgehalt: 96 g
Ballaststoffgehalt: 32 g

1 große Schalotte, gehackt
1 rote Paprika, entkernt und gewürfelt
140 g grüne Tiefkühl-Erbsen
150 g Babyspinat (aus der Packung)
180 g natriumarme rote Bohnen aus der Dose, abgegossen und abgespült
1 große Mohrrübe, geschält und gerieben
Frisch gemahlener schwarzer Pfeffer nach Geschmack
1 Esslöffel frisch gemahlene Leinsamen

Schalotte und Paprika zusammen mit 1 Esslöffel Wasser in einer mittelgroßen Pfanne bei mittlerer Hitze ca. 2 Minuten lang unter häufigem Umrühren anbraten, bis die Schalotte glasig und die Paprika weich ist. Die Erbsen und 2 weitere Esslöffel Wasser hinzufügen und das Ganze bei schwacher Hitze noch ungefähr 2 Minuten kochen lassen, bis die Erbsen gerade durchgewärmt sind.

Spinat, Bohnen und Mohrrübe unterrühren und die Pfanne schwenken, damit sich alle Zutaten gründlich miteinander vermischen. 1 bis 2 Minuten kochen lassen, bis der Spinat leicht zusammengefallen und die Mischung durchgewärmt ist. Mit Pfeffer abschmecken, mit Leinsamen bestreuen und heiß servieren.

Frühstücks-„Rührei“ mit Blumenkohl

1 PORTION
Energiegehalt: 583 Kalorien
Fettgehalt: 7 g
Eiweißgehalt: 34 g
Gesamtkohlenhydratgehalt: 109 g
Ballaststoffgehalt: 41 g

1 rote Zwiebel, gewürfelt
1 rote Paprika, entkernt und gewürfelt
1 grüne Paprika, entkernt und gewürfelt
180 g in Schreiben geschnittene Pilze nach Wahl
1 großer Blumenkohl, in Röschen geschnitten
165 g natriumarme schwarze Bohnen aus der Dose, abgegossen und abgespült
½ Teelöffel frisch gemahlener schwarzer Pfeffer
1 Teelöffel Kurkuma, gemahlen
¼ Teelöffel Cayennepfeffer (oder je nach Geschmack)
2 Knoblauchzehen, fein gehackt
1 Esslöffel gehackte Frühlingszwiebel
1 Esslöffel frisch gemahlene Leinsamen

Zwiebel, Paprika und Pilze in einer großen Pfanne bei mittlerer Hitze 5 Minuten anbraten, bis sie gerade weich sind. Je nach Bedarf Wasser dazugeben, damit das Gemüse nicht an der Pfanne festklebt (immer nur jeweils 1 bis 2 Esslöffel).

Die Blumenkohlröschen in die Pfanne geben und weitere 5 Minuten garen, bis sie gerade weich sind. Dann die Bohnen unterrühren, bis sie sich gründlich mit den anderen Zutaten vermischt haben, und mit schwarzem Pfeffer, Kurkuma, Cayennepfeffer und Knoblauch würzen. Weitere 5 Minuten kochen lassen, damit die Aromen sich miteinander vermischen. Heiß servieren und mit Frühlingszwiebeln und Leinsamen garnieren.

Frühstücksschale mit Grünkohl und Linsen

2 PORTIONEN
Energiegehalt: 420 Kalorien
Fettgehalt: 4,3 g
Eiweißgehalt: 29 g
Gesamtkohlenhydratgehalt: 76 g
Ballaststoffgehalt: 22 g

2 Knoblauchzehen, gehackt
4 Grünkohlblätter, in 0,5 cm dünne Streifen geschnitten
75 g gekochte Linsen (jeder Art, je nach Geschmack)
Frisch gemahlener schwarzer Pfeffer nach Geschmack
2 mittelgroße Tomaten, gewürfelt
2 Esslöffel gehackte glatte Petersilie
2 Esslöffel gehackte Frühlingszwiebel (weiße und grüne Teile verwenden)
1 Esslöffel frisch gemahlene Leinsamen

In einer kleinen beschichteten Pfanne bei mittlerer Hitze 2 Esslöffel Wasser mit dem Knoblauch und Grünkohl vermischen. Unter häufigem Rühren ca. 2 Minuten kochen, bis der Grünkohl zusammengefallen ist. Die Linsen dazugeben und 2 Minuten weiter kochen bis sie durchgewärmt sind. Die Mischung auf 2 Schüsseln verteilen und mit schwarzem Pfeffer abschmecken. Mit den Tomaten belegen und mit Petersilie, Frühlingszwiebel und Leinsamen bestreuen.

Rührei aus Kichererbsen

2 PORTIONEN
Energiegehalt: 338 Kalorien
Fettgehalt: 7,5 g
Eiweißgehalt: 17 g
Gesamtkohlenhydratgehalt: 54 g
Ballaststoffgehalt: 16 g

1 (450-g-)Dose natriumarme Kichererbsen
½ Teelöffel gemahlene Kurkuma
½ Teelöffel frisch gemahlener schwarzer Pfeffer
¼ weiße Zwiebel, gewürfelt
2 Knoblauchzehen, fein gehackt
90 g gemischter grüner Salat
1 Esslöffel frisch gemahlene Leinsamen
1 Handvoll fein gehackte frische Petersilie
1 Handvoll fein gehacktes frisches Korianderkraut
Frisch gepresster Zitronensaft nach Geschmack

Die Kichererbsen über einer Schüssel abtropfen lassen und die Flüssigkeit aufbewahren. Dann die Kichererbsen in eine andere mittelgroße Schüssel geben, ungefähr einen Esslöffel von der Flüssigkeit dazugießen und mit der Gabel leicht zerdrücken. (Ein Teil der Kichererbsen sollte dabei ganz bleiben.) Kurkuma und Pfeffer unterrühren, bis sich alle Zutaten gründlich miteinander vermischt haben.

Die Zwiebelwürfel zusammen mit 2 Esslöffeln Wasser bei mittlerer Hitze in einer mittelgroßen Pfanne ca. 3 Minuten lang andünsten, bis sie weich sind. Knoblauch hinzufügen und das Ganze eine Minute weiterdünsten, bis der Knoblauch duftet. Bei Bedarf noch etwas mehr Wasser in die Pfanne geben, damit der Knoblauch nicht anbrennt. Das Kichererbsenpüree in die Pfanne geben und die Mischung 2 bis 3 Minuten weiter dünsten bis sie durchgewärmt ist.

Die Frühstücksschüsseln mit dem gemischten grünen Salat auslegen und das Kichererbsen-Rührei darauf anrichten. Mit den Leinsamen und Kräutern bestreuen und mit einem Spritzer Zitronensaft abrunden.

Mittagessen

Herbstlicher Apfelsalat

1 PORTION
Energiegehalt: 478 Kalorien
Fettgehalt: 1,7 g
Eiweißgehalt: 14 g
Gesamtkohlenhydratgehalt: 112 g
Ballaststoffgehalt: 23 g

525 g Kirschtomaten, halbiert
2 Äpfel, gerieben
80 g Butternusskürbis, in sehr dünne Scheiben geschnitten (am besten mit einem Gemüseschäler oder einer Mandoline)
10 frische Basilikumblätter, in dünne Streifen geschnitten
½ mittelgroße rote Zwiebel, in dünne Scheiben geschnitten
1 Kopf Palmkohl, in dünne Scheiben geschnitten
Saft von ½ großen Zitrone (je nach Belieben auch mehr)

In einer großen Schüssel Tomaten, Äpfel, Kürbis, Basilikum und Zwiebel gründlich miteinander vermischen, dann beiseitestellen.

In einer anderen großen Schüssel Palmkohl und Zitronensaft miteinander vermischen und den Kohl 2 bis 3 Minuten lang kräftig durchkneten, bis die Blätter weich sind und grüner Saft auszutreten beginnt. Die Apfelmischung über den Kohl geben und nach Belieben mit weiterem Zitronensaft abschmecken.

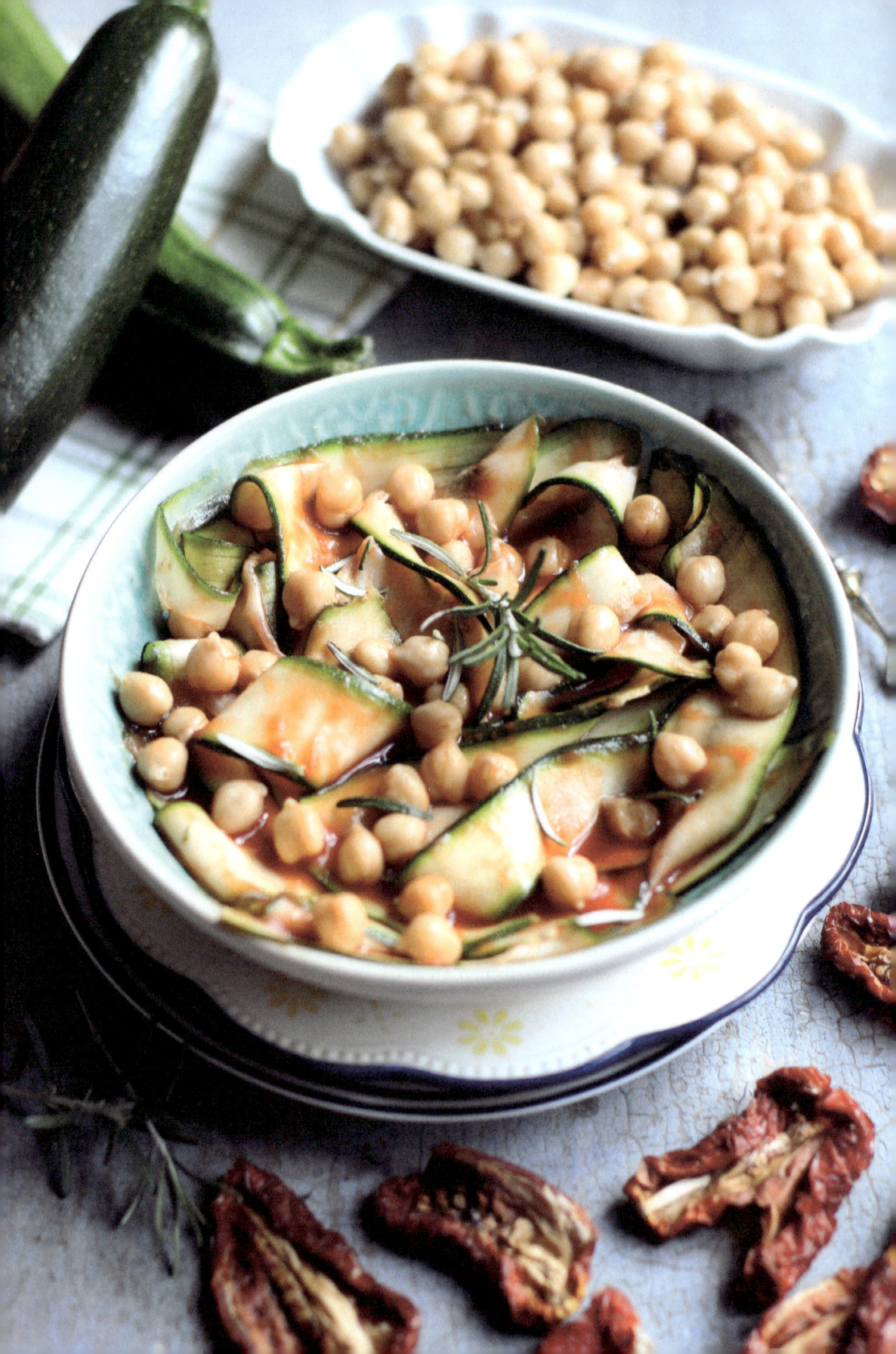

Marinara-Zoodeln mit Kichererbsen

3 PORTIONEN
Energiegehalt: 436 Kalorien
Fettgehalt: 4,5 g
Eiweißgehalt: 16 g
Gesamtkohlenhydratgehalt: 91 g
Ballaststoffgehalt: 17 g

6 mittelgroße Zucchini oder 360 g gekaufte Zoodeln
20 Kirschtomaten
75 g sonnengetrocknete Tomaten (nicht in Öl eingelegt)
6 Medjool-Datteln, entkernt
6 Knoblauchzehen
1 kleine Zwiebel, grob gehackt
Saft von 1 Zitrone
1 Teelöffel gehackter frischer Rosmarin
2 Tassen natriumarme Kichererbsen aus der Dose, abgegossen und abgespült

Aus den Zucchini mit einem Spiralschneider oder Gemüseschäler „Zoodeln“ schneiden und beiseitestellen.

Tomaten, Datteln, Knoblauch, Zwiebel, Zitronensaft und Rosmarin ca. 1 Minute lang im Mixer glatt pürieren. (Vielleicht müssen Sie zwischendurch den Mixer ausschalten und das Püree von den Seiten abkratzen.)

Nudeln und Kichererbsen in einer großen Schüssel mit der Soße vermischen.

Rote Currylinsen auf Quinoa-Bett

3 PORTIONEN
Energiegehalt: 440 Kalorien
Fettgehalt: 3,8 g
Eiweißgehalt: 21 g
Gesamtkohlenhydratgehalt: 84 g
Ballaststoffgehalt: 17 g

420 g ungekochte Quinoa, abgespült
490 g gekochte rote Linsen (abgegossen und abgespült, falls aus der Dose)
1 l selbst gemachte oder gekaufte natriumarme Gemüsebrühe (oder Wasser)
2 mittelgroße Süßkartoffeln, geschält und gewürfelt
1 große Zwiebel, gehackt
50 g gehackter Sellerie
60 g gehackte Mohrrüben
3 Knoblauchzehen, gehackt
1 Teelöffel frischer Ingwer, gehackt
1 Esslöffel Currypulver
1 Teelöffel gemahlener Kreuzkümmel
¼ Tasse frisches Korianderkraut, gehackt
1 Esslöffel frisch gepresster Zitronensaft

Die Quinoa zusammen mit ½ l Wasser in einem mittelgroßen Kochtopf bei hoher Temperatur zum Kochen bringen, dann die Hitze zurückschalten und 10 bis 15 Minuten ohne Deckel weiterköcheln lassen, bis das Wasser verdampft ist. Den Topf vom Herd nehmen, zudecken, die Quinoa noch 10 Minuten quellen lassen und dann mit einer Gabel auflockern. Den Topf beiseitestellen.

In einem großen Topf bei mittlerer bis starker Hitze die Linsen mit der Brühe oder dem Wasser vermischen. Zum Kochen bringen und anschließend auf kleiner Flamme weiterköcheln lassen. Süßkartoffeln, Zwiebel, Sellerie, Mohrrüben, Knoblauch, Ingwer und Gewürze hinzufügen und umrühren, bis alle Zutaten sich miteinander vermischt haben. 15 bis 20 Minuten zugedeckt kochen lassen, bis die Linsen und Kartoffeln weich sind. Korianderkraut und Zitronensaft einrühren und den Topf vom Herd nehmen.

Die Hälfte der Linsenmischung im Mixer glatt pürieren, dann das Püree wieder in den Topf zurückgeben und unterrühren. Sie können stattdessen auch einen Pürierstab verwenden und die Mischung direkt im Topf pürieren; aber achten Sie darauf, dass das Linsenpüree etwas stückig bleibt! Zum Schluss die Linsenmischung löffelweise über die Quinoa geben und das Gericht servieren.

Mexikanischer Grünkohlsalat mit Korianderkraut-Limetten-Dressing

2 PORTIONEN
Energiegehalt: 529 Kalorien
Fettgehalt: 4 g
Eiweißgehalt: 26 g
Gesamtkohlenhydratgehalt: 108 g
Ballaststoffgehalt: 32 g

350 g gehackter Grünkohl
Saft von ½ großen Zitrone
440 g natriumarme schwarze Bohnen aus der Dose, abgegossen und abgespült
400 g Maiskörner (frisch oder tiefgekühlt)
60 g gewürfelte rote Zwiebel
2 große rote Paprika, entkernt und gewürfelt
2 Jalapeños (oder weniger, falls Sie es nicht so scharf mögen), entkernt und gewürfelt
480 g Kirschtomaten, halbiert
Fein gehacktes frisches Korianderkraut zum Garnieren
Korianderkraut-Limetten-Dressing (Rezept siehe nächste Seite)

Den Grünkohl in einer großen Rührschüssel mit dem Zitronensaft beträufeln und ca. 2 Minuten lang kräftig durchkneten, bis die Blätter zart sind und hellgrüner Saft austritt. Bohnen, Mais, Zwiebel, Paprika, Jalapeños und Tomaten unterrühren. Mit Korianderkraut bestreuen und mit dem Dressing beträufeln.

Korianderkraut-Limetten-Dressing

ERGIBT 375 ML (1 PORTION)
Energiegehalt: 28 Kalorien
Fettgehalt: 0,2 g
Eiweißgehalt: 1 g
Kohlenhydratgehalt: 6 g
Ballaststoffgehalt: 1 g

30 g locker gepacktes frisches Korianderkraut
1 Knoblauchzehe
½ Jalapeño, entkernt
2 Esslöffel frisch gepresster Limettensaft (ca. 1 Limette)
2 Esslöffel Apfelessig
Frisch gemahlener schwarzer Pfeffer nach Geschmack

Korianderkraut, Knoblauch, Jalapeño, Limettensaft und Apfelessig zusammen mit 1 Esslöffel Wasser im Mixer glatt pürieren. Mit Pfeffer würzen. Das Dressing hält sich im Kühlschrank bis zu 5 Tage lang.

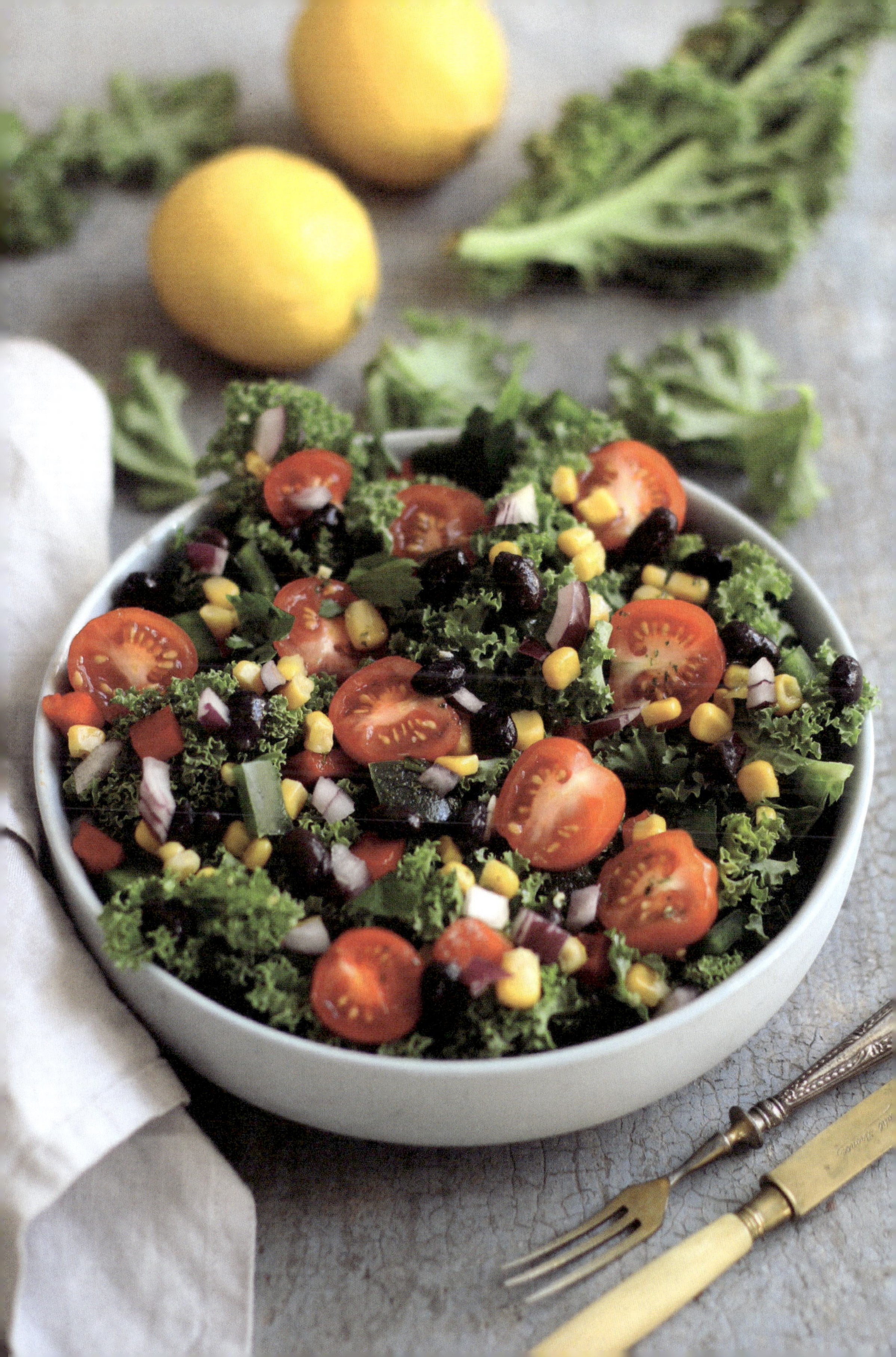

Mediterraner Linsen-Tomaten-Salat

2 PORTIONEN
Energiegehalt: 501 Kalorien
Fettgehalt: 3,9 g
Eiweißgehalt: 27 g
Gesamtkohlenhydratgehalt: 102 g
Ballaststoffgehalt: 22 g

200 g rohe grüne Linsen
2 Knoblauchzehen
300 g Kirschtomaten, geviertelt
170 g in Scheiben geschnittene Frühlingszwiebel (nur blassgrüne und weiße Teile verwenden)
¼ Tasse gehacktes frisches Basilikum
¼ Tasse gehackter frischer Dill
200 g Maiskörner (frisch oder tiefgekühlt und aufgetaut)
2 Teelöffel Zitronenschale
60 ml frisch gepresster Zitronensaft
Frisch gemahlener schwarzer Pfeffer nach Geschmack

Linsen und Knoblauch zusammen mit 1 l Wasser in einem großen Topf zum Kochen bringen, dann die Hitze herunterschalten und ca. 15 Minuten köcheln lassen, bis die Linsen weich sind. Abtropfen lassen, Knoblauchzehen herausnehmen und wegwerfen und die Linsen auf Zimmertemperatur abkühlen lassen.

In einer großen Rührschüssel Tomaten, Frühlingszwiebel, Basilikum, Dill und Mais mit den abgekühlten Linsen vermischen. Zitronenschale und -saft einrühren. Mit Pfeffer würzen und bei Zimmertemperatur oder gekühlt servieren.

Herzhafte Süßkartoffel-Kürbis-Suppe

2 PORTIONEN
Energiegehalt: 428 Kalorien
Fettgehalt: 3,2 g
Eiweißgehalt: 11 g
Gesamtkohlenhydratgehalt: 98 g
Ballaststoffgehalt: 23 g

1 großer Butternusskürbis
2 große weiße Zwiebeln, grob gehackt
12 Stangen Sellerie, grob gehackt
10 Knoblauchzehen, fein gehackt
6 mittelgroße Süßkartoffeln, geschält und gewürfelt
1,5 l selbst gemachte oder gekaufte natriumarme Gemüsebrühe
4 getrocknete Lorbeerblätter
3 Esslöffel Kreuzkümmelkörner
1 Esslöffel zerdrückte rote Paprikaflocken
1 Teelöffel gemahlene Gewürznelken
Apfel- oder Champagneressig nach Geschmack

Den Backofen auf 190 °C vorheizen.

Den Kürbis auf ein Backblech legen und 40 Minuten backen, bis das schmale Ende sich leicht mit einer Gabel durchstechen lässt. Den Kürbis abkühlen lassen, bis man ihn problemlos anfassen kann. Die Schale abziehen, den Kürbis längs halbieren, Kerne und Fasern entfernen und das Kürbisfleisch würfeln. Beiseitestellen.

In einem großen Topf bei mittlerer Temperatur 1 Esslöffel Wasser erhitzen. Zwiebeln, Sellerie und Knoblauch dazugeben und etwa 10 Minuten anbraten, bis die Zwiebeln glasig sind und sich langsam goldgelb färben. Bei Bedarf esslöffelweise noch mehr Wasser hinzufügen, damit das Gemüse nicht anbrennt.

Süßkartoffeln und Brühe in den Topf geben und bei niedriger Temperatur weiterkochen lassen. Lorbeerblätter, Kreuzkümmel, rote Paprikaflocken und Gewürznelken hinzufügen und die Hitze herunterschalten. Den Topf zudecken und das Ganze noch 10 Minuten weiterköcheln lassen.

Die Kürbiswürfel einrühren und die Mischung bei schwacher Hitze ca. 15 Minuten weiterköcheln lassen, bis das ganze Gemüse weich ist.

Mit einem Schaumlöffel 2 Tassen von der Gemüsemischung aus dem Topf nehmen, in eine mittelgroße Schüssel geben, mit einer Gabel kräftig zerdrücken, dann wieder in den Topf geben und unterrühren. Sie können dafür auch einen Pürierstab verwenden oder das Gemüse im Mixer glatt pürieren. Die Suppe nach Belieben mit Essig abschmecken.

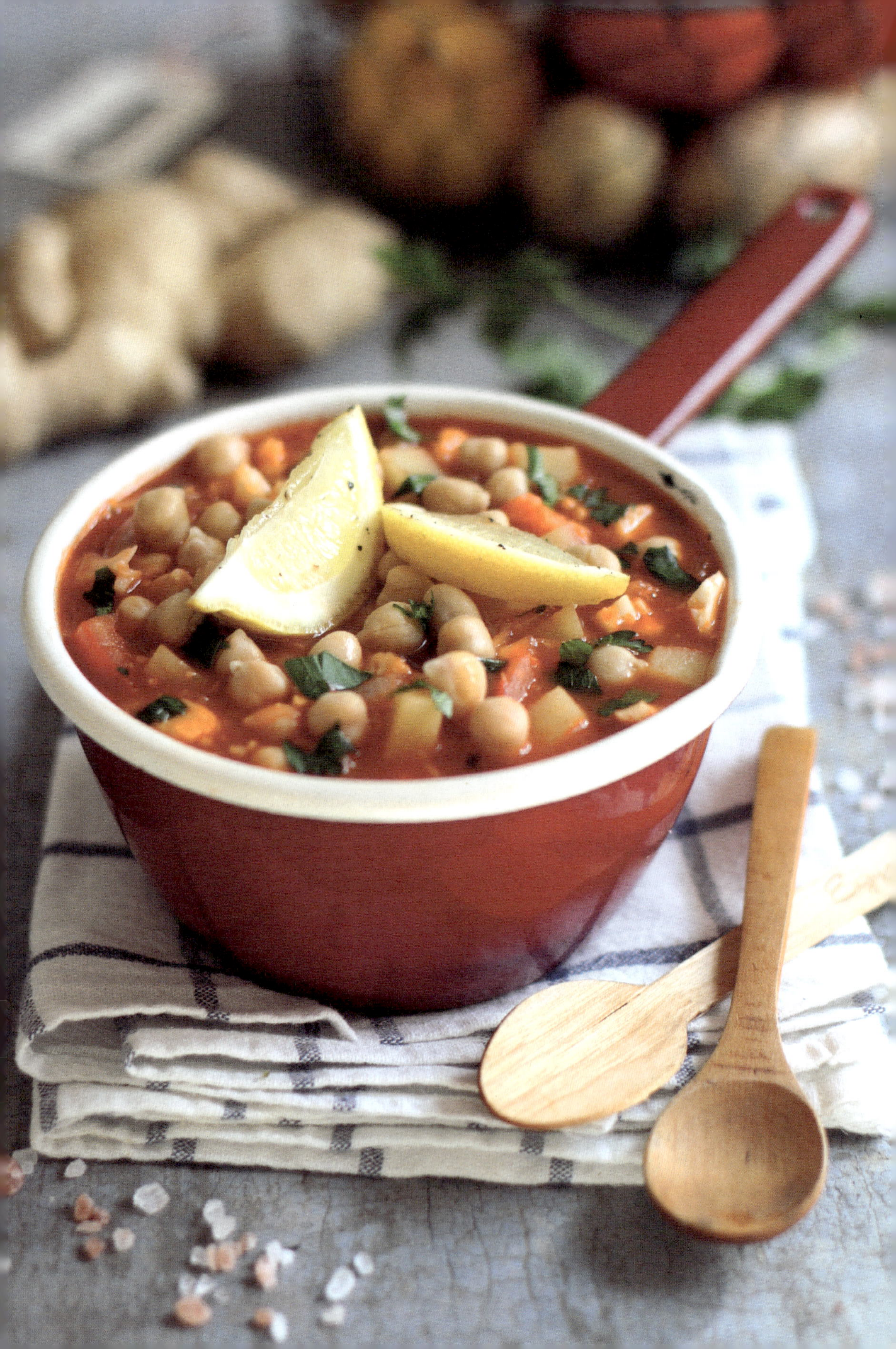

Kichererbsen-Kartoffel-Curry

2 PORTIONEN
Energiegehalt: 800 Kalorien
Fettgehalt: 6 g
Eiweißgehalt: 26 g
Gesamtkohlenhydratgehalt: 171 g
Ballaststoffgehalt: 31 g

2 mittelgroße Zwiebeln, gewürfelt
5 Knoblauchzehen, fein gehackt
1 Esslöffel fein gehackter frischer Ingwer
½ Teelöffel gemahlener Kreuzkümmel
½ Teelöffel gemahlener Koriander
1 Teelöffel Currypulver
250 ml Tomatensoße (ohne Salzzusatz)
6 mittelgroße Kartoffeln, geschält und gewürfelt
370 g Kichererbsen aus der Dose, abgegossen und abgespült
480 g Kirschtomaten, gehackt
650 g Blumenkohl, gehackt
½ Tasse frisches Korianderkraut, gehackt (plus mehr zum Garnieren)
1 Zitrone, in Spalten geschnitten

Zwiebeln, Knoblauch, Ingwer und Gewürze in einem mittelgroßen Topf bei mittlerer Hitze 7 bis 10 Minuten lang anbraten, bis die Zwiebeln glasig werden und zu karamellisieren beginnen. Bei Bedarf esslöffelweise Wasser dazugeben, damit die Zutaten nicht an der Pfanne festkleben.

Tomatensoße und Kartoffeln einrühren. Ca. 15 Minuten zugedeckt köcheln lassen, bis die Kartoffeln gerade weich sind. Kichererbsen, Kirschtomaten und Blumenkohl hinzufügen und weitere 5 Minuten köcheln lassen. Den Topf vom Herd nehmen und das Korianderkraut einrühren. Mit weiterem Korianderkraut bestreuen und mit den Zitronenspalten garnieren.

Kolumbianischer schwarzer Bohneneintopf

2 PORTIONEN
Energiegehalt: 634 Kalorien
Fettgehalt: 3,7 g
Eiweißgehalt: 34 g
Gesamtkohlenhydratgehalt: 123 g
Ballaststoffgehalt: 46 g

4 kleine Küchenzwiebeln, fein gehackt
7 Knoblauchzehen, fein gehackt
2 (420-g-)Dosen gehackte Tomaten
660 g natriumarme schwarze Bohnen aus der Dose, abgegossen und abgespült
1 Teelöffel gemahlener Kreuzkümmel
½ l hausgemachte oder gekaufte natriumarme Gemüsebrühe
1 Teelöffel gemahlener Ingwer
1 gehäufter Teelöffel getrockneter Oregano
1 Prise frisch gemahlener schwarzer Pfeffer

In einer großen Pfanne die Zwiebeln ca. 10 Minuten lang bei mittlerer Hitze glasig andünsten. Bei Bedarf ein paar Esslöffel Wasser hinzufügen, damit sie nicht anbrennen. Den Knoblauch dazugeben und 2 Minuten weiterdünsten; dann Tomaten, Bohnen und 110–120 ml Wasser unterrühren. Lassen Sie die Mischung auf kleiner Flamme weiterköcheln und fügen Sie Kreuzkümmel, Brühe, Ingwer und Oregano hinzu. Die Suppe noch 15 bis 20 Minuten köcheln lassen, damit sie eindickt und die Aromen sich miteinander vermischen. Mit dem Pfeffer würzen und warm servieren.

Gebackene Süßkartoffeln

5 PORTIONEN
Energiegehalt: 466 Kalorien
Fettgehalt: 3,3 g
Eiweißgehalt: 17 g
Gesamtkohlenhydratgehalt: 95 g
Ballaststoffgehalt: 19 g

540 g Süßkartoffeln, in 1-cm-Würfel geschnitten
½ l selbst gemachte oder gekaufte natriumarme Gemüsebrühe
1 Dose (450 g) natriumarme schwarze Bohnen, abgegossen und abgespült
210 g ungekochte Quinoa, abgespült
200 g Tiefkühl-Maiskörner, aufgetaut
2 Teelöffel gemahlener Kreuzkümmel
1 Teelöffel Chilipulver
½ Teelöffel getrockneter Thymian
105 g gehackte Frühlingszwiebeln (weiße und grüne Teile verwenden)

Den Backofen auf 190° C vorheizen.

Süßkartoffeln, Brühe, Bohnen, Quinoa, Mais, Kreuzkümmel, Chilipulver und Thymian in eine große Auflaufform geben. Gründlich miteinander verrühren, mit Alufolie abdecken und 45 Minuten backen. Die Folie abnehmen und weitere 15 bis 20 Minuten backen, bis die Zutaten den größten Teil der Flüssigkeit aufgenommen haben und die Kartoffeln weich sind. Das Gericht zum Schluss noch 5 Minuten quellen lassen, damit die restliche Flüssigkeit aufgesaugt wird, mit den Frühlingszwiebeln bestreuen und servieren.

Einfacher Pilaw mit Naturreis und Pilzen

2 PORTIONEN
Energiegehalt: 424 Kalorien
Fettgehalt: 3,4 g
Eiweißgehalt: 12 g
Gesamtkohlenhydratgehalt: 89 g
Ballaststoffgehalt: 6 g

300 g in Scheiben geschnittene Zuchtchampignons
130 g gewürfelte Küchenzwiebel
2 Knoblauchzehen, fein gehackt
½ l selbst gemachte oder gekaufte natriumarme Gemüsebrühe
220 g Naturreis, abgespült
¼ Tasse gewürfelte Frühlingszwiebeln (weiße und grüne Teile verwenden)

Die Hälfte der Champignons in einer mittelgroßen Pfanne bei mittlerer Hitze mit 2 Esslöffeln Wasser andünsten. Die Pilze 2 bis 3 Minuten garen, bis sie braun werden, dann aus der Pfanne nehmen und beiseitestellen.

Zwiebel und Knoblauch in einem mittelgroßen Topf in 2 Esslöffeln Wasser 2 Minuten lang andünsten. Die zweite Hälfte der Pilze hinzufügen und weitere 3 bis 4 Minuten garen, bis sie braun sind.

Brühe und Reis unterrühren und gebräunte Stücke vom Topfboden abkratzen. Bei sehr schwacher Hitze 45 bis 50 Minuten zugedeckt köcheln lassen, bis die Brühe aufgesogen und der Reis al dente ist. Die beiseitegestellten Champignons untermischen, den Pilaw mit Frühlingszwiebeln bestreuen und servieren.

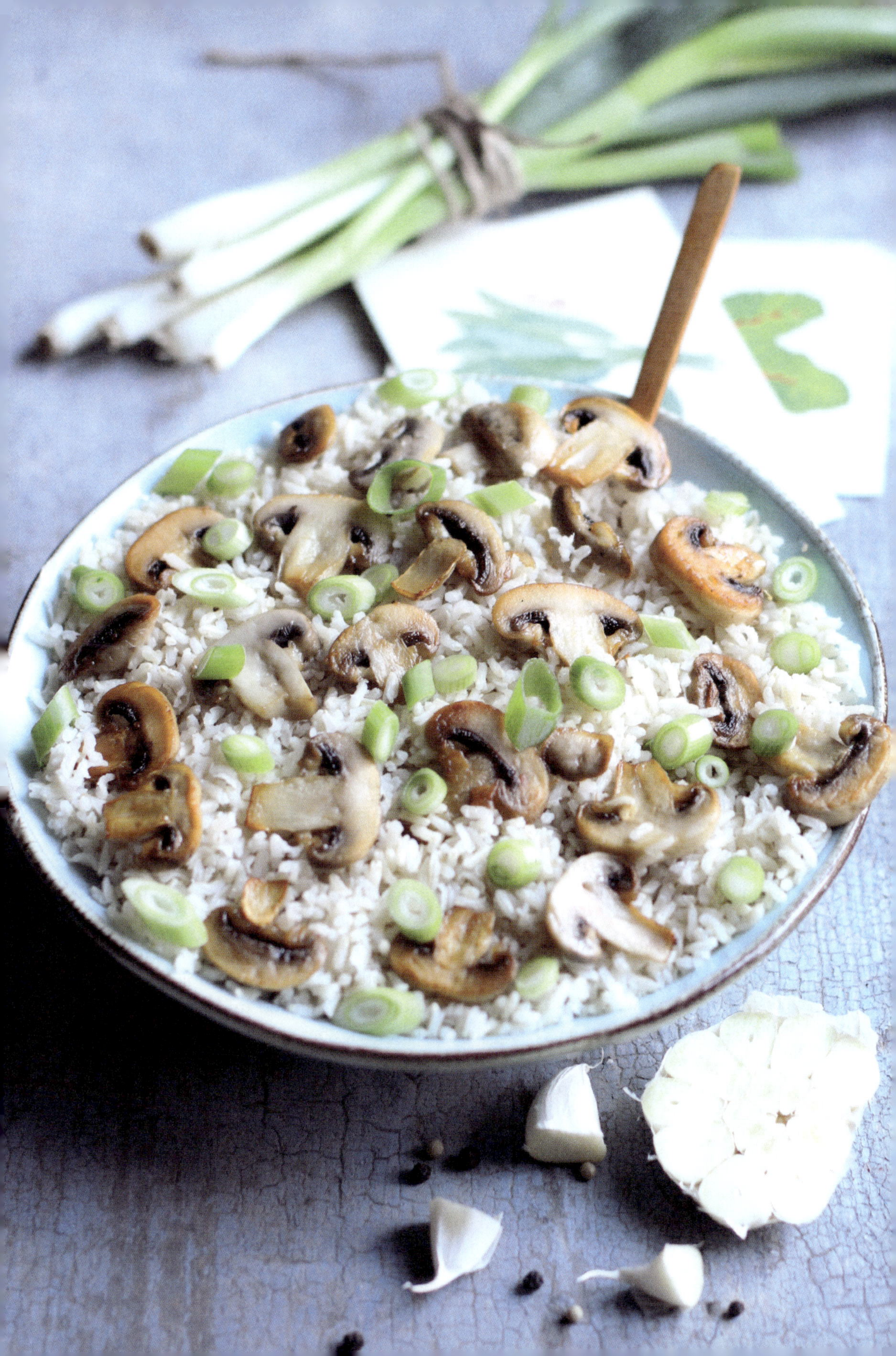

Abendessen

Pad-Thai-Zoodeln mit Ingwersoße

2 PORTIONEN
Energiegehalt: 410 Kalorien
Fettgehalt: 9,1 g
Eiweißgehalt: 23 g
Gesamtkohlenhydratgehalt: 72 g
Ballaststoffgehalt: 27 g

8 große Zucchini oder 480 g gekaufte Zoodeln
300 g gehackter Brokkoli
175 g geraspelte Mohrrüben
2 große rote Paprika, entkernt und in Scheiben geschnitten
50 g Zuckerschoten
Ingwersoße (Rezept siehe unten)
10 g gehacktes frisches Korianderkraut
60 g gehackte Frühlingszwiebeln (weiße und grüne Teile verwenden)
2 Esslöffel zerdrückte Erdnüsse

Zur Herstellung der Zucchini-Nudeln verwenden Sie einen Spiralschneider oder Gemüseschäler, mit dem man die Zucchini in sehr dünne Streifen schneiden kann. Beiseitestellen.

In einer großen Pfanne oder einem Wok bei mittlerer bis hoher Temperatur Brokkoli, Mohrrüben, Paprika und Zuckerschoten 5 bis 6 Minuten lang anbraten, bis das Gemüse weich ist. Die Zucchini-Nudeln dazugeben und das Ganze noch 3 bis 4 Minuten weiter garen, bis die Nudeln zart, aber nicht zu weich sind. Soße unterrühren. Die Pfanne vom Herd nehmen und die Nudeln mit Korianderkraut, Frühlingszwiebeln und Erdnüssen bestreuen.

Ingwersoße

ERGIBT UNGEFÄHR 625 ML (1 PORTION)
Energiegehalt: 121 Kalorien
Fettgehalt: 1,2 g
Eiweißgehalt: 5 g
Gesamtkohlenhydratgehalt: 27 g
Ballaststoffgehalt: 6 g

350 g grob gehackte Zucchini
220 g Orangen- oder Mandarinenscheiben
2 Esslöffel frischer Ingwer, in Scheiben geschnitten
Frisches Basilikum nach Geschmack
Currypulver nach Geschmack

Zucchini, Orangen oder Mandarinen und Ingwer in der Küchenmaschine glatt pürieren und mit Basilikum und Currypulver abschmecken. Die Soße hält sich im Kühlschrank bis zu 2 Tage lang.

Gebackenes Wurzelgemüse mit Zuchtchampignons

2 PORTIONEN
Energiegehalt: 524 Kalorien
Fettgehalt: 2,8 g
Eiweißgehalt: 21 g
Gesamtkohlenhydratgehalt: 117 g
Ballaststoffgehalt: 29 g

10 Zuchtchampignonkappen, in gut 1 cm dicke Scheiben geschnitten
650 g Blumenkohlröschen mit 2,5 cm Durchmesser
300 g Süßkartoffel, in 1 cm x 1 cm große Würfel geschnitten
160 g Butternusskürbis, in 1 cm x 1 cm große Würfel geschnitten
150 g Rote Bete, in 1 cm x 1 cm große Würfel geschnitten
1 mittelgroße rote Zwiebel, gewürfelt
4 Knoblauchzehen, fein gehackt
2 Esslöffel frische Thymianblätter
1 Esslöffel gehackter frischer Rosmarin
1 Esslöffel frisch gepresster Zitronensaft (oder je nach Belieben)

Den Backofen auf 220 °C vorheizen. 2 Backbleche mit Backpapier auslegen und beiseitestellen.

In einer großen Rührschüssel alle Zutaten außer dem Zitronensaft miteinander vermischen und kräftig durchschwenken.

Das Gemüse in einer einzelnen Schicht gleichmäßig auf die beiden Backbleche verteilen. Unter ein- bis zweimaligem Umrühren ca. 45 Minuten backen, bis das Gemüse weich ist und sich mit Messer oder Gabel leicht durchstechen lässt.

In einer großen Schüssel servieren und nach Belieben mit Zitronensaft vermischen.

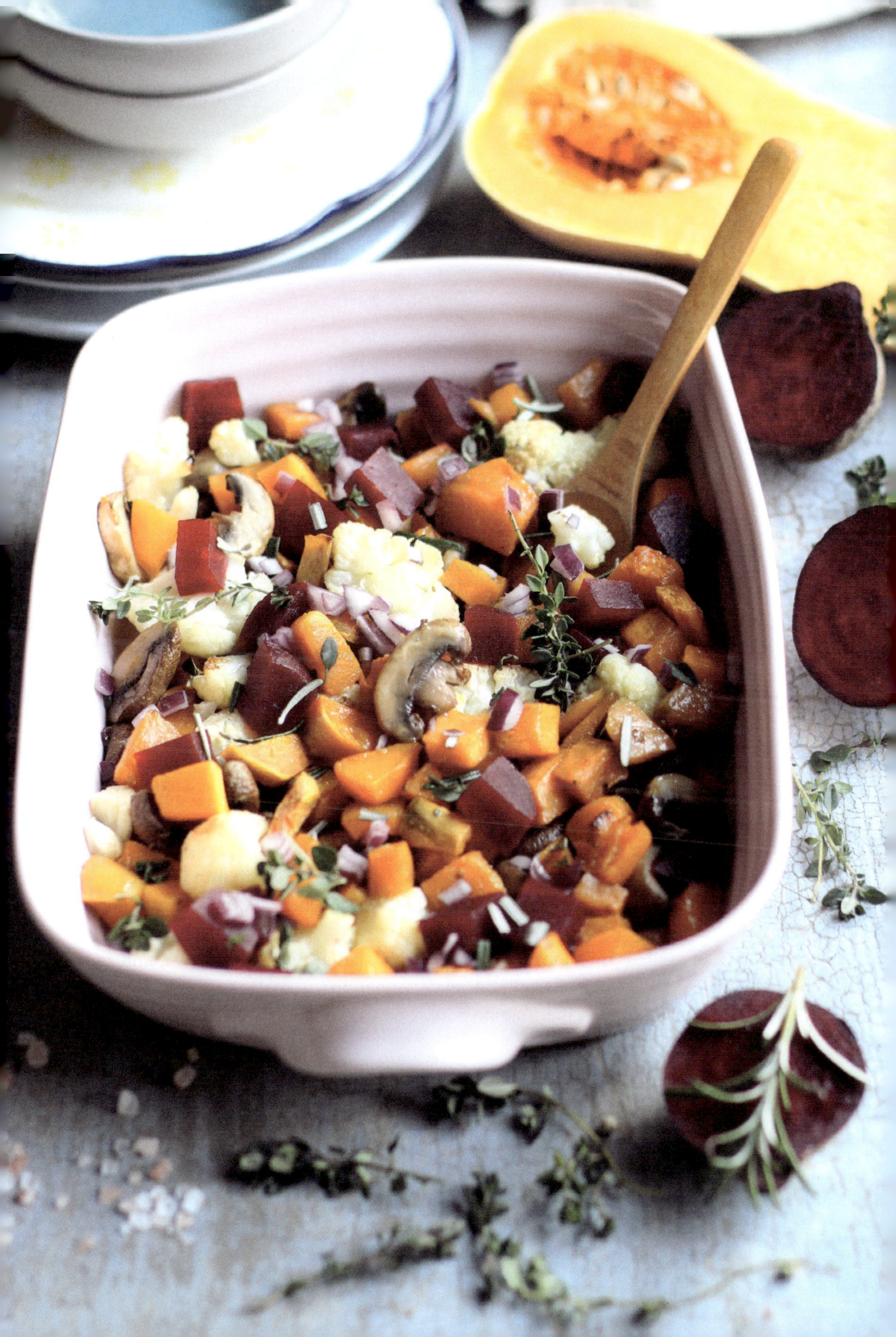

Kartoffel-Gemüse-Tian

2 PORTIONEN
Energiegehalt: 473 Kalorien
Fettgehalt: 2,9 g
Eiweißgehalt: 17 g
Gesamtkohlenhydratgehalt: 107 g
Ballaststoffgehalt: 26 g

8 mittelgroße Tomaten, in dünne Scheiben geschnitten
1 rote Zwiebel, in dünne Scheiben geschnitten
3 mittelgroße Zucchini, in dünne Scheiben geschnitten
1 mittelgroße Aubergine, geschält und in ca. 3 mm dicke Scheiben geschnitten
3 mittelgroße, zum Backen geeignete Kartoffeln, geschält und in ca. 3 mm dicke Scheiben geschnitten
Frisch gemahlener schwarzer Pfeffer
2 Teelöffel frischer Rosmarin, gehackt (plus mehr zum Bestreuen)
2 Teelöffel frischer Thymian (plus mehr zum Bestreuen)
Saft von 1 Zitrone
1 Esslöffel fein gehackter Knoblauch

Den Backofen auf 190 °C vorheizen.

Tomaten, Zwiebel, Zucchini, Aubergine und Kartoffeln in einer großen Schüssel miteinander vermischen und mit Pfeffer abschmecken. Das Gemüse mit 1 bis 2 Esslöffeln Wasser beträufeln, sodass es leicht und gleichmäßig mit Wasser überzogen ist. Kräuter, Zitronensaft und Knoblauch dazugeben und die Schüssel leicht schwenken.

In einer großen Auflaufform die Gemüsescheiben in Reihen anordnen, und zwar in folgender Reihenfolge: Kartoffel, Tomate, Aubergine, Tomate, Kartoffel, Zucchini, Zwiebel, Tomate, Aubergine, Tomate, sodass die Scheiben dicht diagonal übereinandergeschichtet sind.

Die Oberseite des Gerichts mit den zusätzlichen Kräutern bestreuen. Falls sich in der Schüssel noch Gemüsesaft befinden sollte, beträufeln Sie das Gemüse damit. Dicht mit Alufolie abdecken und 1 Stunde im Ofen backen. Dann die Folie entfernen und das Gemüse noch 30 Minuten weiter backen, bis es ganz zart und an den Rändern leicht gebräunt ist.

Linsen-Dal auf Blumenkohlreis

3 PORTIONEN
Energiegehalt: 548 Kalorien
Fettgehalt: 2,6 g
Eiweißgehalt: 36 g
Gesamtkohlenhydratgehalt: 102 g
Ballaststoffgehalt: 32 g

2 mittelgroße Blumenkohlköpfe
2 mittelgroße Küchenzwiebeln, gewürfelt
4 Knoblauchzehen, fein gehackt
½ l selbst gemachte oder gekaufte natriumarme Gemüsebrühe
2 Dosen Tomatenmark (180 g)
1 Esslöffel Currypulver
300 g braune Linsen (gekocht oder aus der Dose), abgegossen und abgespült

Den Blumenkohl in Röschen zerteilen und in der Küchenmaschine pulsieren, bis er eine reisähnliche Konsistenz angenommen hat. Achten Sie darauf, ihn nicht zu stark zu pürieren, da er sonst wässrig wird! Den Reis in eine große Rührschüssel geben und beiseitestellen.

In einer großen Pfanne bei mittlerer Hitze die Zwiebelwürfel ca. 10 Minuten lang goldbraun anbraten. Wenn nötig einen Esslöffel Wasser dazugeben, damit sie nicht anbrennen. Den Knoblauch hinzufügen und 1 Minute weitergaren. 125 ml von der Brühe dazugießen und die Mischung noch 2 Minuten lang kochen lassen.

Tomatenmark, Currypulver und die restliche Brühe einrühren. Alle Zutaten gründlich miteinander vermischen und die Herdplatte auf mittlere bis niedrige Hitze herunterschalten. Die Linsen dazugeben und noch ca. 10 Minuten weiterkochen lassen, bis die Mischung gut durchgewärmt und leicht eingedickt ist.

Den Dal auf dem Blumenkohlreis anrichten.

Scharfer Brokkoli-Blumenkohl-Reis

3 PORTIONEN
Energiegehalt: 471 Kalorien
Fettgehalt: 3,4 g
Eiweißgehalt: 28 g
Gesamtkohlenhydratgehalt: 92 g
Ballaststoffgehalt: 34 g

2 mittelgroße Blumenkohlköpfe
2 mittelgroße Brokkoliköpfe
250 ml selbst gemachte oder gekaufte natriumarme Gemüsebrühe
4 große Mohrrüben, gewürfelt
2 große Küchenzwiebeln, gehackt
70 g gehackte Grünkohlblätter
330 g natriumarme schwarze Bohnen aus der Dose, abgegossen und abgespült
280 g tiefgefrorene grüne Tiefkühlerbsen
4 große Stangen Sellerie, gewürfelt
2 Teelöffel gemahlene Kurkuma
Cayennepfeffer nach Geschmack

Den Blumenkohl in Röschen zerteilen und in der Küchenmaschine pulsieren, bis er eine reisähnliche Konsistenz angenommen hat. Achten Sie darauf, ihn nicht zu stark zu pürieren, da er sonst wässrig wird! Den Reis in eine große Rührschüssel geben.

Den Brokkoli in Röschen zerteilen und ebenfalls in der Küchenmaschine pulsieren, bis er eine reisähnliche Konsistenz hat. (Auch hier bitte darauf achten, ihn nicht zu stark zu pürieren.) Den Brokkolireis in die Schüssel mit dem Blumenkohlreis geben.

Brühe und Mohrrüben in einem tiefen Topf bei mittlerer bis hoher Hitze ca. 5 Minuten kochen lassen, bis sie halb weich sind.

Zwiebeln, Grünkohl, Bohnen, Erbsen und Sellerie hinzufügen und unter häufigem Umrühren noch 5 Minuten kochen, bis das ganze Gemüse weich und die überschüssige Flüssigkeit in dem Topf verdampft ist. Falls die Zutaten im Topf zu trocken werden sollten oder das Gemüse länger garen muss, geben Sie noch etwas von der Brühe dazu.

Die Mischung mit Kurkuma und einer Prise Cayennepfeffer würzen. Den Brokkoli-Blumenkohl-Reis einrühren und auf Wunsch mit noch etwas mehr Cayennepfeffer abschmecken.

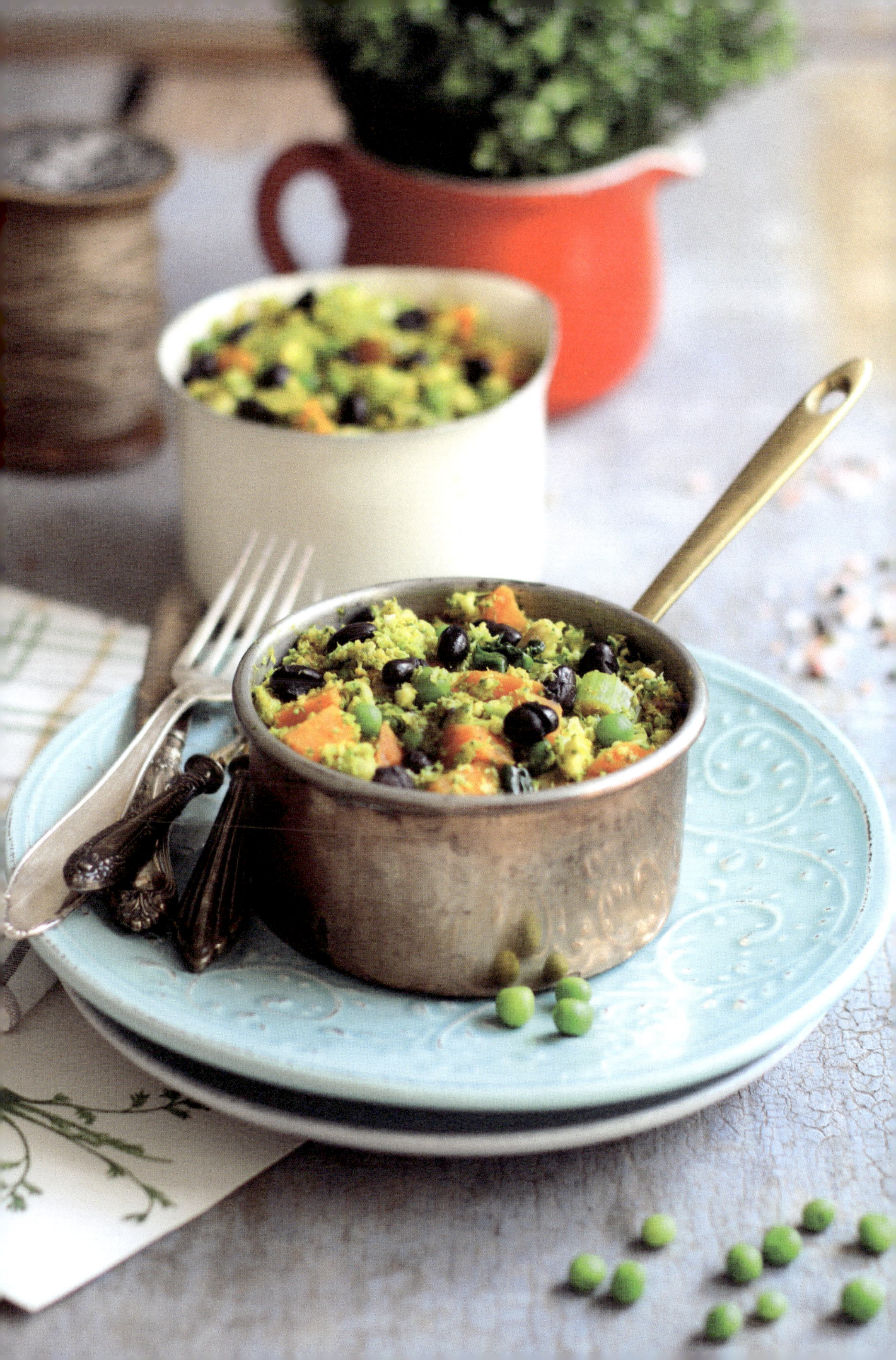

Power-Salat mit Mango-Soße

1 PORTION
Energiegehalt: 690 Kalorien
Fettgehalt: 7,6 g
Eiweißgehalt: 31 g
Gesamtkohlenhydratgehalt: 139 g
Ballaststoffgehalt: 31 g

Für die Mango-Soße:
200 g gewürfelte Mango
400 g gewürfelte Tomaten
2 Esslöffel Hefeflocken

Für den Salat:
1 mittelgroße Süßkartoffel, geschält und gewürfelt
1 Bund Grünkohl, gewaschen, entstielt und gehackt
Saft von ½ großen Zitrone
¼ Teelöffel frisch gemahlener schwarzer Pfeffer
185 g natriumarme Kichererbsen aus der Dose, abgegossen und abgespült
1 gelbe Paprika, entkernt und gehackt
40 g frische oder Tiefkühl-Cranberries (oder Preiselbeeren), grob gehackt
20 g gehackte rote Zwiebeln

Zubereitung der Soße: Alle Zutaten im Mixer glatt pürieren und beiseitestellen.

Die Süßkartoffel in einem kleinen Topf mit Wasser bedecken und 15 bis 20 Minuten kochen, bis sie sich mit der Gabel leicht einstechen lässt. Abtropfen lassen und beiseitestellen.

In einer großen Schüssel Grünkohl, Zitronensaft und schwarzen Pfeffer miteinander verrühren. Den Grünkohl ca. 2 Minuten lang durchkneten, bis die Blätter zart sind und dunkelgrüner Saft austritt. Süßkartoffelwürfel, Kichererbsen, Paprika, Cranberries (oder Preiselbeeren) und rote Zwiebeln unterheben. Mit der Mango-Soße beträufeln und servieren.

Bohnen mit grünem Gemüse

2 PORTIONEN
Energiegehalt: 423 Kalorien
Fettgehalt: 1,8 g
Eiweißgehalt: 25 g
Gesamtkohlenhydratgehalt: 84 g
Ballaststoffgehalt: 19 g

2 kleine Küchenzwiebeln, gewürfelt
4 Knoblauchzehen, gehackt
370 g natriumarme weiße Bohnen aus der Dose, abgegossen und abgespült
210 g Grünkohl, entstielt und gehackt
120 g Mangold, entstielt und gehackt
2 mittelgroße grüne Paprika, entkernt und gehackt
Saft von 2 Zitronen
1 Prise zerdrückte rote Paprikaflocken (wahlweise)

Zwiebeln und Knoblauch in einer großen Pfanne bei mittlerer Hitze ca. 7 Minuten glasig dünsten. Wenn nötig, 1 Esslöffel Wasser in die Pfanne geben, damit nichts anbrennt.

Weiße Bohnen, Grünkohl, Mangold, Paprika und Zitronensaft einrühren und zudecken. Unter häufigem Rühren 2 bis 5 Minuten kochen, bis das grüne Gemüse zusammengefallen ist. Bei Bedarf 1 Esslöffel Wasser dazugeben, damit das Gemüse nicht am Pfannenboden festklebt. Nach Belieben mit roten Paprikaflocken bestreuen und servieren.

Zitrus-Mais-Mohrrüben-Salat

1 PORTION
Energiegehalt: 438 Kalorien
Fettgehalt: 3,1 g
Eiweißgehalt: 18 g
Gesamtkohlenhydratgehalt: 77 g
Ballaststoffgehalt: 26 g

2 mittelgroße Orangen, geschält und in Scheiben zerteilt oder geschnitten
2 mittelgroße Mohrrüben, geraspelt
2 mittelgroße Tomaten, in Scheiben geschnitten
120 g Tiefkühlmais, aufgetaut
½ rote Zwiebel, gehackt
2 Esslöffel frisches Korianderkraut, gehackt
1 Esslöffel Fenchelsamen
120 g gemischter grüner Salat

In einer großen Schüssel Orangen, Mohrrüben, Tomaten, Mais, Zwiebel, Korianderkraut und Fenchelsamen gründlich miteinander vermischen. Der Saft der Orangen und Tomaten sollte die Mischung überziehen wie ein Dressing. Auf einem Salatbett servieren.

Mandarinen-Sesam-Salat

2 PORTIONEN
Energiegehalt: 344 Kalorien
Fettgehalt: 3,9 g
Eiweißgehalt: 13 g
Gesamtkohlenhydratgehalt: 75 g
Ballaststoffgehalt: 19 g

1 Chinakohlkopf, geraspelt
6 kleine Mandarinen, geschält und in Scheiben zerteilt
150 g Zuckererbsen, halbiert
6 Frühlingszwiebeln (weiße und grüne Teile verwenden), in 2,5 cm lange Stücke geschnitten
1 große Mohrrübe, gerieben
15 g Bohnensprossen
2 Esslöffel Reisweinessig
1 Esslöffel schwarzer Sesam

Kohl, Mandarinen, Erbsen, Frühlingszwiebeln, Mohrrübe, Sprossen und Essig in einer großen Schüssel miteinander vermischen und durchschwenken. Mit Sesamkörnern bestreuen und servieren.

Salat mit Champignons, Zitrusfrüchten und Rucola

1 PORTION
Energiegehalt: 362 Kalorien
Fettgehalt: 3,3 g
Eiweißgehalt: 17,4 g
Gesamtkohlenhydratgehalt: 79 g
Ballaststoffgehalt: 19 g

3 mittelgroße Orangen, geschält und in Scheiben zerteilt oder geschnitten
180 g Zuchtchampignons, in Scheiben geschnitten
80 g Kirschtomaten, halbiert
2 Zucchini, längs in Streifen geschnitten
½ Esslöffel Fenchelsamen
175 g Rucola
½ Esslöffel Balsamicoessig
Frisch gepresster Zitronensaft je nach Geschmack

Orangen, Champignons, Tomaten, Zucchini und Fenchelsamen in eine große Schüssel geben und gründlich durchschwenken.

Die Mischung auf den Rucolablättern anrichten und mit etwas Balsamicoessig beträufeln, um dem Salat ein würzigeres Aroma zu verleihen. Falls gewünscht mit Zitronensaft abschmecken.

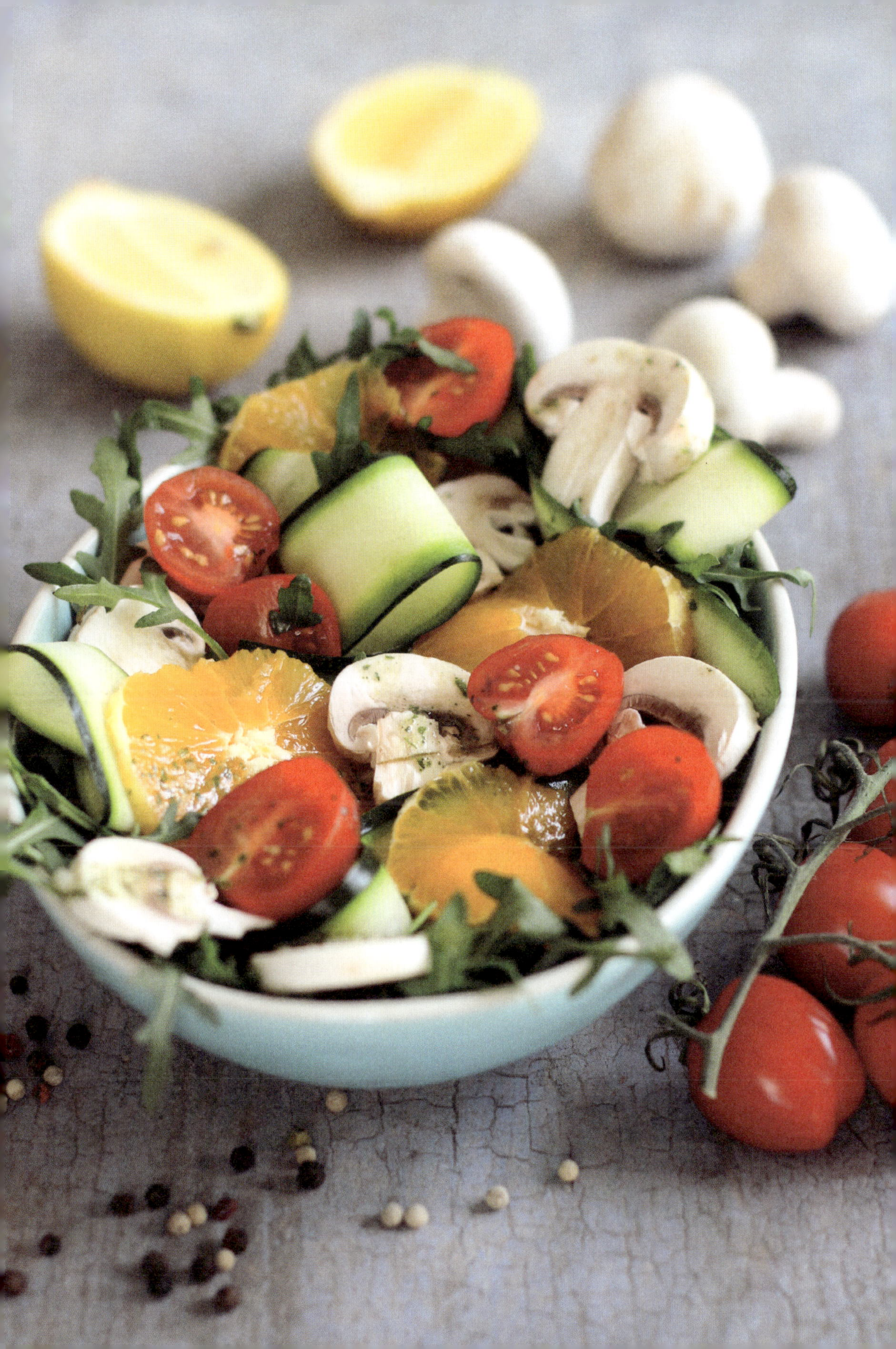

Anhang A: C-Peptid-Test

Wie lässt man seinen C-Peptid-Spiegel testen?

Eigentlich ist das ganz einfach: Es erfordert lediglich einen kostengünstigen Bluttest, um den Sie Ihren Arzt bitten können. Sie können den Test aber auch online anfordern und sich dazu einen Termin für eine Blutabnahme bei einer LabCorp- oder Quest-Diagnostics-Niederlassung in der Nähe Ihres Wohnorts geben lassen. (Anm. d. Verlags.: In Deutschland können Sie bei Ihrem Hausarzt nachfragen, ob dieser einen solchen Bluttest anbietet, oder aber online nach entsprechenden Laboren suchen.)

Manchmal ist es einfacher, den Test aus eigener Tasche zu bezahlen, als auf einen Termin beim Hausarzt oder Endokrinologen zu warten. Falls Sie sich für diese Alternative entscheiden sollten, empfehlen wir Ihnen, den Test bei einem der folgenden Online-Labore zu bestellen:

- **Option 1:** Request a Test – Online-Bestellung zum Preis von 59,00 $
- **Option 2:** Direct Labs – Online-Bestellung zum Preis von 69,00 $
- **Option 3:** Personalabs – Online-Bestellung zum Preis von 106,00 $

(Anm. d. Verlags: Für Deutschland höchstwahrscheinlich nicht verfügbar.)

Entscheiden Sie, wo Sie sich Blut abnehmen lassen möchten, geben Sie Ihre Kreditkartendaten ein und fahren Sie dann mit dem Bestellformular zu Ihrem Labor vor Ort. Das Ergebnis liegt schnell (oft schon innerhalb von ein bis drei Tagen) vor.

Interpretation Ihrer C-Peptid-Testergebnisse

Wir empfehlen, sich bei der Interpretation Ihrer C-Peptid-Testergebnisse an die unten stehenden Richtlinien zu halten. Wie Sie sehen, wird der C-Peptid-Test am besten in Kombination mit einem Inselzellantikörpertest durchgeführt – die Ergebnisse beider Tests zusammen liefern die genauesten Informationen.

Ihr Nüchtern-C-Peptid-Wert liegt unter 1,0 ng/ml

Ihre körpereigene Insulinproduktion ist sehr gering. Somit fallen Sie in eine der drei folgenden Kategorien:

- **Wenn bei Ihnen ein Diabetes-Antikörper vorliegt** (und Sie über 30 Jahre alt sind), leiden Sie wahrscheinlich an LADA-Diabetes und brauchen zur Einstellung Ihres Blutzuckers vielleicht sowohl Basal- als auch Bolusinsulin.
- **Wenn bei Ihnen** (unabhängig vom Alter) **mehrere Diabetes-Antikörper vorliegen,** leiden Sie wahrscheinlich an Typ-1-Diabetes und brauchen zur Einstellung Ihres Blutzuckers vielleicht sowohl Basal- als auch Bolusinsulin.
- **Wenn Ihr Diabetes-Antikörpertest negativ ausfällt,** leiden Sie wahrscheinlich an einem insulinpflichtigen Typ-2-Diabetes (mit zu geringer Insulinproduktion). Vermutlich brauchen Sie zur Einstellung Ihres Blutzuckers sowohl Basal- als auch Bolusinsulin.

Ihr Nüchtern-C-Peptid-Wert beträgt 1,0–2,0 ng/ml

Ihre körpereigene Insulinproduktion liegt im mittleren Bereich. Somit fallen Sie in eine der drei folgenden Kategorien:

- **Wenn bei Ihnen ein Diabetes-Antikörper vorliegt** (und Sie über 30 Jahre alt sind), leiden Sie wahrscheinlich an LADA-Diabetes. Vielleicht wird Ihre körpereigene Insulinproduktion im Lauf der Zeit zurückgehen, und Ihr Basal- und Bolusinsulinbedarf wird zunehmen.
- **Wenn bei Ihnen** (unabhängig vom Alter) **mehrere Diabetes-Antikörper vorliegen,** leiden Sie wahrscheinlich an Typ-1-Diabetes und befinden sich zurzeit

in der „Honeymoon-Phase", in der die körpereigene Insulinproduktion rasch abnimmt. Mit der Zeit wird Ihr Bedarf an Basal- und Bolusinsulin vermutlich zunehmen.
- **Wenn Ihr Diabetes-Antikörpertest negativ ausfällt,** leiden Sie wahrscheinlich an Typ-2-Diabetes (mit eingeschränkter Insulinproduktion). Die Nie-wieder-Diabetes-Methode zur Optimierung Ihrer Insulinempfindlichkeit ist Ihre beste Chance, nicht insulinpflichtig zu werden.

Ihr Nüchtern-C-Peptid-Wert beträgt mindestens 2,0 ng/ml

Ihre körpereigene Insulinproduktion liegt im mittleren bis hohen Bereich. Somit fallen Sie in eine der drei folgenden Kategorien:

- **Wenn bei Ihnen ein Diabetes-Antikörper vorliegt** (und Sie über 30 Jahre alt sind), leiden Sie wahrscheinlich an LADA-Diabetes. Vielleicht wird Ihre körpereigene Insulinproduktion im Lauf der Zeit zurückgehen, und Ihr Basal- und Bolusinsulinbedarf wird zunehmen, obwohl Ihre Bauchspeicheldrüse vorläufig noch genügend Insulin produziert.
- **Wenn bei Ihnen** (unabhängig vom Alter) **mehrere Diabetes-Antikörper vorliegen,** leiden Sie wahrscheinlich an Typ-1-Diabetes und befinden sich zurzeit in der „Honeymoon-Phase", in der die körpereigene Insulinproduktion rasch abnimmt, obwohl Ihre Bauchspeicheldrüse vorläufig noch genügend Insulin produziert. Mit der Zeit wird Ihr Bedarf an Basal- und Bolusinsulin vermutlich zunehmen.
- **Wenn Ihr Diabetes-Antikörpertest negativ ausfällt,** leiden Sie wahrscheinlich an Typ-2-Diabetes (mit hoher Insulinproduktion) und werden vermutlich nicht insulinpflichtig werden, solange es Ihnen gelingt, Ihre Insulinempfindlichkeit kontinuierlich zu verbessern.

Die folgende Tabelle bietet eine Übersicht über unsere Empfehlungen zur Interpretation Ihres C-Peptid-Werts.

	Niedriger C-Peptid-Wert (<1,0 ng/ml)	**C-Peptid-Wert im mittleren Bereich (1,0–2,0 ng/ml)**	**Hoher C-Peptid-Wert (2,0 ng/ml+)**
Keine Antikörper	Typ-2-Diabetes mit geringer Insulinproduktion (wahrscheinlich insulinpflichtig)	Typ-2-Diabetes mit eingeschränkter Insulinproduktion (wahrscheinlich nicht insulinpflichtig)	Typ-2-Diabetes mit hoher Insulinproduktion (wahrscheinlich nicht insulinpflichtig)
Positiv (1 Diabetes-Antikörper)	LADA-Diabetes (insulinpflichtig)	LADA-Diabetes (insulinpflichtig)	LADA-Diabetes (Patient wird im Lauf der Zeit insulinpflichtig)
Positiv (2+ Diabetes-Antikörper)	Typ-1-Diabetes (insulinpflichtig)	Typ-1-Diabetes (insulinpflichtig)	Typ-1-Diabetes (Patient wird im Lauf der Zeit insulinpflichtig)

Anhang B: Vollständige Liste grüner Lebensmittel aus unserem Ampelsystem

Da Ihre Mahlzeiten von nun an größtenteils aus „grünen“ Zutaten bestehen werden, haben wir für Sie eine möglichst vollständige Liste dieser Lebensmittel zum Nachschlagen zusammengestellt. Daran können Sie erkennen, wie viele leckere Optionen Ihnen offen- stehen! Und das ist nur ein Anfang – von vielen dieser Lebensmittel gibt es mehrere Sorten, sodass sich das Angebot im Jahresverlauf ändert.

Zum Beispiel werden Sie im Lebensmittelhandel wahrscheinlich mindestens acht verschiedene Kartoffelsorten finden: Süßkartoffeln, rote, weiße und violette Kartoffeln, festkochende, vorwiegend festkochende oder mehligkochende Kartoffeln. Bei Mangos sollten Sie nach den Sorten Haden, Kent, Ataulfo, Manila, Champagner und Keitt Ausschau halten. Auch bei Tomaten, Kakis, Birnen, Weintrauben, Aprikosen, Zitrusfrüchten, Pflaumen, Nektarinen, Pfirsichen, Kürbissen, Bohnen und Vollkorngetreide gibt es jede Menge Auswahl.

Bei einer so großen Vielfalt kommt kaum Langeweile auf, auch wenn man immer wieder die gleichen Lebensmittel isst! Vielleicht werden Sie darüber staunen, wie viele schmackhafte Lebensmittel in Ihrer Gegend im Handel erhältlich sind. Wir empfehlen Ihnen dringend, unsere Liste immer dann zu Rate zu ziehen, wenn Sie Ihren Speiseplan ein bisschen abwechslungsreicher gestalten möchten.

Wie Sie aus Kapitel 9 vielleicht noch wissen, sollten Sie sich vor allem von „grünen“ Lebensmitteln mit hoher Kaloriendichte ernähren. Die vier grünen Lebensmittelkategorien, die am meisten Kalorien liefern, sind Obst, stärkereiches Gemüse, Hülsenfrüchte und Vollkorngetreide. Der Einfachheit halber haben wir diese Lebensmittel in absteigender Reihenfolge nach ihrer Kaloriendichte aufgelistet. Wenn Sie zwischen den Mahlzeiten öfters Hunger bekommen, sollten Sie darauf achten, zu Beginn jeder Mahlzeit mehr kaloriendichte Lebensmittel zu sich zu nehmen, damit Sie sich nicht mit kalorienarmen Lebensmitteln vollstopfen und schon ein bis zwei Stunden nach dem Essen wieder hungrig sind!

Umfassende Liste „grüner" Lebensmittel

Die Lebensmittel sind in jeder Kategorie in absteigender Reihenfolge (von der höchsten bis zur niedrigsten Kaloriendichte) aufgelistet.

OBST

Große Sapote (Mamey Sapote)
Kochbanane
Kaki
Brotfrucht
Cherimoya
Passionsfrucht
Jackfrucht
Banane
Granatapfel
Sapodilla
Jujube
Holzapfel
Feige
Holunderbeere
Kumquat
Weintraube
Guave
Litschi
Stachelannone
Kirsche
Johannisbeere
Orange
Kiwi
Longan-Frucht
Mango
Birne
Heidelbeere
Muskattraube
Quitte
Apfel
Mandarine
Himbeere
Ananas
Aprikose
Mispel
Clementine
Preiselbeere
Pflaume
Stachelbeere
Nektarine
Hornmelone
Brombeere
Maulbeere
Papaya
Grapefruit
Nashi-Birne
Kaktusfeige
Pfirsich
Pomelo
Honigmelone
Cantaloupe-Melone
Erdbeere
Karambole (Sternfrucht)
Wassermelone

STÄRKEREICHES GEMÜSE

Taro
Yamswurzel
Mais
Weiße Kartoffel
Süßkartoffel
Maniok
Rote Kartoffel
Pastinake
Eichelkürbis
Riesenkürbis
Mohrrübe
Butternusskürbis
Spaghettikürbis
Gelber und Roter Zentner (Kürbissorten)

BOHNEN, ERBSEN, LINSEN

Kichererbsen
Rosa Bohnen
Pintobohnen
Weiße Bohnen
Kleine weiße Bohnen
Borlotto-Bohnen (Cranberry-Bohnen)
Schwarze Bohnen
Brechbohnen
Adzukibohnen
Kidneybohnen
Favabohnen
Straucherbsen
Schälerbsen
Mattenbohnen
Linsen
Limabohnen
Puffbohnen
Mungbohnen
Gartenerbsen
Spargelbohnen
Gelbe Bohnen (Wachsbohnen)
Grüne Bohnen

VOLLKORNGETREIDE

Khorasan-Weizen (Kamut)
Dinkel
Gerste (nur geschälte Gerste, keine Graupen)
Naturreis
Hirse
Roggen
Sorghumhirse
Quinoa
Harter roter Winterweizen
Amaranth
Wildreis
Teff
Buchweizen
Bulgur

NICHT-STÄRKEREICHES GEMÜSE

Japanische Yamswurzel
Artischocke
Rote Bete
Zwiebel
Schalotte
Brokkoli
Aubergine
Rosenkohl
Tomatillo
Kohlrübe
Kohlrabi
Chayote
Weiß- oder Rotkohl
Pak Choi
Blumenkohl
Radicchio
Okra
Steckrübe
Rhabarber
Spargel
Tomate
Sommerkürbis
Sellerie
Radieschen
Gurke
Zucchini

GRÜNER SALAT UND GRÜNES BLATTGEMÜSE

Löwenzahnsalat
Meeresalgen
Petersilie
Blattkohl
Weißer Gänsefuß
Lauch
Schnittlauch
Grünkohl
Blattsenf
Rucola
Spinat
Rübengrün
Fenchel
Frühlingszwiebel
Mangold
Brunnenkresse
Kermesbeere
Portulak
Endivie
Römersalat
Radicchio
Grüner Blattsalat
Eisbergsalat
Gartensalat
Nopales (Kaktusblätter)

KRÄUTER UND GEWÜRZE

Alle Kräuter und Gewürze, frisch oder getrocknet (außer mit Salz angereicherte Gewürzmischungen)

PILZE

Alle Speisepilze, frisch oder getrocknet

SPROSSEN

Alle Keime und Sprossen

Anhang C: Beispiele für Entscheidungsbäume

Entscheidungsbaum Nr. 1: Insulinpflichtiger Diabetes

Nachfolgend finden Sie jeweils einen Muster-Entscheidungsbaum für einen Typ-1-Diabetiker und eine Typ-2-Diabetikerin. Das sind exemplarische Beispiele, anhand derer wir Ihnen veranschaulichen möchten, wie man mit Entscheidungsbäumen arbeitet. Ihre ersten Entscheidungsbäume werden vielleicht ein bisschen komplizierter sein. Möglicherweise müssen Sie dabei auch mehr Daten eintragen und brauchen daher vielleicht noch eine zweite Seite, um alle Informationen für einen ganzen Tag unterzubringen. Je genauere Angaben Sie dabei machen, umso mehr werden die Entscheidungsbäume Ihnen bringen.

Wir möchten nun gemeinsam mit Ihnen einen Muster-Entscheidungsbaum für einen insulinpflichtigen Typ-1-Diabetiker durchgehen und alle Entscheidungen gemeinsam bewerten. Jim injiziert sich Lantus als lang wirksames und Humalog als schnell wirksames Insulin.

- Jim wacht auf.
  - 5:30 Uhr: Beim Aufwachen hat er einen Nüchternblutzucker von 105 mg/dl. Er injiziert sich 1 Einheit zur Behandlung des Dawn-Phänomens.
- Jim bereitet sich auf sein morgendliches Training vor.
  - 6:15 Uhr: Jim misst seinen Blutzuckerspiegel vor seinem Radsportkurs. Der Blutzucker liegt bei 110 mg/dl. Er isst 1 mittelgroße Banane, die 30 g Kohlenhydrate enthält, und spritzt sich 0,5 Einheiten Humalog – eine niedrigere Dosis als sonst, weil er davon ausgeht, dass sein Kohlenhydrat-Insulin-Verhältnis vor dem Training 60:1 beträgt.
  - 6:30 Uhr: Jim tritt seinen 45-minütigen Radsportkurs an.
- Er ist mit dem Radsport fertig.

  - 7:30 Uhr: Während Jim sich mit Freunden unterhält und Dehnübungen macht, misst er seinen Blutzucker nach dem Training: 115 mg/dl. Zeit, sich aufs Frühstück vorzubereiten!
- Jim bereitet sich auf das Frühstück vor.
  - 8.45 Uhr: Er sitzt am Schreibtisch und ist bereit für seinen Start in den Arbeitstag. Seinen Berechnungen zufolge enthält sein Frühstück etwa 175 g Kohlenhydrate aus Bananen, Mangos und Äpfeln. Er geht davon aus, dass seine Insulinempfindlichkeit nach körperlicher Aktivität einem Kohlenhydrat-Insulin-Verhältnis von 25:1 entspricht, und injiziert sich 15 Minuten vor dem Frühstück 7 Einheiten schnell wirksames Insulin (entsprechend unseren Insulintiming-Strategien, siehe Seite 187–189).
  - 9:00 Uhr: Jim misst seinen Blutzucker (130 mg/dl). Er versteht nicht, warum sein Blutzuckerspiegel sich im Aufwärtstrend befindet, und wartet mit dem Frühstück geduldig ab, bis das Insulin, das er sich vor 15 Minuten injiziert hat, seine Wirkung entfaltet.
  - 9:15 Uhr: Jim misst seinen Blutzucker erneut: Er beträgt jetzt 118 mg/dl. Da sein Blutzuckerspiegel unter 120 mg/dl liegt und sich im Abwärtstrend befindet, beginnt er mit dem Frühstück.
- Zwei Stunden nach dem Frühstück misst Jim seinen Blutzucker wieder.
  - 11.30 Uhr: Zwei Stunden nach Beendigung seines Frühstücks liegt Jims Blutzucker bei 126 mg/dl. Er freut sich, weil er mit seiner Vorhersage (Kohlenhydrat-Insulin-Verhältnis 25:1 beim Frühstück) richtig gelegen hat.
- Jim bereitet sich auf das Mittagessen vor.
  - 12:30 Uhr: Jim ist jetzt bereit für den Verzehr des Mittagessens, das er sich von zu Hause mitgebracht hat (und von dem er daher weiß, dass es genau 150 g Kohlenhydrate enthält). Sein Blutzuckerspiegel liegt bei 120 mg/dl. Er geht von einem Kohlenhydrat-Insulin-Verhältnis von 25:1 beim Mittagessen aus; also spritzt er sich 6 Einheiten schnell wirksames Insulin.
  - 12:45 Uhr: Jims Blutzuckerspiegel beträgt 105 mg/dl. Da sein Blutzucker unter 120 mg/dl liegt und sich im Abwärtstrend befindet, beginnt er sofort mit dem Mittagessen.
- Zwei Stunden nach dem Mittagessen misst Jim seinen Blutzucker wieder.
  - 15.30 Uhr: Jims Blutzuckerspiegel liegt bei 200 mg/dl. Vermutlich ist er wegen eines Adrenalinstoßes aufgrund einer wichtigen Präsentation, die er nachher vor seinem Chef und seinen Kollegen halten muss, so hoch. Jim spritzt sich 1 Einheit schnell wirksames Insulin als Korrekturbolus.
- Jim bereitet sich auf das Abendessen vor.
  - 18.00 Uhr: Jim ist zu Hause und bereit fürs Abendessen. Sein Blutzuckerspiegel beträgt 111 mg/dl, und sein Abendessen enthält 115 g Kohlenhydrate. Da Jim weiß, dass er abends besonders insulinempfindlich ist, geht er von einem

Kohlenhydrat-Insulin-Verhältnis von 32:1 aus und spritzt sich 3,5 Einheiten schnell wirksames Insulin.
  - 18:15 Uhr: Jim wartet 15 Minuten, bis das Insulin zu wirken anfängt, und genießt dann sein Abendessen.

- Jim korrigiert seine Hypoglykämie.
  - 19.45 Uhr: 90 Minuten nach dem Beginn des Abendessens fühlt Jim sich plötzlich zitterig. Er misst seinen Blutzucker (65 mg/dl), isst 1 Medjool-Dattel, um seinem Körper Zucker zuzuführen, und notiert, dass er 15 g Kohlenhydrate zu sich genommen hat. Nach 15 Minuten fühlt er sich wieder topfit. Jetzt kann Jim sein tatsächliches Kohlenhydrat-Insulin-Verhältnis berechnen, das bei 115 + 15 / 3,5 = 37 liegt. Wenn er sich morgen Bolusinsulin für das Abendessen spritzt, wird er dabei von einem Kohlenhydrat-Insulin-Verhältnis von 37:1 ausgehen und nicht von 32:1, da diese Einschätzung heute zu einer Unterzuckerung geführt hat.
- Jim bereitet sich aufs Schlafengehen vor.
  - 22:00 Uhr: Vor dem Schlafengehen injiziert Jim sich 14 Einheiten lang wirksames Insulin. Er misst auch seinen Blutzucker (98 mg/dl) und ist überzeugt davon, dass sein Blutzuckerspiegel die ganze Nacht über stabil bleiben wird.

Name: Jim

Insulinpflichtig 24-Stunden-Entscheidungsbaum

Datum: 18.6.

A	B	C	D	E	F	G	H	I	J
Uhrzeit	**Blutzucker (mg/dl)**	**Aktivität**	**Kohlenhydrate (g)**	**Fett (g)**	**Vorausgesagtes Kohlenhydrat-Insulin-Verhältnis**	**Injiziertes Insulin (Einheiten)**	**Tatsächliches Kohlenhydrat-Insulin-Verhältnis**	**Genaue Angaben darüber, was Sie gegessen haben (auf der Rückseite näher ausführen)**	**Anmerkungen**
5:30	105	Nüchternblutzucker				1			Dawn-Phänomen
6:15	110	Vor dem Training	30 g	0,4 g	60:1	0,5		Banane vor dem Training	
6:30		Training							Radsportkurs
7:30	115	Blutzuckermessung							
8:45		Injektion	175 g	3,1 g	25:1	7	25:1	Banane, Mangos, Äpfel	
9:00	130	Blutzuckermessung							15 Minuten mit dem Essen gewartet
9:15	118	Mit dem Frühstück begonnen							
11:30	126	Blutzuckermessung							
12:30	120	Injektion fürs Mittagessen	150 g	4,5 g	25:1	6		Süßkartoffeln, Brokkoli, Frühlingszwiebel, grüner Salat, Kichererbsen	
12:45	105	Mit dem Mittagessen begonnen							
15:30	200	Korrektur				1			Hoher Adrenalinspiegel wegen Präsentation
18:00	111	Injektion fürs Abendessen	115 g	7 g	32:1	3,5	37:1	Quinoa, schwarze Bohnen, Mohrrüben, Knoblauch, Zwiebel, Rucola, ¼ Avocado	Tatsächliches KI-Verhältnis auf 37:1 korrigiert
18:15		Mit dem Abendessen begonnen							
19:45	65	Zitterig gefühlt	15 g					1 Medjool-Dattel	
22:00	98	Basalinjektion				14			
INSGESAMT	–	–	485 g	15 g		33			

Entscheidungsbaum Nr. 2: Nicht-insulinpflichtiger Diabetes

Veronica ist Typ-2-Diabetikern und hält ihren Blutzucker, ihren Cholesterinspiegel und ihren Blutdruck mit oralen Medikamenten unter Kontrolle. Wie in Kapitel 9 empfohlen, misst sie ihren Blutzucker nur zweimal pro Tag. Sie zählt auch keine Kalorien, sondern orientiert sich bei der Frage, wie viel und wie oft sie essen soll, an ihren Hungersignalen. Sie ernährt sich von leckeren, nährstoffdichten Gerichten und dokumentiert ihre gesamte Kohlenhydrat- und Fettaufnahme anhand von Entscheidungsbäumen, um sicherzugehen, dass ihre Ernährung unseren Empfehlungen für eine optimale Insulinempfindlichkeit entspricht.

- Veronica wacht auf.
  - 6.30 Uhr: Beim Aufwachen hat Veronica einen Nüchternblutzucker von 173 mg/dl und freut sich darüber, dass er niedriger ist als der gestrige Wert von 205 mg/dl.
- Veronika treibt Sport.
  - 7:30 Uhr: Veronica beginnt mit einem 45-minütigen Gruppenfitnesskurs.
- Veronica frühstückt.
  - 9:00 Uhr: Veronica isst eine Erfrischende Obstschale (Seite 300), womit sichergestellt ist, dass ihre Gesamtfettaufnahme pro Mahlzeit unter 10 g liegt. Sie nimmt 1000 mg Metformin (ein orales Antidiabetikum), 10 mg Lisinopril (ein blutdrucksenkendes Medikament) und 25 mg Rosuvastatin (ein Statin) ein.
- Veronica isst zu Mittag.
  - 12:30 Uhr: Veronica isst Gebackene Süßkartoffeln (Seite 325).
  - 15:30 Uhr: Veronica nimmt im Büro einen aus 2 Äpfeln bestehenden Snack zu sich.
- Veronica isst zu Abend.
  - 18:00 Uhr: Veronica kommt nach Hause und gönnt sich eines ihrer Lieblingsessen, die Pad-Thai-Zoodeln mit Ingwersoße (Seite 328), die 9 g Fett enthalten. Zum Abendessen nimmt sie wieder 1000 mg Metformin ein.
- Veronica macht einen Spaziergang.
  - 19.00 Uhr: Ungefähr 30 Minuten nach dem Abendessen geht Veronica eine Viertelstunde lang mit ihren Kindern spazieren, um ihre Herzfrequenz zu erhöhen.
- Veronica bereitet sich aufs Schlafengehen vor.
  - 22:00 Uhr: Vor dem Schlafengehen misst Veronica noch einmal ihren Blutzucker (122 mg/dl).

Name: Veronica **Nicht-insulinpflichtig 24-Stunden-Entscheidungsbaum** **Datum:** 18.2.

A B C D E F G H I

Uhrzeit	Blutzucker (mg/dl)	Aktivität	Kohlenhydrate (g)	Fett (g)	Angaben darüber, was Sie gegessen haben	Anmerkungen
6:30	173	Nüchternblutzucker				Blutzucker niedriger als gestern!!!
7:30		Training				Gruppenfitnesskurs (45 Minuten)
9:00		Frühstück	141 g	6 g	Erfrischende Obstschale	Medikation: 1000 mg Metformin, 10 mg Lisinopril, 25 mg Rosuvastatin
12:30		Mittagessen	95 g	3,3 g	Gebackene Süßkartoffeln	
15:30		Snack	50 g	0,6 g	2 in Scheiben geschnittene Äpfel	Hunger gehabt
18:00		Abendessen	72 g	9 g	Pad-Thai-Zoodeln mit Ingwersoße	1000 mg Metformin
22:00	122	Blutzuckermessung vor dem Schlafengehen				
INSGESAMT	-		358 g	18,9 g		Gesamtfettaufnahme unter 20 g pro Tag

Danksagungen

Cyrus: Ich möchte meiner Frau Kylie Buckner für das unermüdliche Engagement danken, mit dem sie Tausenden von Menschen weltweit zu einem besseren Leben verhilft, und dafür, dass sie auch mein eigenes Leben unendlich bereichert. Außerdem danke ich ihr für ihre Hilfe bei der Verbesserung der Informationen in diesem Buch. Meiner Mutter bin ich dankbar dafür, dass sie von meinem ersten Kindergartentag bis zum letzten Tag an der High School *immer* ein selbst gemachtes Mittagessen für mich zubereitet hat. Ich weiß heute noch, mit welchem Engagement sie einkaufen gegangen ist, unsere Mahlzeiten vorausgeplant und darauf geachtet hat, dass ich mich von naturbelassenen Lebensmitteln ernähre. Viele meiner heutigen Lebensgewohnheiten verdanke ich ihrem Bedürfnis nach „richtigem" Essen. Meinem Vater ist es zu verdanken, dass ich schon von Kindheit an süchtig nach den Mangos vom indischen Markt wurde. Außerdem bin ich ihm dankbar dafür, dass er mich stets dazu ermutigt hat, einen Hochschulabschluss zu machen.

Meiner Schwester Persis danke ich dafür, dass sie mir schon in jungen Jahren die Augen für die Wichtigkeit einer vegetarischen Ernährung geöffnet hat. Ihr verdanke ich eine weitere Sucht, nämlich die nach grünen Erbsen. Außerdem hat sie mich stets dazu angehalten, neue Wege zu gehen. Meine Schwester Shanaz ist als Erste dahintergekommen, dass ich an Typ-1-Diabetes leide, und hat mir ein gutes Beispiel dafür gegeben, was es bedeutet, sich in einem medizinischen Beruf zu engagieren und dabei immer sein Bestes zu geben. Und last but not least möchte ich meinen reizenden, albernen Kätzchen Mew and Blu dafür danken, dass sie mir immer Gesellschaft leisten, mich zum Lachen bringen und mir erlauben, ihr Vater zu sein. Ohne meine Familie wäre ich gar nichts. Ich danke euch dafür, dass ihr mich zu dem Menschen gemacht habt, der ich heute bin!

Robby: Ich möchte mich bei meinen Eltern Paul und Peggie Barbaro für ihre bedingungslose Liebe und ihre standhafte Unterstützung bedanken. Mit eurer Erziehung habt ihr die Weichen für meinen Erfolg und dafür gestellt, dass ich ein erfülltes Leben führen konnte. Ich werde euch ewig dankbar dafür sein, dass ihr mich dazu ermutigt habt, immer der Stimme meines Herzens zu folgen.

Die Ermutigung und Unterstützung, die ich während meiner ganzen Arbeit an diesem Buch von Angehörigen und lieben Freunden erhalten habe, bedeutet mir unendlich viel. Mein aufrichtiger Dank geht an Adam Sud, Ally Ertel, Ashley und Britton Foster, Casey und Phil McCluskey, Melissa Pampanin, PJ Barbaro, Setareh Khatibi, Steve und Sara Cunning, Sterling Phillips und Tara Kemp.

Lieber Anthony William, du hast seit dem Beginn meiner Karriere als Diabetes-Coach an mich geglaubt und warst immer für mich da. Das hat mich aufgebaut und mir Kraft gegeben. Du hast immer wieder meinen Horizont erweitert und mir und Millionen anderer Menschen Hoffnung gegeben. Herzlichen Dank dafür!

Vor dir, Brian Wendel, habe ich ungeheuren Respekt. Deine echte Freundschaft und die Orientierungshilfe, die du mir als Mentor gegeben hast, haben mich enorm geprägt und beeinflusst.

Taylor Call, deine Weisheit, deine Unterweisung und dein Glaube an mich bedeuten mir ungeheuer viel. Ich danke dir dafür!

Und nicht zuletzt möchte ich auch Cyrus meinen Dank aussprechen. Du bist in jeder Hinsicht der beste Partner, den ich mir hätte wünschen können. Mit deinem Engagement für seriöse wissenschaftliche Arbeit und deinem Streben nach Exzellenz inspirierst du mich jeden Tag aufs Neue. Außerdem bist du der witzigste und genialste Mensch, den ich je kennengelernt habe!

Wir beide möchten uns bei dem hervorragenden Team begabter Menschen **bedanken**, die uns seit Beginn dieses Buchprojekts unterstützt haben. Ohne eure Bemühungen hätte dieses Buch niemals entstehen können. Für euren Fleiß und euer Engagement dafür, das Leben Tausender von Menschen weltweit zu verändern, sind wir euch für immer zu Dank verpflichtet. Zu diesen ganz besonderen Menschen gehören: Adam Sud; Alex MacDowell; Alex Futrell; Clay Crenshaw; Dave Rogenmoser; Heather Harden; Ioana Pasarin; Jamie Marie Koonce; Jessica Stidham; Jewels Christine; Jonny Morelli; Jose Roman; Jose Tejero; Kylie Buckner, examinierte Krankenschwester, MSN; Laurie Masters; Lindsay Garcia; Mariela Artega; Marc Ramirez; Navin Gupta und Tara Kemp.

Außerdem bedanken wir uns bei den Ärzten, Experten und anderen Angehörigen medizinischer Berufe, die mit ihrer Arbeit Bahnbrechendes geleistet und ein solides Fundament für unser Werk geschaffen haben:

Alona Pulde, Dr. med.; Alan Goldhamer, Chiropraktiker; Angie Sadeghi, Dr. med.; Anthony Lim, Dr. med.; Brenda Davis, Eingetragene Ernährungsberaterin; Caldwell B. Esselstyn, Jr., Dr. med.; Caroline Trapp, DNP; Chef AJ; Chris Wark; Clint Paddison; Columbus Batiste, Dr. med.; David Katz, Dr. med., MPH; Dan Buettner; Danielle Belardo, Dr. med.; Dean Ornish, Dr. med.; Dean und Ayesha Sherzai, Dres. med.; Doug Lisle, Dr.; Doug Graham, Chiropraktiker; Dustyn Williams, Dr. med.; Garth David, Dr. med.; Gemma Newman, MRCGP; Hans Diehl, DrHSc, MPH; Jane Esselstyn, RN; Julieanna Hever, Eingetragene Ernährungsberaterin; Laurie Marbas, Dr. med.; Marc Hellerstein, Dr. med.; Matthew Lederman, Dr. med.; Mauricio González, Dr. med.; Michael Greger, Dr. med.; Michael Klaper, Dr. med.; Michelle McMacken, Dr. med.; Monica Aggarwal, Dr. med.; Nancy Bohannon, Dr. med.; Neal Barnard, Dr. med.; Jay Sutliffe, Dr.; Jeff Novick, MS, RDN; Jim Loomis, Dr. med.; John McDougall, Dr. med.; Joel Fuhrman, Dr. med.; Joel Kahn, Dr. med.; Ray Cronise; Rick Dina, Chiropraktikerin; Rip Esselstyn; Robert Ostfeld, Dr. med.; Ron Weiss, Dr. med.; Rosane Oliveira, Dr.; Scott Stoll, Dr. med.; Steve Lawenda, Dr. med.; Susan Peirce Thompson, Dr.; Susan Levin, MS, Eingetragene Ernährungsberaterin; T. Colin Campbell, Dr.; Thomas Campbell, Dr. med.; Ocean Robbins; Valter Longo, Dr.; Will Bulsiewicz, Dr. med., und William Gibson, Dr. med.

Über die Autoren

Cyrus Khambatta

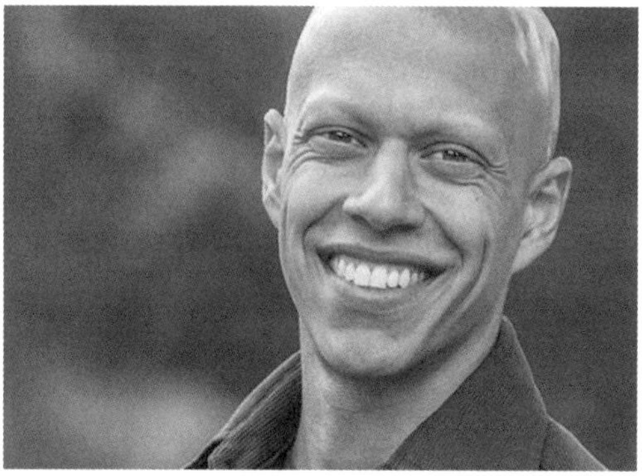

Dr. Cyrus Khambatta ist Co-Autor des New York Times Bestsellers Nie wieder Diabetes: Revolutionäre Methode gegen Insulinresistenz – für Typ 1, Typ 2, Prädiabetes und Schwangerschaftsdiabetes.

Er ist Mitbegründer von Nie wieder Diabetes und Amla Green und international anerkannter Ernährungs- und Fitnesscoach, der seit 2002 selbst mit Typ-1-Diabetes lebt. Darüber hinaus hat er die Nie-wieder-Diabetes-Methode zur Umkehrung der Insulinresistenz bei allen Formen des Diabetes mitentwickelt. So konnte er bereits mehr als 10 000 Menschen helfen, ihren Stoffwechsel mit fettarmer, pflanzlicher Vollwerternährung, Intervallfasten und Sport auf Vordermann zu bringen. Cyrus erwarb 2003 einen Bachelor of Science in Maschinenbau an der Stanford University und promovierte 2012 in Nutritional Biochemistry an der University of California in Berkeley. Er ist Co-Autor zahlreicher wissenschaftlicher und kritisch überprüfter Publikationen.

Zusammen mit Robby Barbaro ist er Co-Gastgeber beim jährlichen Nie wieder Diabetes Online Summit und ein gefragter Redner auf zahlreichen Veranstaltungen, darunter die Plant-Based Nutrition and Healthcare Conference (PBNHC), im American College of Lifestyle Medicine Conference (ACLM), bei Plant Stock und im Torrance Memorial Medical Center. Zudem ist er in" The Doctors", „NPR", „KQED", „Forks Over Knives", „Healthline", „Fast Company", „Diet Fiction" und den äußerst beliebten Podcasts „Rich Roll Podcast", „Plant Proof", „MindBodyGreen" und „Nutrition Rounds" erschienen.

Robby Barbaro

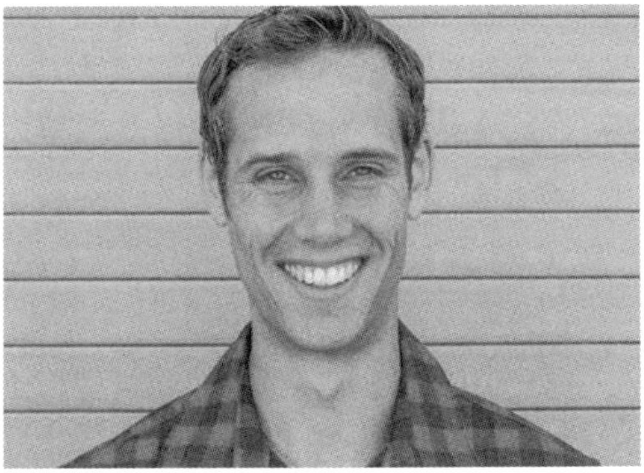

MPH Robby Barbaro ist Co-Autor des New York Times Bestsellers Nie wieder Diabetes: Revolutionäre Methode gegen Insulinresistenz – für Typ 1, Typ 2, Prädiabetes und Schwangerschaftsdiabetes.

Robby wurde im Alter von 12 Jahren mit Typ-1-Diabetes diagnostiziert und lebt seit 2006 nach der Masterin Diabetes Methode. In dieser Zeit war sein A1c-Wert nie höher als 6,4 %, der Blutzucker stabil und immer gut zu steuern, obwohl er jeden Tag kiloweise Obst isst.

Er hat seinen Abschluss an der University of Florida gemacht und ist Mitbegründer von Nie wieder Diabetes und Amla Green. Sechs Jahre lang arbeitete er bei „Forks Over Knives“ bevor er sich 2016 hauptberuflich der Begleitung von Menschen mit Diabetes widmete.

Er ist Co-Gastgeber des jährlichen Nie wieder Diabetes Online Summit und war einer der Hauptredner beim VegFest in LA. Darüber hinaus ist er ein beliebter Gast auf vielen Medien mit Beiträgen in „The Doctors“, „Forks Over Knives“, „Vice“, „Thrive Magazine“ und „Diet Fiction“. Zu hören ist er außerdem in den unglaublich beliebten Podcasts „Rich Roll Podcast“, „Plant Proof“, „MindBodyGreen“ und „Nutrition Rounds“.

Robby genießt es, jeden Tag zu trainieren, Zeit mit Freunden zu verbringen und seinen Lebensstil auf Facebook, Twitter und Instagram zu teilen.

Index

S

T

V

W

Z

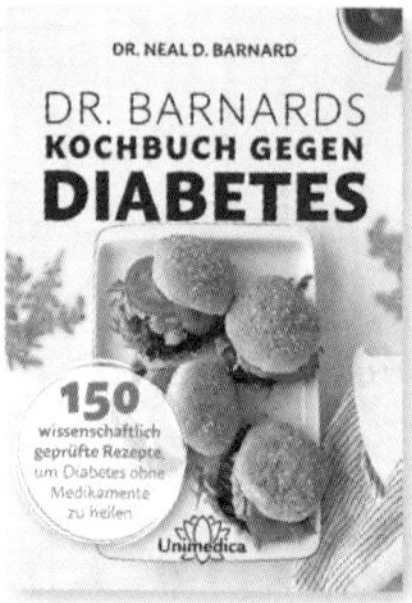

Dr. Neal Barnard

DR. BARNARDS KOCHBUCH GEGEN DIABETES

150 wissenschaftlich geprüfte Rezepte, um Diabetes ohne Medikamente zu heilen

272 Seiten, geb., € 26,80

Endlich lässt sich Diabetes auch ohne Spritzen und Tabletten behandeln! Der führende Ernährungswissenschaftler Dr. Neal Barnard hat eine revolutionäre Methode entwickelt, die stattdessen auf die richtige Ernährung setzt. Denn wie er in einer Serie klinischer Studien nachgewiesen hat, kann Typ-2-Diabetes durch sein Konzept gelindert und teilweise sogar geheilt werden. In Dr. Barnards Kochbuch gegen Diabetes stellt er 150 köstliche pflanzliche Rezepte vor, die sich an seinem bahnbrechenden Programm orientieren. Dabei wurden die Gerichte gemeinsam mit der bekannten Foodbloggerin Dreena Burton entwickelt – ein Garant für 100 % Geschmack.

In diesem besonderen Kochbuch entdecken Sie Ihre Lieblingsgerichte wie Burger, Pizza, Pasta und Muffins auf neue Art. Der Schwerpunkt liegt dabei auf gesunden Zutaten wie Gemüse, Obst, Vollkornprodukte und Hülsenfrüchte. Perfekt gegliedert und mit appetitanregenden Fotos versehen, wird die Ernährungsumstellung so zum Kinderspiel.

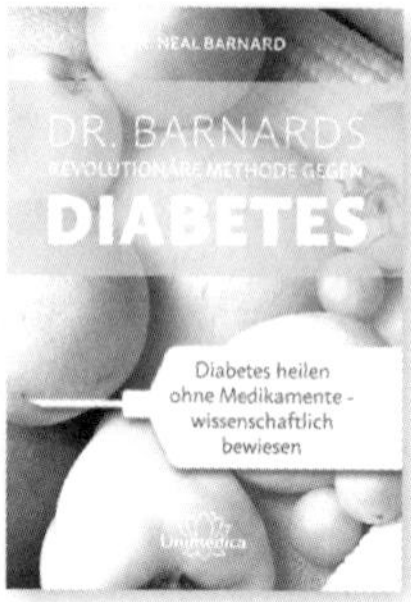

Dr. Neal Barnard

DR. BARNARDS REVOLUTIONÄRE METHODE GEGEN DIABETES

Diabetes heilen ohne Medikamente – wissenschaftlich bewiesen

368 Seiten, geb., € 23,80

Diabetes galt lange als unheilbar. Viele Jahre waren sich Mediziner darüber einig, dass eine Insulinsensitivität, wenn sie einmal verloren ist, nicht wiederhergestellt werden kann und der Diabetes unaufhaltsam fortschreitet. In diesem revolutionären Buch zeigt Dr. Barnard, Professor für Medizin und Autor: Das ist einfach nicht wahr! In einer Serie staatlich geförderter Studien konnte Dr. Barnard beweisen, dass es möglich ist, Insulinsensitivität zurückzuerlangen und Diabetes Typ 2 zu lindern und teilweise sogar zu heilen.

Dr. Barnard weist den Weg aus dem Teufelskreis von immer mehr Medikamenten, Gewichtszunahme und den bekannten Komplikationen der Zuckerkrankheit. Der Mediziner konzentriert sich dabei voll und ganz auf eine Ernährungsumstellung, nicht auf Medikamente. Er erklärt, welchen Einfluss die Nahrung auf die Funktionsweise der Bauchspeicheldrüse hat, welche Lebensmittel für Diabeteserkrankte besonders wertvoll sind und welche gemieden werden sollten.